100 MEISTERWERKE

100 MEISTERWERKE
AUS DEN GROSSEN MUSEEN DER WELT

Herausgegeben von Edwin Mullins
Aus dem Englischen von Wibke von Bonin

Band 1

vgs

CIP-Kurztitelaufnahme der Deutschen Bibliothek
[Hundert Meisterwerke]
100 Meisterwerke/hrsg. von Edwin Mullins. Übers.
von Wibke von Bonin. – Köln: vgs. 1983.
Einheitssacht.: Great paintings <dt.>
ISBN 3-8025-2161-7
NE: Mullins, Edwin [Hrsg.]; EST

Titel der englischen Originalausgabe:
"Great Paintings", herausgegeben von Edwin Mullins

Lizenzausgabe mit freundlicher Genehmigung der BBC
1. Auflage 1983
2. Auflage 1983
3. Auflage 1984

Gesamtherstellung: Industrie + Werbedruck, Herford
ISBN 3-8025-2161-7

Inhalt

Vorwort

Dieses Buch entstand im Zusammenhang mit der Fernsehreihe „100 Meisterwerke“. Es ist ein völlig eigenständiges Werk geworden. Zugleich vertieft es die Wirkung der Filme dieser Reihe, und es verschafft der Idee dieses Projektes über die Flüchtigkeit der Sendungen hinaus Dauer.

Den Fernsehsendungen und dem Buch ist die Mühsal der Detailarbeit – hoffentlich – nicht anzumerken. Man muß nicht nur in den einzelnen Museen rund um die Welt drehen, um das jeweilige Ambiente einzufangen. Oft heißt es lange warten, weil Kameras nur an jenen Tagen eingelassen werden, an denen das Publikum keinen Zugang hat. Dazu kommen umfangreiche Recherchen. Daß sich dieser Einsatz gelohnt hat, geht aus den Reaktionen der Zuschauer in der Bundesrepublik, den Vereinigten Staaten, England, Holland, Südafrika, Österreich, Skandinavien und sogar in Japan hervor.

Ein Buch wie dieses zu erarbeiten, erfordert kaum weniger Ideenvielfalt, Ausdauer und Fähigkeit zur Begeisterung aller Beteiligten. Zu danken ist deshalb dem Herausgeber Edwin Mullins, der in diesem Buch mit zahlreichen Kapiteln vertreten ist und dessen Erfahrung und Engagement bei der Popularisierung von Kunst im Fernsehen nun auch im deutschsprachigen Bereich zur Wirkung kommt. Zu danken ist Reiner E. Moritz, der mit großer Energie die Realisation betrieben hat. Und zu danken ist schließlich dem Fernsehprogrammdirektor des WDR, Heinz-Werner Hübner, und seiner Redakteurin Wibke von Bonin, die dieses Buch übersetzt und überarbeitet hat. Beide haben sich von Anfang an mit Enthusiasmus an dieser Serie beteiligt, ja, sie durch ihre schnelle Entscheidung eigentlich erst möglich gemacht.

Der Verleger

Einführung

In diesem Buch geht es darum, Bilder zu betrachten – einzelne Bilder. Kunstwerke werden nur zu oft wie überreiche Mahlzeiten serviert, die auf einmal verspeist werden sollen. Museen, Ausstellungen, Bücher über Kunst, Filme über Kunst – sie alle führen mit den besten Absichten zu einer Art Überfütterung des Auges, indem sie mehr anbieten, als irgend jemand je auf einmal aufnehmen kann. Der Grundgedanke dieser Anthologie und der Fernseh-Serie, auf die sie zurückgeht, ist, jeweils nur ein einziges „Gericht" anzubieten; mit anderen Worten, sich sehr genau mit einzelnen Meisterwerken zu beschäftigen, anstatt mit dem Werk eines Malers als ganzem oder mit einer ganzen Kunstepoche.

Ich selbst habe in Museen und Kunstgalerien immer wieder die Erfahrung gemacht, daß es sehr schwer sein kann, vor einem einzigen Bild eine Weile zu verharren. Man ist ständig in Bewegung, es gibt viel zuviel zu sehen, und das nächste Bild drängt sich schon ins Blickfeld – oder das nächste Museum winkt oder die nächste Stadt. Es ist auch rein physisch schwer: das Gedränge der Menschenmassen in touristischen Städten kann den Genuß von Bildern auf einen schnellen Blick auf bekannte Künstler und bekannte Meisterwerke reduzieren („Oh, das hängt hier? Schau an!"), und schon wird man weitergestoßen. Manchmal stellte ich fest, daß ich mehr Zeit vor dem Postkartenstand als vor den Bildern verbrachte, einfach deshalb, weil das Fließband endlich angehalten hatte. Museen können in der Reisezeit ein Alptraum sein!

Natürlich gibt es wenige Privilegierte, die ein wichtiges Gemälde besitzen; und diese Leute kommen in den Genuß einer Erfahrung, die wir anderen im allgemeinen nicht machen können, nämlich mit einem Bild so vertraut zu werden wie mit einer Lieblingsschallplatte, die man immer wieder abspielt, oder mit einem Roman, den man in aller Ruhe liest und wieder liest. Einst waren alle Bilder – oder fast alle – für solche Leute. Wir haben das Glück, daß es nun nicht mehr so ist; wir bekommen Zutritt – oft freien Zutritt – zu Kunstwerken, die jahrhundertelang unzugänglich waren. Hätten wir vor zweihundert Jahren gelebt, wir hätten betrüblich wenige Bilder zu sehen bekommen. Heute gibt es in gewissem Sinne zu viele: anstatt zu wenig Bilder haben wir nur zu wenig Zeit. Ein

Buch oder eine Schallplatte diktieren die zeitliche Dauer, die sie beanspruchen können. Ein Kunstwerk in einer öffentlichen Galerie tut dies nicht: oft muß es so schnell wie eine Reklametafel an der Rolltreppe einer Untergrundbahn-Station aufgenommen werden.

Ein einzelnes Bild, ein Kunstwerk, beginnt seinen Charakter und seine Qualität zu offenbaren, wenn man sein Auge und seine Gedanken eine Zeitlang darauf richtet. Wenn es ganz mit einem einzigen Blick aufgenommen werden kann, ist es wahrscheinlich ein sehr oberflächliches Bild, wie dramatisch es auch immer zunächst erscheinen mag. Bilder muß man nicht nur sehen, sondern auch bedenken – vielleicht kann man sie gar nicht sehen, ohne daß man über sie nachdenkt. Bilder sind in Schichten aufgebaut, nicht nur in Farbe, sondern auch in Bedeutung.

Nicht nur Zeitmangel und Gedankenlosigkeit können der gerechten Aufnahme von Kunst entgegenstehen; hinderlich können auch Konventionen sein, die bestimmen, wie Kunst ausgestellt und vorgeführt wird. Oft glaube ich, daß die Kunst zu sehr den Kunsthistorikern gehört. Weil Bilder in Museen gehören und Museen die Werkstätten der Gelehrten sind, werden wir angeleitet, Bilder in der Anordnung zu sehen, die Gelehrte für sinnvoll halten – sauber nach Perioden, Ländern und Kulturen getrennt, wie Briefmarken in einem Album. Wir haben uns viel mehr daran gewöhnt, in unserer Art, Kunstwerke aufzunehmen, gegängelt zu werden, als zum Beispiel, wenn wir Literatur lesen oder Musik anhören: Niemand schreibt uns die Ordnung (oder Unordnung) vor, nach der wir die Bücher in unseren Regalen aufstellen oder die Reihenfolge, in der wir Schallplatten abspielen; in öffentlichen Kunstsammlungen jedoch sind die Bilder ausnahmslos nach strengen kunsthistorischen Kategorien getrennt, und Kunstbücher halten sich mehr oder weniger an dasselbe Verfahren. Ich gebe zu, daß ein Museum chaotisch würde, hielte es sich an irgendein anderes System – Museen müssen schließlich als eine Art Handbibliothek funktionieren.

Stellt man eine Anthologie zusammen, so hat man den Vorteil, mit vielen dieser Konventionen brechen zu können; deshalb schlage ich vor, Bilder unter dem Gesichtspunkt der menschlichen Beschäftigungen oder Gefühle zu sehen, welche sie darstellen – zumindest als einen Ausgangspunkt. Schließlich hätte es wohl ohne solche menschlichen Belange bei den Künstlern oder ihren Auftraggebern nie irgendwelche Kunst gegeben, zumindest nicht solche, von der zu sprechen sich lohnte. Malerei ist nie einfach eine Stilübung gewesen, selbst wenn der Stil ein Mittel sein kann, durch das wir Zugang zu ihr finden.

Bilder stellen Angelegenheiten zur Schau, die konstant sind, unabhängig davon, wo oder wann sie gemalt wurden; und diese Konstanten sind meiner Meinung nach für die Kunst grundlegender als Unterschiede in Periode und Stil. Darüberhinaus trifft dies für die Kunst unseres eigenen Jahrhunderts genauso zu, wie neuartig und revolutionär vieles in der Malerei des zwanzigsten Jahrhunderts auch erscheinen mag. Die Kunst Picassos – um den bedeutendsten Künstler unseres eigenen Jahrhunderts zu nennen –

verdankt viel Cézanne im neunzehnten Jahrhundert, Goya im achtzehnten, Poussin im siebzehnten und Michelangelo im sechzehnten. Vergleichbare historische Klammern verbinden das Werk von Matisse, Kokoschka, Rothko, Pollock und vielen anderen mit Künstlern, die ihnen in Zeit und Stil sehr fern sind.

Nur in einer Hinsicht bin ich der Konvention gefolgt, obgleich weniger aus Respekt als in der Absicht, diese Anthologie übersichtlich zu halten; und zwar darin, daß ich die Wurzeln der Kunst des Abendlandes nicht weiter zurück als bis zu Duccio verfolgt habe – also bis in die 2. Hälfte des dreizehnten Jahrhunderts. Es gibt hier weder Höhlenmalerei noch Ikonen, auch keine Beispiele klassischer griechischer oder römischer Malerei. Andererseits sind Beispiele chinesischer und japanischer Malerei aufgenommen worden, wo diese den gewählten Themen eine weitere Dimension hinzuzufügen scheinen.

Bestimmte Themen boten sich von selbst an; Probleme ergaben sich nur bei der Auswahl und als es darum ging, die Beispiele zu jedem Thema auf fünf zu beschränken. *Anbetung, Baden, Leben im Freien, Jagd, Städte* und *Die Elemente* waren schnell gewählt. Das Thema *Berührung* mag schon weniger naheliegend sein; doch es fiel mir auf, wie viele außergewöhnliche Meisterwerke genau den fast elektrischen Moment physischen Kontakts zwischen zwei Wesen festhalten.

Das Thema *Zauber des Lichts* könnte genau wie *Die Sprache der Farbe* alle Kunst umfassen, da ohne Licht und Farbe Malerei nicht denkbar ist. Ich habe mich jedoch jeweils auf eine Handvoll Maler konzentriert, die durch ihren Einsatz von Licht neue Entdekkungen gemacht haben und bei denen Farbe und Textur der Malerei ein Schlüssel zu ihrem Stil sind.

Schließlich möchte ich mich von der Annahme distanzieren, daß diese Bilder in irgendeiner Weise als die größten Meisterwerke der Welt anzusehen wären. Der Geschmack wandelt sich ständig, und in der Kunst kann es nie so etwas wie „größte" geben. Ich habe in der Tat absichtlich eine Anzahl Bilder fortgelassen, die bei einer Befragung zu dem Thema sicher als „die größten" genannt würden: diese Bilder sind heute so bekannt, daß sie, wenn nicht gerade Klischees, so doch archetypische Bilder geworden sind, gängige Münze, deren Realität fast außerhalb des Bereichs der Kunst liegt, und zwar eher in dem Bild als Reproduktion, denn in dem Original. Indem ich solche Bilder – wie Leonardos *Mona Lisa* oder Constables *The Haywain* – draußenlasse, entsteht Raum für andere Bilder, die ebenso interessant, wenngleich weniger bekannt und geschätzt sind. Kennen und schätzen, darum allein geht es. Kunst, die unerkannt, unbekannt als Investition in einem Banktresor oder in dem Keller eines Museums liegt, hat keinen Wert und könnte genauso gut nicht existieren.

Zauber des Lichts

Für den Künstler ist Licht Offenbarung: es offenbart und es verwandelt. Wie er Licht sieht, so sieht er die Welt; wie er Licht malt, so erklärt er uns seine Vision dieser Welt. Es überrascht nicht, daß die Entwicklungsstadien der abendländischen Malerei oft durch neue Weisen, Licht auszudrücken, gekennzeichnet sind. Der Gegenstand der Kunst mag gleichbleiben; die Art, ihn zu illuminieren, gleicht sich nie.

Caravaggio, dessen *Christus in Emmaus* in den letzten Jahren des sechzehnten Jahrhunderts entstand, benutzte Licht als starkes theatralisches Mittel, um durch Realismus aufzurütteln. Mit Schlaglichtern akzentuiert er Gesten, weist er auf Gesichter und dramatisiert er die Gegenstände eines Stillebens durch heftigen Kontrast zwischen Licht und Schatten – bekannt als „Chiaroscuro", wörtlich „Helldunkel". Starkes Licht emotionalisiert die ganze Szene.

Der spanische Künstler Zurbarán war eine Generation jünger als Caravaggio, und sein wie im Fackelschein erstrahlendes *Stilleben mit Zitronen, Orangen und einer Rose* läßt einen Einfluß des Italieners vermuten. Doch dieser geht vielleicht weniger tief, als man annehmen möchte: Zurbaráns Wurzeln lagen tief in der spanischen Tradition eines dramatischen Realismus, und sein Gebrauch von Licht spiegelt die beflügelnde Intensität der religiösen Erfahrung des Spaniers. Die feierlich wie auf einem Altar ausgelegten Gegenstände dieses Stillebens werden in den Rang des Religiösen erhoben.

Pierre Bonnards *Akt im Gegenlicht* entstand in Frankreich fast zweihundert Jahre später. Licht ist nun ganz eindeutig Sonnenlicht, und die Art, wie Bonnard es gemalt hat, verweist deutlich auf die Entdeckung der Impressionisten, daß alles Licht Farbe ist, daß sogar Schatten Farbe ist; doch für Bonnard ist es mehr als das. Licht macht trunken, es verzaubert.

Auch Magritte behandelt in seinem 1954 gemalten Bild *Das Reich der Lichter* das Licht als etwas Verzauberndes. Doch Magritte war Surrealist, und in der Kunst suchte er „die Kraft, uns zu überraschen und zu entzücken". Licht ist das Mittel zum Zweck dieser Überraschung.

Rothkos abstraktes Bild mit dem knappen Titel *Rot, Braun und Schwarz* entstand wenige Jahre nach dem von Magritte und ist doch Lichtjahre davon entfernt. Für Rothko ist Licht eine Erfahrung, die Ehrfurcht gebietend und unerklärlich ist, die zum Nachdenken anregt über Leben und Tod, über Schatten und Substanz.

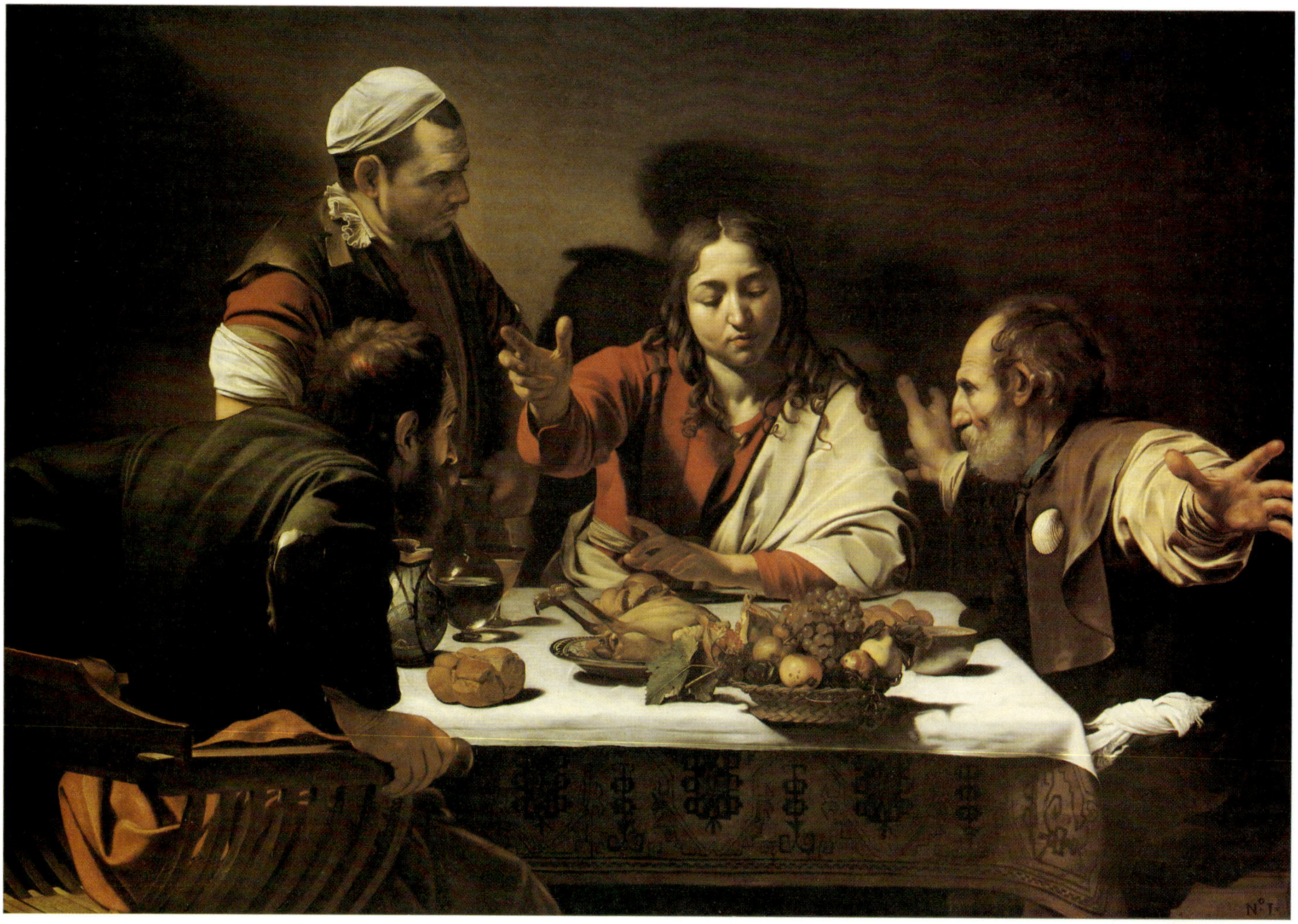

LONDON, NATIONAL GALLERY

ALISTAIR SMITH

Caravaggio (1573-1610)

Christus in Emmaus (1596-1598)

Michelangelo Merisi, der nach der kleinen norditalienischen Stadt, in der er geboren worden ist, Caravaggio genannt wurde, starb 1610, vor seinem vierzigsten Geburtstag. Dieser frühe Tod kam kaum unerwartet. Sein ganzes Leben lang war er in die verschiedensten Schwierigkeiten verwickelt gewesen, in Prozesse, die ihn ins Gefängnis brachten. Wieder in Freiheit, lebte er in ständigem Kampf und Streit. Es überrascht nicht, daß etwas von der Heftigkeit dieser persönlichen Erfahrung in Caravaggios Bilder einging. Bei der Behandlung traditioneller religiöser Themen tat sich mit diesen lebensnahen neuen Tönen vor allem die Kirche oft schwer.

Sein *Christus in Emmaus* ist solch ein Fall. Die Szene könnte leicht in einer jener Schänken spielen, in die Caravaggio so gern ging. Der Kneipenwirt steckt kampflustig die Daumen in seinen Gürtel, als wollte er sich mit einem seiner Gäste anlegen, der sich gerade in ein Thema zu verbeißen scheint. Ein anderer Mann wirft voller Erstaunen die Arme hoch, und der dritte will gerade aufspringen. Der Tisch wankt. Ein Korb mit Früchten wippt auf der Kante und wird wohl gleich auf die Erde fallen. Es könnte fast der Anfang einer Schlägerei in einer Schänke sein. Aber so eindeutig banal ist die Szene nicht: Jeder Gegenstand ist mit einer außerordentlichen Sorgfalt beschrieben, jede Geste, jeder Ausdruck dramatisiert. Caravaggios Bild verschmilzt das Natürliche mit dem Übernatürlichen in einer Weise, daß schwer zu entscheiden ist, ob dies eine überreizte Kneipenszene oder ein religiöses Ereignis im Alltagsgewand ist.

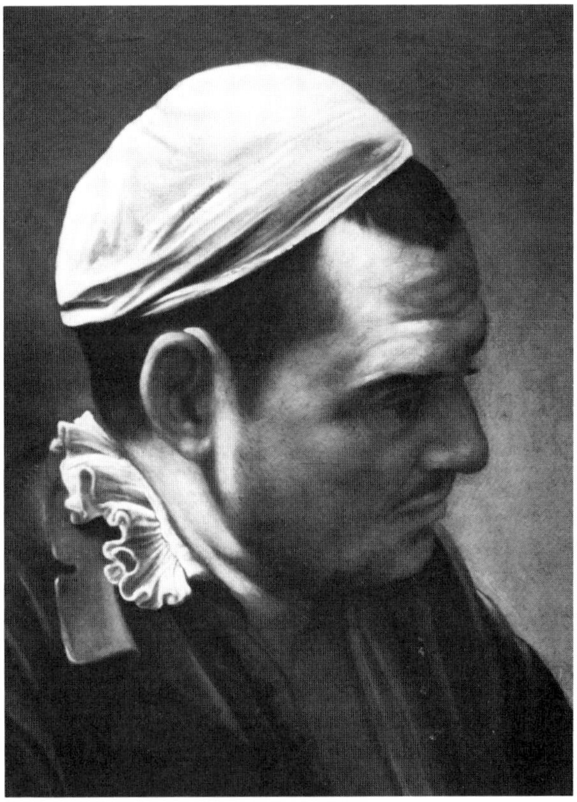

Schankwirt, Ausschnitt aus *Christus in Emmaus*

Der Ausgangspunkt für den Maler ist eine jener wundersamen Erscheinungen Christi nach seiner Kreuzigung. Zwei Jünger sind in der Nähe eines Dorfes mit Namen Emmaus:

„...Da sie so redeten und befragten sich miteinander, nahte Jesus zu ihnen und wandelte mit ihnen. Aber ihre Augen wurden gehalten, daß sie ihn nicht erkannten... Da er mit ihnen zu Tische saß, nahm er das Brot, dankte, brach es und gab es ihnen. Da wurden ihre Augen geöffnet, und sie erkannten ihn. Und er verschwand vor ihnen."

Die Identität des Mannes zur Rechten ist umstritten. Gelehrte haben ihn meist als Petrus bezeichnet, obgleich sein Name in der

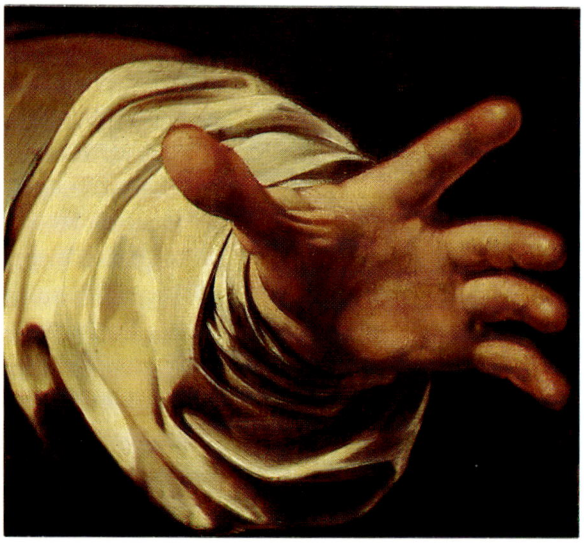

Bibel nicht genannt ist. Zur Linken sitzt Cleophas. Die Gestalt in der Mitte ist Christus, der das Brot segnet. Er ist bartlos; das ist recht ungewöhnlich auf Gemälden. Vielleicht war es die Absicht Caravaggios, den Betrachter einen Augenblick lang glauben zu lassen, es sei eine dieser Frauen, die man in Schänken trifft. Der Rechte sieht wirklich wie ein Fischer aus, allein schon seine Hände. Sie haben wulstige Schwielen an allen Fingern.

Caravaggio nahm seine Gestalten aus dem Leben. In dem (verlorenen) Bild vom *Ungläubigen Thomas* erscheint dasselbe Modell des rechts sitzenden Mannes wieder. Und in dem Christus könnte man den *Amor als Sieger* wiedererkennen.

Obgleich Caravaggio in der Gunst einiger freier denkender Kenner und Intellektueller stand, wurde er im allgemeinen von der Kritik verfolgt. Und zwar stieß man sich an dem Realismus seiner Kunst. Die Zensur beanstandete, daß Caravaggio seinen Heiligen staubige Füße und die Hände von Arbeitern gab. Auf

Oben Hand des Jüngers, Ausschnitt aus *Christus in Emmaus; rechts* Caravaggio, *Der Ungläubige Thomas* (alte Kopie des verlorenen Originals); *unten* der Jünger, Ausschnitt aus *Christus in Emmaus*

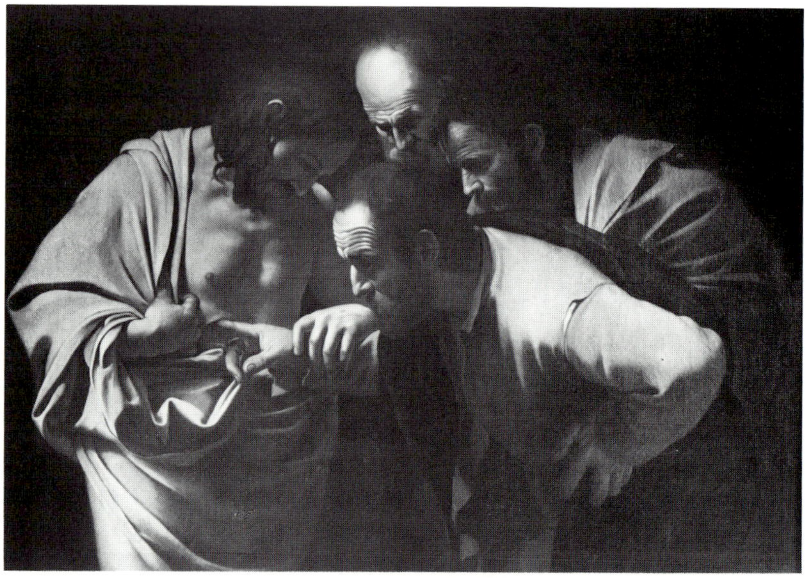

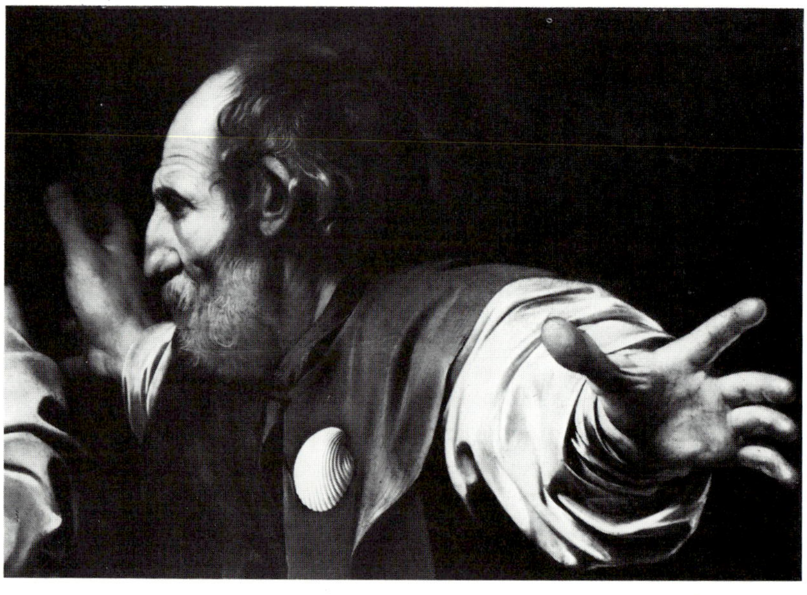

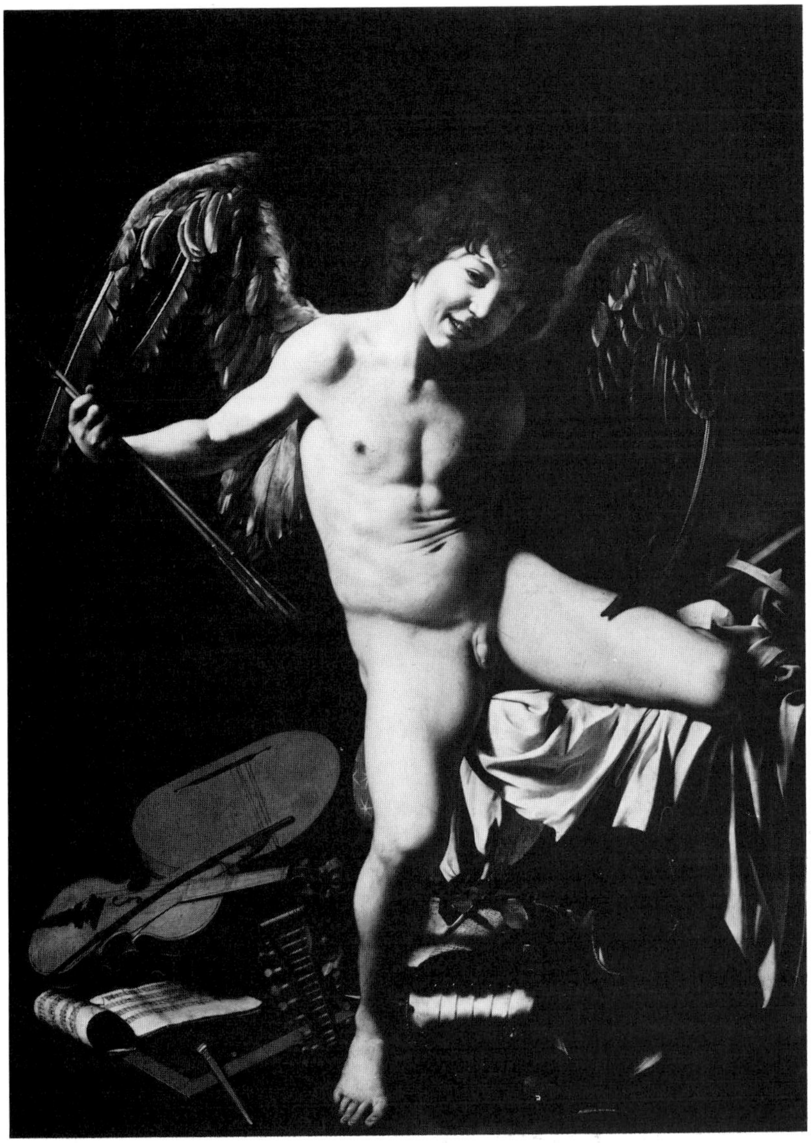

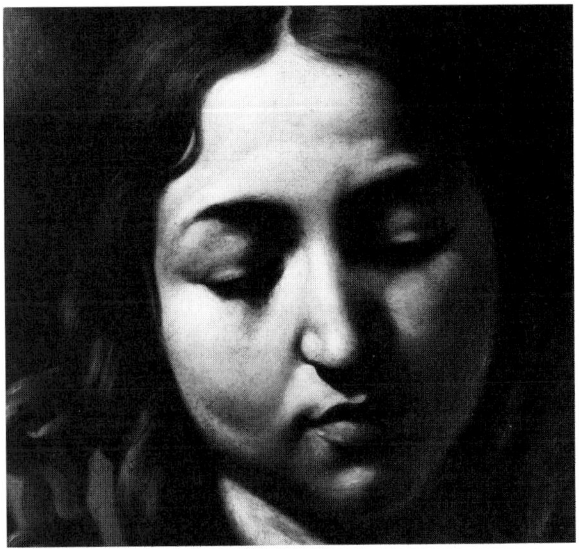

Links Caravaggio, *Amor als Sieger; oben* Christuskopf, Ausschnitt aus *Christus in Emmaus*

unserem Bild hat Cleophas ein Loch in seinem Ärmel. Die Kirche war dagegen, daß die Religion in Lumpen gekleidet dargestellt wurde. Schockierender wirkte jedoch die Charakterisierung dieses Christus. Er ist ein dicklicher Jüngling, der offensichtlich gern Süßigkeiten ißt. Er hat wulstige Lippen, und seine geschwungenen Augenbrauen sind um einiges zu feminin für einen Gott. Es scheint, als habe Caravaggio den Betrachter in eine Falle locken wollen, denn er stellt ihm ein Problem, das im wesentlichen philosophisch ist: Wenn Gott in menschlicher Gestalt erscheint, wie ist er dann von den anderen zu unterscheiden? Kaum verwunderlich, daß die Jünger diese aufgedunsene, verweichlichte Gestalt nicht sofort erkannten.

Doch Caravaggio beantwortet seine Frage selbst: Der Blitz, in dem Geistiges erkennbar wird, blendet – er macht blind. Man stelle sich vor, daß diese Erscheinung im nächsten Augenblick den Blicken der anderen entschwinden wird. Diesem Ausdruck der täglichen Wirklichkeit hat Caravaggio eine Bedeutung von Erleuchtung und Ehrfurcht aufgepfropft. Wie gelingt ihm das?

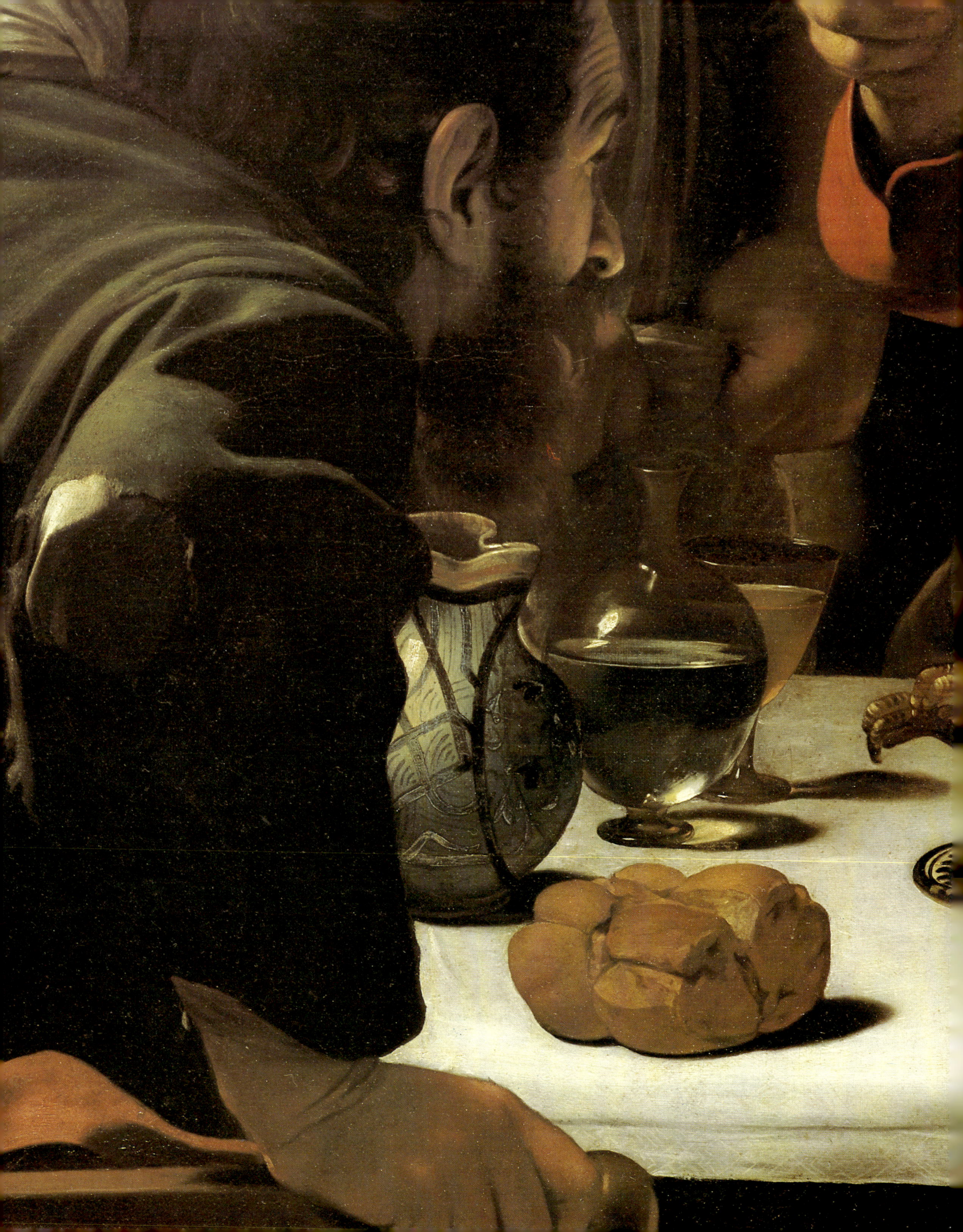

Cleophas, Ausschnitt aus *Christus in Emmaus*

Nun, schauen wir uns den Tisch an. Das Tuch ist jungfräulich weiß, unbefleckt, und es zeigt keine Falte. Zusammen mit dem reichen Orientteppich darunter erinnert es an eine Altardecke. Das aufgetragene Essen nimmt priesterliche Qualität an – Brot und Wein und Wasser. Das Huhn sieht aus, als sei es für ein Opfer zubereitet. Die Früchte – keineswegs die der Jahreszeit, denn es ist April – nehmen Bezug auf die Heilige Schrift: Der Apfel von Adam und Eva – verfault; der Granatapfel (welcher gewöhnlich die Einheit der Kirche symbolisiert) ist hier in der Mitte gespalten. Caravaggio widmet diesen Gegenständen eine fast übertriebene Aufmerksamkeit; er macht sie allen übrigen Dingen dieser Szene gleich. Dem Essen auf dem Tisch wird sogar mehr Bedeutung zugemessen als den Figuren. Es ist ausgebreitet wie im Strahl eines Scheinwerfers. Die Schlaglichter sind heller als auf jedem anderen Gegenstand, die Schatten dunkler. Der Korb wirft einen Schatten, dessen Form so bedrohlich wirkt wie ein Teufel von Hieronymus Bosch. All dies scheint vor unseren Augen zu pulsieren; es existiert ganz für sich selbst, losgelöst von der übrigen Szene, ein Stilleben mit eigener Bedeutung.

Leider weiß man nicht, für welchen Platz dieses Bild bestimmt war. Doch vieles spricht dafür, das links von ihm ein Fenster gewesen sein muß. Es gehörte zu Caravaggios Techniken, eine solche Beziehung zwischen dem wirklichen und dem gemalten Licht herzustellen. Der gemalte Schatten fließt in den realen über. Hinge das Bild an seinem ursprünglichen Ort, so wäre es sicher schwierig, sie auseinanderzuhalten – den Schatten, den die Sonne wirft, und den gemalten. Doch Caravaggio ist auch fasziniert von den Verkürzungen. Die Arme verschwinden fast ganz zur Verstärkung der dramatischen Gesten der Hände. Es ist erstaunlich, wie Teile des Bildes ohne eigentliche Stütze zu schweben scheinen – Köpfe, Hände oder auch das Pilgerabzeichen des rechten Jüngers, die Muschel. Caravaggio hat zwar eine ganz alltägliche Szene gemalt, doch gibt er ihrer Körperlichkeit etwas durch und durch Geheimnisvolles, dem Natürlichen etwas Übernatürliches, dem Wirklichen etwas Unwirkliches, dem Realen etwas Surreales.

Man kann sogar so weit gehen sich vorzustellen, daß Caravaggio in diesem Bild ein Symbol seines eigenen Lebens hat malen wollen. Um Christus sind Menschen versammelt, die jene Haltung verkörpern, die Caravaggios Publikum ausdrückte: Mißtrauen, Herausforderung, Schockiertsein. Ähnlich wie der Maler selbst, hat dieses Bild etwas Schizoides. Es ist mit Gefühl aufgeladen, mit Ausdruck heftigster Aktion, und zugleich ruht in ihm ein Kern von Geistigkeit, ja sogar nüchterner Strenge. Es ist die Schöpfung eines Menschen, der zwischen zwei extremen Lebensweisen hin und her pendelte, bei dem Schlägereien auf der Straße mit konzentrierter Arbeit in Zurückgezogenheit abwechselten. Caravaggios weitgespanntes Leben, seine Vertrautheit mit dem Landstreicher wie mit dem Kardinal machte es ihm möglich, dieses rätselhafte Bild zu malen, diese Mischung aus niedrigem Leben und hoher Kunst.

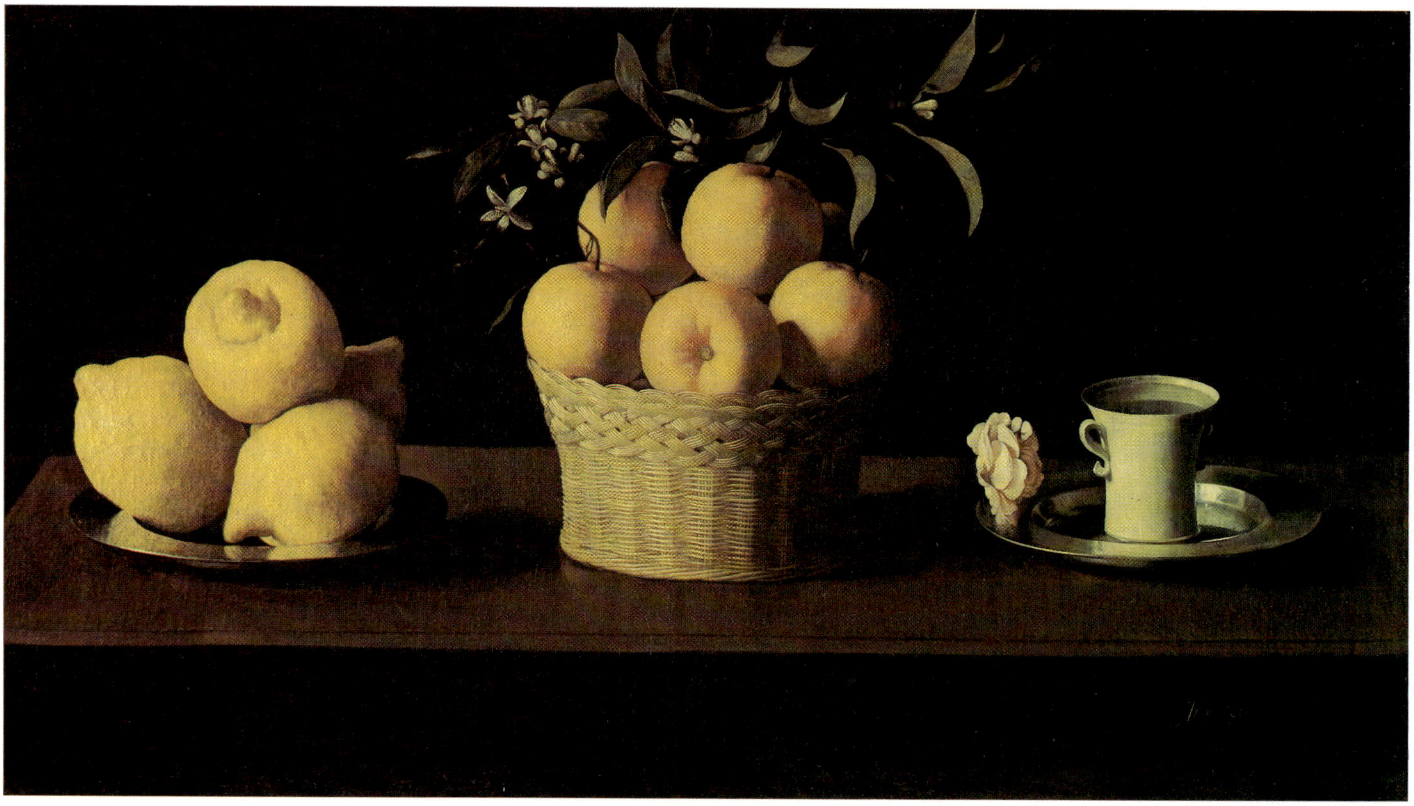

PASADENA, NORTON SIMON MUSEUM

EDWIN MULLINS

Zurbarán (1598-1664)

Stilleben: Zitronen, Orangen und eine Rose (1633)

Man kann sich leicht vorstellen, warum ein Maler ein Portrait oder eine Landschaft malen möchte, ein Bild, das an ein Ereignis aus der Bibel oder der Geschichte erinnert. Aber warum Stilleben? Jedes Land der westlichen Welt hat zu irgendeiner Zeit Künstler hervorgebracht, die all ihr Geschick eingesetzt haben, um solche anscheinend langweiligen Themen zu malen. Man schaue sich nur die vielen Frucht-Stilleben der flämischen Maler des siebzehnten Jahrhunderts an. Man kann sich durchaus vorstellen, daß reiche Kaufleute solche Bilder für ihr Eßzimmer in Auftrag gegeben haben. Und nun vergleiche man damit das Gemälde, das wir hier betrachten möchten und das fast zur gleichen Zeit gemalt wurde, allerdings in Spanien. Dargestellt ist wiederum Eßbares, zum Teil wenigstens. Es ist jedoch derart sparsam und derart genau angeordnet, daß jede Frucht, jeder Gegenstand eine ganz neue Bedeutung erhalten. Es geht nicht mehr darum, quasi die Auslagen eines Gemüseladens zu bewundern, sondern eine Art Altar zu betrachten.

Dieses Bild von Zurbarán hat eine Qualität, die aller großen Stillebenmalerei eigen ist, nämlich sehr einfache Gegenstände des täglichen Lebens mit einer Bedeutung aufzuladen, mit einer Art Resonanz, die sie im täglichen Leben normalerweise nicht haben. Gerade weil sie uns so vertraut sind, können diese häuslichen Gegenstände mit so viel Bedeutung ausgestattet werden. Ein einfaches Beispiel: Eine Rose in einem Garten ist nichts weiter als eine Blume. Und doch kann eine einzelne Rose, wenn sie verschenkt wird, mehr über die Liebe sagen als die leidenschaftlichste Rede.

Es gibt eine einzelne Rose auf diesem Bild, nur eine einzige. Sie ist sehr vorsichtig auf den Rand eines Zinntellers gelegt. Auf demselben Teller steht ein Becher mit Wasser – es kann auch Weißwein sein. In der Mitte ein fein geflochtener Korb mit Orangen, scharfen Orangen aus Sevilla (das Bild ist in Sevilla gemalt, wo Zurbarán den größten Teil seines Lebens verbrachte). Oben darüber duftende Orangenblüten, aus denen die Früchte des nächsten Jahres entstehen. Diese Gleichzeitigkeit von Blüte und Frucht gibt den Orangenbäumen ihre besondere Schönheit. Auf der linken Seite wird dieses Stilleben-Trio ergänzt von einem anderen

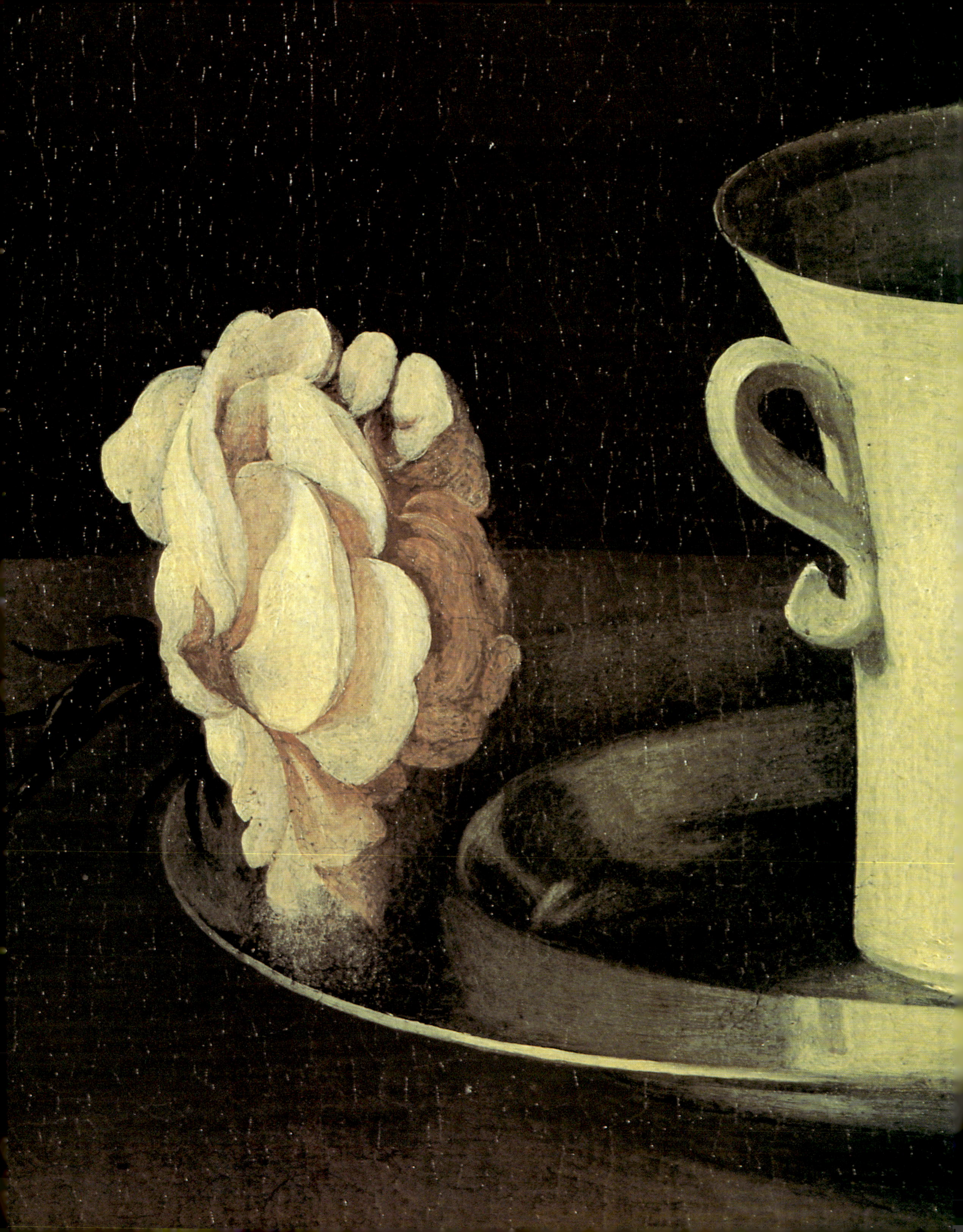

Zinnteller, der zu dem auf der rechten Seite im genauen Gleichgewicht steht. Auf diesem Teller liegen vier Zitronen, die sich in dem polierten Metall spiegeln und in dem starken Licht vor der intensiven Schwärze des Hintergrundes zu glühen scheinen.

Dieses Bild erinnert an einen Altar. Die Gegenstände auf ihm scheinen einem Ritual zuzugehören, aufgeladen mit symbolischer Bedeutung wie jene, die im römisch-katholischen Gottesdienst Verwendung finden. Man kann sich die unsichtbare Hand vorstellen, die diese Gegenstände pedantisch genau verteilt hat, und man möchte wissen, warum sie es tat. Man möchte auch wissen, wann dies geschah, denn dieses Bild scheint außerhalb der Zeit zu existieren. Diese Gegenstände könnten schon immer dagewesen sein. Es gibt keinerlei Anzeichen von Verfall, keine Bewegung oder einen Hinweis auf die Gegenwart eines Menschen. Sie sind so wirklich, daß sie unwirklich aussehen. Dieses Bild zieht den Betrachter in seinen Bann, und sein Geheimnis prägt sich tief ein.

Sucht man Zurbaráns reiches Werk nach Erklärungen ab, so läßt sich feststellen, daß dies das einzige Stilleben ist, das er gemalt hat; zumindest das einzige, das ihm mit Sicherheit zugeschrieben werden kann, weil er es signiert hat. Fast alle Werke Zurbaráns entstanden in kirchlichem Auftrag, und in einem Bild für ein Kloster in Sevilla findet man eine fast identische Gruppierung von Teller, Becher und Rose, dazu einen Apfel, alles auf einem ähnlichen Holztisch. Allerdings ist hier das Stilleben ein Detail in einer großen Komposition, die die wundersame Heilung eines kranken Mannes darstellt. Es ist klar, daß in diesem Bild das Stillleben nicht „zweckfrei“ ist, daß hier auf die Ernährung des kranken Mannes verwiesen wird. Zugleich aber scheint dieses

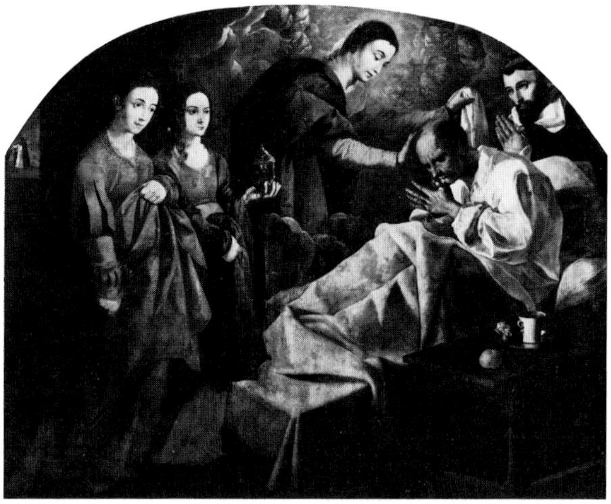

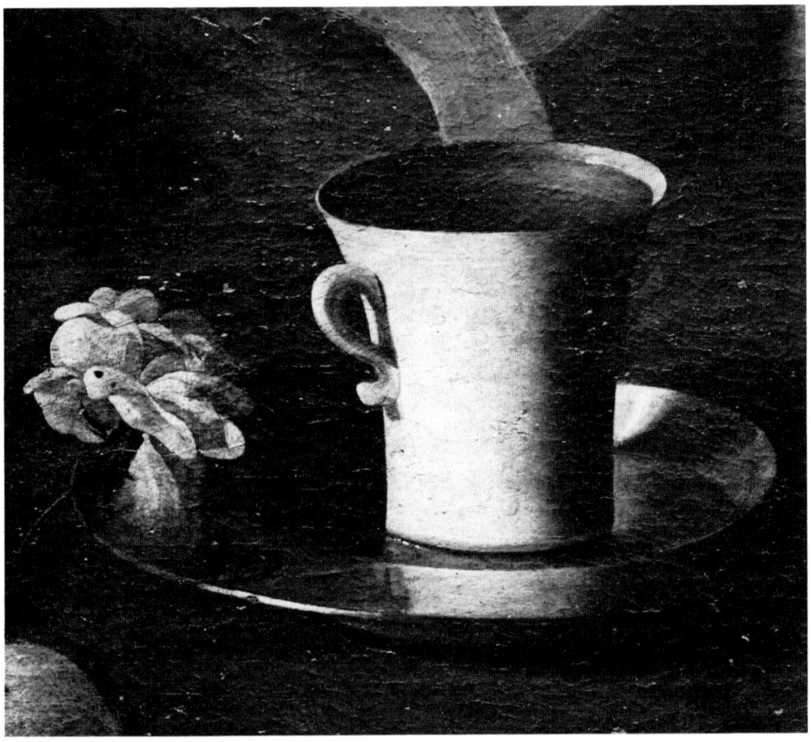

Zurbarán, *Die wundersame Heilung des gesegneten Reginald von Orleans; links* Ausschnitt von oben; *gegenüber* Rose und Krug mit Wasser, Ausschnitt aus *Stilleben: Zitronen, Orangen und eine Rose*

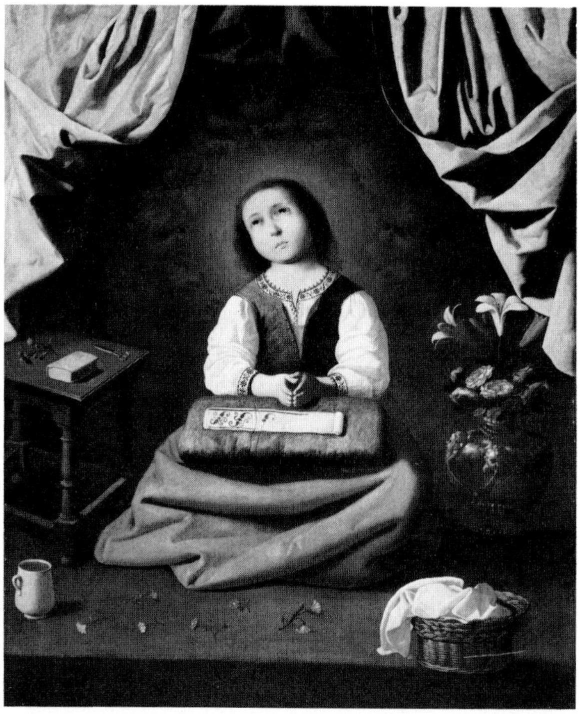

kleine Stilleben symbolisch auf das einfache Leben des Mannes und seine Reinheit im Geiste hinzuweisen.

Und schließlich hängt im New Yorker Metropolitan Museum noch ein etwas süßliches Bild von Zurbarán, das die Jungfrau Maria als betendes Kind darstellt. Auch hier ist die Figur von liebevoll gemalten Gegenständen umgeben, die wie Opfergaben vor ihr angeordnet sind: ein Becher, ihr Handarbeitskorb, ausgestreute Blumen. Auch hier wieder Rosen der Liebe und Madonnenlilien, nach der Jungfrau benannt.

Diese Details sind mit derart großer Hingebung gemalt, daß die Bedeutung des Bildes eher in diesen köstlichen Details zu liegen scheint als in dem kleinen Mädchen in der Mitte, das seine Augen zum Himmel hebt.

Es ist also nicht erstaunlich, daß Zurbarán, als er ein Bild allein aus diesen häuslichen Gegenständen komponierte, ein Werk von außerordentlicher Kraft schuf. Jedes Ding ist formvollendet arrangiert, liebevoll beschrieben und in so intensives Licht getaucht, daß es schon fast unheimlich erscheint. Vielleicht beabsichtigte Zurbarán, daß sein Stilleben als eine symbolische Huldigung an eine abwesende Jungfrau interpretiert würde. Die Rose bedeutet Liebe, das Wasser Reinheit, Orange und Orangenblüte die Keuschheit.

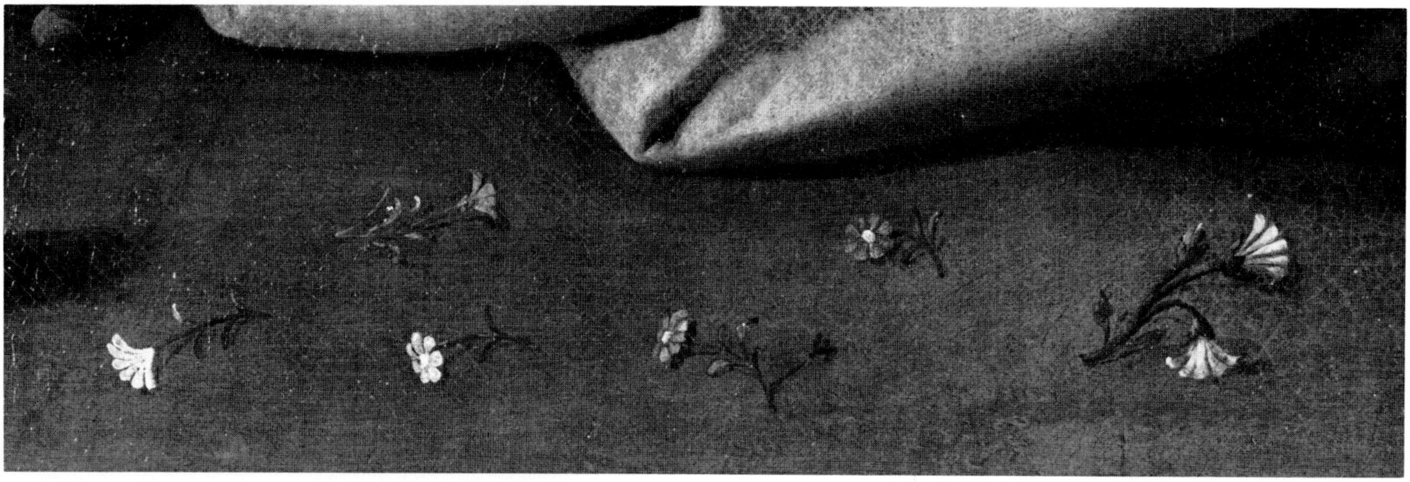

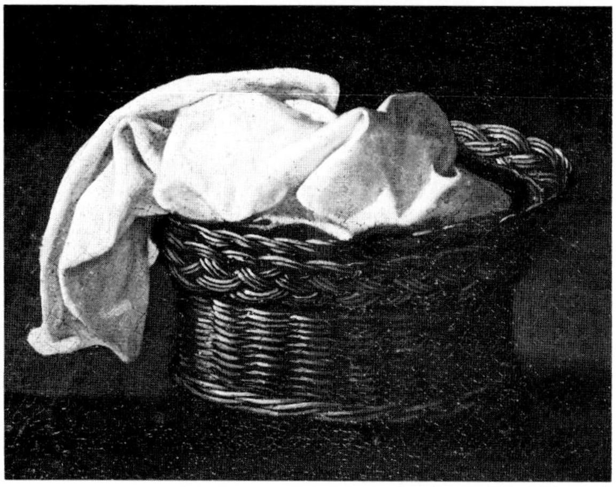

Oben Zurbarán, *Maria im Gebet; Mitte* und *unten* Blumen und Marias Nähkorb, Ausschnitte aus oben

Und Zitronen? Gewisse Gelehrte weisen darauf hin, daß sie in österlichen Feiern zu Ehren der Jungfrau Verwendung fanden.

Man kann es aber auch anders sehen: Die Rose kann für menschliche Liebe stehen, der Becher kann Wein enthalten, der das fleischliche Vergnügen beschwört, Orangenblüte und -frucht symbolisieren oft die irdische Liebe – und sehen die Zitronen nicht Brüsten sehr ähnlich?

Kommt es eigentlich darauf an, wie man das Bild interpretiert? Nur unter der Voraussetzung, daß sicher feststeht, daß Zurbarán es nicht allein zur Dekoration gemalt hat. Seine große Begabung als Maler lag darin, alle menschlichen Beschäftigungen in eine Art zeremonielles Stilleben zu übersetzen. Und so kann man in diesem Werk die Quintessenz seiner Kunst sehen.

Die von Zurbarán gemalten Menschen sind selten mehr als Wachsfiguren. Sie haben weniger Leben in sich als die Gegenstände, auf die sie blicken. Auf dem Bild vom *Hl. Hugo im*

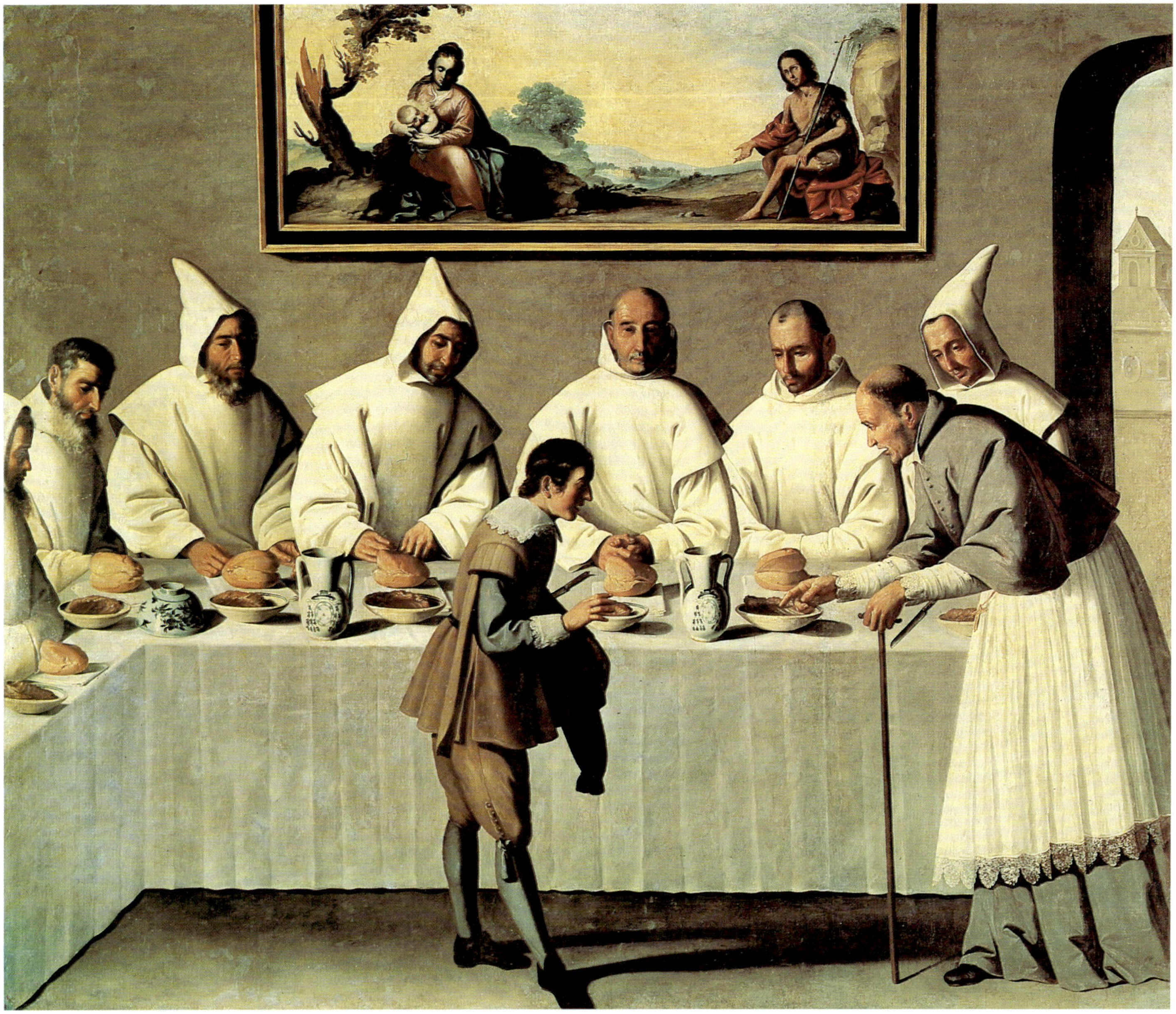

Zurbarán, *Refektorium der Kartäusermönche*

Refektorium der Kartäusermönche hat Zurbarán versucht, durch die übertriebenen Gesten und den Gesichtsausdruck des Heiligen eine komplizierte Wunder-Legende zu vermitteln. Doch er war kein Geschichtenerzähler, und die Schönheit des Bildes liegt in der formalen Anordnung von Figuren und Gegenständen, in den wunderbar subtilen Variationen von Textur und blassen Farben. Im Grunde ist auch dieses Bild ein Stilleben.

Wie so oft geschah es auch hier, daß Maler aus jüngerer Zeit das Werk Zurbaráns für sich selbst neu entdeckten und ein Gefühl für seine seltsame Art entwickelten, das Leben als etwas Taktiles und zugleich Regloses zu betrachten, das der gemalten Fläche gleicht. Man erinnere sich an Cézannes Anweisung an seine Modelle: „Sitz wie ein Apfel“. Auch Cezanne malte Obst und Gefäße, die dem Betrachter wie Monumente erscheinen. Heute zweifelt niemand mehr daran, daß große Malerei die bescheidensten Dinge darstellen kann.

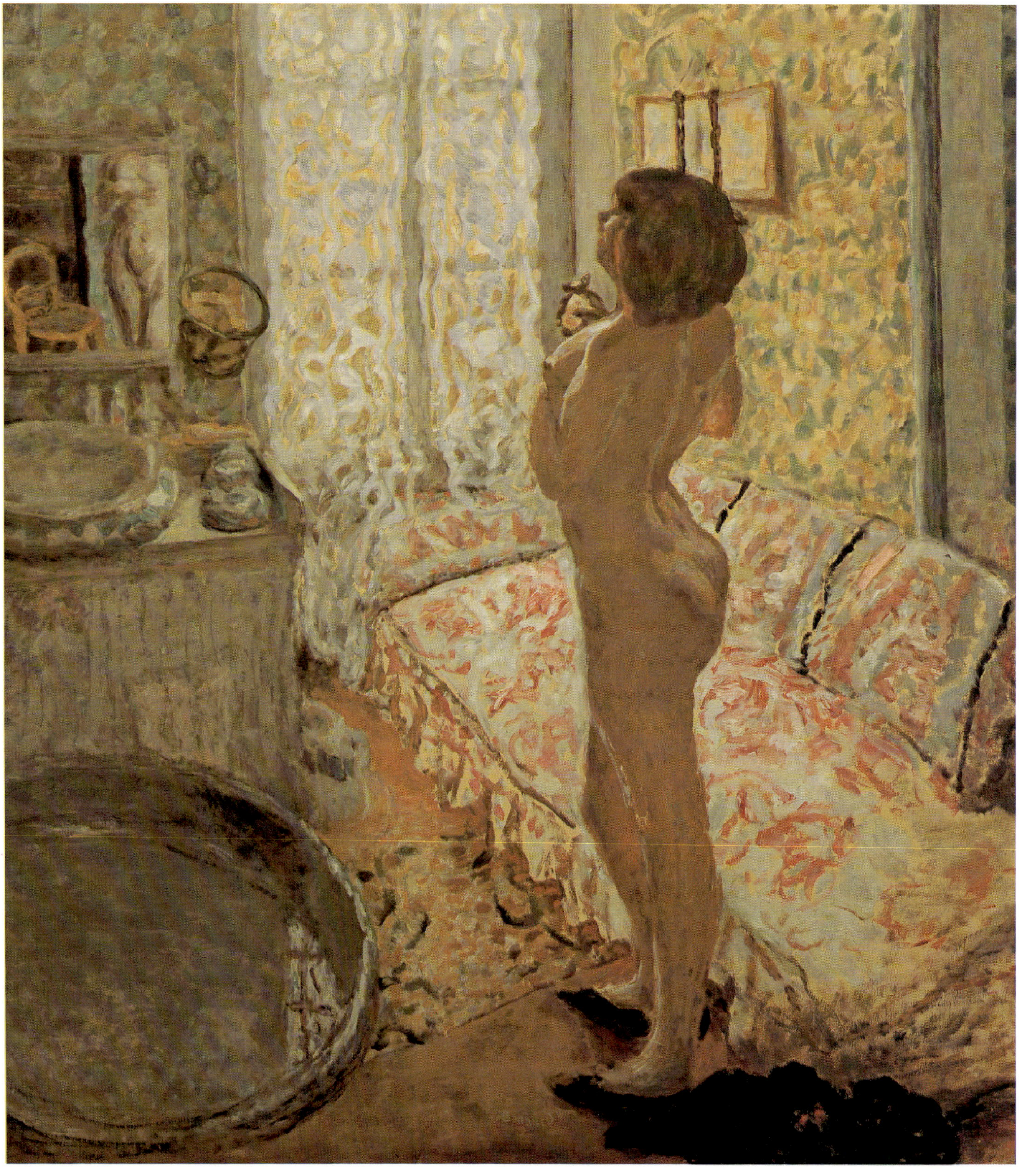

BRUXELLES, MUSEES ROYAUX DES BEAUX-ARTS

EDWIN MULLINS

Bonnard (1867-1947)

Akt im Gegenlicht (1908)

Ein Bild wie dieses kann in jedem Mann den Neid auf große Künstler wecken. Sie können ihr Leben damit verbringen, die Frauen, die sie lieben zu bewundern, sie immer wieder zu malen, und indem sie dies und nichts anderes tun, werden sie sogar auch noch reich.

Nun, genauso gut könnte man sagen, die Frau auf diesem Bild existierte kaum; und schon gar nicht sei sie eine Frau, die der Maler liebte. Sie sei nichts anderes als eine spiegelnde Oberfläche, und was den Maler wirklich interessierte, sei die hypnotische Magie des Lichts. Wie immer man die Sache ansieht, dies ist ein äußerst hedonistisches Bild, und zugleich ein sehr persönliches. Pierre Bonnard malte es vor gut siebzig Jahren in Paris, als Picasso, ebenfalls in Paris, eines der revolutionärsten Bilder jener Zeit malte: *Les Demoiselles d'Avignon.* Bonnard war also bestimmt kein Maler der Avantgarde. Er arbeitete immer noch im Schatten der französischen Impressionisten, schien sich immer noch damit zu beschäftigen, in seinen Bildern einen Ausdruck reinen Vergnügens zu finden. So scheint es jedenfalls. Und doch stellt sich die Frage: welchen Vergnügens? Sex? Weiblichkeit? Oder geht es um das Vergnügen des Künstlers am häuslichen Leben als einer Art Kokon, in dem man warm und zufrieden ist, ohne sehr viel mehr zu tun als Essen, Ausruhen und Baden? Oder geht es um Sonnenlicht? Warscheinlich um alles gemeinsam.

Bonnard malte diese Frau mehr als vierzig Jahre lang, und in seinen Bildern wird sie nie alt. Ihr Name war Marthe. Er lebte mit ihr zusammen, recht spät heiratete er sie, ihren Tod 1940 hat er nie verwunden. Bonnard hatte sie in Paris getroffen, als er siebenundzwanzig Jahre alt war. Sie war damals sechzehn und arbeitete in einem Geschäft, in dem Friedhofskränze aus künstlichen Blumen hergestellt wurden.

Sie erscheint schon recht früh in seinem Werk; und die Leidenschaft, die er für sie empfand, hat ihren wunderbaren Ausdruck in einer Serie von Illustrationen gefunden, die er im Auftrag seines Kunsthändlers Vollard für einen Band erotischer Gedichte seines Freundes Paul Verlaine angefertigt hat. Das Buch heißt *Parallèlement* und wurde 1900 veröffentlicht. Diese Zeichnungen haben nirgends etwas ausschweifend Verwerfliches; ihre Sexualität ist offen und zart.

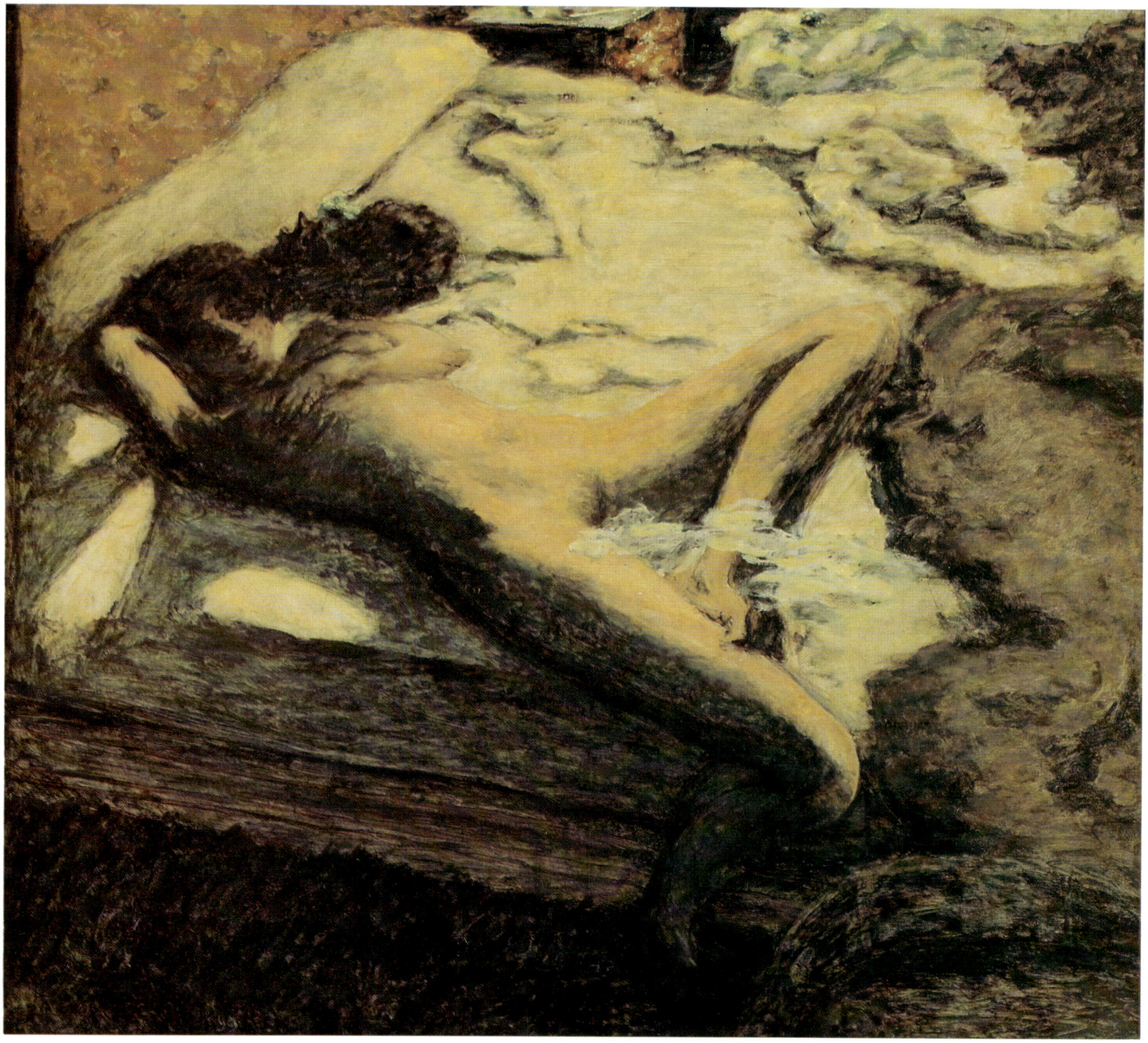

Bonnard, *L'Indolente*

Das gleiche gilt für eines der ersten Ölbilder, *L'Indolente*, das Bonnard von Marthe malte. Es entstand etwa gleichzeitig mit den Verlaine-Illustrationen. Es vereinigt alle Versatzstücke einer ausschweifenden Szene, wie sie der Mode der Bohemiens am linken Seine-Ufer entsprachen: das zerwühlte Bett, das Mädchen, das sich unter einem Zipfel des herabgleitenden Bettuchs räkelt, den Fuß spielerisch auf den Schenkel gespreizt, das reiche Haar, die Katze – die man jetzt, da das Bild nachgedunkelt ist, kaum noch erkennt – schmiegt sich an ihren Hals; eine erotische Andeutung. Eine Pfeife auf dem Nachttisch verweist diskret auf die Gegenwart ihres Liebhabers, der natürlich Bonnard selbst ist. Doch bei alledem ist dies kein pornographisches Bild, es ist ein tief liebevolles Bild sexueller Leidenschaft. Bonnard sagt mit ihm, „dieses Mädchen hier begehre ich".

Schaut man nun wieder den *Akt im Gegenlicht* an, der acht Jahre danach entstand, so ist man über den Kontrast überrascht. Es ist ganz klar, daß dies kein erotisches Bild ist. Marthe ist mit sich selbst beschäftigt wie eh und je; aber jetzt scheint sie sich in Gedanken nicht Bonnard hingeben zu wollen, sondern ihrer Badewanne, dem Spiegel, dem Duft ihres Parfums oder dem Sonnenlicht. Vor allem wohl dem Sonnenlicht.

In dem Bild geht es nicht mehr um die Beziehung der beiden zueinander. Indem Marthe sich abwendet und ihr Gesicht der Sonne zudreht, entpersönlicht sie diese Beziehung. Und Bonnard entpersönlicht sie, indem er sie hauptsächlich als eine Oberfläche beschreibt, die von Licht und Schatten geliebkost wird. Auch im Mobiliar schlägt sich dieser Wandel des Interesses nieder. Man blickt in ein gutbürgerliches Zimmer; und Bonnard beschäftigt sich vornehmlich mit einer Reihe von Farbmustern – dem Teppich, dem Sofa, der Tapete und den zarten Spitzenvorhängen. In dem früheren Bild hingegen besteht die Einrichtung einfach aus einem Liebesbett, und Farben gibt es praktisch nicht.

Verfolgt man einmal, wie Bonnard Marthe über eine Zeitspanne von gut vierzig Jahren gemalt hat, so kann man beobachten, wie dieser Prozeß der Auflösung der Person ins Extrem fortgeführt wird. Bonnard malte den *Akt in Gelb*, als er über siebzig Jahre alt war und Marthe über sechzig. Es ist mehr als vierzig Jahre her, daß er sie aufs Bett hingestreckt malte. Jetzt ist sie ein goldener Tagtraum von jugendlicher Frische geworden. Nur ihre Schuhe erinnern daran, daß sie wirklich in Fleisch und Blut anwesend ist.

Man hat oft gesagt, daß die Entdeckung des Mittelmeeres Bonnard zur Aufhellung seiner Palette geführt habe. Diese Erklärung ist jedoch zu einfach. Eine Frau verwandelt sich nicht plötzlich in lebendiges Goldgelb, nur weil sie in mittelmeerisches Sonnenlicht eintritt. Bonnards Farben wurden über die Jahre zu Farben seines Inneren; sein inneres Auge erblickte sie. Er malte, was er als richtig empfand und nicht, was er sah, wie es die Impressionisten taten. In Bonnards Farben ist eine Freiheit und ein Wagemut, zu denen die Impressionisten selten vorstießen. Er selbst soll gesagt haben, „il faut mentir“ – ein Maler muß lügen.

Aber was für eine Lüge? Was meinte er damit? Er meinte wohl, daß für einen Maler nichts ganz dasjenige ist, was es zu sein scheint. Licht ist nicht etwas, das nur gerade beleuchtet, was vor unseren Augen ist, wie die Impressionisten glaubten. Licht ist ein Rauschmittel, das – nimmt man nur genug davon – im inneren Auge eine ganz neue Wirklichkeit schafft, die mit der objektiven Welt, die wir um uns sehen, kaum noch etwas zu tun hat. Licht hat die Wirkung einer Droge.

Andere farbtrunkene französische Maler wie Moreau und Redon lösten sich oft ganz von der objektiven Wirklichkeit und malten ihre Träume. Nicht so Bonnard. Er blieb fest in seiner häuslichen Umgebung verwurzelt. Hier fand er genügend Anregung zum „Lügen“, wie er es nannte. Im *Akt im Gegenlicht* macht er davon Gebrauch.

Er malte Marthe im Gegenlicht; und wie jedermann weiß, stellen sich allerhand seltsame Lichteinwirkungen ein, wenn man versucht, Dinge gegen die Sonne zu identifizieren. Schließlich sieht man nur noch Flecke vor den Augen. Man könnte sagen, das Thema des Bildes seien diese Flecke oder Reflexe vor den Augen. Und dann ist da der Spiegel: ein weiterer Trick, eine weitere Lüge. Spiegel verzerren, werfen Bilder zurück, zaubern Perspektiven, die nicht wirklich da sind. In ihnen sieht man, was sonst nicht sichtbar ist. Im Spiegel ist der Farbton von Marthes Vorderansicht ganz anders, als wir sie vor uns stehen sehen. Das ist ein Rest des Voyeurismus von Bonnard, dem er sich acht Jahre zuvor in *L'Indolente* hingegeben hatte. Sogar die Lage ihrer Hand ist ein Spiegelbild ihrer früheren Haltung, obgleich hier anzunehmen ist, daß sie ihre Brust mit Parfum benetzt und nicht ihren eigenen Körper streichelt. Und dann ist da eine Badewanne. Das Wasser wirft ein wenig Licht zurück, so daß sie zu einem weiteren Fenster wird, zu einem weiteren Spiegel, einer weiteren Verzerrung. Marthe war besessen von Hygiene und scheint den halben Tag in der Badewanne zugebracht zu haben.

Und dann kam der Tag, an dem die Bonnards sich ein richtiges Badezimmer mit fließend warmem Wasser leisten konnten. Marthe verbrachte von nun an noch mehr Zeit in der Wanne, und in einer fast prosaischen Art nutzte Bonnard diese Gewohnheit Marthes aus, um eine Reihe von Studien anzufertigen. Wasser ist flüssiges Licht, seine Oberfläche wird zum Spiegel. Es wird zum Regenbogen schnell vergehender Farben, bis der Körper im Wasser fast nicht mehr zu erkennen, das Gesicht bald ganz verschwunden ist. Marthe, die nun fast sechzig ist, wird vor Bonnards innerem Auge zu einer Seejungfrau (*Bei der Toilette,* Paris, Petit Palais). Ihm schwindelt beim Anblick der Muster und Farben, die vor ihm aufzutauchen und zu vergehen scheinen. Wir sind nun denkbar weit entfernt von der Vision der jungen Marthe aus Fleisch und Blut.

Zwischen diesen beiden Extremen steht sie im Gegenlicht. Dies ist eines der bedeutenden Bilder Bonnards und eines, in dem sie im doppelten Wortsinn in beide Richtungen schaut. Sie ist für Bonnard noch die schöne, junge Marthe, die er begehrt, und zugleich hat sich in ihren Raum und über ihren Körper ein zauberhaftes Licht ergossen, das sie für immer jung erhalten und immer mehr von dem entfernen wird, was sie wirklich ist. Da steht sie. Doch können wir ganz sicher sein, ob die Oberfläche ihres Körpers Haut ist oder ein Schatten im Sonnenlicht? In diesem Bild treffen sich die beiden Realitäten des Malers Bonnard.

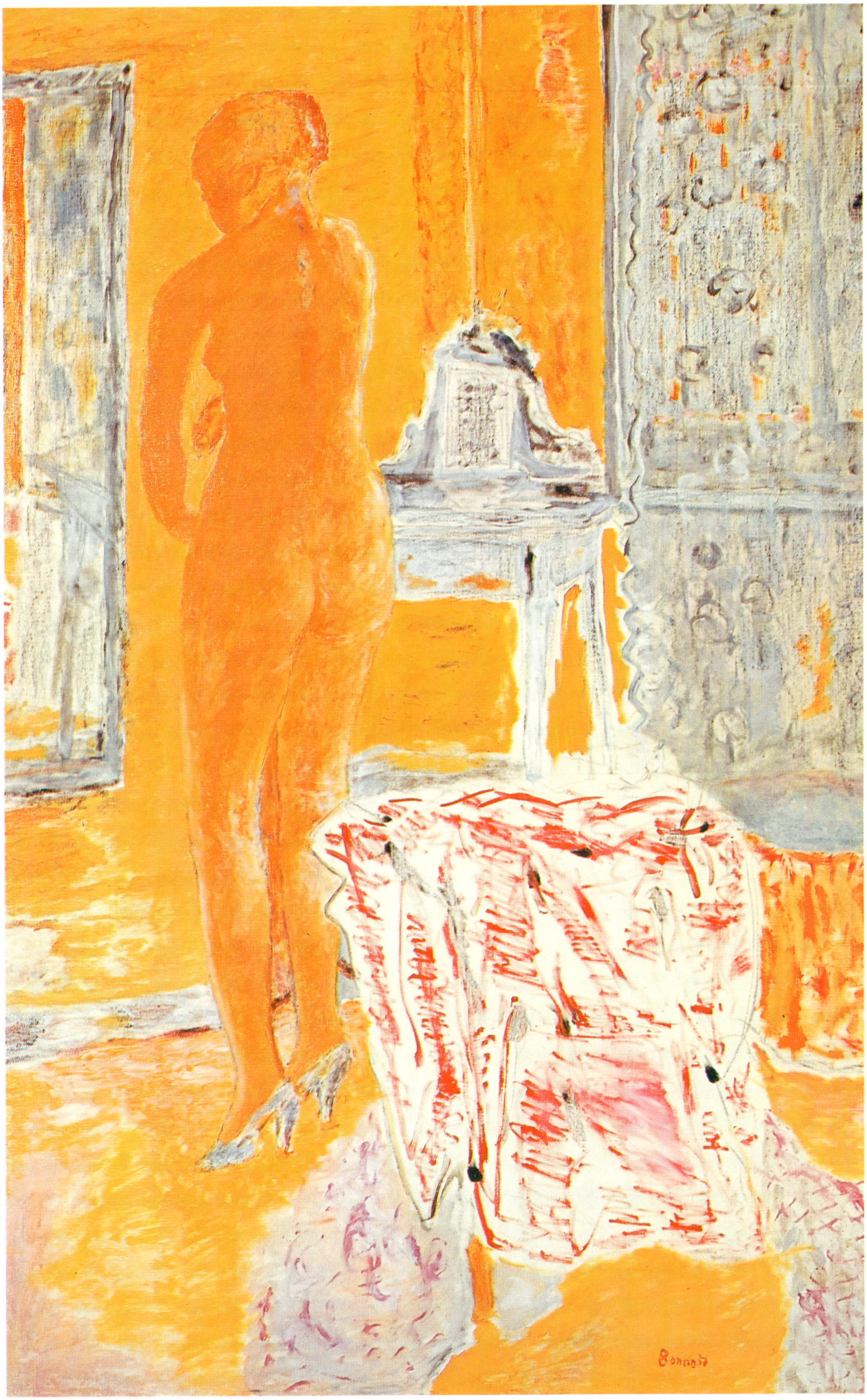

Bonnard, *Akt in Gelb*

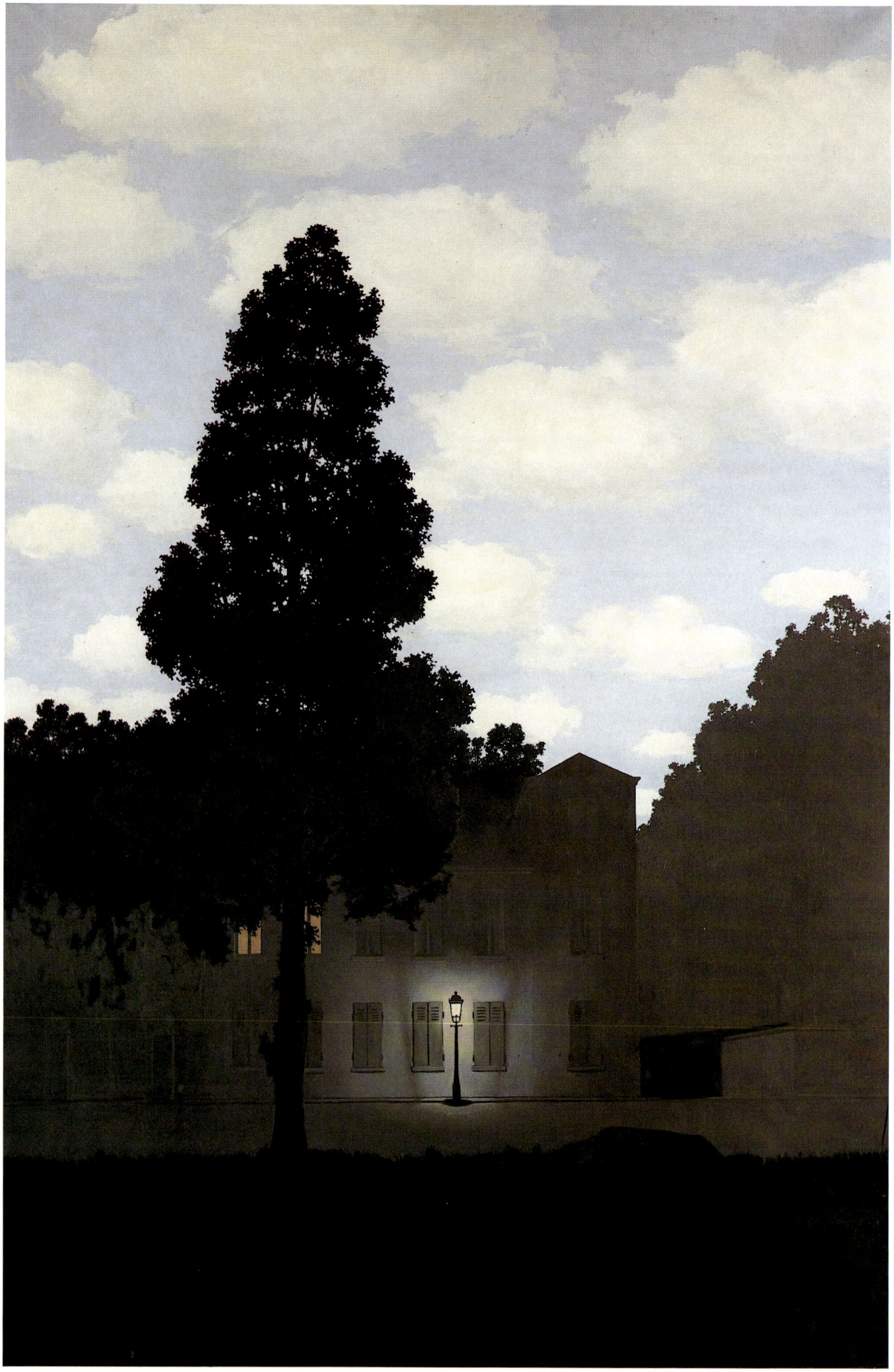

VENEZIA, PEGGY GUGGENHEIM COLLECTION

GEORGE MELLY

Magritte (1898-1967)

Das Reich der Lichter (1954)

„Im *Reich der Lichter* habe ich bestimmte Vorstellungen wiedergegeben", erklärte René Magritte, „nämlich eine nächtliche Landschaft und einen Himmel, wie wir ihn am Tage sehen. Die Landschaft läßt an Nacht und der Himmel an Tag denken. Ich finde, diese Gleichzeitigkeit von Tag und Nacht hat die Kraft zu überraschen und zu bezaubern. Ich nenne diese Kraft Poesie."

Magritte war nicht der Maler, der eine so erfolgreiche Idee vergeudet hätte. Er malte verschiedene Versionen vom *Reich der Lichter.* Sie entstanden während der späten vierziger und in den fünfziger Jahren. Einige zeigen einen ganzen Ort, andere einen kleinen Häuserblock oder ein einzelnes Gebäude. Aber wie so oft in seinem Werk, gibt es ein einziges Bild, das die Vorstellung mit höchster Intensität und Überzeugungskraft wiedergibt. Dieses Bild entstand 1954. Es befindet sich heute in der Sammlung von Peggy Guggenheim in Venedig.

In manchen Versionen könnte man den Tageshimmel auch als Dämmerung lesen. Sicher hat jeder einmal beobachtet, wie sich am Abend das Licht noch am Himmel erhält, während die Stadtlandschaft darunter schon dunkel ist. Verstärkt wird diese Wirkung, wenn die Straßenlaternen schon brennen. In anderen Versionen ist der Kontrast allzu abrupt. Der Himmel ist zweifellos ein Tageshimmel, aber die Nacht sieht wie eine flache Theaterkulisse aus, die davor aufgebaut ist. Im Bild aus Peggy Guggenheims Sammlung ist das Gleichgewicht gelungen, die Verschmelzung vollkommen. Der Himmel ist Tag. Die Landschaft Nacht. Eine Unmöglichkeit in der Realität ist mit unabweisbar überzeugendem Realismus dargestellt. Jene „Kraft zu überraschen und zu bezaubern", die Magritte Poesie nennt, ist ganz gegenwärtig.

Lange bevor er *Das Reich der Lichter* malte, beschäftigte sich Magritte intensiv mit den Problemen von Licht und Dunkelheit. Schon in seinen frühesten Bildern setzte er das eine oft hart gegen das andere. 1928 malte er ein kleinbürgerliches Wohnzimmer, das gleichmäßig erleuchtet ist und daneben eine unerklärlich schwarze Leere. Das ist ein sehr irritierendes Bild, und diese Wirkung wird keineswegs durch die Tatsache gemindert, daß Magritte damals technisch noch nicht ganz Herr seiner Mittel war.

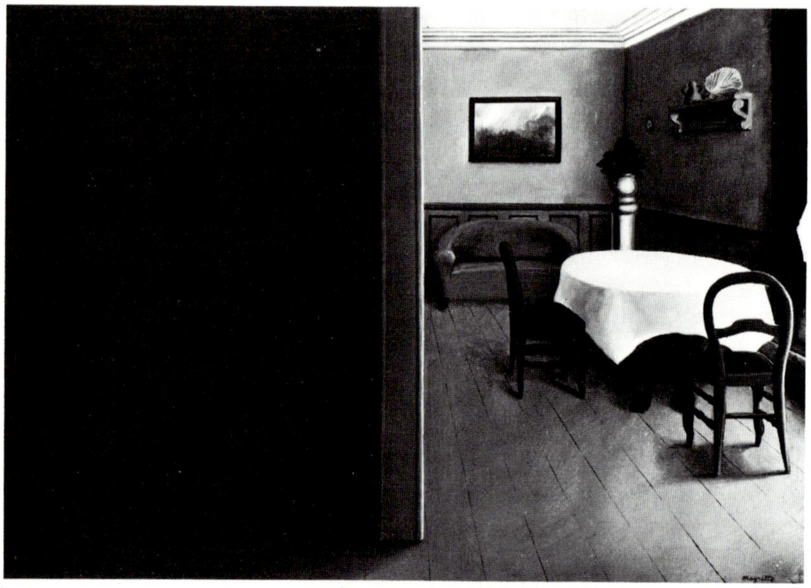

Rechts Magritte, *La voix du silence;*
unten Magritte, *La fée ignorante*

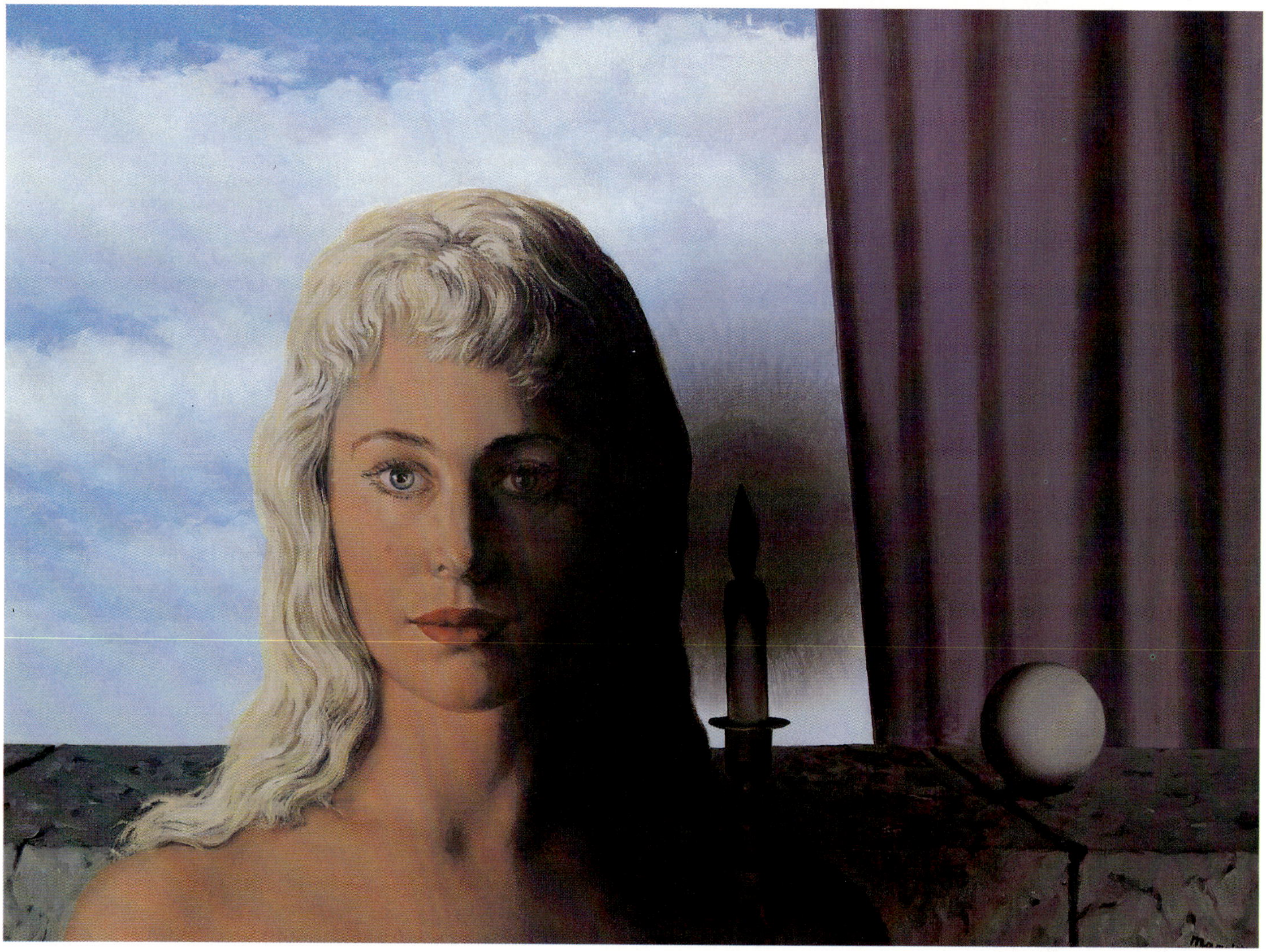

In derselben Periode stellte er eine erleuchtete Straßenlampe in die Mitte eines ganz ähnlichen Raumes, wodurch der Betrachter in seiner festen Vorstellung von Innen und Außen, Raum und Straße, durcheinandergebracht wird. Die Verwirrung verstärkt sich noch durch die Anwesenheit eines dieser seltsamen Männer mit Melone, die immer wieder in Magrittes Bildern auftauchen und der hier ganz offensichtlich einen Spaziergang macht. Magritte näherte sich viel später noch einmal dem Problem mit einem Bild, auf dem er eine Kerze Dunkelheit statt Helle ausstrahlen ließ. Das war ein interessanter Einfall, aber er schien ihn nicht überzeugt zu haben, was sich daran zeigt, daß Magritte das Thema so nicht wiederaufgenommen hat.

Das Bild jedoch, das dem Reich der Lichter am nächsten kommt, ist ein Meisterwerk, das 1963 entstand. Sein Titel ist *Das Fernglas (La Lunette d'Approche).* Hier scheint ein Fenster auf einen blauen Himmel mit weißen Wolken zu schauen; und dennoch entdecken wir, da die Flügel leicht angelehnt sind, daß es draußen stockdunkel ist.

Diese Serie von Bildern macht deutlich, wie Magritte über lange Jahre immer wieder zu bestimmten Themen zurückkehrte, wobei das Licht oder seine Abwesenheit ein bevorzugtes Sujet war. Er äußerte auch einmal, er sei dagegen, daß sein Werk chronologisch statt thematisch betrachtet würde. Und in der Hoffnung, später einmal die Pedanten irreführen zu können, datierte er seine Bilder manchmal inkorrekt.

Doch es gibt in seinem Werk auch eine Art Wasserscheide. 1930 erwachte er in einem Zimmer, in dem sich – wie er wußte – ein Vogel in einem Käfig befand. Magritte stellte sich plötzlich vor, daß statt des Vogels ein großes Ei in dem Käfig wäre. Bis zu diesem Tage hatte er mit einigen zufälligen Ausnahmen die poetische Wirkung seiner Bilder dadurch erreicht, daß er nicht zusammenpassende Gegenstände überraschend zusammenbrachte. Das war ein Mittel, Poesie hervorzubringen, das er bei dem italienischen Maler Giorgio de Chirico gelernt hatte. Es ist, als hätte er in den frühen Bildern die einzelnen Elemente aufgezählt, die für ein chemisches Experiment nötig sind. Mit dem Ei im Käfig als Katalysator war er nun in der Lage, eine ganz neue Legierung herzustellen.

Das Wohnzimmer, das von der Dunkelheit bedroht oder von einer Straßenlampe beleuchtet wird, gehört der Periode vor dem Ei-Erlebnis an. Das Fenster, das auf den Tag schaut, sich aber zur Nacht hin öffnet, und auch *Das Reich der Lichter,* haben das Problem gelöst, Licht und Dunkelheit simultan und mit außerordentlicher Eleganz darzustellen.

Man kann mit einiger Gewißheit sagen, daß Magritte, hätte er die Idee vom *Reich der Lichter* zu einer früheren Zeit gehabt, sehr wahrscheinlich noch nicht in der Lage gewesen wäre, das Bild überzeugend zu malen. Obgleich er eine außerordentliche Begabung für poetische Ideen hatte, war seine malerische Technik anfänglich – wohlwollend ausgedrückt – entschieden begrenzt. Seine frühen Bilder sind in der Ausführung fast naiv, und die erstaunlichen Ereignisse, die er schaute, scheinen auf einer schmalen Bühne vor einer Kulisse stattzufinden. Nur dadurch, daß er sein ganzes Leben lang fast täglich eine feststehende Stundenzahl arbeitete, wurde er zum Meister.

Aber von Anfang an hatte Magritte eine vollkommen andere Vorstellung vom Gebrauch des Lichts als zum Beispiel Turner oder Monet, und das Problem dieser Maler: die Verwandlung der Gegenstände unter dem sie überflutenden Licht, interessierte ihn überhaupt nicht.

Er wußte ganz genau, daß der Himmel nicht eine feste blaue Scheibe ist, daß seine Bläue eine Illusion ist, die durch die Wirkung des Lichts auf seinem Weg durch die Atmosphäre entsteht. Aber diese Kenntnis hinderte ihn nicht daran, den Himmel in Würfel zu schneiden, als wäre er blauer Käse. Und er hob diese beunruhigende Wirkung noch hervor, indem er den Wolken gestattete, vor oder hinter den Würfeln vorbeizugleiten wie ein Brief durch den Briefkastenschlitz. Aber ist dies nicht weniger unlogisch, als eine Oberfläche mit blauer Farbe zuzustreichen, um Licht darzustellen, das den Äther durchquert?

Wenn Magritte sich einerseits nicht für die realistische Darstellung der Dinge um ihrer selbst willen interessierte, so war er andererseits auch jenem grundlegenden Dogma der Malerei des zwanzigsten Jahrhunderts feindlich gesinnt, das die Beschränkung auf die Zweidimensionalität der Leinwand offen zum Problem macht: das Bild als Thema an sich. Dies führte immer wieder zu der kritischen Bemerkung, er sei ein literarischer Maler, wobei „literarisch" viele Jahre lang das härteste Schimpfwort im Vokabular der Kunstkritiker war. Natürlich waren seine Bilder und seine Poesie wesentlich sichtbare Bilder, sichtbare Poesie. Liest man „eine Vorstadtlandschaft bei Nacht unter einem Tageshimmel", so ist das keineswegs so überzeugend wie die sichtbare Umsetzung dieser Vorstellung in *Das Reich der Lichter.* Die Magie wirkt erst, wenn wir sie mit eigenen Augen sehen.

Was war nun der Gegenstand von Magrittes Malerei? Er war sicherlich nicht symbolisch, und Magritte wurde immer sehr böse, wenn man ihn des Symbolismus beschuldigte. „Nichts ist symbolisch", pflegte er zu sagen, „außer natürlich Symbole". Und er war genauso verbittert, wenn man ihm nachsagte, er sei der Erbe eines Bosch oder Bruegel, besonders wenn man darauf hinwies, daß sie alle flämischer Abstammung waren.

Doch eine Verwandtschaft besteht, und wenn sie nur darin liegt, daß in Magrittes Temperament die Vorliebe für das Geheimnisvolle und die Fähigkeit, zugleich mit beiden Füßen fest auf der Erde zu bleiben, sich wunderbar im Gleichgewicht hielten. Dies ist eine charakterische Eigenschaft auch der alten flämischen Meister. In Bildern von Gerard David und auch Dirk Bouts liegt etwas von derselben handfesten Darstellung des Wunderbaren, die Magrittes Bilder auszeichnet. Natürlich malten sie ihre Wunder in einem Zeitalter des Glaubens; aber sie erscheinen umso überzeugender, als sie mitten im Alltag stattfinden. Magritte, der weder Gott noch Meister anerkannte, malte seine weltlichen Wunder, um die Realität in Frage zu stellen, um das Alltägliche mit Geheimnis aufzuladen, indem er poetische Alternativen anbot.

Es ist indes absurd, Magritte ästhetische Qualitäten absprechen zu wollen, auch wenn sie hinter seinem Hauptanliegen zurückstehen. *Das Reich der Lichter* ist mit zarter und verführerischer

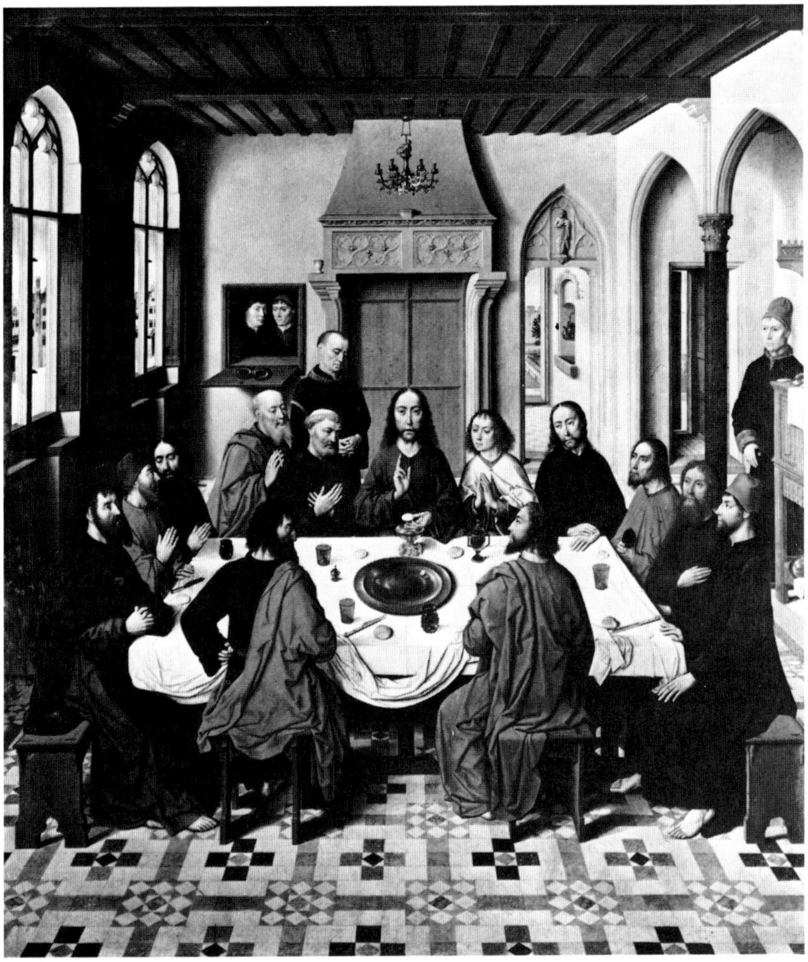

Bouts, *Einsetzung des Heiligen Abendmahls* (mittlere Tafel des Polyptychon)

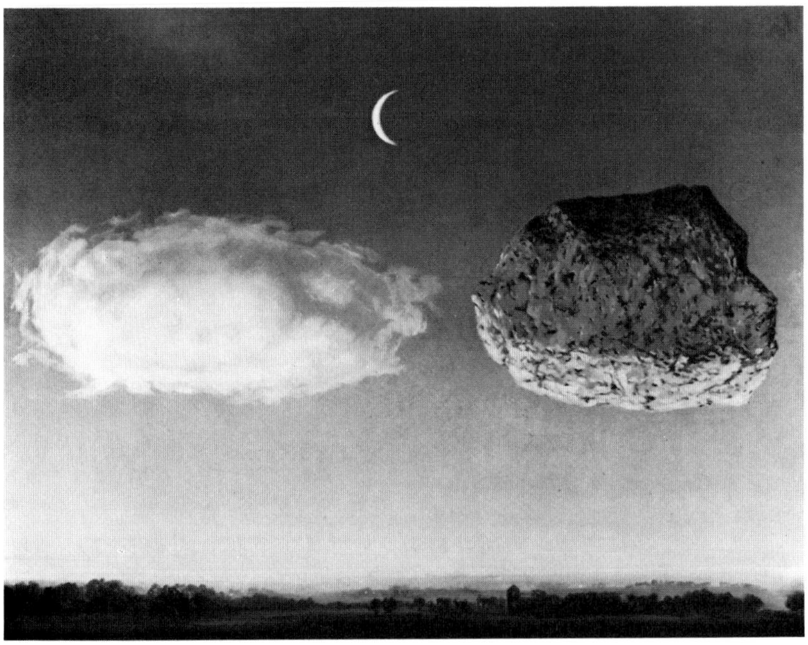

Magritte, *Die Argonnen-Schlacht*

Geschicklichkeit gemalt; aber sein primärer Gegenstand geht über seine geduldig erworbenen Fähigkeiten weit hinaus. Auch dies bringt ihn in größere Nähe zu den alten Meistern. Ästhetizismus um seiner selbst willen ist ein modernes Problem.

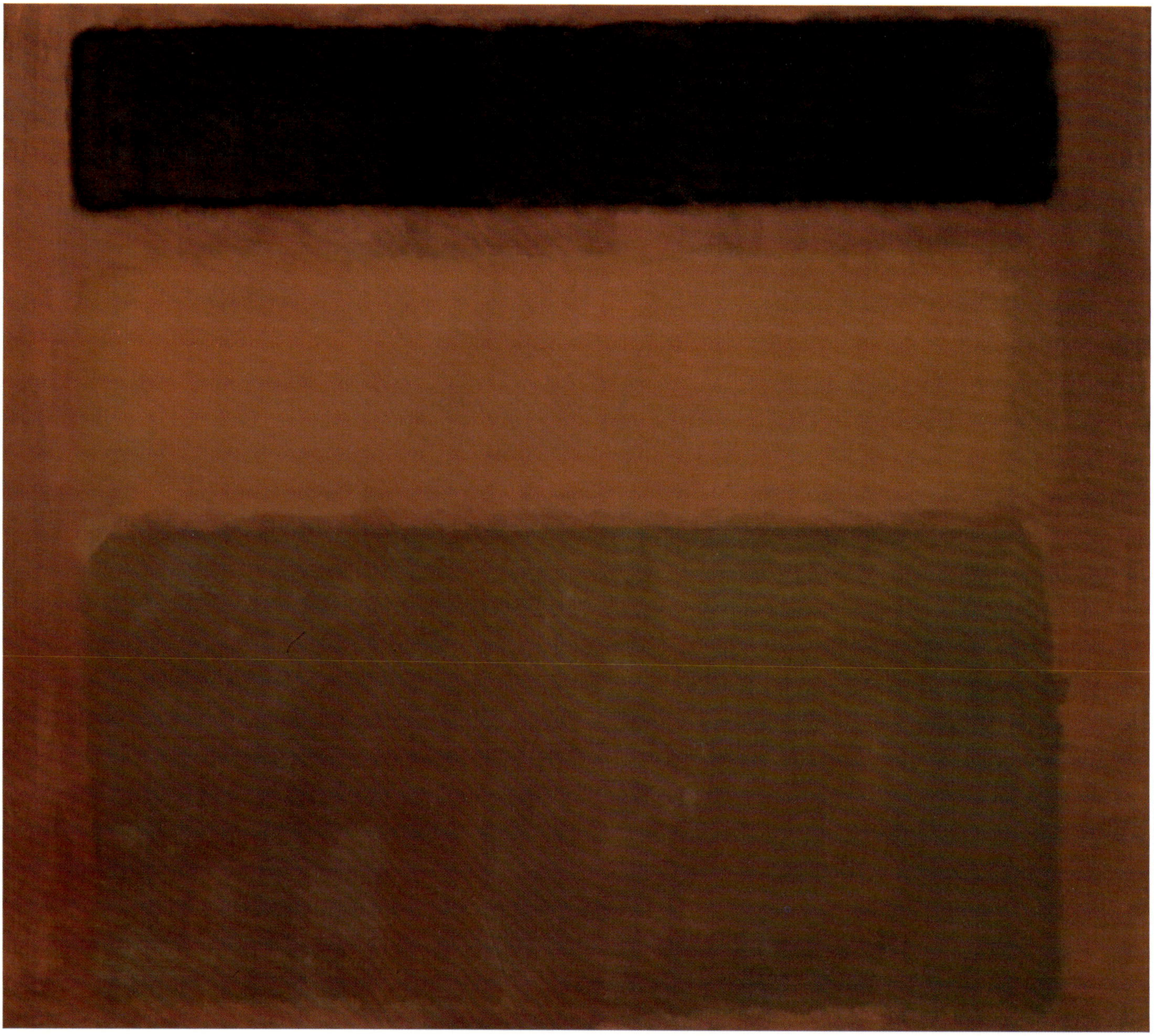

NEW YORK, MUSEUM OF MODERN ART

ROBERT ROSENBLUM

Rothko (1903-1970)

Rot, Braun und Schwarz (1958)

Wenn die Leute versuchen, sich über Bilder lustig zu machen, dann sagen sie oft eine ganze Menge mehr aus, als wenn sie versuchen, Bilder zu loben. Jemand, der die Bilder von Mark Rothko für töricht hielt, für leer und überschätzt, sagte einmal, sie sähen aus wie buddhistische Fernsehapparate. Wenn er damit auch versucht hat, ein Bild wie dieses als reinen Unsinn abzutun, so hat er möglicherweise auf genau das die Aufmerksamkeit gelenkt, was so viele Betrachter sich die Mühe machen läßt, Rothko überhaupt anzusehen, und wodurch manche sich sogar von seinem Werk seltsam berührt fühlen.

Wie ein Fernsehapparat bietet Rothkos Bild auf den ersten Blick ein fast quadratisches Feld, in dem dunklere und hellere Farben ineinander übergehen. Und wie ein noch nicht scharf eingestellter Film auf einem Bildschirm gibt uns das Gemälde das Gefühl, als wenn sich etwas vor unseren Augen verwandelte, schärfer oder klarer würde, sich heran- und wieder fortbewegte oder vielleicht ganz verschwände. Mehr noch: das Bild fordert uns auf, es aufmerksam und erwartungsvoll anzuschauen, als ob wir zusehen wollten, ob etwas geschieht. Aber auch der buddhistische Teil des Scherzes verweist uns darauf, daß es – was immer vor sich geht – keine gewöhnliche Fernsehgeschichte ist, keine Fernsehgeschichte über unser Hier und Jetzt. Die übermenschliche Größe dieses Bildes gibt uns das Gefühl, wir stünden vor einem monumentalen Altar. Von ihm geht etwas aus, was außerhalb unserer Welt zu liegen scheint. Zwar wissen wir, daß es 1958 in New York entstanden ist; doch beschreibt es kein Ereignis, keine Szene, keine Menschen oder Gegenstände jener Zeit oder jenes Ortes. Wo sind wir denn eigentlich? Die Welt der Vorstellung, in die Rothko uns versetzt, liegt Lichtjahre entfernt von unserer täglichen Umgebung. Und was ist mit dem zwanzigsten Jahrhundert geschehen?

Schon in den vierziger Jahren, mitten in dem furchtbarsten Krieg der modernen Geschichte, versuchte Rothko zusammen mit einer begeisterten Gruppe New Yorker Künstler, die Uhr so weit zurückzustellen, daß wir uns genausogut in eine prähistorische Welt elementarer Naturereignisse zurückversetzt fühlen könnten. In einem Bild aus diesen Jahren – es entstand 1944 und trägt den beschreibenden Titel *Langsamer Strudel am Rande des Meeres* – können wir gerade noch zwei menschenähnliche Kreaturen erkennen, die wie Totempfähle auf etwas stehen, das der Rand des Meeres sein könnte. Sie sehen wie biologische Phantasiegestalten mit weiblichen und männlichen Geschlechtsmerkmalen aus, die nicht nur mythische Adam- und Eva-Gestalten heraufbeschwören, sondern auch mikroskopische Abenteuer der Zellteilung. Es scheint, als werde der Betrachter zu den Ursprüngen des Lebens zurückversetzt. Die Atmosphäre, in der diese Wesen existieren, führt auch uns zu den Ursprüngen zurück. Eine Küstenlinie unten, eine dunstige Fläche darüber, etwas geriffeltes Wasser; all dies beschwört eine seltsame Umgebung von Wasser und Erde, Hitze, Licht und Luft.

Pollock, *Die Wölfin*

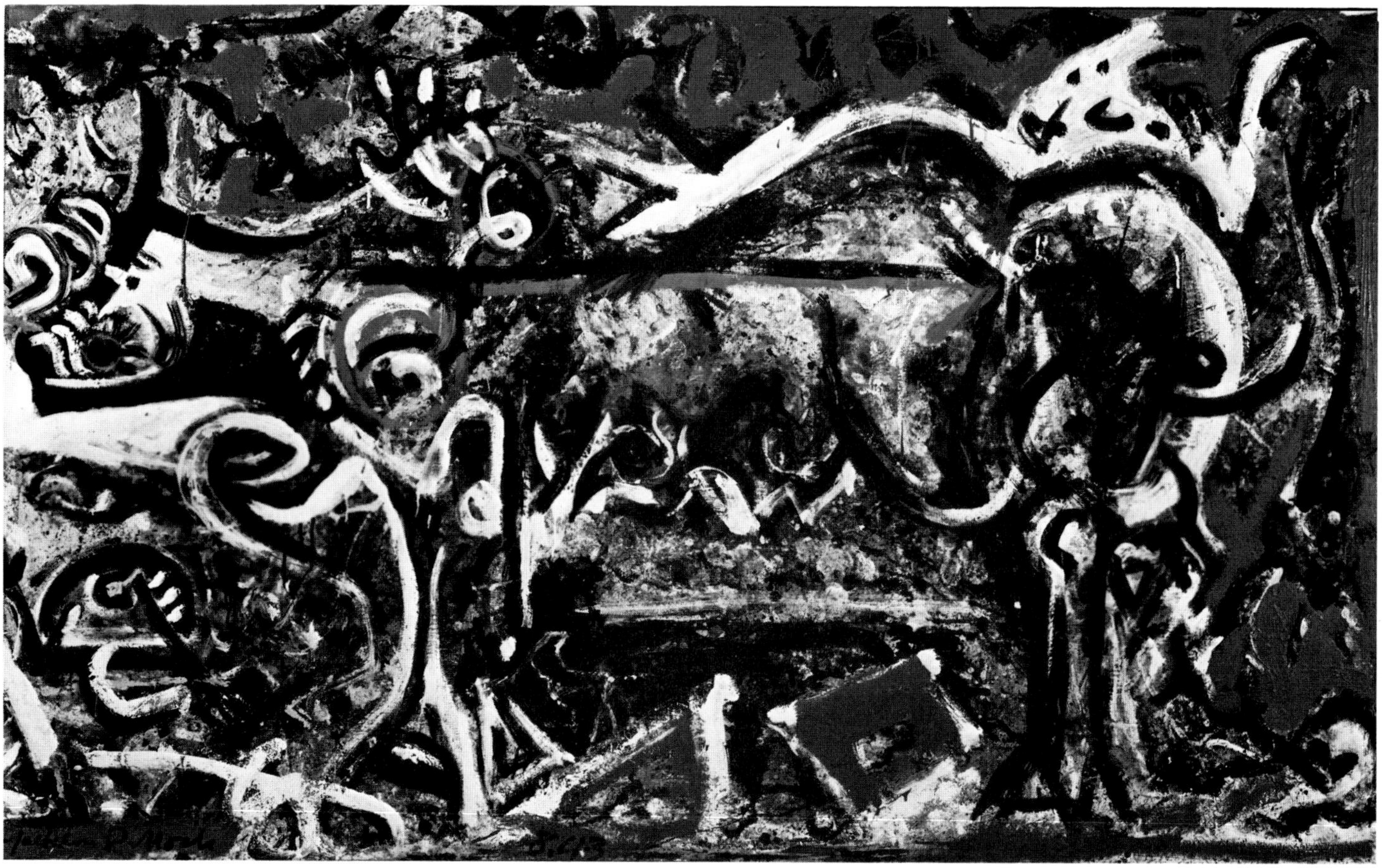

Doch bald verwarf Rothko auch noch diese letzten Hinweise auf Einzelheiten aus Biologie oder Natur. In den späten vierziger Jahren sind diese speziellen Anhaltspunkte in Flecken glühenden Lichts aufgelöst, die den Betrachter zu einer noch ursprünglicheren Vorstellung von den Anfängen der Welt zurückführen. Und um 1950 waren dann auch diese Unregelmäßigkeiten eingeebnet. Das Bild ist jetzt von äußerster Einfachheit und Ruhe und vermittelt das Gefühl, daß die ganze Welt aufgehoben sei und man selbst am Rande einer ehrfurchtgebietenden anderen stehe.

Rothko begab sich nicht allein in dieses Abenteuer der Malerei, in dem die Materie der Welt in Staub zerfiel. Seine Künstlerfreunde in New York hatten sich in einer ähnlichen Richtung bewegt. Jackson Pollock zum Beispiel hatte in der Mitte der vierziger Jahre Bilder gemalt, die den Betrachter in mythische und biologische Ursprünge zurückführen. Und in den späten vierziger Jahren schuf auch Pollock ein Universum der Malerei, das solche Kreaturen auflöst und uns mit so überwältigenden Erscheinungen wie der Milchstraße oder einer galaktischen Explosion konfrontiert.

Noch extremer handelte der Maler Barnett Newman, indem er alle Materie zerstörte und den Betrachter einer grenzenlosen Leere überließ, die allein von Energieströmen gestört wird, die eine Spur wie Kondensstreifen hinterlassen haben. In all diesen Werken werden extreme Gefühle wie die umgesetzt, die einer Apokalypse oder vielleicht der Erschaffung der Erde vorausgehen mögen, der Neuerschaffung einer Welt, die zerstört worden ist,

Rothko, *Ohne Titel 1956*

aber wiederbeginnen könnte. Diese Gefühle teilten viele Menschen nach 1945, als der Terror der Atombombe den Zweiten Weltkrieg beendet und erschreckende Schatten über die Zukunft unseres Planeten geworfen hatte.

Viele Bilder Rothkos gehören in diese Welt kosmischer Endzeit. Vor der Arbeit im Museum of Modern Art in New York mag man empfinden, daß die Formen sich noch nicht gebildet haben, als klärten sie sich in einem Augenblick zu Rechtecken, zu harten und festen Blöcken, die den Gesetzen der Schwerkraft zum ersten Mal unterworfen werden; oder aber im Gegenteil, daß sie wie Rauchwolken verschwinden und uns in einer gänzlichen Leere zurücklassen. Sogar die Farben und die Verteilung von Hell und Dunkel scheinen nicht beständig zu sein, da sie manchmal in den Hintergrund tauchen und sich dann wieder von ihm lösen.

Doch trotz all dieser langsam sich wandelnden Bewegung liegt etwas Ruhiges und Feierliches über der ganzen Struktur, das hypnotisierend wirken kann. Die drei Zonen von weichstem, samtigem Schwarz, Braun und Grau scheinen seit aller Zeit über einem unsichtbaren Horizont geschwebt zu haben. Sie sind in dichten Reihen einander zugeordnet, wie die elementaren Blöcke einer primitiven Architektur, die wir von Stonehenge her kennen. Und in der starren Anordnung horizontaler Flächen, die ihrem Charakter nach natürlich erscheinen, erinnern Rothkos Bilder oft an die lange Tradition der Landschaftsmalerei des neunzehnten Jahrhunders, in der Erde, Wasser und Himmel, Farbe und Licht in einer ruhigen, beständigen Glut ineinander verschmelzen.

Obgleich Rothkos Bilder auf den ersten Blick sehr einfach erscheinen, ist der Maler zu dieser ruhigen Form erst durch eine erstaunliche Reihe von Variationen gekommen. Oft benutzt Rothko Farben von so leuchtender Intensität, daß man fast spürt, wie hier das Licht und die Hitze der Sonne noch einmal erschaffen werden. Häufiger jedoch entsteht eine düstere, ja dunkle Stimmung, eine Art von Verzicht, besonders gegen Ende seines Lebens, das der Maler 1970 mit eigener Hand herbeiführte.

Kein Wunder, daß viele Betrachter Rothkos Werk als Äquivalent einer modernen religiösen Kunst für das zwanzigste Jahrhundert empfunden haben, als eine Malerei, die eine Stimmung von Feierlichkeit und Kontemplation befördert. Das war auch das Bestreben, als Rothko in den letzten Jahren seines Lebens in Houston, Texas, eine konfessionslose Kapelle schuf, deren acht Wände ähnlich einem mittelalterlichen Baptisterium eine Art weltlichen Schreins bilden, in dem acht seiner dunkelsten Bilder hängen. An viele Besucher jeglichen Glaubens, oder ohne Glauben, stellen diese Bilder mehr Fragen über Leben und Tod, über Wesen und Vergehen, als die konventionelle religiöse Kunst unserer Zeit.

Die Sprache der Farbe

Der Unterschied zwischen einem bedeutenden Gemälde und einem mittelmäßigen liegt wohl kaum in der Wahl des Gegenstandes begründet. Einige der schönsten Bilder behandeln völlig banale Themen, während manch ein gewaltiges Thema zu gemaltem Unsinn geführt hat. Es liegt am Stil und daran, wie es gemalt ist. Der Stil eines Künstlers ist so viel mehr als eine Technik. Technik ist die Syntax und die Grammatik der Kunst; wie aber ein Künstler Farbe und Linie gebraucht, das ist so persönlich wie der Gebrauch der Worte bei einem Dichter. Stil ist unnachahmlich, die einzigartige Verbindung von Auge, Hirn und Hand eines Menschen.

An biblischen Themen hat sich manches Talent versucht. Poussins *Anbetung des Goldenen Kalbes* übersteigt die Menge des Mittelmäßigen durch die Art und Weise, wie der Künstler eine große Anzahl von Figuren so zueinander in Beziehung gesetzt hat, daß wir glauben, dem Höhepunkt eines klassischen Dramas zuzusehen, wobei die Farbe das wesentliche Mittel ist, dieses Drama zu beleben.

Wenig später im siebzehnten Jahrhundert entstand Vermeers *Der Künstler in seinem Atelier;* doch der Unterschied könnte kaum größer sein. Die Szene ist intim, keineswegs dramatisch, und die Farben sind kühl statt feurig – stille Gelb-, Blau-, Grautöne und Schwarz mit einem gelegentlichen Goldschimmer. Dies ist ein geheimnisvolles Bild; wir wissen nicht, warum Vermeer es gemalt hat, noch wer der Künstler ist, der dort sitzt. Doch viel von der Qualität des Bildes liegt in der außergewöhnlichen Harmonie und Stimmigkeit seiner Farben.

Mit einem Sprung über zwei Jahrhunderte, über Romantik und Impressionismus, kommen wir zu Gauguins *Der Tag des Gottes.* Gauguins Bild hat weniger zu tun mit dem Leben auf Tahiti, seinem vorgeblichen Thema, als mit der Vorstellung von einem tropischen Paradies, in dem die Figuren recht künstlich angeordnet sind, um das Gefühl von Harmonie mit der Natur hervorzubringen. Alle Farben sind absichtlich gesteigert, um den Stimmungsgehalt zu heben. Der Einfluß von Gauguins exotischer Farbgebung auf die europäische Malerei manifestierte sich auch im Frühwerk Kandinskys. Schon der Titel *Improvisation 6* zeigt Kandinskys Wunsch an, die Malerei davon zu befreien, erkennbare Bilder der Natur liefern zu müssen. Die Ansicht, daß die Farbe eine eigene Sprache hat und der Malakt ein eigenes Leben, fand ihren kraftvollsten Anwalt in dem Amerikaner Jackson Pollock und seinen „getröpfelten" Bildern aus den vierziger und fünfziger Jahren. *Herbst Rhythmus* scheint sich über alle traditionellen Werte der Kunst hinwegzusetzen, indem es überhaupt kein gegenständliches Thema hat. Pollock zwingt uns, darüber nachzudenken, was wir von Kunst erwarten.

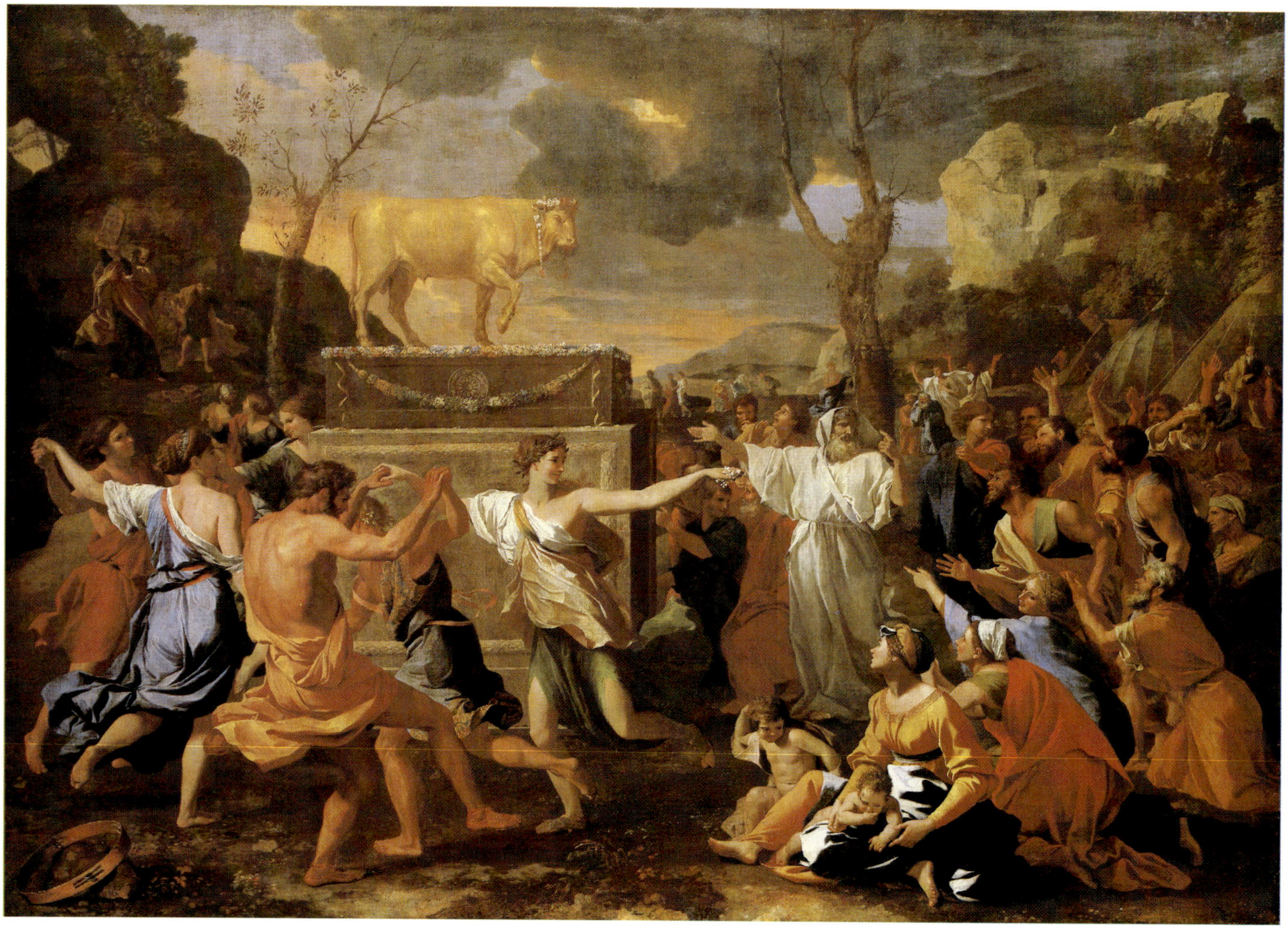

LONDON, NATIONAL GALLERY

EDWIN MULLINS

Poussin (1594-1665)

Die Anbetung des Goldenen Kalbes (1635)

Die ideale Umgebung für dieses Bild wäre das Studierzimmer eines berühmten Gelehrten der klassischen Altertumswissenschaft mit Blick auf das Forum Romanum in Rom vor etwa dreihundert Jahren gewesen. Die Nationalgalerie in London hat versucht, einen Anflug dieser Atmosphäre zu schaffen, indem sie ein paar römische Requisiten zu dem Bild stellte: eine Marmorbüste des Herkules und einen Fries mit Gewandfiguren. Sie deutet damit an, daß Poussins Blick bei seinem Morgenspaziergang durch die Stadt auf solche steinernen Überreste der römischen Kaiserzeit gefallen wäre und daß sie ihm zum Modell des Lebens überhaupt wurden, wie er es sah und malte. Poussin wurde keineswegs in Rom geboren, sondern in Frankreich. Doch mit Ausnahme eines kurzen Zwischenspiels lebte er von seinem dreißigsten Lebensjahr an vierzig Jahre lang in Rom, bis zu seinem Tode 1665.

Der englische Maler Sir Joshua Reynolds sagte von ihm: „Poussin lebte und unterhielt sich mit den antiken Statuen so lange, daß man sagen kann, er sei mit ihnen vertrauter als mit den Leuten, die um ihn herum lebten."
Wie sehr trifft das auch auf dieses Bild zu! Die Leute darauf scheinen in einer anderen Realität zu leben; es ist die Realität der Kunst. Ihre Welt wird von Gesetzen der Harmonie regiert, die es in unserer Welt nur im Ballett oder auf dem Theater gibt. Tatsächlich schauen wir auf die Wiedergabe einer reich ausgestatteten Theaterinszenierung mit wunderbaren Lichteffekten und großer Besetzung; doch das Thema dieser Staatsaktion ist keineswegs klassisch – weder griechisch noch römisch –, sondern es stammt aus dem Alten Testament, dem zweiten Buch Mose, wo es von der Anbetung des Goldenen Kalbes erzählt.

Mose hat die Kinder Israels aus Ägypten geführt und hin zum verheißenen Land. Während er auf dem Berg Sinai die Gesetzestafeln entgegennimmt, hat das Volk sich von Jehova abgewandt und seinen Hohenpriester, Moses Bruder Aaron, gebeten, ihm ein goldenes Götzenbild zu erschaffen. Das tut er, baut einen Altar davor, und – in Kapitel 32, Vers 5 – ruft zur Feier des neuen Gottes auf. Die weißgewandete Gestalt des Aaron steht fast in der Mitte des Bildes und weist mit großen Gesten auf das Goldene Kalb. Andere ahmen ihn nach. Inzwischen kehrt

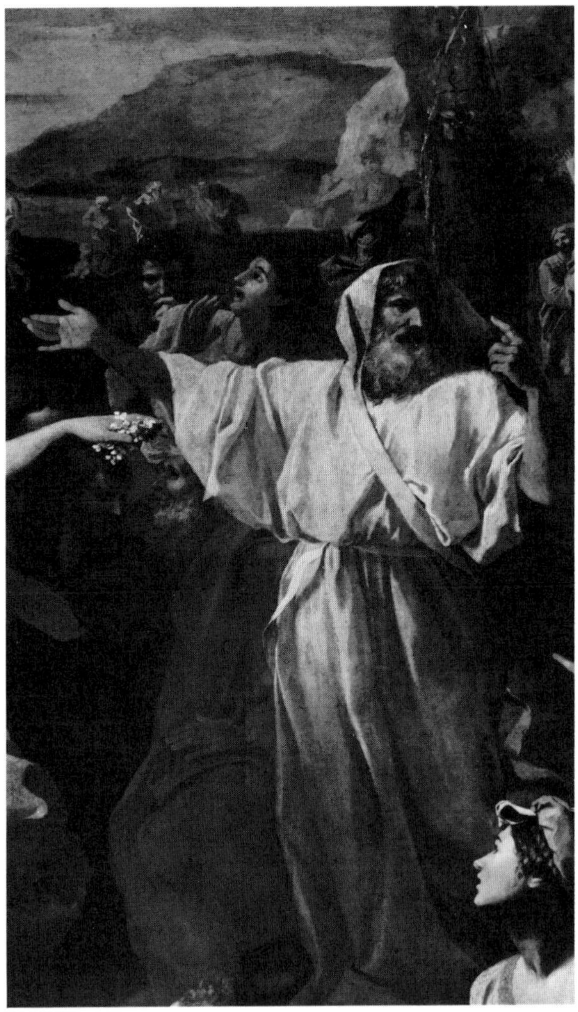

Aaron,
Ausschnitt aus *Die Anbetung des Goldenen Kalbes*

Mose mit Josua vom Berg Sinai zurück. Er trägt die Gesetzestafeln mit den Zehn Geboten. Vers 19 beschreibt diesen Augenblick: „..als er aber nahe zum Lager kam und das Kalb und den Reigen sah, ergrimmte er mit Zorn und warf die Tafeln aus seiner Hand und zerbrach sie unten am Berge." Diesen dramatischen Augenblick hat Poussin zu einem Detail im Hintergrund gemacht, aber doch so, daß die Gestalt des zornigen Mose über die Menge der Israeliten erhoben ist, wodurch sie auch der Richtung ihrer erhobenen Hände und erregten Gesichter eine weitere Bedeutung gibt.

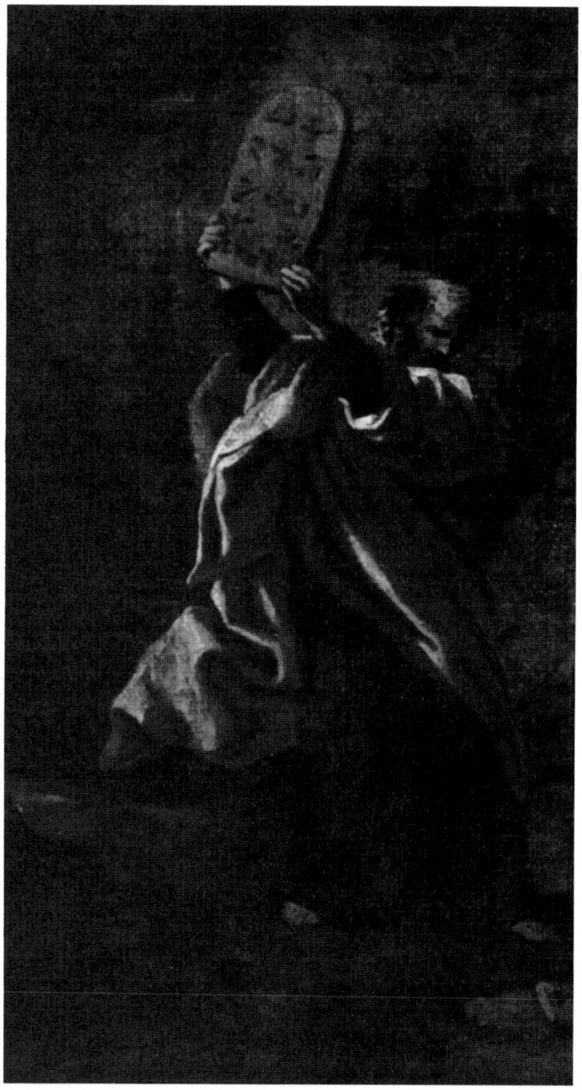

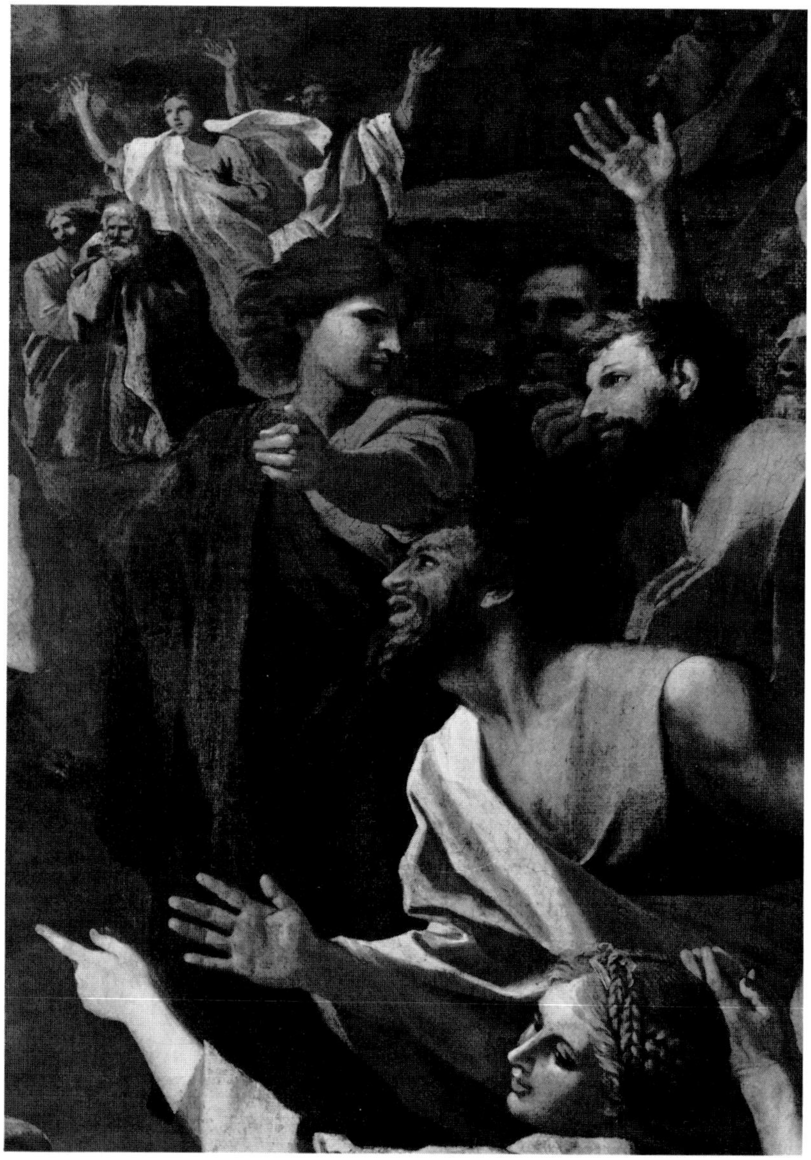

Oben Moses; *rechts* Israeliten; *gegenüber* Mutter mit Kind, Ausschnitte aus *Die Anbetung des Goldenen Kalbes*

Sie gestikulieren im freudigen Erstaunen über ihren neuen goldenen Gott; zugleich spürt man schon den beginnenden Schrecken und die Panik, als sie Mose bemerken und plötzlich ahnen, was sie getan haben.

Die Zeichen der Angst sind an der Mutter im Vordergrund dargestellt, die ihr Kind festhält. Sie finden ein Echo in den winddurchwehten Bäumen, deren Zweige die erhobenen Arme darunter nachahmen. Und auch der apokalyptische Himmel darüber

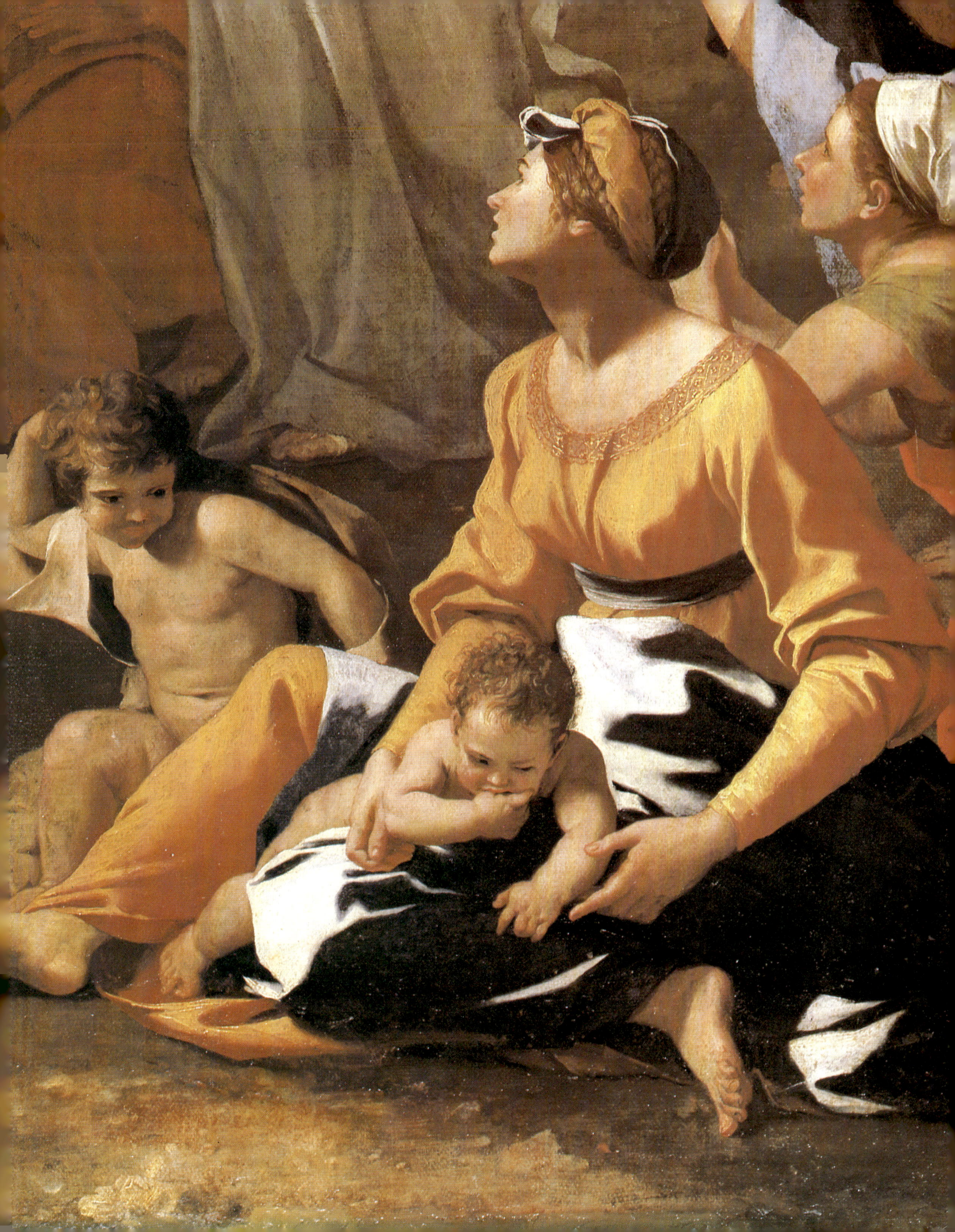

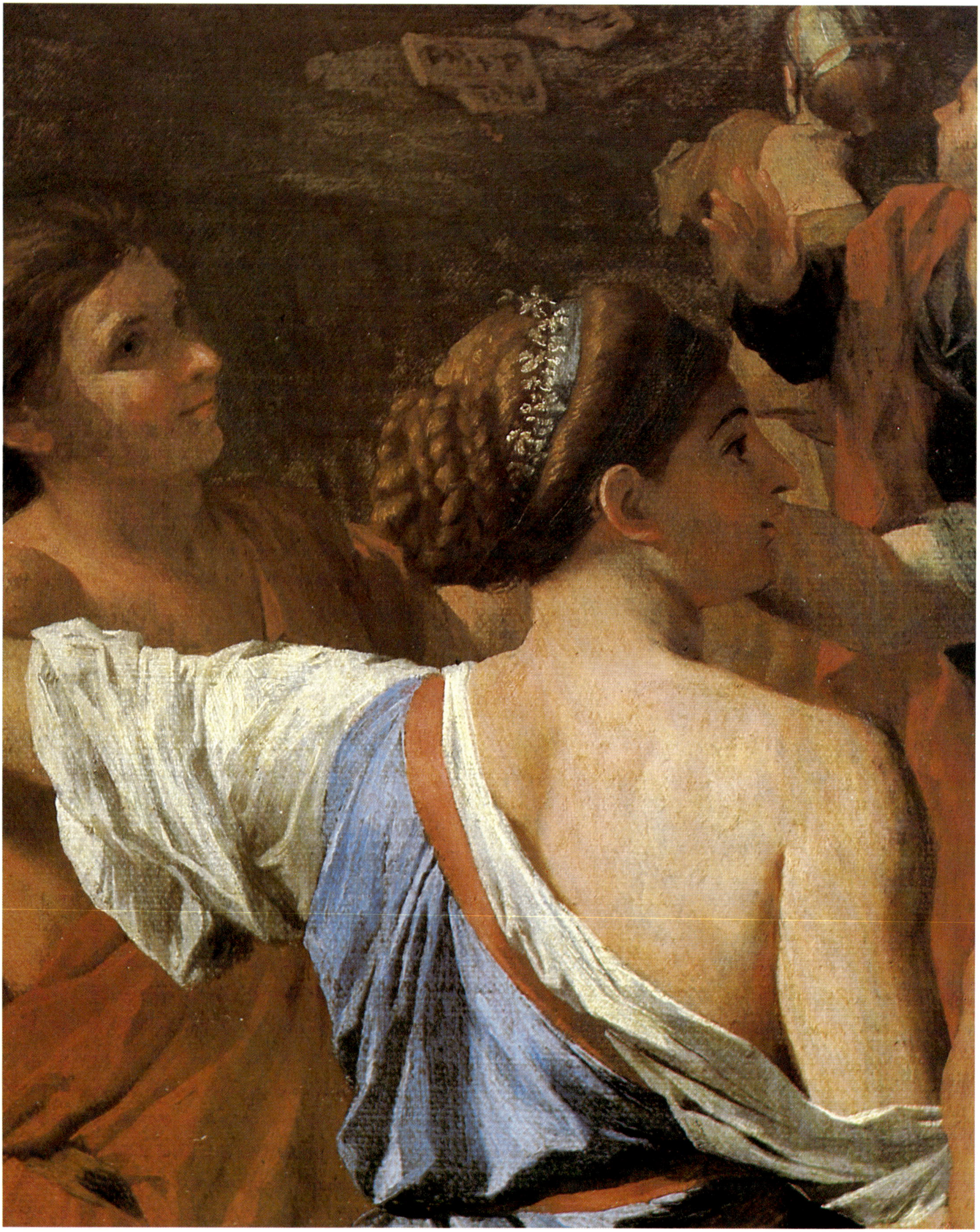

ist ein Spiegel der Furcht. Die Wolkensäule, die die Kinder Israel ins verheißene Land führt, hat einen drohenden Anblick angenommen.

Die Farbe spielt eine vorherrschende dramatische Rolle in diesem Gemälde. Das ganze Bild ist aufgebaut auf Farben, die Leidenschaft ausdrücken. Die Szene unter dem dunkelleuchtenden Himmel scheint wie von Feuer überschüttet zu sein. Rot, Gelb, Orange und Gold: brennende Farben; Farben, die in der Hitze schmelzen.

Und doch ist all dies gemaltes Theater, klassisches Theater, das den von Aristoteles festgelegten Gesetzen gehorcht. Poussin war Zeitgenosse der großen französischen Dramatiker, die ihre Inspiration aus dem griechischen Drama herleiteten: Racine und Corneille.

Das klassische Drama unterscheidet sich ebenso stark vom Drama eines Shakespeare, wie Poussins Bilder sich von denen seines Zeitgenossen Rubens unterscheiden. Rubens' Darstellung von Mose, der die Kinder Israels zurechtweist, entstand fast zur gleichen Zeit wie das *Goldene Kalb;* in den 1630er Jahren. Doch welch ein Unterschied in der Auffassung der dramatischen Handlung. Rubens verlegt das Drama immer in den menschlichen Körper. Es ist ein physisches Drama: Körper winden sich, Muskeln schwellen. Bei Rubens liegt alles in der Zeichnung. Bei Poussin hingegen in der Farbe. Die Figuren sind statuarisch, als wären sie klassische Schauspieler. Sogar die Tänzer sind in ihrer Bewegung erstarrt. Der Unterschied im Stil zwischen dem barocken Rubens und dem klassischen Poussin ist ganz grundlegend, und zugleich ist es ein Unterschied in der Methode. Rubens arbeitete mit lebenden Modellen, Poussin mit Wachsfiguren. Er formte ungefähr zehn Zentimeter hohe Wachsfiguren und ordnete sie auf einer Miniaturbühne an, um die Gruppierungen festzulegen und die gewünschten Lichteffekte herzustellen. In der zweiten Phase modellierte Poussin größere Modelle und bekleidete sie mit feuchtem Leinen in verschiedenen Farben. So konnten aus demselben Vorrat an Figuren verschiedene Bilder entstehen. Die tanzende Gruppe auf dem Bild vom *Goldenen Kalb* ist ganz offensichtlich nach denselben kleinen Wachsfiguren entstanden wie die Tänzer in *Der bacchantische Reigen.* Das anmutige Mädchen in Blau ist fast ein Spiegelbild der mittleren Tänzerin auf dem Bild vom *Goldenen Kalb,* nur daß Poussin sie diesmal in Weiß drapiert hat, um ein farbliches Gleichgewicht zu der anderen zentralen Gestalt, zu Aaron zu schaffen.

Wie genau dies alles geplant ist; man fühlt sich an einen besessenen General erinnert, der mit Spielzeugsoldaten im Sandkasten Schlachten plant. Es ist ein Wunder, daß Poussin seinen Bildern überhaupt Leben hat einhauchen können. Nur durch die Glut der Farben hat er vermocht, die kalten Wachsfiguren mit belebend warmem Licht zu überschütten. Der Himmel, dieses Goldene Kalb, die abgestorbenen Bäume – Dunkelheit gegen Licht steht vor Licht gegen Dunkelheit: alles ist geschaffen, um diesen furchtbaren Moment psychologischer Spannung auszudrücken, wenn kollektive Erregung in kollektive Angst umzuschlagen beginnt.

Tänzer, Ausschnitt aus
Die Anbetung des Goldenen Kalbes

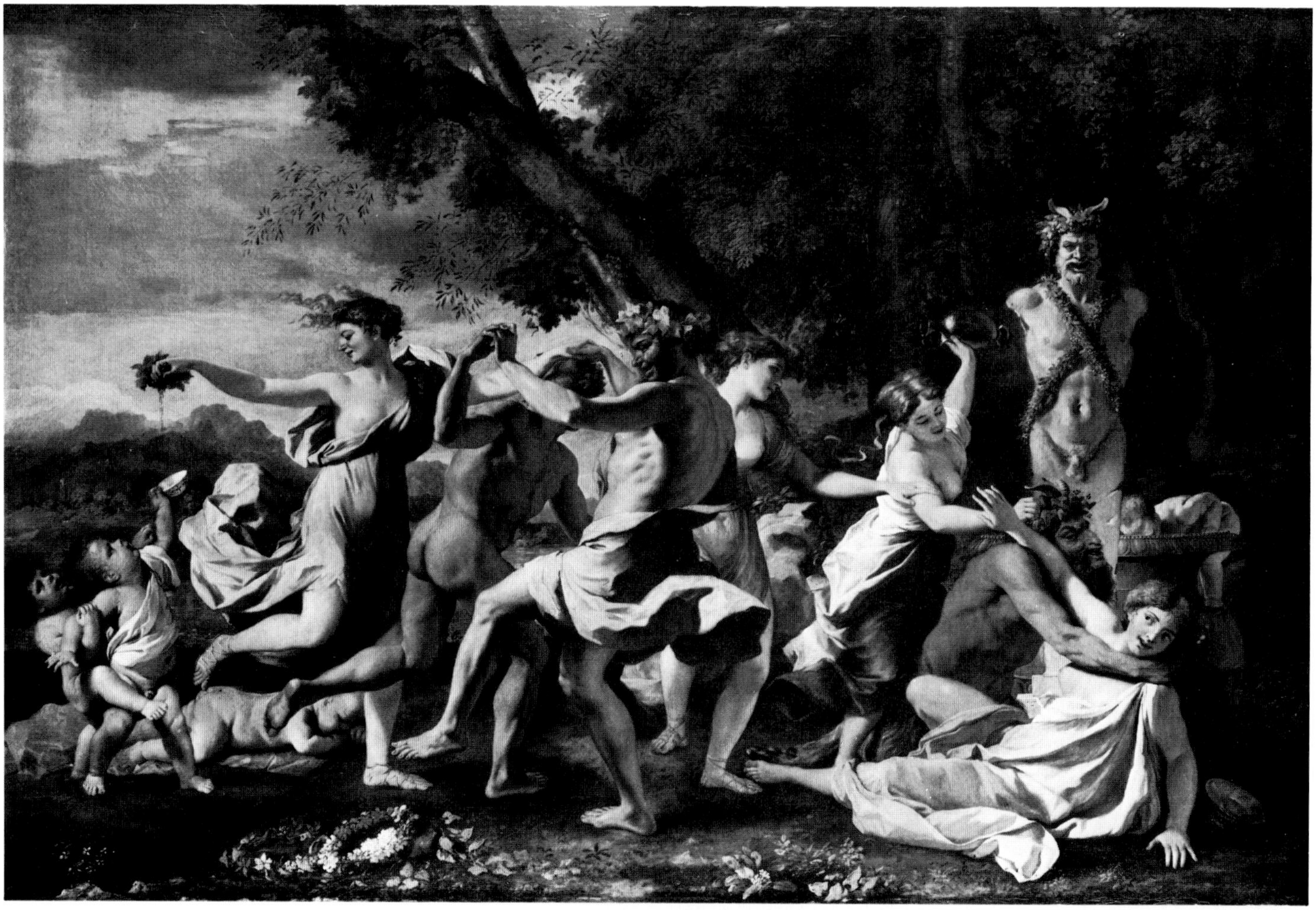

Oben Poussin, *Der bacchantische Reigen; unten* Tänzer, Ausschnitt aus *Die Anbetung des Goldenen Kalbes*

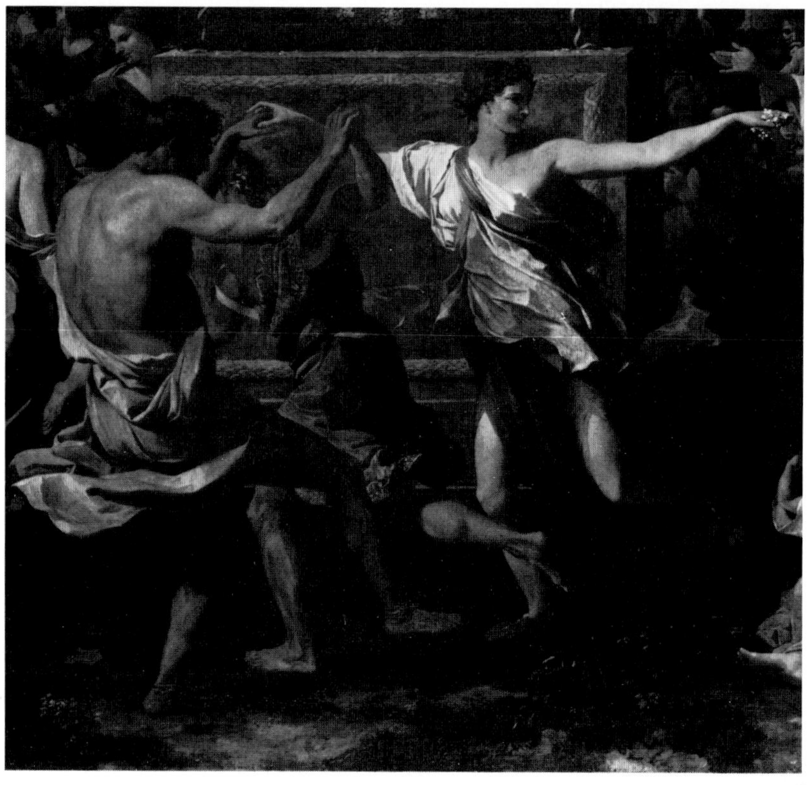

Sämtliche Elemente des Bildes sind auf diesen einen dramatischen Augenblick ausgerichtet. Alles singt ohne falschen Ton; und darin liegt Poussins hohe Begabung; er hat sie nie verloren. Später hat er dann seine Bühne weiter geöffnet – oder besser: er hat die

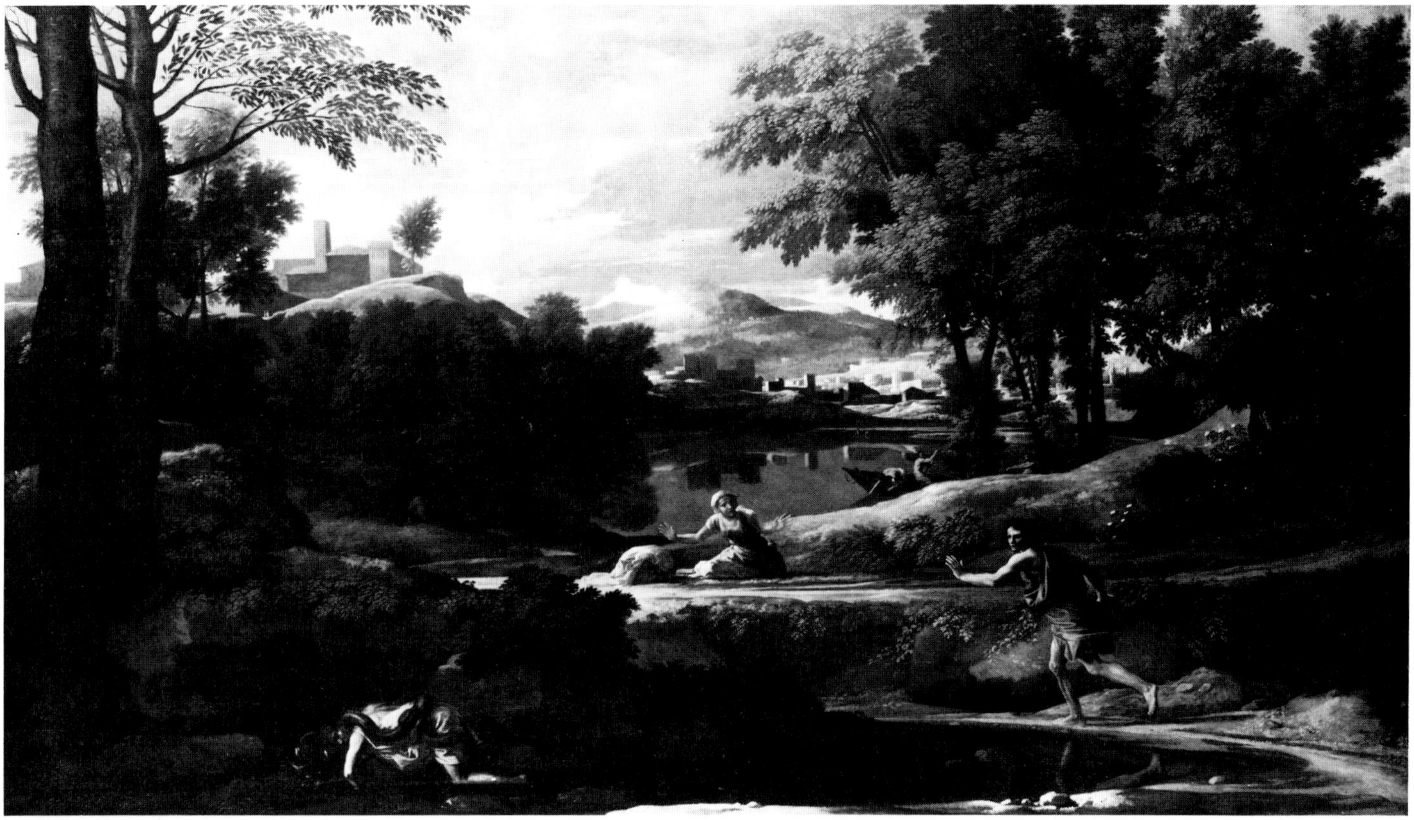

Poussin, *Landschaft mit Schlangendrama*

weite Natur zu seiner Bühne gemacht und sich vom klassischen Drama entfernt. In einem Bild wie *Landschaft mit Schlangendrama* denkt man an den Shakespeare des *Sturm* oder des *Wintermärchens,* bei dem die Natur die menschlichen Geschicke lenkt und beherrscht. Wie im *Goldenen Kalb* ist auch hier ein Augenblick der Furcht dargestellt: Die Entdeckung eines Mannes, der auf furchtbare Weise von einer Schlange erwürgt wird, löst eine Kette menschlicher Reaktionen aus. Wir wissen, daß die Nachricht von dem Tode sehr bald die jetzt noch glücklich unwissenden Schiffer erreichen wird, und dann die Stadt, die dort drüben im Sonnenlicht liegt. Die Botschaft wird sich verbreiten wie dunkle Schatten, in die das halbe Bild jetzt schon getaucht ist.

Die Farbigkeit dieses Bildes ist auf feuchte Kühle abgestellt, während im *Goldenen Kalb* die Farben der Hitze vorherrschen. In beiden Bildern schafft Poussin die gleiche Synthese von Natur und menschlichem Handeln, Farbe und menschlicher Stimmung, Äußerem und Innerem. Alles ist aufeinander abgestimmt. Es fällt schwer zu glauben, daß die Vorbilder hierfür mittelmäßige römische Skulpturen und winzige, in farbiges Leinen gekleidete Wachsmodelle waren. Es gibt keine bessere Illustration des schöpferischen Genies als diesen Prozeß der Verwandlung bei Poussin. Hier ersteht wirklich der Phönix aus der Asche.

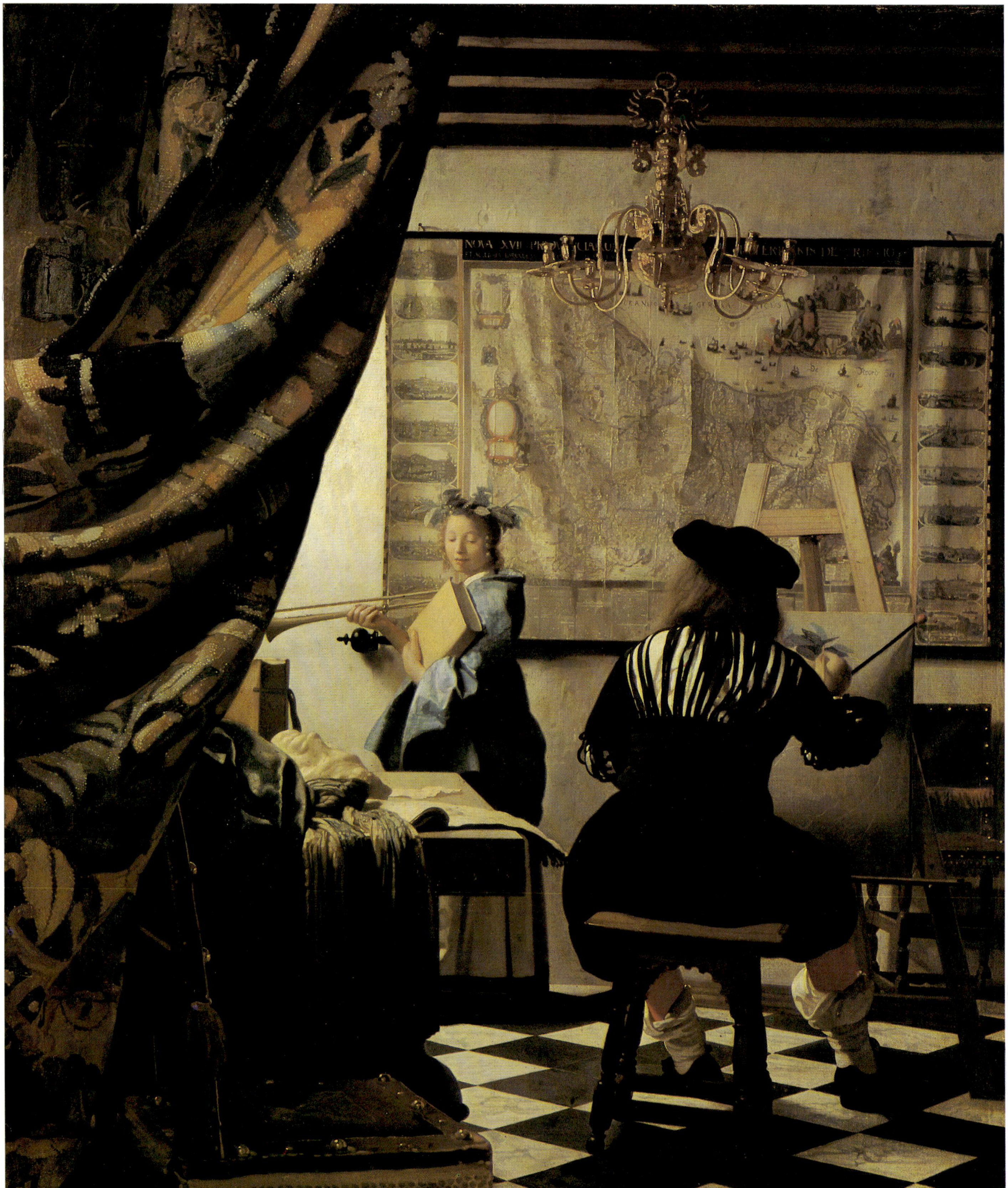

WIEN, KUNSTHISTORISCHES MUSEUM

DAVID PIPER

Vermeer (1632-1675)

Der Künstler in seinem Atelier (um 1670)

Wenn man um dieses Bild herumgehen und es von der anderen Seite sehen könnte – was ja leider nicht möglich ist –, stünde man wahrscheinlich einem recht hübschen jungen Mann gegenüber. Zumindest könnte man herausfinden, wer er ist; darüber haben die Gelehrten sich einige Gedanken gemacht. Man hat vorgeschlagen, daß es ein Selbstbildnis des Jan Vermeer van Delft sei, der dieses Bild um 1670 gemalt und es am Rande der Landkarte auch signiert hat. Wenn es so ist, dann hat er es mit Hilfe von Spiegeln gemalt, so daß er sich selbst von hinten sehen konnte. Vermeer hat mit Sicherheit hin und wieder Spiegel gebraucht, vielleicht sogar in diesem Bild. Aber ich habe Zweifel, ob diese Figur wirklich ihn selbst zeigen soll, denn der dargestellte Maler erscheint mir jünger, als Vermeer selbst zu dem Zeitpunkt der Entstehung des Bildes war.

Auf jeden Fall ist das Bild durchdrungen von Vermeers Gegenwart. Oder liegt vielleicht die Perfektion gerade darin, daß er nicht gegenwärtig ist? Der englische Kunsthistoriker Kenneth Clark hat von diesem Bild gesagt, daß kein anderer Maler „ein so feines Gespür für Zurückgezogenheit" habe. Vermeers *Künstler in seinem Atelier* ist eines der bedeutenden Juwelen der wunderbaren Sammlung im Kunsthistorischen Museum in Wien.

Es ist das Bild von einem Maler, der ein Bild malt. Man sieht ihn fast von hinten, und man schaut ihm über die Schulter zu. Eine seltsame Gestalt: seitlich ausgeschnittene, niedrige schwarze Schuhe auf dem schwarz-weiß gewürfelten Marmorfußboden. Die weißen Überstrümpfe sind weich bis halb auf die Waden hinabgerutscht und zeigen die roten Strümpfe darunter; weite schwarze Kniehosen – so sitzt er solide auf dem Hocker. Sein Oberkörper ist eingehüllt von einer phantasievollen Jacke oder einem Wams, das sich fest wie ein breiter schwarzer Kummerbund um seine Taille schließt, aber dann zu schwarzen Bändern aufgeschlitzt ist, durch die man ein weißes Hemd sieht. Schließlich langes braunes Haar, locker, als sei es gerade gewaschen; bedeckt von einer weichen, runden, schwarzen Kappe. Vermeer tritt zurück und trägt seine eigene triviale Gegenwart nicht in diese gemalte Welt – das ist ein Grund, warum ich annehme, daß der schwarzweiße Rücken nicht Vermeer selbst gehört.

Vermeer ist vielmehr in dem milden, aber alles offenbarenden Licht gegenwärtig, das das Bild durchflutet, und in der unfehlbaren

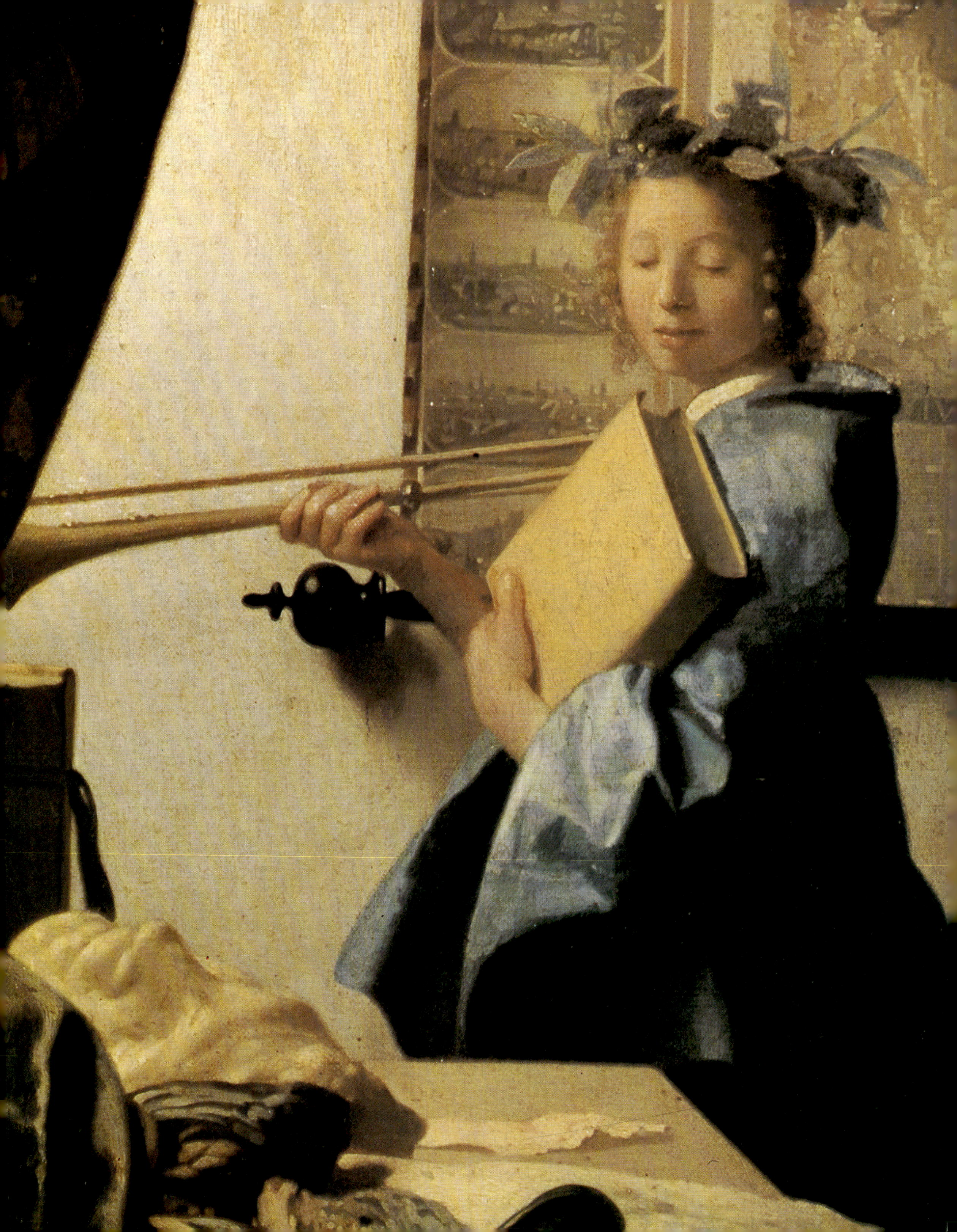

Sicherheit, mit der er einen Gegenstand dem anderen zuordnet. Seine Gegenwart drückt sich aus in der kühlen Farbskala, den gedämpften Gelb- und Blautönen, dem Schimmer von Gold und Grau, das im Schwarz verankert ist. Und in der Stille. Der Pinsel des Malers – wie fein er ist – macht gleich ein feines Geräusch, wenn er wieder zu seiner Leinwand hinschaut.

Schauen wir auf sein Modell, das dort an der Wand steht, und zu der fein ausgearbeiteten Karte, die dort hängt. Das Mädchen ist in ein wunderschönes Blau drapiert, ein opalisierendes, seidiges Blau, dessen Töne ineinander übergehen wie die der ruhigen Untiefen in der See an einem Sommernachmittag. Sie hält ein recht großes gelbes Buch in der einen Armbeuge und in der anderen Hand eine Trompete. Ihr hellbraunes Haar ist von etwas gekrönt, das Lorbeer zu sein scheint, obgleich die Blätter verwaschen blau sind. Doch das mag auf chemische Veränderungen der dreihundert Jahre alten Farbe zurückzuführen sein: das Gelb im Grün bleicht aus und läßt Blau zurück. Im allgemeinen interpretiert man das Mädchen als die traditionelle Allegorie des Ruhmes, oder aber als Clio, die Muse der Geschichte, was fast dasselbe ist, da die Geschichte das Medium ist, durch das der Ruhm verewigt wird.

So malt also der Maler ein allegorisches Thema. Er hat zwar erst die Umrisse ihrer Figur angelegt und beginnt gerade mit einem Detail – den Lorbeerblättern –, die ihren Kopf bekrönen; und auch sie sind blau. Dies alles scheint ein wenig seltsam. Das Modell wirkt recht zurückgenommen, fast scheu. Das paßt nicht zu ihrem Charakter als Allegorie des Ruhmes. Der Ruhm wurde von Vermeers barocken Zeitgenossen recht oft dargestellt, normalerweise und wie es zu dieser Rolle auch paßt, in höchst triumphierender Haltung und mit hörbar schmetternder Trompete. So etwa in der *Allegorie des Ruhms,* die um 1650 der Maler Valerio Castello in ein Deckenfresko im Palazzo Reale in Genua einfügte.

Vermeer war, wie viele seiner Landsleute, nicht abgeneigt, seine heimischen, scheinbar banalen Angelegenheiten durch eine allegorische Anspielung zu bereichern. Ein Beispiel dafür ist Vermeers *Die Goldwägerin.* Das Bild hängt jetzt in Washington. Dabei handelt es sich zweifellos um eine Variation des Vanitas-Themas, um einen Kommentar über die köstlichen Verführungen des Reichtums und der Freuden des Fleisches im scharfen Gegensatz zur Androhung des Jüngsten Gerichtes, das in dem Bild an der Wand hinter dem Mädchen dargestellt ist.

Ein einziges Mal – fast zur gleichen Zeit, in der er den *Künstler in seinem Atelier* malte – machte Vermeer den Versuch, ein durch und durch allegorisches Thema offen zu behandeln und zu benennen. Es ist die *Allegorie des Neuen Testaments.* Die Handlung scheint der Szenerie zu widersprechen. Diese höchst rhetorisch agierende Dame scheint zu stark zu protestieren. Zwar sind alle symbolischen Beigaben vorhanden, aber der Innenraum ist typisch holländisch. Ich halte diese Vision alles in allem für nicht sehr überzeugend, ein wenig unstimmig, fast absurd.

Der Künstler in seinem Atelier hat einen ganz ähnlichen reichen Vorhang; er ist dem Betrachter sehr nahe und daher ein wenig verschwommen wiedergegeben. Er ist zurückgezogen, als sei es

Gegenüber Modell des Künstlers, Ausschnitt aus *Der Künstler in seinem Atelier;* *unten* Vermeer, *Die Goldwägerin*

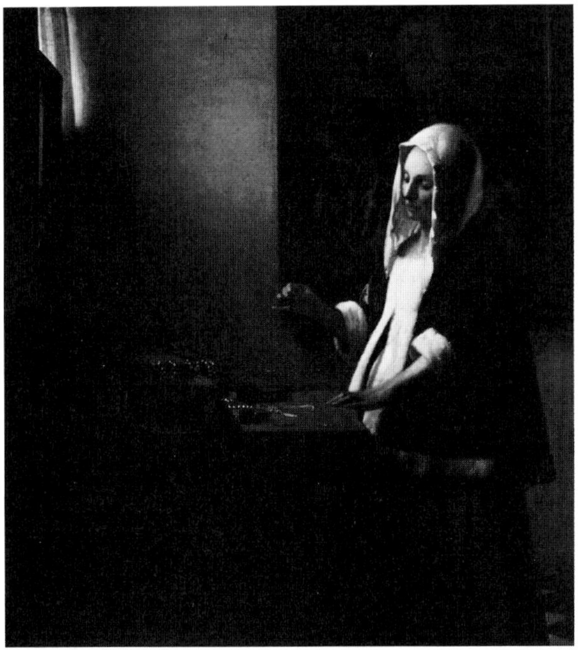

der Vorhang zu einer Bühne. Und dahinter befindet sich fast der gleiche Innenraum und ein starkes allegorisches Element wie in der *Allegorie des Neuen Testaments.* Doch der Gesamteindruck ist völlig anders. Wahrscheinlich ist das Bild ein wenig früher entstanden als die Allegorie des Glaubens. Und doch könnte es fast eine Wiederaufnahme derselben Methode sein, nach der die Allegorie gemalt wurde, wobei der Maler gewußt haben mag, daß das Bild nicht gelungen war. Vielleicht stellt es gleichsam eine Kritik daran dar. Damit wäre unser Bild ein gewinnend bescheidenes Eingeständnis, daß hochfliegende Rhetorik für die besondere Heiterkeit der Sicht dieses Malers ganz unpassend ist. Der Ruhm, so stellt sich heraus, ist ein junges, hübsches, aber ganz gewöhnliches holländisches Mädchen. Ihre Augen sind schamhaft niedergeschlagen; ihre Art, die Trompete zu halten ist bei weitem nicht

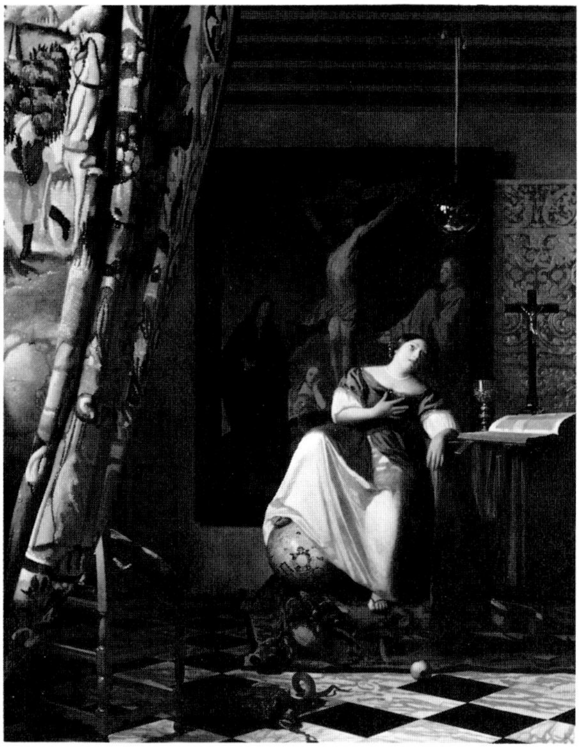

Oben Vermeer, *Allegorie des Neuen Testaments; rechts* und *gegenüber* Vorhang, Ausschnitte aus *Der Künstler in seinem Atelier*

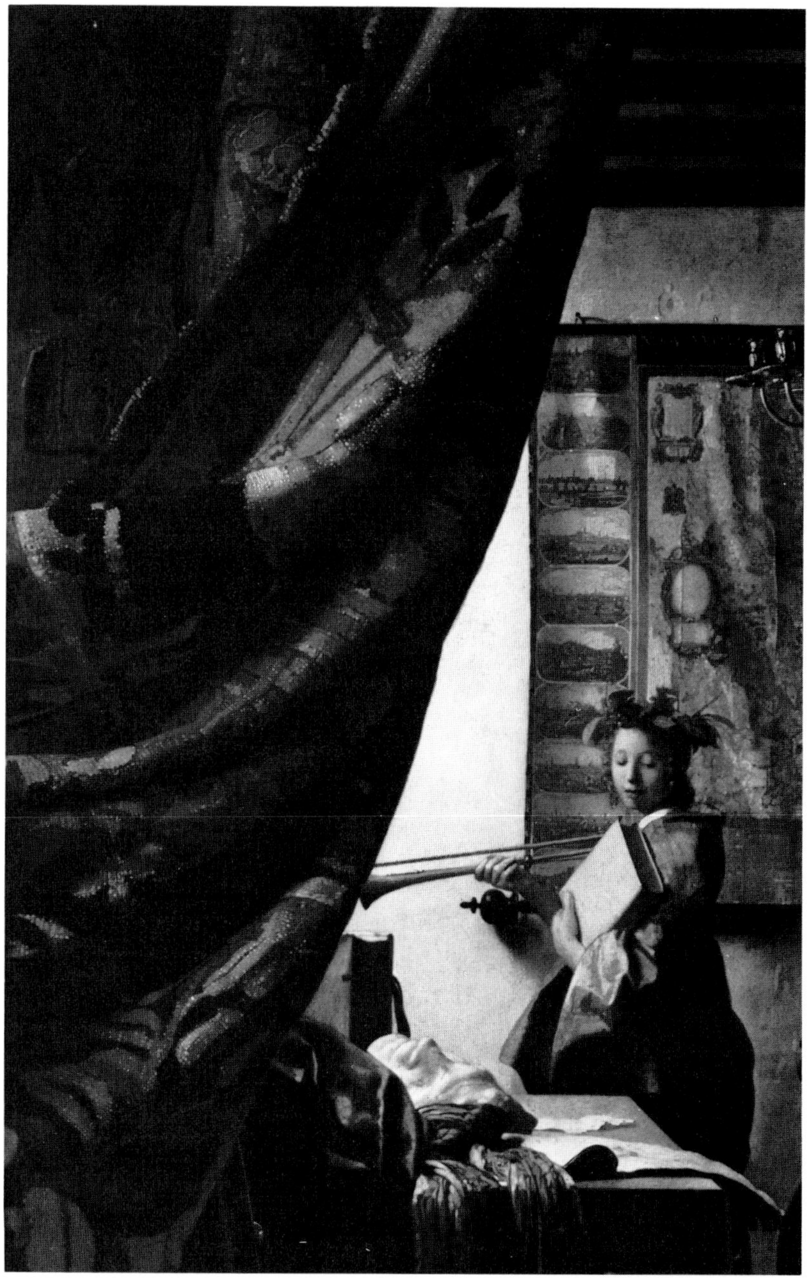

professionell, und man kann wohl zweifeln, daß es ihr je gelingen würde, dem Instrument einen einzigen Ton zu entlocken. Sehr bald wird ihr das große Buch unerträglich schwer werden, es wird ihr entgleiten, sie wird sich ausruhen müssen.

Und doch, trotz der Anhäufung von Beigaben, ist dieses Bild als Komposition wunderbar gelöst: In immer wieder faszinierender Weise ist der Raum, die Tiefe dieses Zimmers, deutlich gemacht durch die Horizontalen des Stuhls, des Tisches und der Landkarte, durch die Deckenbalken. Dazu kommen die Diagonalen, der drapierte Vorhang, das Schachbrettmuster auf dem Fußboden, das alles ist ausgerichtet auf ein fast mathematisch genaues Dreieck, das von der Figur des Künstlers mit der Staffelei, dem Mädchen und – als Scheitelpunkt – dem funkelnden Leuchter gebildet wird. Geheimnisvolle Fragen bezogen auf das Thema bleiben ungelöst.

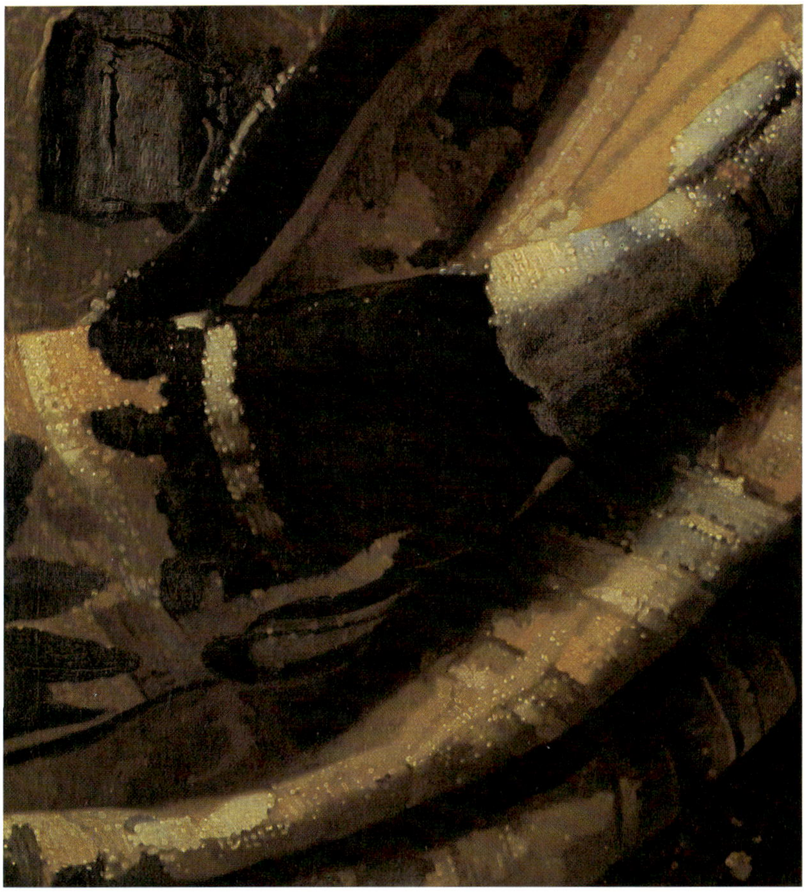

Wer ist der Künstler, der dort sitzt? Hat man einen ironischen Kommentar über die Natur des Ruhms zu vermuten? Warum zeigt die Landkarte Holland, wie es unter der verhaßten alten spanisch-katholischen Herrschaft war, anstatt es in seiner triumphierenden protestantischen Unabhängigkeit zu zeigen? Vermeer war Katholik, aber wir werden durch diese Kenntnis nicht viel weiser. Und das eigentliche Geheimnis, das immer ungelöst bleiben wird und immer wieder bezaubert, ist die Macht von Vermeers unfehlbarem Gespür für kühle Farben, für Harmonie und seine Fähigkeit, lichtdurchflutete Räume zu schaffen.

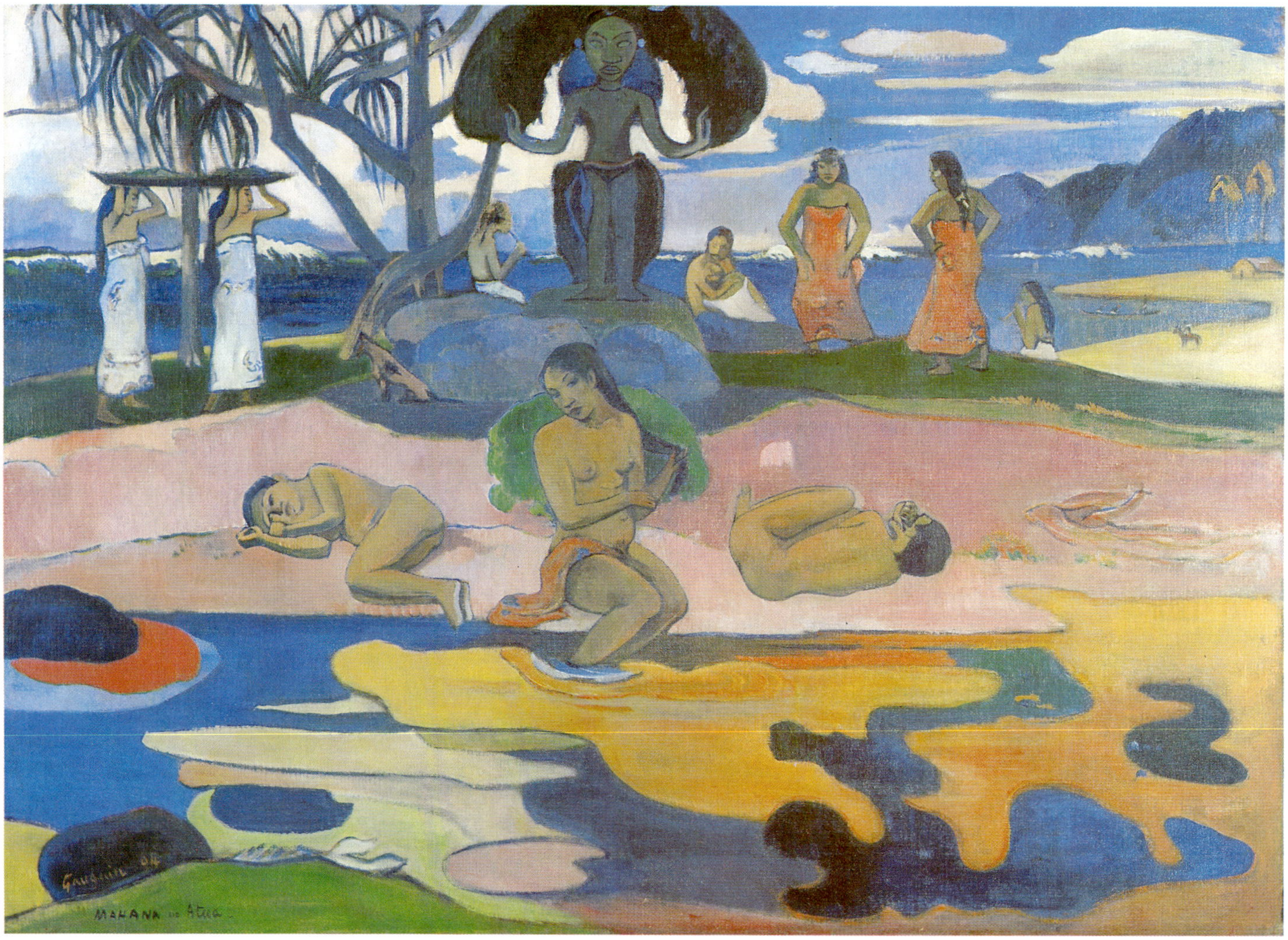

CHICAGO, THE ART INSTITUTE

EDWIN MULLINS

Gauguin (1848-1903)

Der Tag des Gottes (1894)

Das Unausgesprochene ist in Gauguins Bildern oft interessanter als das, was er offen ausdrückt. Schauen wir zum Beispiel den Vordergrund von *Der Tag des Gottes* an, decken wir den Rest des Bildes ab und lassen wir unsere Augen über diese seltsamen Farbmuster wandern, die Reflexe im Wasser darstellen sollen, bald aber ein merkwürdig erregendes Eigenleben entwickeln. Aus dem Bildzusammenhang herausgenommen, könnten sie durchaus von einem abstrakten Maler unserer Tage stammen. Der Mann, der dies 1894 malte, trug wohl mehr als jeder andere zu dem Beweis dafür bei, daß Farbe selbst eine Art von Sprache ist.

Dies ist eines der Bilder, zu denen Gauguin durch seinen jahrelangen Aufenthalt in Tahiti inspiriert wurde. Die Gauguin-Legende verstellt oft die Tatsache, daß er keineswegs versuchte, das Leben auf den Pazifischen Inseln zu malen, wie er es vorfand. „Bei mir", schrieb er, „entspringt alles meiner verrückten Vorstellungskraft ..." Tatsächlich malte er dieses Bild in Paris zwischen zwei langen Aufenthalten in Tahiti. Es ist also eine Konstruktion. Er malte es sozusagen aus dem Bauch. Er selbst gebrauchte den Ausdruck „das geheimnisvolle Zwerchfell", um zu beschreiben, wo seiner Meinung nach die Erfahrungen eines Künstlers ihren Ort haben sollten. Die verschwenderischen Farbrhythmen im Vordergrund von *Der Tag des Gottes* gehen keineswegs auf etwas Gesehenes zurück.

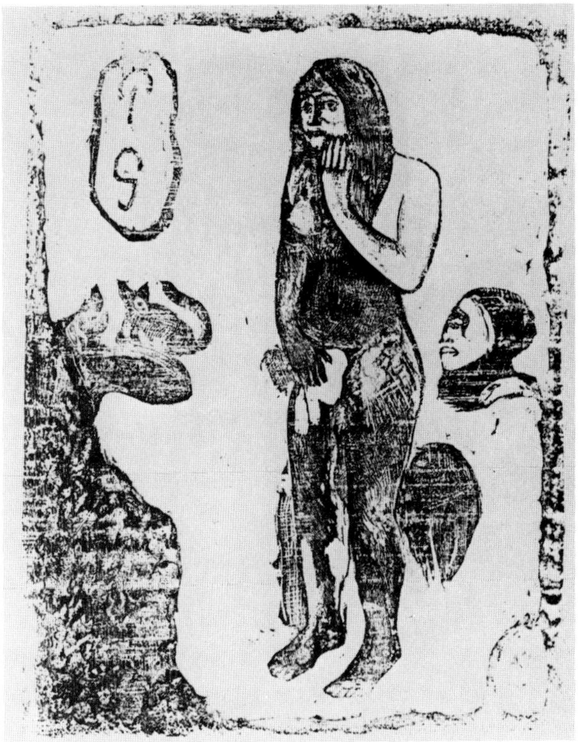

Gauguin, *Noa Noa,* Illustration der Seite 4 des Manuskripts

Gauguin wollte eine Art Paradies heraufbeschwören. Und er war der Ansicht, daß so ein Paradies einmal existiert hatte, daß es jedoch durch die westliche Zivilisation zertrampelt worden und nur noch ein Schatten davon in sehr primitiven Gesellschaften aufzuspüren sei. Hier allerdings wird es besonders schwer, den Künstler Gauguin aus den Legenden herauszuschälen, die sich um ihn gebildet haben. Denn Gauguin gab tatsächlich seine Laufbahn als Börsenmakler in Paris auf und ging fort, um ein primitives Leben auf den Pazifischen Inseln zu führen. Darüber hinaus förderte er seine eigene Legende noch, indem er idyllische Berichte über dieses Leben schrieb (in *Noa Noa).* Wir wissen aber aus seinen Briefen, daß sein Leben dort keineswegs so lief.

In Tahiti fand Gauguin das Paradies weniger in der Realität als in seiner Vorstellung; und man hat dieses Bild als etwas zu sehen,

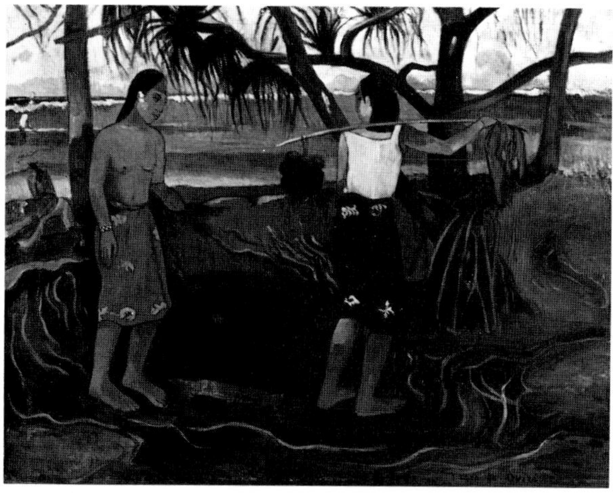

Gauguin, *Unter den Pandanus-Bäumen*

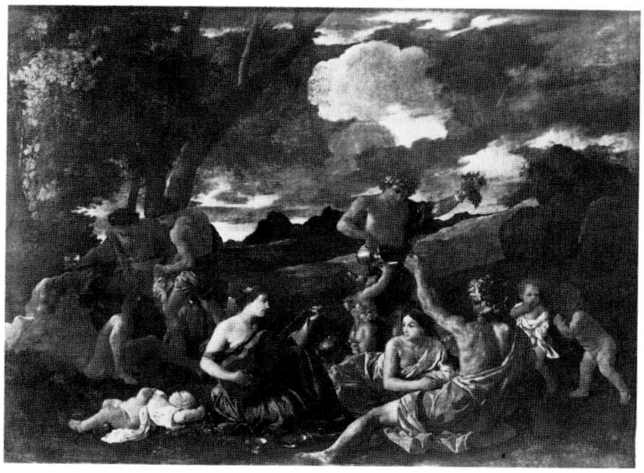

Poussin, *Les Andrians*

das aus dieser Vorstellungskraft entstanden ist. Es läßt sich zum Beispiel nicht nachweisen, ob die Menschen auf Tahiti je so große Idole geschnitzt haben. Der Gott soll Taaroa darstellen, den obersten Gott der Inselbewohner – eine Zeusfigur, den Vater aller Götter. In dieser Statue hat Gauguin eine Gottheit zusammengestückelt aus Buddhas, die er in europäischen Museen gesehen, und Figuren von den Osterinseln, von denen er gelesen hatte. Und da es solche Idole auf Tahiti nicht gibt, müssen die beiden Mädchen, die Körbe mit Opfergaben zu dem Gott bringen, ebenfalls erfunden oder zumindest übernommen sein. Dorfmädchen, die Essen nach Hause tragen, hat er verwandelt in Figuren aus der griechischen Mythologie: Canethoroi, Korbträgerinnen, die einstmals Früchte zum griechischen Fest der Demeter trugen.

Der Baum im Hintergrund – ein Pandanus-Baum – ist gleichfalls „ausgeliehen". Diesmal aus einem Bild, das er selbst drei Jahre zuvor gemalt hatte, als er in Tahiti war. Er hat ihn ganz einfach kopiert. Und dann diese Figuren am Strand. Drei Menschen würden sich nie von selbst derart geometrisch über die Fläche verteilt haben. Das nackte Mädchen mit den Füßen im Wasser posiert genau vor der Statue des Gottes, als geschehe es auf seinen Befehl. Die schlafenden Kinder sind – eins nach dieser, eins nach der anderen Seite – zusammengekrault und dabei jeweils unterhalb eines Paares stehender Figuren angeordnet, als ob der präsidierende Gott ein Gymnastiklehrer sei, der seine Klasse zu einer disziplinierten Übung antreten läßt. Nein, so ist das Leben nicht. Tahiti war nie so, und kein Tahitianer würde das Bild als lebensecht erkannt haben. Nur ein Mensch, der von der europäischen Kultur ganz und gar durchdrungen war, konnte so überhaupt malen.

Je länger man sich diesen Gauguin anschaut, um so mehr wird man an den klassischsten aller französischen Meister, Nicolas Poussin, aus dem siebzehnten Jahrhundert erinnert. Seine Bilder, wie zum Beispiel *Les Andrians,* hingen schon damals im Pariser Louvre, und alle angehenden Künstler konnten sie bewundern und nachahmen. Bei Poussin hat die Kunst eine perfekte Künstlichkeit erreicht. Gestalten aus einer mythologischen Vergangenheit ordnen sich graziös und wecken unsere Gefühle durch die Farben, die sie tragen und die reich und rein wie Musik sind.

Haben wir jetzt Poussin oder Gauguin beschrieben? Zu Gauguins Lebzeiten würde wohl niemand einen solchen Vergleich verstanden haben, und auch Gauguin selbst hätte ihn wahrscheinlich nicht akzeptiert. Und doch ging es beiden Malern darum, einen Mythos zu idealisieren, der in räumlicher wie zeitlicher Ferne lag. Der Unterschied war nur, daß Poussins Mythos griechisch war und damit unserer Zivilisation angehörte und allgemein akzeptiert wurde, während Gauguins Mythos fremd war und daher als primitiv galt. Ein Fall von nacktem europäischem Chauvinismus.

Gauguin selbst glaubte, daß er sich – wenn er Europa den Rücken kehrte – auch von der klassischen europäischen Malerei lösen könnte. Er bewirkte allerdings nur, die Lebensfrist dieser Malerei ein wenig zu verlängern, gewissermaßen durch eine Bluttransfusion. Im späten neunzehnten Jahrhundert konnte man mit diesen Themen von griechischen Göttern und Helden nicht mehr viel anfangen. Mythologische Malerei war dem Tode geweiht. Desgleichen die religiöse Malerei. Die Welt der Imagination war geschrumpft. Es gab nur noch die Welt rundum: Realismus. Impressionismus. Die Straße. Das Café. Das Landleben. Wo konnte in dieser Situation ein Künstler den untergründigen Strom menschlicher Erfindungskraft hinleiten? Wo war die neue Mythologie?

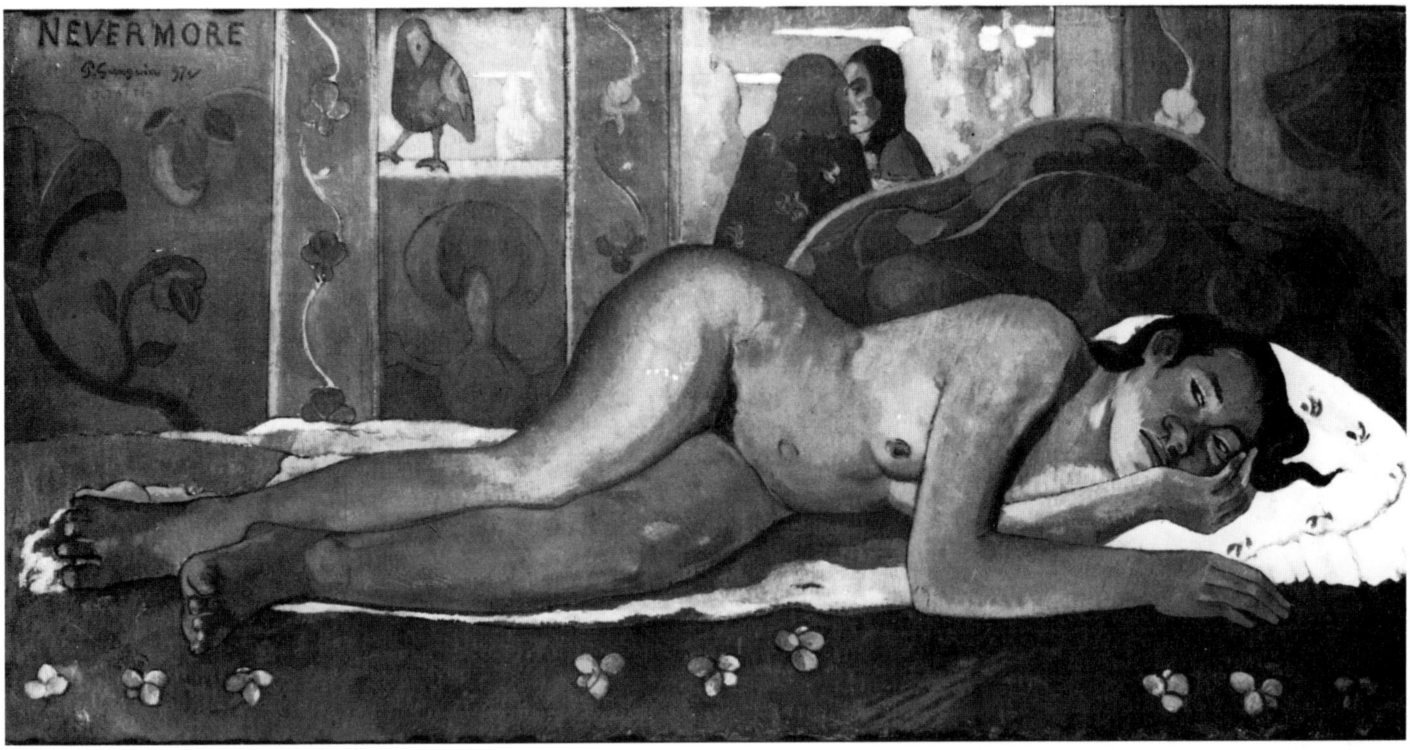

Die Antwort – und dies scheint eine der entscheidendsten Entdeckungen der modernen Kunst und des modernen Denkens überhaupt zu sein – war das Unterbewußte: Träume, Tagträume, das innere Auge. Der Zöllner Rousseau kam zu dieser Entdeckung, während er im Pariser Zoo spazieren ging. Da brauchte er nicht weit zu laufen. Gauguin mußte die halbe Welt durchreisen, um diese Entdeckung zu machen. Es kam nicht auf die äußerliche Reise an, es war die Reise ins eigene Innere, das „geheimnisvolle Zwerchfell".

Um 1890 konnte niemand voraussehen, wohin diese Erforschung des Unterbewußten führen würde; es ist wahrscheinlich die einzige wiederbelebende Kraft in der modernen Malerei.

Was für ein ruhiges, idyllisches, fast klassisches Bild ist doch dies. Welche Gefühle auch immer von diesen vibrierenden Farben und wirbelnden Formen aufgerührt werden – sie sind zugleich beherrscht durch die Harmonie der Figuren und den inneren Frieden, den sie ausstrahlen. Gauguin schuf in seinen Bildern die Mythologie eines tropischen Paradieses, das ihm das Leben grausam vorenthielt. Dies ist eines jener Bilder, die verständlich machen, warum gerade gequälte Menschen häufig Kunst schaffen müssen, und warum wir in einer Qual Frieden finden können, indem wir über Kunst nachdenken.

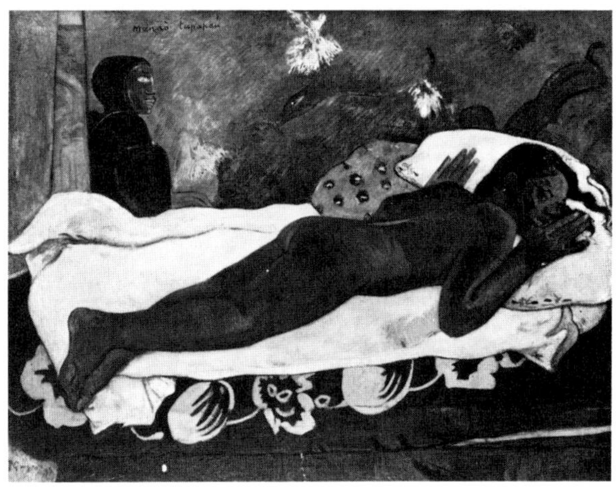

Oben Gauguin, *Nevermore;*
unten Gauguin, *Der Geist der Toten wacht*

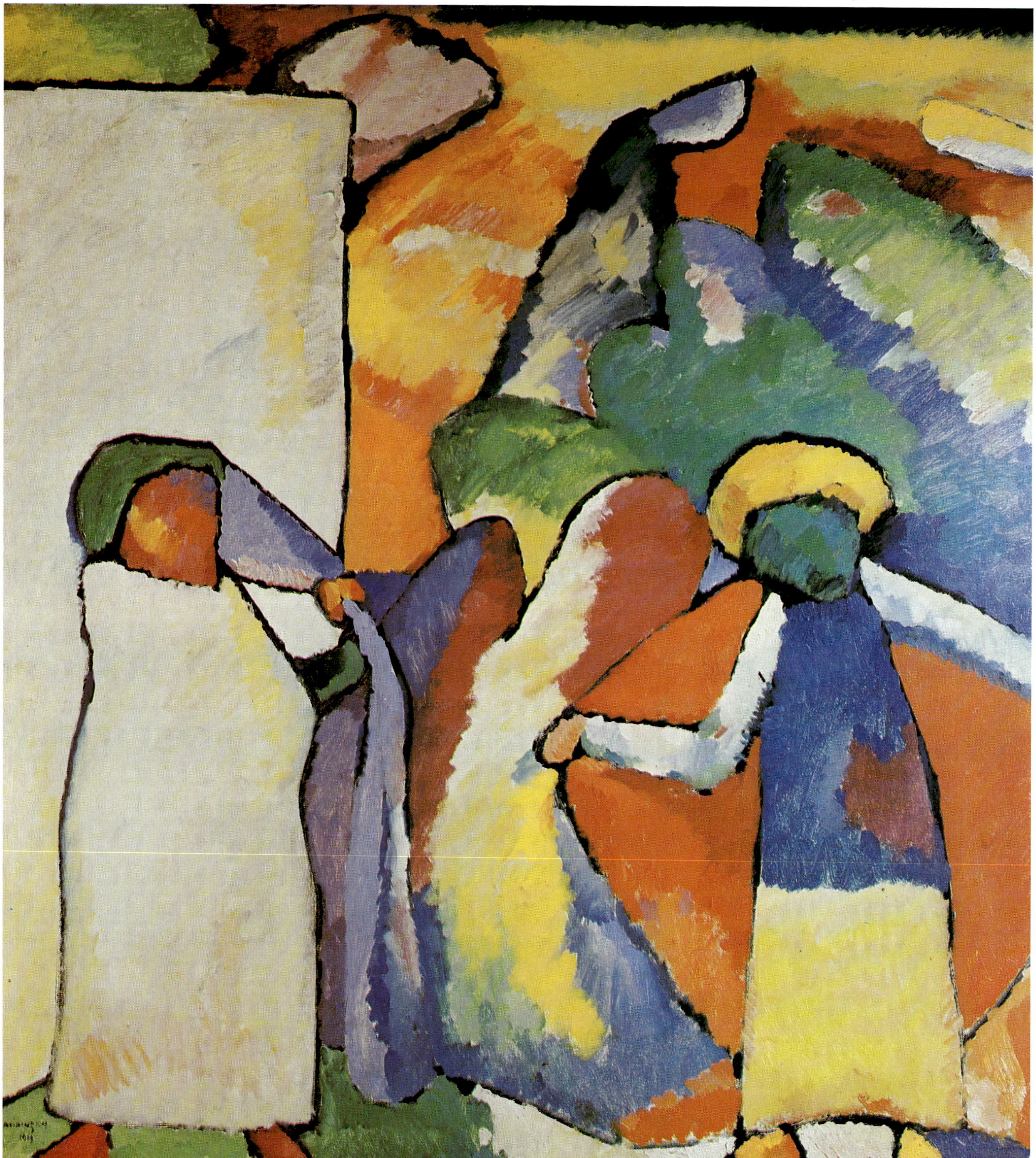

MÜNCHEN, STÄDTISCHE GALERIE IM LENBACHHAUS

RICHARD CORK

Kandinsky (1866-1944)

Improvisation 6 (1910)

In den frühen Jahren des zwanzigsten Jahrhunderts, als Kandinsky beschloß, diesem Bild einen so rätselhaften Namen zu geben, gaben die meisten Künstler ihren Bildern noch erkennbare Titel. Sie nannten den Namen des Modells eines Porträts oder den Ort einer gemalten Landschaft. Betrachter, denen die Absichten eines Künstlers anders nicht klarwurden, erhielten durch den Titel Sicherheit. Selbst wenn das Kunstwerk verwirrend war, half der Künstler ihnen herauszufinden, was sie sahen.

Doch Kandinsky gibt solche Hilfe nicht. In voller Kenntnis der Tatsache, daß die meisten Leute verstört sein würden durch ein Bild von zwei gesichtslosen Figuren in einer Umgebung, die unmöglich zu identifizieren ist, wählt er einen Namen, der ihnen kaum Hilfestellung leistet. Indem er sein Bild *Improvisation 6* nennt, entmutigt er den Betrachter sogar, auf dem Bild nach gegenständlichen Anhaltspunkten einer Szene zu suchen. Das Wort Improvisation weist darauf hin, daß er sich vor seine Staffelei setzte und ein reines Phantasie-Thema extemporierte. Die Zahl *6* bedeutet, daß dieses Bild zu einer Serie fast musikalischer Variationen gehört und daß der Künstler genauso wenig eine Beschreibung der sichtbaren Realität zu geben braucht wie der Komponist.

Die Analogie zur Musik war durchaus Absicht. Als glühender Verehrer Wagners und Freund Schönbergs neidete Kandinsky der Musik die Fähigkeit, über die Nachahmung der Natur hinausgehen und das verdeutlichen zu können, was er die „innere Natur" nannte. In seinem Buch *Über das Geistige in der Kunst,* das er zu der Zeit zu schreiben begann, als *Improvisation 6* entstand, heißt es: „Nie standen in den letzten Zeiten die Künste einander näher als in dieser letzten Stunde der geistigen Wendung. In allem Erwähnten sind die Keime des Strebens zum Nichtnaturellen, Abstrakten und zu innerer Natur ... In diesem Falle zieht man die reichste Lehre aus der Musik." Kandinsky hoffte, daß die Betrachter sich seinem Werk in ähnlicher Weise wie der Musik in einem Konzert näherten; das heißt, seine Formen und Farben eher wie musikalische Noten denn als Spiegel der äußeren Erscheinungswelt auffaßten.

Über das Geistige in der Kunst verkündet jedoch nicht lediglich die Vereinigung von Musik und Malerei. Durch das ganze Buch, das bei seinem Erscheinen 1912 einen starken Einfluß auf abstrakte Künstler ausübte, setzt sich Kandinsky mit dem Eifer eines Predigers dafür ein, „die innere Wahrheit der Kunst" zu offenbaren. Er war überzeugt, daß eine große geistige Erweckung bevorstand: „Der unsichtbare Moses kommt vom Berge, bringt eine neue Weisheit mit sich zu den Menschen. Seine für Massen unhörbare Sprache wird zuerst doch vom Künstler gehört." Das Buch lebt aus Kandinskys mystischer Überzeugung, daß der Maler wie ein Medium in einer Séance fähig sei, ein Publikum in direktem Kontakt mit der „Seele" der Menschheit zu bringen.

Heute klingt diese hochtrabende Rede von der inneren, geistigen Welt nur für jene nicht seltsam, die daran glauben. Und er selbst mußte schließlich in seinem eigenen Land Zeuge einer gottlosen kommunistischen Revolution werden. Doch wenn auch seine religiösen Hoffnungen heute immer fremder erscheinen, so behalten doch Kandinskys andere Vorstellungen von den Veränderungen des modernen Lebens ihre Relevanz. Er studierte Rechts- und Wirtschaftswissenschaften, bevor er sich relativ spät der Kunst zuwandte. Und sein Interesse an den Naturwissenschaften ließ ihn die volle Bedeutung der neuen Entwicklung in der Experimentalphysik erkennen. Plötzlich sah man das gesamte Universum in ständiger Bewegung, und die Verläßlichkeit der Wissenschaft selbst war in Frage gestellt. Einstein und Freud bestätigten Kandinsky in seinem Zweifel und verhalfen ihm so zu dem Schluß, daß die Kunst nicht mehr versuchen sollte, die äußere Ansicht der Realität darzustellen. *Improvisation 6* gehört zu den ersten Bildern, die eine völlig neue Priorität sichtbar machen. Kandinsky stößt hier unter die Fassade der Dinge vor und zeigt, daß tieferliegende Kräfte in der Welt am Werke sind.

Als der dreißigjährige Kandinsky 1896 beschloß, sich der Kunst zu widmen, verließ er Rußland und zog nach München, das damals ein überaus lebendiges Kunstzentrum war. Das Werk seiner Malerfreunde Jawlensky, Franz Marc und Gabriele Münter befeuerte ihn, seine Vorstellungen so weit wie irgend möglich voranzutreiben. Die alten russischen Märchen und Legenden, die seine frühen Arbeiten bevölkern, verschmolzen mit deutschen mittelalterlichen Fabeln, als Kandinsky sich in der neuen Heimat niederließ. Und die Landschaft um Murnau in Oberbayern, wo er zusammen mit Gabriele Münter ein Haus erwarb, in dem sie einen großen Teil des Jahres verbrachten, ging in immer klareren und heftigeren Farben in seine Malerei ein. Doch bald schob sich vor die Murnauer Landschaft, vor das äußere Bild der Szenerie, die ihn umgab, eine innere Landschaft, die Erkundung seines Unterbewußten. Spuren der bayerischen Berglandschaft kann man in *Improvisation 6* noch finden; aber man kann sie nun nicht mehr mit Sicherheit belegen.

Dieses Bild nimmt den Betrachter heraus aus der sichtbaren Welt und konfrontiert ihn mit einer bestürzenden Alternative – der Welt, die Kandinsky in seinem Inneren erlebte. Alles ist in Bewegung, alles ist mehrdeutig an diesem visionären Ort. Obgleich die beiden Gestalten im Vordergrund verhältnismäßig klar sind, sorgt Kandinsky dafür, daß die strengen Konturen, die sie umgrenzen, und die lauten, schreienden Farben innerhalb dieser Linien auch in

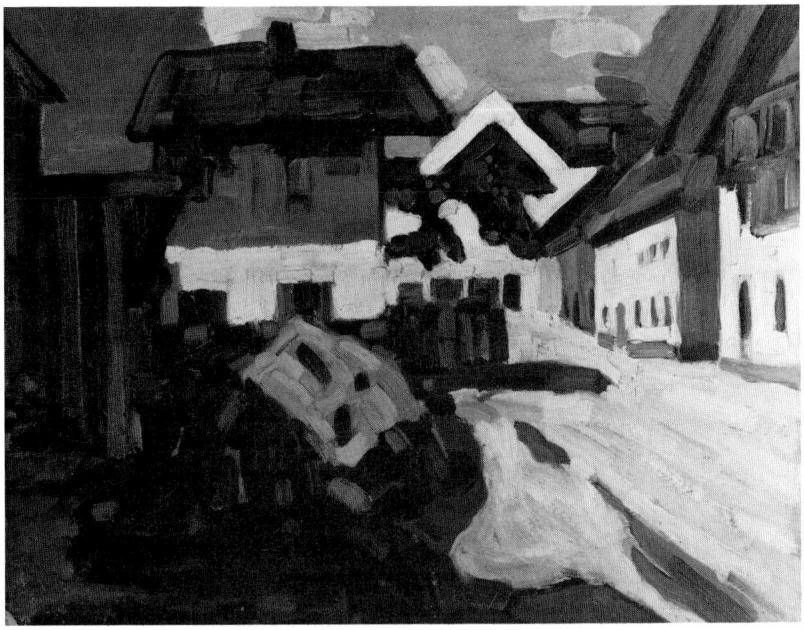

Kandinsky, *Straße in Murnau*

sich noch betont sind. Andererseits vermischen sie sich mit den anderen, abstrakteren Elementen des Bildes, so daß es irreführend ist, überhaupt von Vordergrund zu sprechen. Die konventionelle Perspektive ist zugunsten eines überall wieder neu formbaren Raumes aufgegeben, der sich krümmt, dreht, schwillt und zusammenzieht wie der Raum in Träumen. Gerade wenn man glaubt, eine feste Position ausgemacht zu haben, von der aus man eine Entfernung oder eine Größe beurteilen kann, werden alle Spekulationen zunichte gemacht durch eine Bergspitze, die genauso gut ein Mann sein könnte, oder eine Wolke, die so schwer ist wie ein Geröllblock. Ist die große weiße Fläche auf der linken Seite eine Wand oder ein Eingang, ist sie ein fester Körper oder ein Vakuum? Wir wissen es nicht, und Kandinsky gibt keine Auskunft. Er will das Geheimnis der sogenannten „realen" Welt, die wir gewöhnlich für selbstverständlich hinnehmen, vor uns ausbreiten.

Improvisation 6 vermittelt diese Fremdheit hauptsächlich durch Farbe. Es ist ein glänzend komponiertes Bild, und alle Farben dürfen sich von den Dingen lösen, die sie beschreiben, um mit noch größerer Wucht zuzuschlagen. Kandinsky glaubte, daß Form und Farbe die beiden wichtigsten „Waffen" in der Malerei seien. Doch in *Improvisation 6* gelangt die Farbe zu einer größeren Unabhängigkeit als die Form. In seinem Buch *Über das Geistige in der Kunst* betonte er die „psychische Wirkung der Farbe" und erklärte, wie sie dem Betrachter einen unmittelbaren Schock versetzen könne. Warmes Rot zum Beispiel, das eine bedeutende Rolle in diesem Bild spielt, liebte Kandinsky wegen seines „starken aktiven Glühens". Und er sagte vom Zitronengelb, seine stechende Schärfe beunruhige den Menschen, verletze das Auge. Aber er wußte auch, wie er diese aggressiven Farben mäßigen und wie er sie doppelt wirksam machen konnte, indem er sie mit einem Friedensstifter wie Grün kontrastierte, das er als „bourgeois" beschrieb – „ein unbewegliches, mit sich zufriedenes, nach allen Richtungen beschränktes Element". Jede Nuance hatte in

Kandinskys Augen eine sehr genaue Wirkung. Und er gebraucht sie so lebendig in *Improvisation 6*, daß sie aus dem Bild heraus auf den Betrachter zuzuspringen scheinen. Dieses Bild macht deutlich, wie wunderbar eloquent Farbe sein kann, wie sie in unsere Gefühlswelt eindringen kann, fast ohne Rücksicht auf die Szene, die sie darstellt.

Fast, aber nicht ganz. In seinem Buch warnt Kandinsky die Künstler – zu Recht, wie sich herausstellen sollte –, nicht willkürlich in ihrem Gebrauch der Farbe zu sein, daß am Ende nichts als ein rein dekoratives Muster dabei herauskäme. Außerdem äußert er die Sorge, daß der Maler, der „das menschliche Element" ausschließt, „seine Ausdruckskraft schwächen" könnte. Diese beiden Fallen galt es also zu umgehen, als er *Improvisation 6* malte, ein Bild, das seinem Glauben Rechnung trägt, daß „rein abstrakte Formen jenseits des jetzt für den Künstler Erreichbaren liegen; sie sind zu unbestimmt für ihn". Ein paar Jahre später war er anderer Meinung. Aber *Improvisation 6* hält die rivalisierenden Anforderungen an Gegenständlichkeit und Abstraktion sehr geschickt im Gleichgewicht. Es ist ein zentrales Werk dieser Periode, denn es bewegt sich mit außerordentlicher Sicherheit von den Hauptfiguren zu weniger leicht lesbaren Teilen des Bildes, so daß alles miteinander in Einklang zu schwingen scheint. Kandinsky befindet sich hier am Beginn seiner langen Reise in das abstrakte Wirken seiner eigenen Seele. In *Improvisation 6* scheint er eine Pause zu machen und einerseits zurück auf seine früheren Bilder zu schauen, in denen Figuren und Landschaften klar erkennbar sind, und andererseits

Kandinsky, *Reitendes Paar*

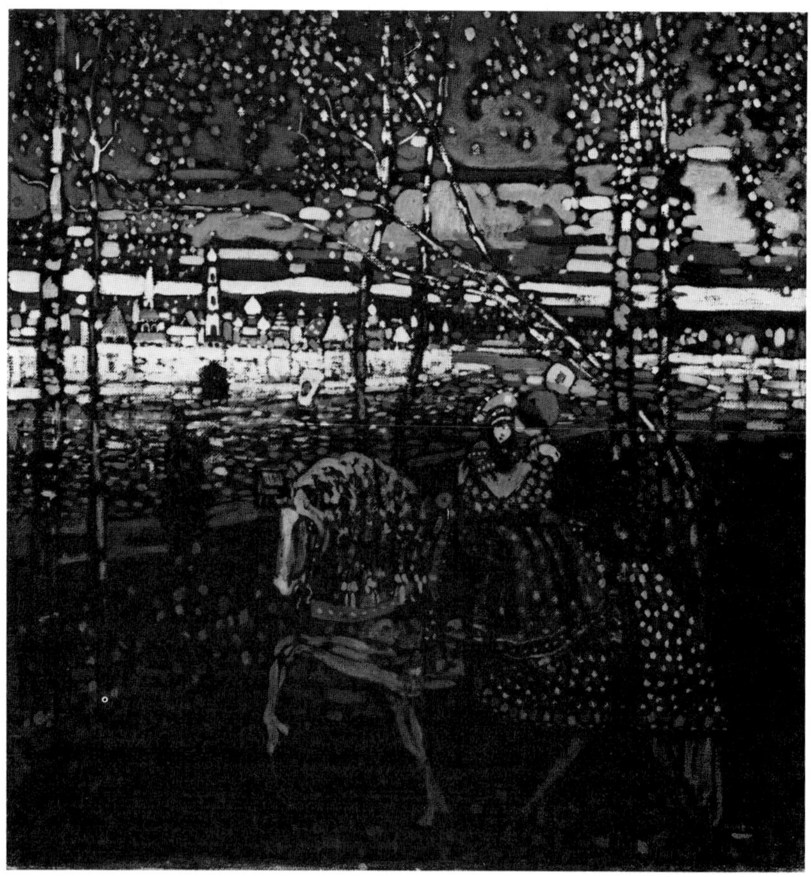

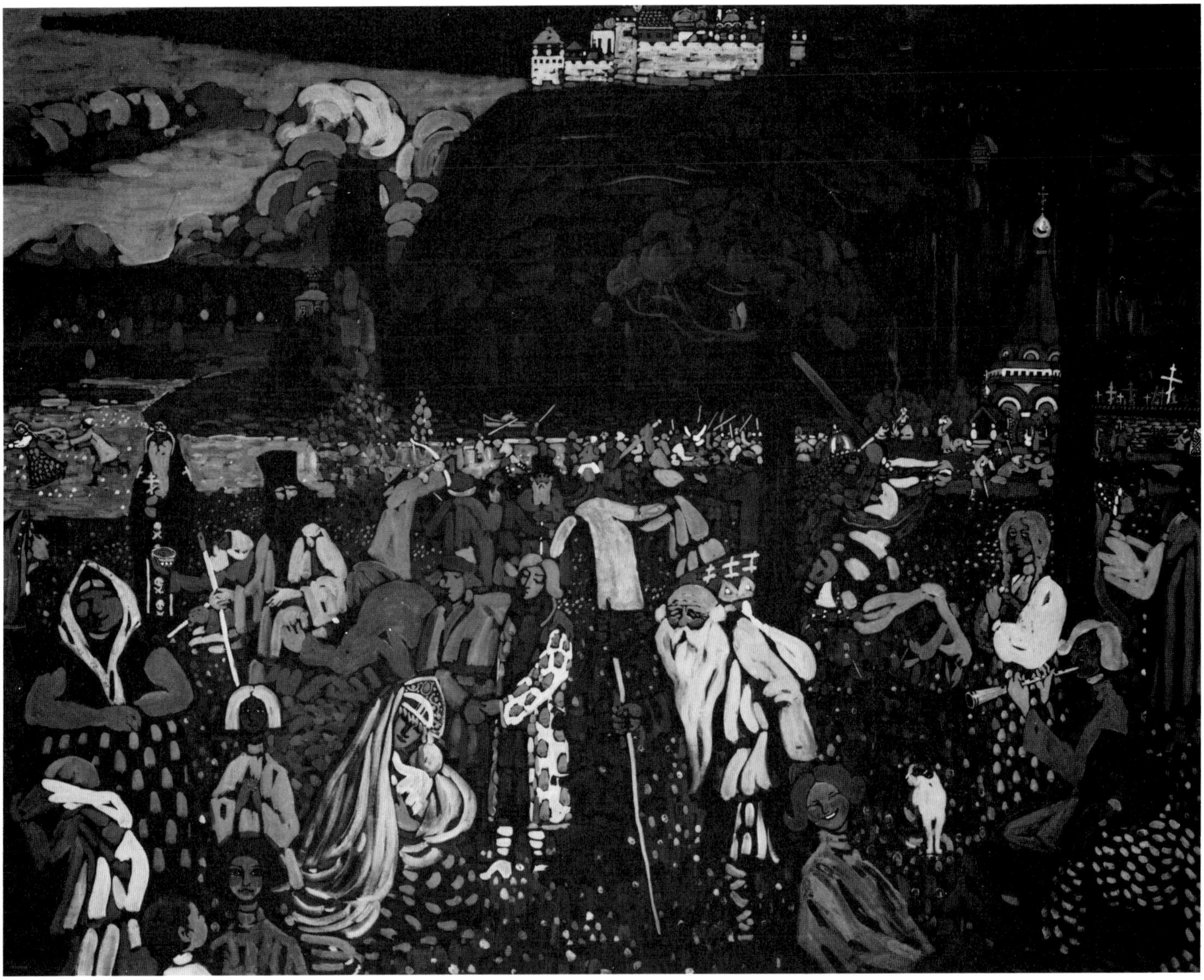

Kandinsky, *Das bunte Leben*

voraus auf spätere Bilder aus der Serie der Improvisationen, wo alle figurativen Elemente von einer unwiderstehlichen Flut weggeschwemmt sind, die aus dem befreiten Unterbewußten hervordrängt.

Es wäre jedoch ein Fehler, *Improvisation 6* einfach als einen Ruhepunkt zwischen zwei Phasen in Kandinskys Werk zu betrachten. Die Figuren in diesem Bild sind nicht nur vage Verkörperungen des geistigen Zustands des Künstlers, die sich wie Reisende auf die nächste Wegstrecke in den Bereich des Ungegenständlichen vorbereiten, der über ihnen auf dem Bild dargestellt ist. Sie sind ganz selbständige *dramatis personae,* die hier ihre Rolle spielen, die Kandinsky ihnen gemäß der Bedeutung dieses Bildes zugeschrieben hatte. In anderen Arbeiten dieser Periode wie *Allerheiligen* oder *Das Jüngste Gericht* verwies er auf die religiöse Thematik durch den Gebrauch bedeutungsvoller Titel und bewies zweifellos, eine wie zentrale Rolle das Christentum in seiner Bildthematik einnahm. Der Titel *Improvisation 6* verweigert einen solchen Hinweis auf das Bildthema, doch ein starker erzählerischer Gehalt kann nicht übersehen werden. Wahrscheinlich ist es sogar die ent-

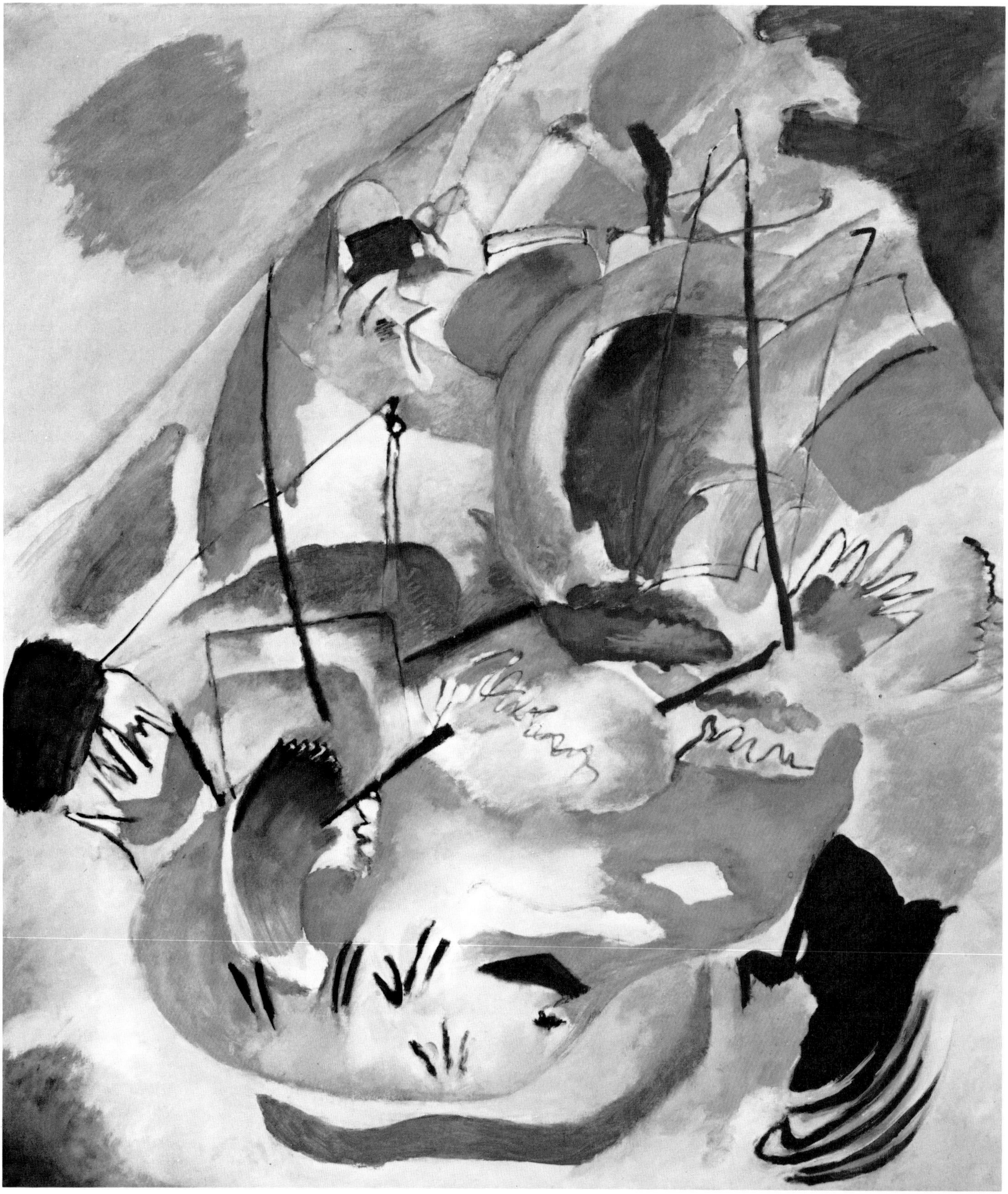

Kandinsky, *Improvisation 31, Seeschlacht*

scheidendste Geschichte, die das Neue Testament überhaupt zu berichten hat, und die eben jene geistige Wiedergeburt beschreibt, die Kandinsky in seinen Schriften aus derselben Zeit vorwegnahm.

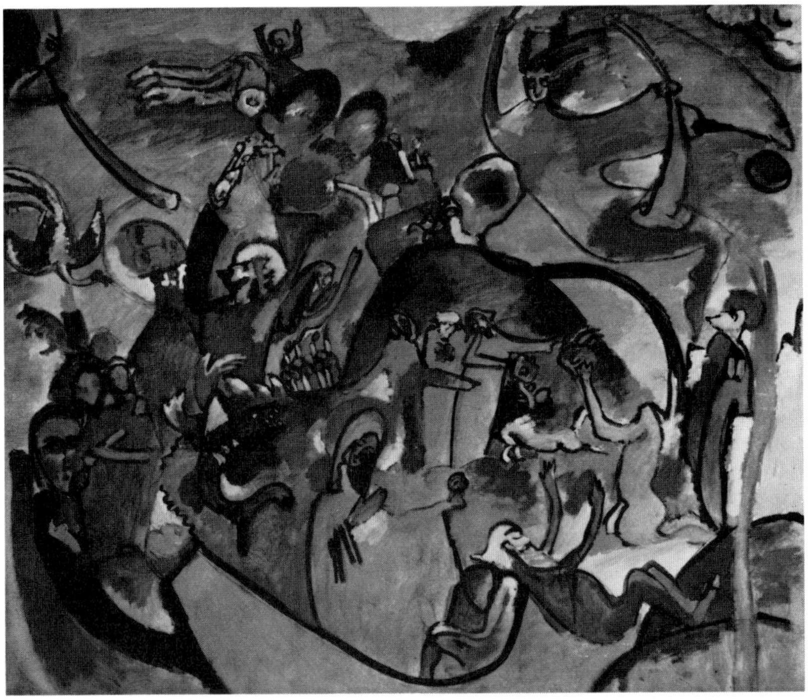

Kandinsky, *Allerheiligen II*

Wie alle Christen muß er der Auferstehungsgeschichte eine besondere Bedeutung zugemessen haben. Auch nach seiner Übersiedlung nach Europa versäumte er es nie, dem Oster-Gottesdienst in einer russisch-orthodoxen Kirche beizuwohnen. Und so erscheint es keineswegs unsinnig vorzuschlagen, daß der große rote Block auf der rechten Seite, der von einer Figur gehalten wird, deren Kopf von einem glänzenden Heiligenschein umgeben ist, den Stein darstellt, der vom Grab Christi weggerollt wurde. Und die Figur auf der linken Seite, die einen langen Streifen blauen Tuchs hält, kann genauso gut der Mann mit dem „langen weißen Gewand" sein, von dem Markus im Evangelium sagt, er sei in dem leeren Grab gewesen. Es scheint also möglich, eine Beziehung zu Ostern herzustellen, als Christus von den Toten auferstand und nur seine Leintücher zurückließ. Man kann das nicht schlüssig nachweisen, und Kandinsky hätte dies auch nicht gewollt. Genauso wenig wäre es ihm wohl recht gewesen, die zweifellose Ähnlichkeit von *Improvisation 6* mit der russischen Ikonen-Tradition überzubetonen, die ja das gleiche Thema mit einer vergleichbaren Mißachtung naturalistischer Vorgaben behandelte und in gleicher Weise strahlende Farben benutzte. Doch dieses Bild hat einen so leidenschaftlichen, festlichen Charakter, daß sich in ihm die optimistische Bedeutung der Auferstehung zu bestätigen scheint.

Selbst wenn man Kandinskys religiösen Eifer nicht teilen kann, ist es schwer, von der Heiterkeit des Bildes *Improvisation 6* nicht berührt zu sein. „Wir stehen auf der Schwelle zur Kunst der Zukunft", schrieb Kandinsky 1910, erfüllt von Begeisterung über die Möglichkeiten, die unternehmungslustige Maler um ihn herum erforschten. Viele dieser Möglichkeiten haben sich erledigt. Doch es lohnt sich, *Improvisation 6* anzuschauen, um sich von neuem klarzumachen, wie erregend die Wiedergeburt der Kunst damals erschienen sein muß.

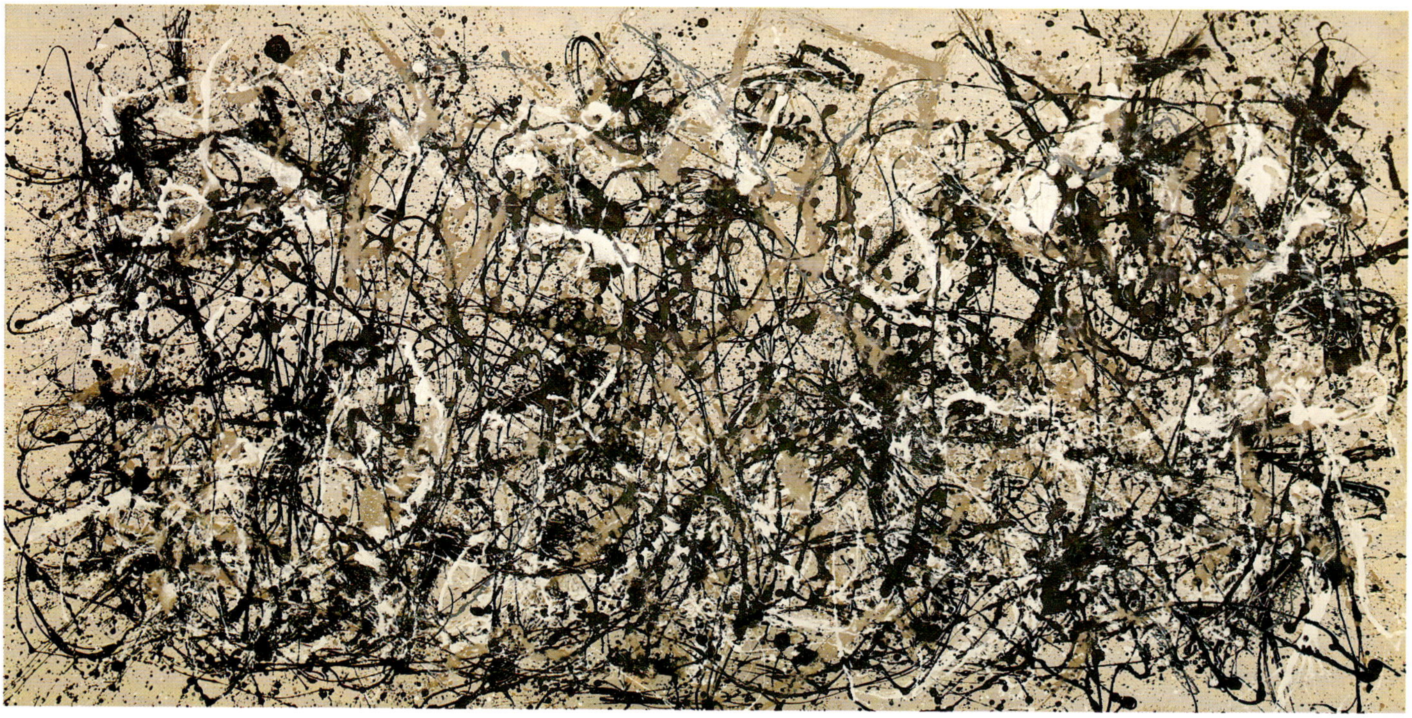

NEW YORK, METROPOLITAN MUSEUM OF ART

MILTON BROWN

Jackson Pollock (1912-1956)

Herbst Rhythmus (1950)

Herbst Rhythmus von Jackson Pollock ist in der Reihe der Hundert Meisterwerke sicher eines der rätselhaftesten Bilder. Mehr als alle anderen setzt es sich über traditionelle Wertmaßstäbe hinweg, die man gemeinhin in der Kunst anerkennt. Das Bild hat weder ein erkennbares Thema, noch hat es erkennbare Formen oder Hinweise darauf – mehr noch: jede Art malerischen Talents scheint zu fehlen. Es sieht tatsächlich so aus, als hätte da einer einen Farbtopf auf die Leinwand geschleudert, wenn nicht dem Publikum ins Gesicht. Das Publikum scheint begriffen zu haben, was für einen Angriff Pollock auf die Elfenbeintürme der Kunst vorhatte. Man gab ihm den Spitznamen „Jack the Dripper" – von *to drip,* tropfen. Damit wollte man ihn zweifellos lächerlich machen. Aber zugleich drückt sich darin ein gewisses Unbehagen vor so viel heimlicher Gewalt aus. *Herbst Rhythmus* entstand tatsächlich, indem Farbe auf die Leinwand geschleudert, gespritzt und getröpfelt wurde. Und damit erklärte der Künstler den Zufall zur Kunst – eine derart radikale Haltung hatte bis dahin kaum jemand in der Kunstgeschichte eingenommen.

Pollocks Vorleben als Künstler war bis zu dieser Epoche vollkommen klar und anerkannt. Etwas überraschend war seine spätere Entwicklung. In den frühen dreißiger Jahren kam er als junger Mann aus Kalifornien nach New York, um bei Thomas Hart Benton zu studieren, einem Maler aus dem Westen, der Szenen aus dem amerikanischen Alltagsleben malte, Pollock aber auch mit der Kunst El Grecos bekannt machte. Durch Benton begegnete Pollock den mexikanischen Wandmalern José Clemente Orozco und David Siqueiros, deren expressionistische Intensität und soziales Engagement ihn in seinen eigenen Studien bestärkten. Wie viele andere während der Zeit der Depression, versuchte er sich mit sozialen Themen und fand die Ergebnisse unbefriedigend. Er gehörte zu einer New Yorker Künstlergruppe, die in dem Chaos der Zeit nach verbindlicher Wahrheit suchte. Pollock fand sie in dem Jungschen kollektiven Unbewußten.

Die frühen Arbeiten dieser Periode waren vom Surrealismus beeinflußt – von Malern wie Picasso und Miró. Pollocks Bilder waren mit Rätseln und Zauberformeln angefüllt, mit rituellen Geheimzeichen, die er angeblich aus seinem Unbewußten bezog.

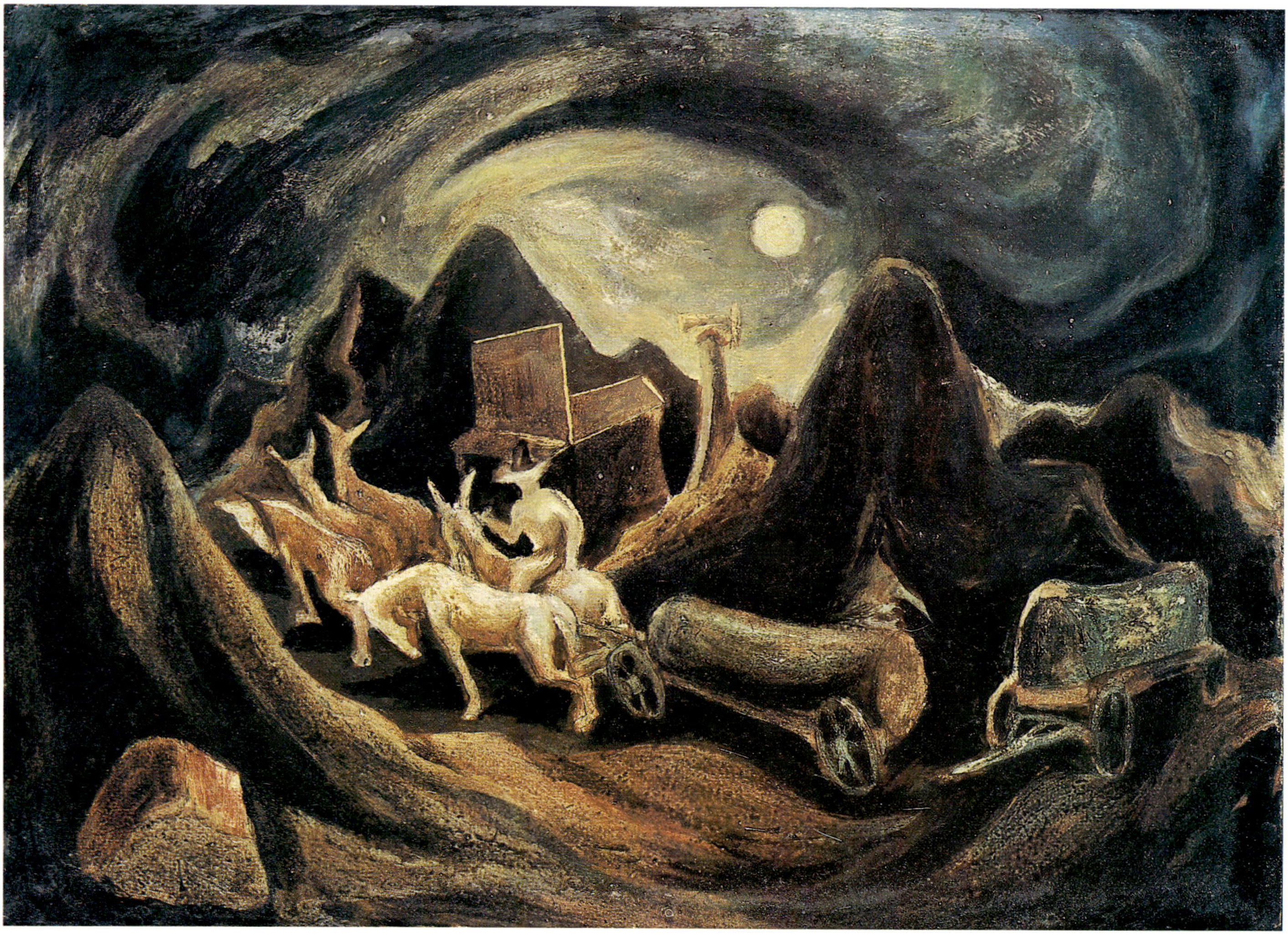

Pollock, *Going West*

Doch letztlich führte die Beschäftigung mit der surrealistischen Technik des automatischen, frei assoziierenden Zeichnens Pollock um das Jahr 1946 zur Befreiung von den Hieroglyphen aus dem Unterbewußten und ließ seine Malerei selbst zu einem rituellen Vorgang werden. Obgleich bekannt war, daß Pollock sich nicht sehr gut in Worten ausdrücken konnte, scheint er sich vollkommen klar darüber gewesen zu sein, was er tat. 1947 schrieb er:

„Meine Bilder entstehen nicht auf der Staffelei. Ich spanne die Leinwand selten vor dem Malen. Ich hefte die ungespannte Leinwand an die Wand oder auf den Fußboden. Ich brauche den Widerstand eines harten Untergrunds. Auf dem Fußboden fühle ich mich wohler. Wenn die Leinwand auf der Erde liegt, fühle ich mich ihr näher, ich fühle mich als ein Teil des Bildes. So kann ich rundherum gehen, von allen vier Seiten arbeiten und selbst in dem Bild sein. Immer seltener benutze ich die gewohnten Malwerkzeuge wie Palette und Pinsel. Ich ziehe Stöcke, Spatel, Messer und tropfende, flüssige Farbe vor. Manchmal gieße ich die Farbe direkt aus der Dose …

Eine Arbeitsmethode entsteht aus einer Notwendigkeit heraus. Ich will meine Gefühle ausdrücken, nicht sie darstellen. Technik ist nichts anderes als ein Mittel, das zu einer Aussage führt.

Wenn ich male, habe ich eine allgemeine Vorstellung davon, was ich erreichen will. Ich kann den Fluß der Farben kontrollieren. Einen Zufall gibt es dabei genauso wenig, wie es Anfang oder Ende gibt. Ich habe keine Angst vor Veränderungen, keine Angst, das Bild zu zerstören, denn das Gemalte hat sein eigenes Leben. Ich versuche, es leben zu lassen."

In diesen getröpfelten Bildern verzichtet Pollock weitgehend auf eine bewußte Kontrolle. Die Bewegung von Handgelenk und Arm, die einen Pinsel führen, weitet sich bei ihm aus zu einer Bewegung des ganzen Körpers, fast zu einem rituellen Tanz. So kommt es zu der Bezeichnung „Action Painting" – Aktionsmalerei –, in der das Bild nicht bis ins letzte geplant, sondern das Ergebnis ungehinderter Bewegungsabläufe ist. Auch mit dem Begriff „Abstrakter Expressionismus" hat man das Werk Pollocks und anderer, die in eine ähnliche Richtung gingen, zu beschreiben versucht. Aber dies ist ein spezifisch kunsthistorischer Begriff, der diese Bewegung zu früheren Manifestationen des Expressionismus in eine Beziehung setzt, etwa zu einem Maler wie Vincent van Gogh, der mit seiner Malerei eher Emotionales ausdrückte als Rationales; oder noch weiter zurück zu den Romantikern, die selbst die Wahrheit mehr in der Nähe des Herzens als des Kopfes fanden. Der „Abstrakte Expressionismus" ist eine moderne Ausformung dieser Haltung, die dem Unbewußten, dem wissenschaftlichen Ersatz für die Seele, mehr traut als dem bewußten Verstand. Hier geht es nicht darum herauszufinden, wie sinnvoll dies alles ist, sondern darum, daß Pollock daran glaubte und daß ihn dieser Glaube irgendwie befreite. Der gequälte Obskurantismus seines Frühwerks öffnet sich plötzlich zu lyrischer Größe.

Will man *Herbst Rhythmus* im Zusammenhang traditionellerer Werte sehen, so muß man seine Vorurteile ganz beiseite lassen und das Bild mit einem frischen Blick angehen. Zunächst einmal ist es ein sehr großes und dekoratives Bild. Die Farbwahl ist einfach und wirkt durch diese Beschränkung vielleicht etwas zu glatt: auf sandfarbenen Grund Schwarz, Weiß, ein leichtes Kakaobraun und Schieferblau. Trotz seiner völligen Abstraktheit spürt man in *Herbst Rhythmus,* wie auch in anderen Bildern dieser Periode, einen Hauch der Küste, in deren Nähe es entstanden ist, obgleich nichts daran wirklich auf eine Landschaft hinweist.

Pollocks Art, die Farbe auf die Leinwand zu bringen, verwandelte Malerei in Zeichnung. Zugleich wurde dadurch die Zeichnung von ihrer Funktion befreit, Form umschreiben zu müssen. Die Zeichnung wurde zu einer Art Kalligraphie. Pollock hatte eine neue ästhetische Sprache geschaffen, wenn auch niemand anders je in der Lage war, sie zu benutzen.

Neben der Tropftechnik ist das Typischste an den Bildern dieser Periode, daß sie die ganze Leinwand ausfüllen („all-over-painting"). Durch die Wiederholung bestimmter Formen entsteht ein scheinbar regelmäßiges Muster – böse Zungen haben das als Tapetenmuster bezeichnet. Wenn man genau hinschaut, sieht man aber, daß in diesem Bild eine Komposition geschaffen ist, die die Ränder bewußt als solche einbezieht, wenn auch die Elemente in der Nähe des Rahmens über ihn hinausweisen mögen; zugleich ist

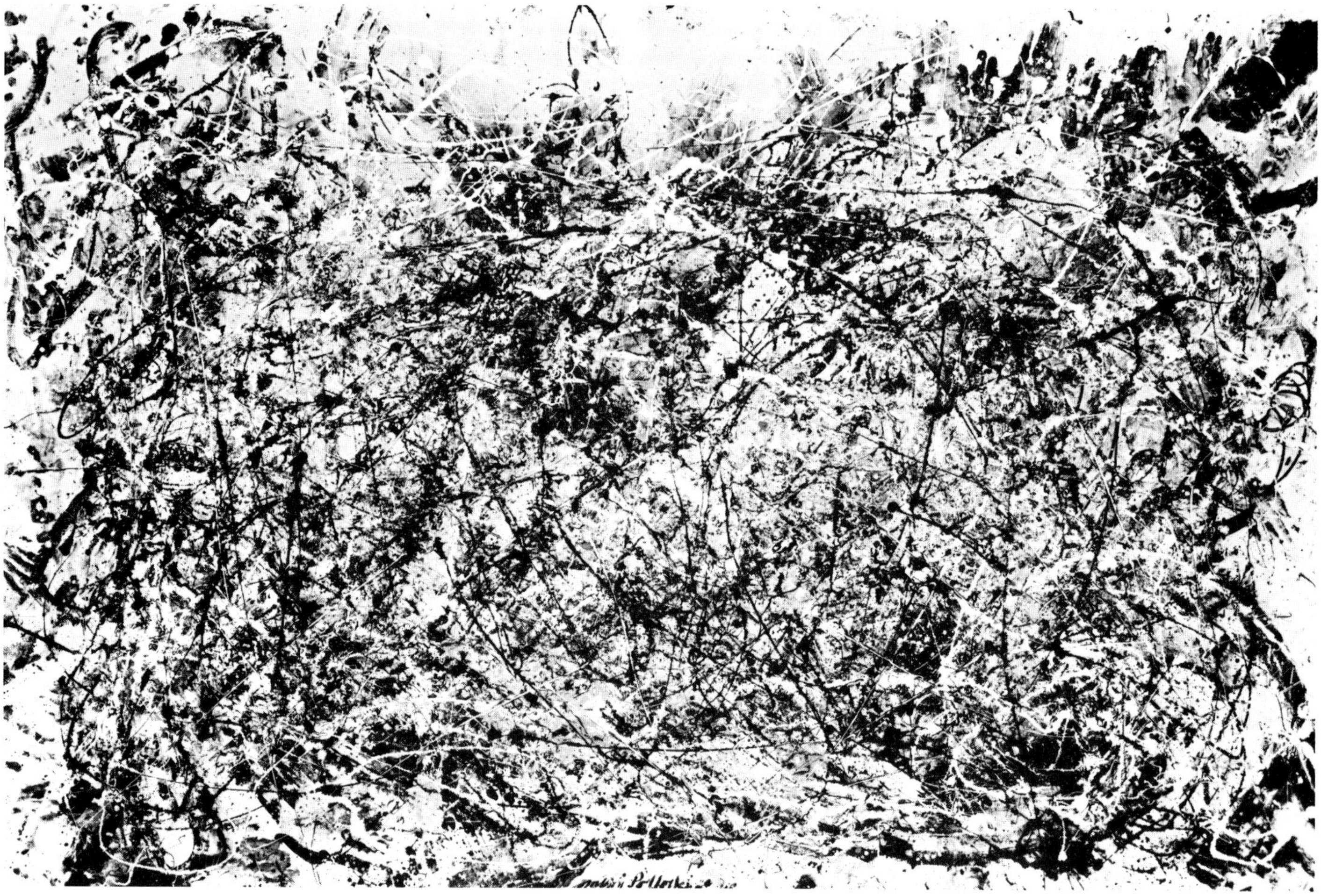

Pollock, *Number 1, 1948*

eine greifbare innere Spannung da, die das Gewebe von den Kanten weg zur Mitte hin zusammenzieht.

Die übereinanderliegenden Schichten gespritzter, getropfter und durchgezogener Linien schaffen eine komplexe räumliche Bewegung, die in die Tiefe und aus ihr heraus schwingt, einen Effekt, den man vielleicht am besten als Galaxie von Formen in einem unendlichen Firmament bezeichnen kann, das sich in einer latenten Beziehung zum Betrachter hält. Hier wird die Größe des Bildes entscheidend. Man kann sich in seiner Nähe von der Galaxie umschlossen fühlen, oder aber sie wie die Milchstraße aus der Entfernung sehen.

Pollock öffnete einer neuen Generation von Malern einen Weg, indem er sich selbst von bestimmten Bindungen der Vergangenheit befreite, indem er Kreativität auf einer persönlicheren inneren Ebene neu definierte und gleichzeitig dem Bild durch seine Größe eine wichtigere Rolle in der Öffentlichkeit zuwies. Pollock hat einen weitreichenden und tiefgehenden Einfluß ausgeübt; doch seine Kunst bleibt unnachahmbar, Ausdruck einer einzigartigen künstlerischen Persönlichkeit.

Anbetung

Abgesehen von dem Porträt eines Königs war der ehrenvollste Auftrag, den ein Künstler (zumindest bis zum achtzehnten Jahrhundert) erhalten konnte, einen Altar für eine wichtige und wohlhabende Kirche zu malen. Viele der schönsten Bilder, die wir haben, sind deshalb für eine kniende Gemeinde gemalt worden. Sie waren der Brennpunkt des Gottesdienstes: sie machten jene Gestalten zugänglich und vertraut, die anzubeten der christliche Glaube von den Menschen fordert.

Im allgemeinen stammten diese Gestalten aus der Bibel: Christus und die Jungfrau Maria vor allem, dann die Apostel, und schließlich ein weiterer Kreis von Heiligen und Märtyrern. Es dauerte jedoch nicht lange, so kamen gewitzte Politiker darauf, sich gemeinsam mit solchen leuchtenden Gestalten auf einem Bild darstellen zu lassen, um ein wenig von ihrer Glorie auf sich selbst zu lenken. Stiftete ein Adliger eine gewichtige Summe, so konnte er sich als bescheidene Stifterfigur nahen, wem immer er wollte. Solch eine Gelegenheit ließ man sich nicht entgehen. *Die Madonna des Kanzlers Rolin* ist so ein Bild. Es entstand in Flandern im frühen fünfzehnten Jahrhundert, und Rolin war doppelt gewitzt, als er den bedeutenden Künstler seiner Zeit in Nordeuropa beauftragte, Jan van Eyck.

Die monumentale Strenge von Piero della Francescas *Auferstehung* hätte das Eindringen einer korrupten Stifterfigur auf keinen Fall zugelassen. Hier werden nur die schlafenden Soldaten Zeugen des höchsten Wunders der Christenheit. Das Bild befindet sich noch heute in San Sepolcro, wo es entstand. Und obwohl es unter jahrelanger Vernachlässigung gelitten hat, gehört es dennoch zu den majestätischsten Werken der gesamten europäischen Kunst.

Wirkt Pieros Meisterwerk ehrfurchtgebietend, so ist Botticellis *Geburt der Venus* ein Bild, in das man sich verlieben kann. Alles auf dem Bild umgibt die Schönheit der Göttin der Liebe wie ein Schrein: die Rosen, die Winde und Wellen tragen sie uns sanft entgegen; wir warten auf sie, seit jemand aus der Familie Medici in Florenz den Künstler beauftragte, sie zu malen – natürlich nicht für eine Kirche, sondern zu seinem persönlichen Vergnügen.

Es steht außer Frage, wessen Vergnügen in Rigauds *Porträt Ludwig XIV.* befriedigt wird, das um 1700 entstand. Es ist die Studie einer schamlosen Selbsterhöhung – der Majestät des Sonnenkönigs –, die absurd wirkte, hätte der Porträtierte den geringsten Selbstzweifel zur Schau getragen. Aber dieses Bildnis erhebt sich ebenso mühelos über die Absurdität wie Tiepolos glorioses Deckengemälde für einen venezianischen Palast, das etwa vierzig Jahre danach entstand: *Der Triumph der Tugend.*

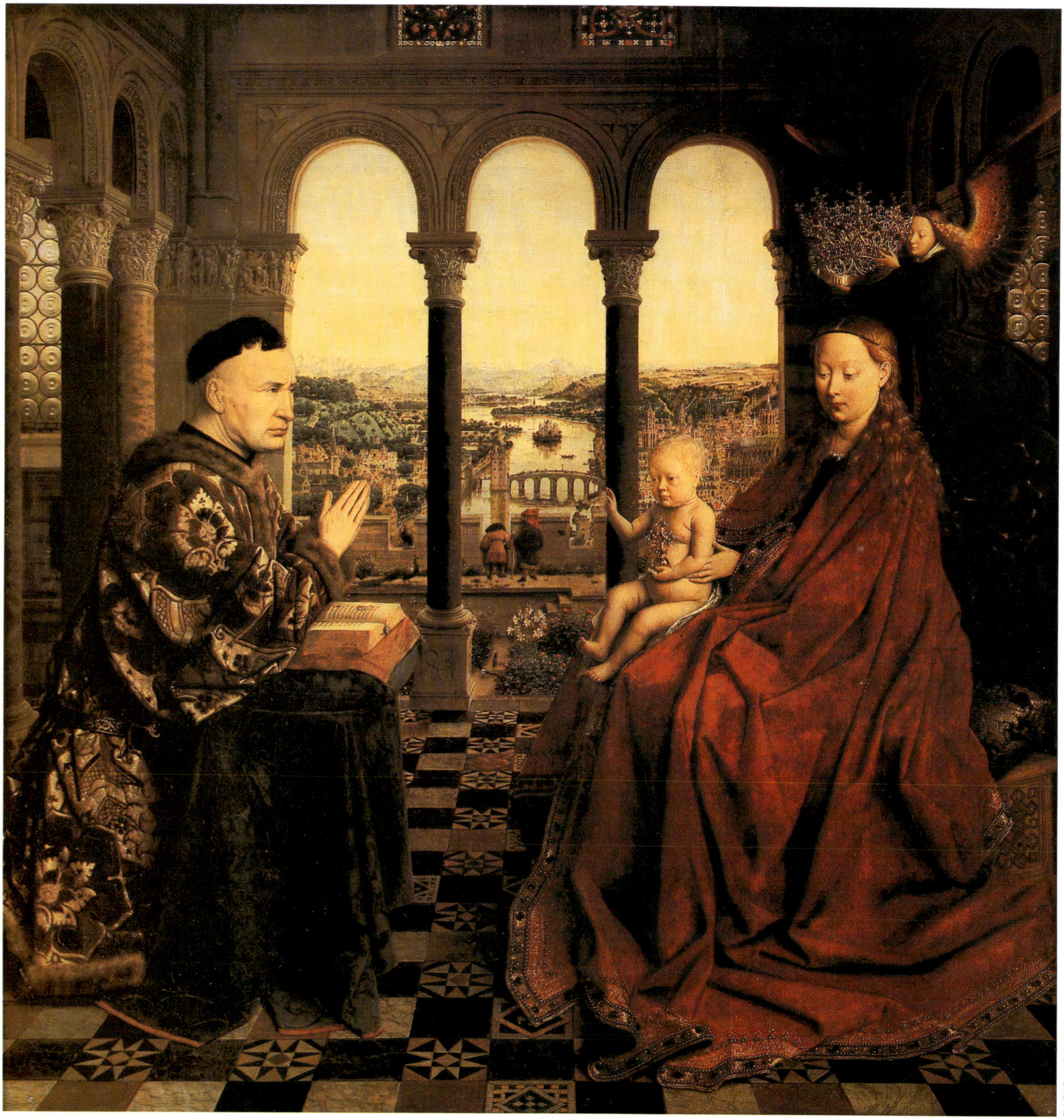

PARIS, LOUVRE

JOHN HALE

Jan van Eyck (um 1390-1441)

Die Madonna des Kanzlers Rolin (1434)

Dieses Bild zeigt mit der größten Selbstverständlichkeit einen hohen Staatsbeamten, Nicholas Rolin, in der Gesellschaft der Königin des Himmels, der Jungfrau Maria. Jan van Eyck malte es 1434 in Burgund. Burgund umfaßte damals nicht nur die märchenhaft reiche Weinprovinz Frankreichs, sondern einen großen Teil des heutigen Belgien und Holland. Zu Burgund gehörten international berühmte Handels- und Industriezentren wie Brüssel, Gent, Brügge, das zu jener Zeit größer war als London und reicher als Paris. Sein Herzog, Philipp der Gute, war der reichste Herrscher in Europa. Er war auch ein großzügiger Mäzen der Schriftsteller und Künstler. Er beschäftigte Jan van Eyck, bezahlte ihn gut und schätzte seine Intelligenz so hoch ein, daß er ihm eine Anzahl diplomatischer Aufträge anvertraute. So kannte Jan van Eyck also aus der Nähe die Atmosphäre und die Interessen des glänzendsten Hofes im Westen. Er war ein gebildeter und weitgereister Mann, ein Intellektueller und Künstler.

Die rechte Hand des Herzogs in allen Staatsgeschäften war sein Kanzler Nicholas Rolin. Rolin war achtundfünfzig Jahre alt, als Jan van Eyck ihn hier festhielt. Berechnend, hart, sehr reich und gehaßt von allen, die eifersüchtig auf seinen Einfluß waren, und ebenso bedacht auf höfischen Handel und Wandel hienieden wie darauf, eine entsprechende Position am Hofe der Ewigkeit zu erlangen. Dieses Anliegen bringt ihn hierher. Aber wo ist er? Ist die Jungfrau in einer Vision zu ihm herabgekommen, oder ist er in einer Meditation zu ihr hinaufgestiegen?

Die beiden Gestalten befinden sich in einer luftigen, jedoch bis ins kleinste soliden Halle eines stattlichen Gebäudes, das ganz offensichtlich ihres ist. Ihr Thron aus eingelegtem Marmor ist fest gegründet. Sein Betpult hingegen ist transportabel. Ohnehin hat der Künstler deutlich gemacht, daß es einen Raum wie diesen unmöglich auf Erden geben könnte. Der vierblättrige Schmuck an der Basis der Säule ist gotisch, doch die Bögen zu Häupten der Säule sind gerundet, romanisch, also in früherem Stil. Das ist auf den Kopf gestellt: ein Hinweis für den gebildeten Betrachter, seine Augen auf den Hof des Himmels zu richten.

Es ist sehr wahrscheinlich, daß Jan van Eyck, als er diese Szene malte, einen ganz bestimmten Aspekt des Himmels vor Augen hatte, nämlich das Neue Jerusalem, wie die Bibel es in der Offenbarung des Johannes beschreibt. Auf den Kapitellen sind kleine biblische Szenen dargestellt. Sonst aber ist der Raum ganz weltlich in seiner Architektur: Johannes schreibt von der Stadt, „ich sah darin keinen Tempel". Und Johannes spricht von einer großen hohen Mauer – und man sieht sie auch auf diesem Bild: eine zinnengekrönte Mauer am Ende eines Gartens mit Rosen, rot wie Christi Blut, und Lilien, weiß wie die Reinheit der Jungfrau.

Höchst ungewöhnlich ist es, daß Mutter und Kind mit den Attributen politischer Macht gezeigt werden. Maria wird gerade gekrönt, das Kind hält einen Reichsapfel, und sein Ausdruck ist, während er Rolin segnet, recht unkindlich, als wollte es sagen, „es

Unten Nicholas Rolin; *rechts* das Kind; *gegenüber* die Jungfrau von einem Engel gekrönt, Ausschnitte aus *Die Madonna des Kanzlers Rolin*

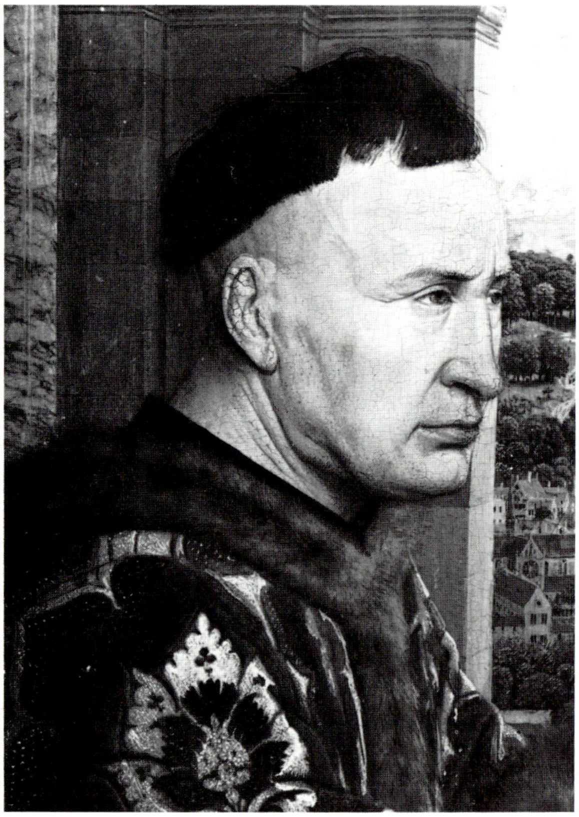

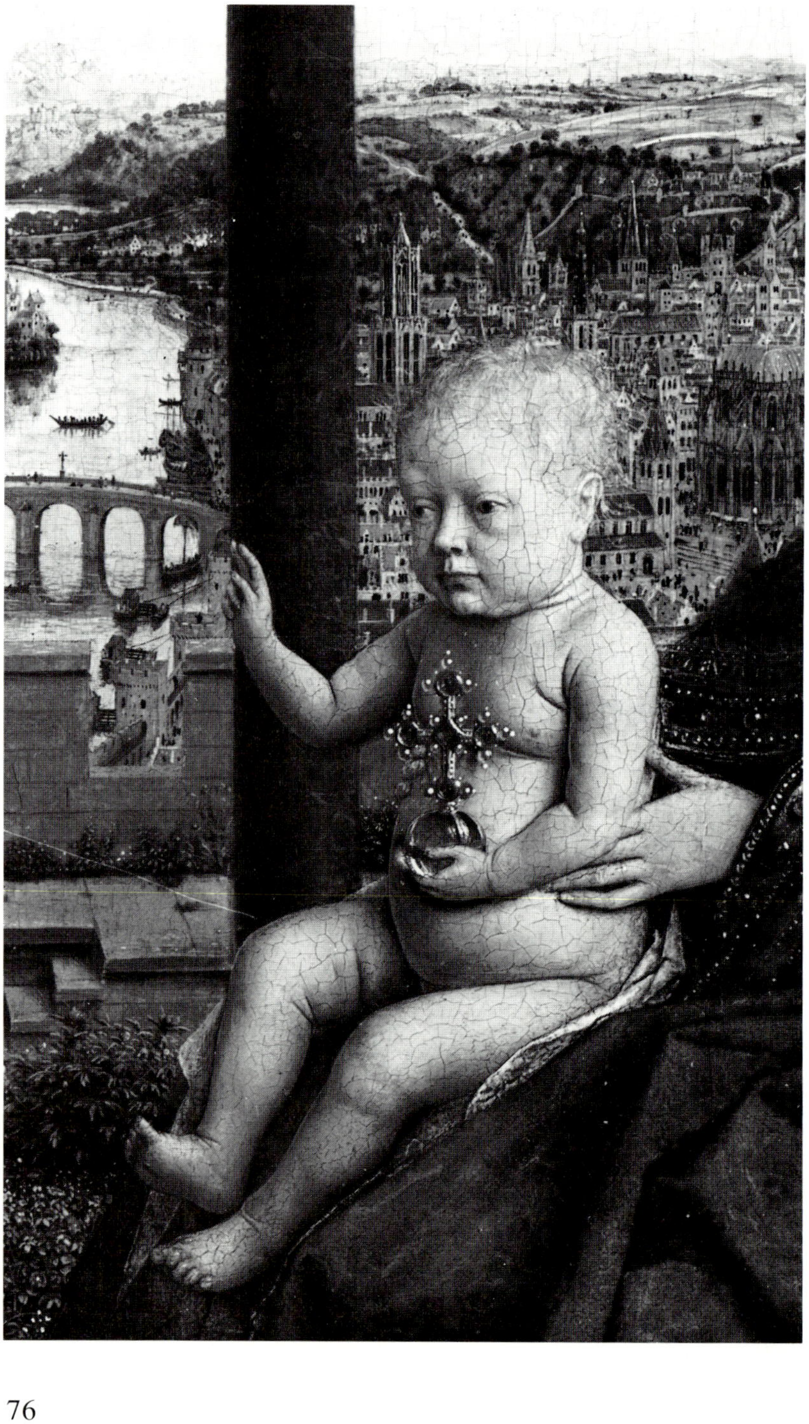

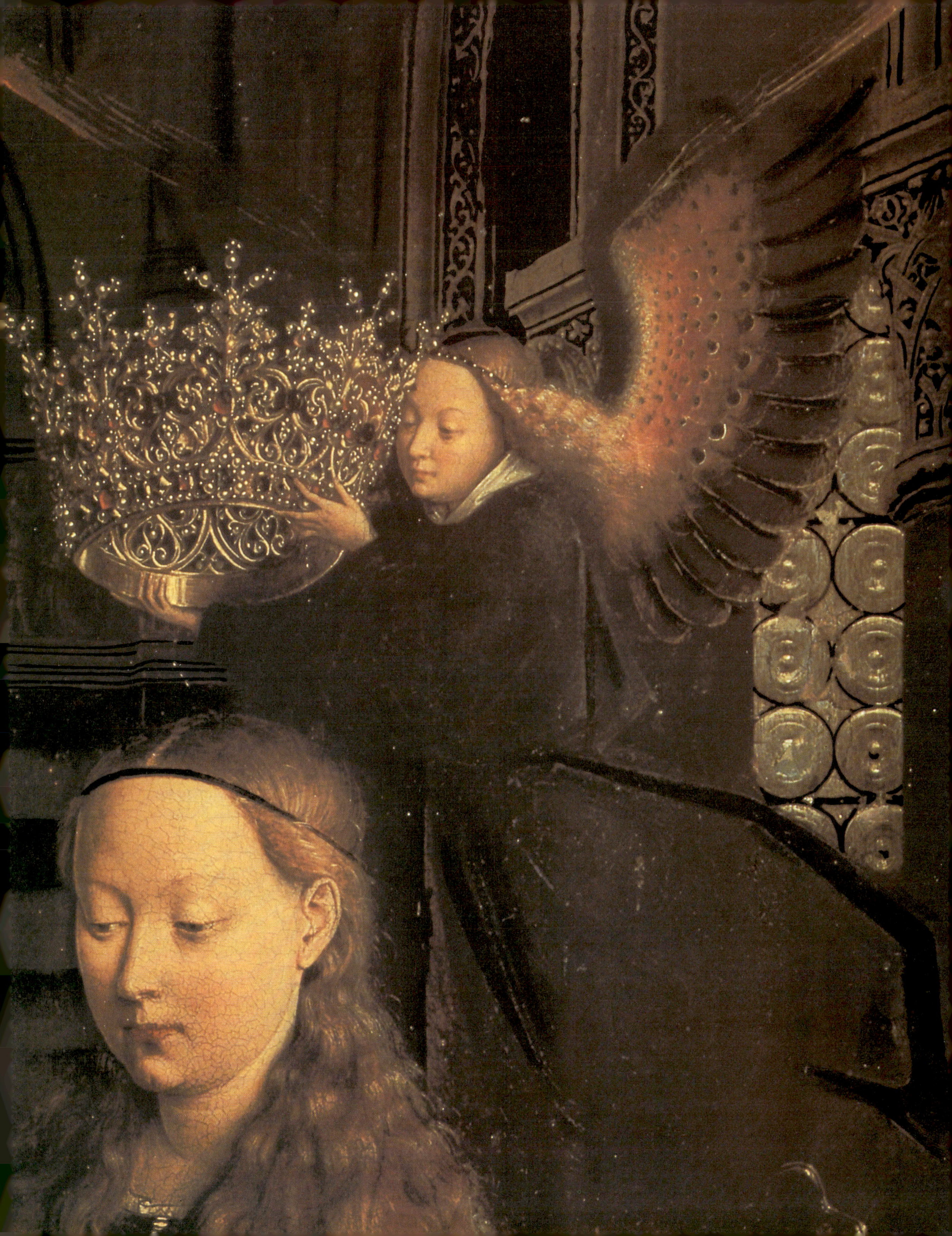

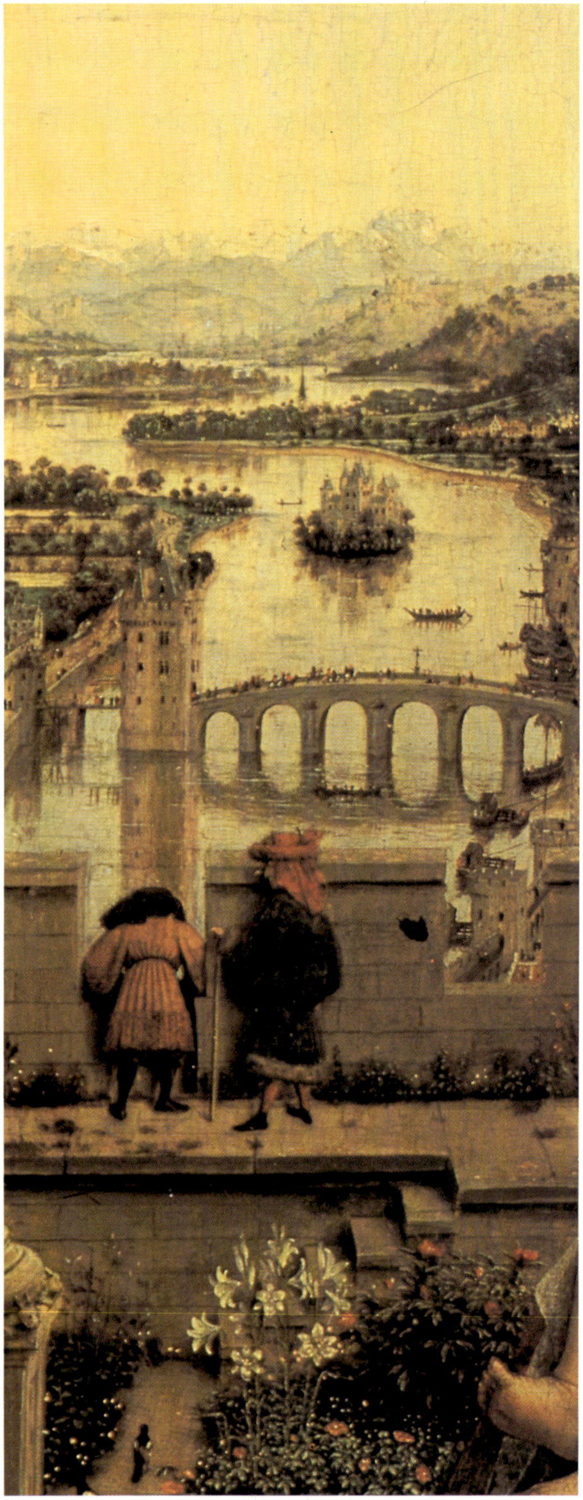

Zwei Männer im mittleren Bogen,
Ausschnitt aus *Die Madonna des Kanzlers Rolin*

hängt ganz von dir ab". Nun hatte der Herzog von Burgund sich vorgenommen, in einem Kreuzzug das irdische Jerusalem von den Ungläubigen zu befreien und auf diese Weise das Reich Christi auf Erden zu erweitern. Rolin fiel dabei die Aufgabe zu, Burgunds Anteil daran zu organisieren. So von dem herrscherlichen kleinen Jungen aufgefordert, denkt er möglicherweise darüber nach, wie ein erfolgreicher Kreuzzug ihm auch dazu verhelfen könnte, hier oben in Ewigkeit zu weilen.

In all dem ist Jan van Eyck wohl den Anweisungen seines Auftraggebers gefolgt. Aber der Hintergrund des Bildes war ihm selbst überlassen, und der Blick nach jenseits der Dreifalt der Bögen war seine Vorstellung von Gebet und Erlösung. Tief unterhalb der Mauer trennt der Fluß eine befestigte Stadt auf der rechten Seite von einem Vorort auf der linken. Sie sind durch eine Brücke verbunden, die von einem Turm aus verteidigt werden kann. Kleine Menschen, winzige, aber genügend große Tupfen mit dem feinsten aller Pinsel, überqueren die Brücke. Andere erscheinen auf den Straßen und dem Platz des Ortes. Dieser hat hinter dem grübelnden, doch durchaus diesseitigen Rolin nur eine Kirche; völlig logisch angesichts der wenig dichten Bebauung.

Die Stadt hinter der Jungfrau bietet dazu den größten Gegensatz. Die Häuser gehen zwischen den Kirchen fast unter. Dank der äußersten Präzision von Jan van Eycks Pinsel kann man zehn Kirchen zählen, deren wichtigste die riesige Kathedrale ist. In einem früheren Bild hatte Jan van Eyck die Jungfrau wie eine heilige Riesin eine ganze Kirche ausfüllen lassen. Denn sie war ja für die Wirksamkeit des Gebets so nötig wie ihr Sohn für die Erlösung. So ist dies die Stadt der Jungfrau, des Malers persönliche Huldigung an die mädchenhafte Gottheit. Am Quai werden Boote entladen, oder sie pendeln über den Fluß.

Derart überklare Beschreibung einzelner Gegenstände hat etwas gemeinsam mit dem detaillierten Überfluß, der für die burgundische Kultur im ganzen charakteristisch war, von Gedichten und Chroniken bis zu Banketten und Prozessionen. Und hinter all dem stand eine Philosophie, die lehrte, daß nur einzelne Gegenstände bekannt werden konnten. Verallgemeinerungen und Konzepte, die sie zu Kategorien ordneten, konnten wahr sein, aber nicht bewiesen werden. So war der sicherste Weg, Gott recht zu preisen, der, mit liebevoller Genauigkeit die Gegenstände wiederzugeben, die Er geschaffen hatte oder die Menschen durch Ihn hatten schaffen können.

Wir kommen zu den beiden Gestalten in der Mitte des Bildes. Sie sehen ein wenig wie Zwerge aus; aber der stehende Mann ist von normaler Größe, genauso hoch wie die schützende Mauer. Da er aber an der Wand steht, kann er nicht hinunterschauen. Vielleicht ist er sogar blind. Er scheint seinem Gefährten zuzuhören, der sich weit vorbeugt, um zum Fluß hinunterzuschauen.

Es kann kein Zufall sein, daß die genaue Mitte dieses bis ins kleinste ausgedachten Bildes zwischen den Madonnen-Lilien und diesen scheinbar unbedeutenden kleinen Figuren liegt. Ist es zu weit hergeholt, den einen, der sich über die Brüstung des Neuen Jerusalem beugt, um Gottes Schöpfung in all ihrer Frische zu

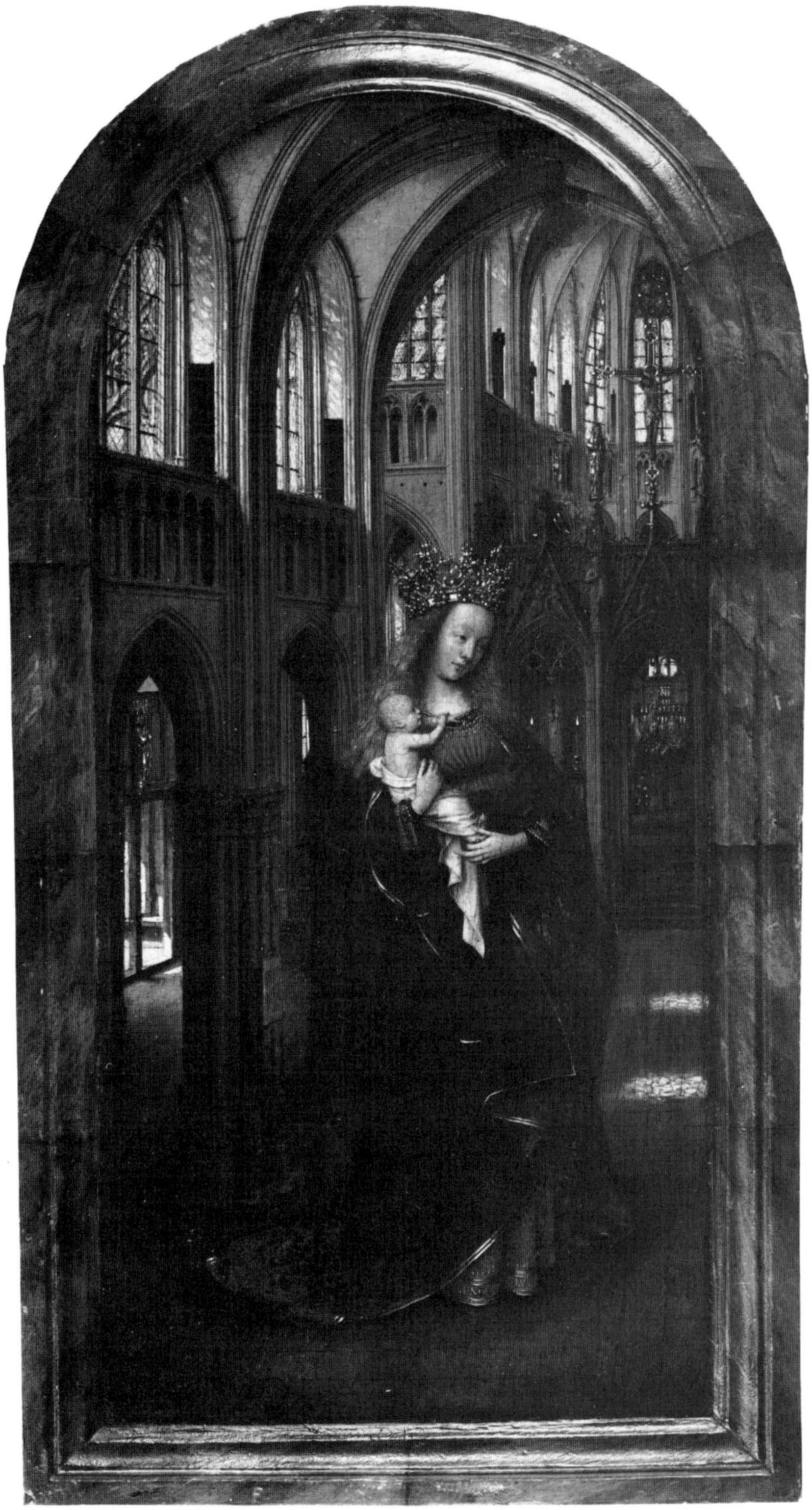

van Eyck, *Madonna in der Kirche*

schauen, als den Maler zu deuten? Und den anderen, der nicht sehen kann, als Repräsentanten all jener Menschen, die auf das Auge eines Künstlers angewiesen sind, um sich Himmel und Erde richtig vorzustellen?

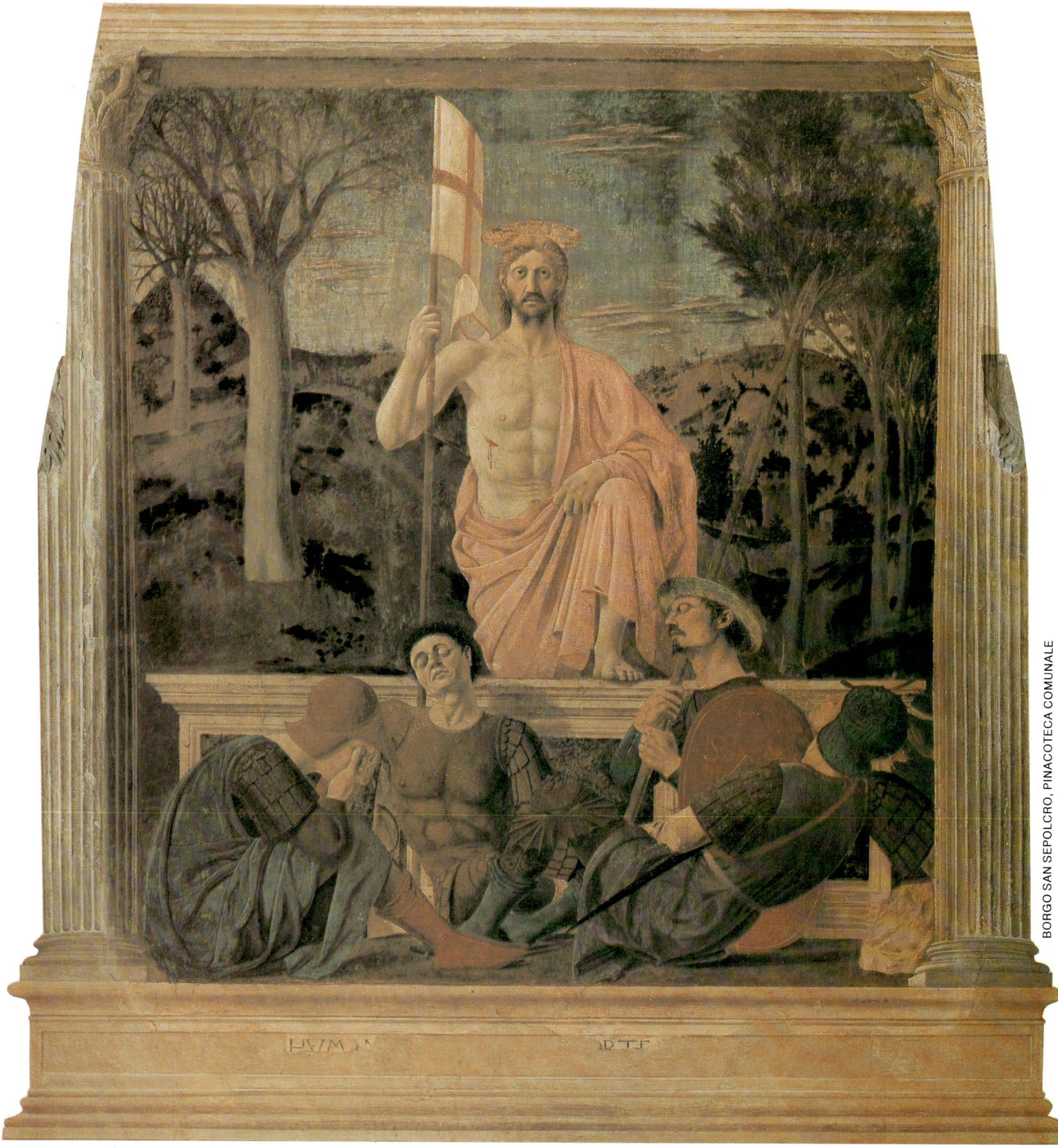

BORGO SAN SEPOLCRO, PINACOTECA COMUNALE

DAVID PIPER

Piero della Francesca (1410/20-1492)

Auferstehung Christi (um 1460)

Piero della Francesca stammte aus der kleinen Stadt Borgo San Sepolcro. Hier wurde er irgendwann um 1415 geboren, und hier starb er 1492. Das Rathaus der Stadt ist noch dasselbe, das Piero kannte. Heute ist es das *Museo Civico*, und es beherbergt die Kunstsammlung der Stadt. In ihr befinden sich noch mehrere Bilder Pieros, darunter die *Madonna della Misericordia (Schutzmantelmadonna)* und eine *Kreuzigung*. Diese Kreuzigung ist sicher in ihrer gelassenen Monumentalität ein Echo auf Masaccios fünfzig Jahre zuvor gemalte Kreuzigung, die jetzt in Neapel hängt.

Mit dem Goldhimmel war sie schon damals altmodisch. Doch hier wie in den anderen Figuren, den frühesten Arbeiten Pieros, deren wir sicher sind, findet sich schon jene monumentale Dichte, jene kolossale Ruhe. Und über allem liegt ein Hauch von Mysterium, der an nichts in der christlichen Kunst erinnert, sondern vielmehr an die heitere Gelassenheit, das unergründliche Wohlwollen, mit dem die Kunst des Ostens, des Buddhismus, sinnliche Glückseligkeit mit Bildern asketischer Strenge zu vermitteln weiß.

Pieros *Auferstehung* ist immer am Platz seiner Entstehung geblieben. Das Bild ist als Fresko auf den Putz der Wand gemalt. Es war eine Zeitlang übertüncht und hat im Laufe der Zeit Schaden genommen; dennoch hat es seine atemberaubende Ausstrahlung bewahrt.

Piero setzte seine Komposition in einen vorgetäuschten architektonischen Rahmen. Diese Umrahmung ist am stärksten zerstört und teilweise recht wenig überzeugend restauriert. Doch sie ist wichtig, denn ihre Perspektive macht deutlich, daß der Besucher von unten zu dem Bild aufsehen sollte. Das deuten auch die vier vor dem Grabe ausgestreckten Figuren an. Dadurch, daß der Betrachter von unten zu dem Bild aufschauen mußte, wird das Geschehen im Bild von ihm abgerückt in einen anderen Raum, vielleicht sogar in eine andere Ordnung der Dinge, etwa so wie es auf einer Bühne geschieht.

Das dargestellte Geschehen gehört in der Tat einer anderen Wirklichkeitsebene an. Es ist das größte, das triumphalste Wunder der Christenheit: Christus steht von den Toten auf. Es ist der Beweis, daß der Tod nicht das Ende ist. Das Geschehen ist so geheimnisvoll, daß das Evangelium es nicht beschreibt. Da war die

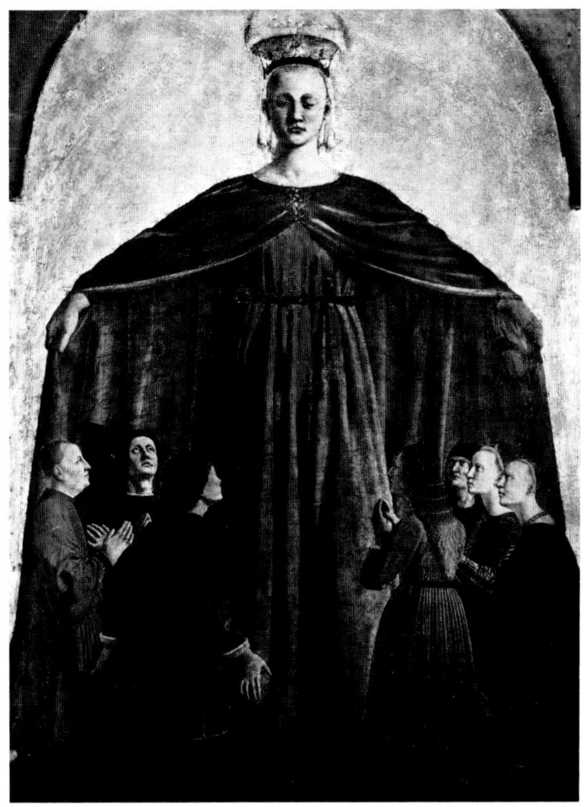

della Francesca, *Schutzmantelmadonna mit Heiligen*

Kreuzigung; die Grablegung. Aber dann folgen Dunkelheit und Stille, bis die Engel am bereits leeren Grab sitzen und der Erstandene Christus den Jüngern am Dritten Tag an anderen Orten erscheint. Die Botschaft ist derart verblüffend, daß sie lange nicht bildlich dargestellt werden konnte.

Das Mittelalter illustrierte sie symbolisch, und später gab es nur wenige wörtliche Übersetzungen ins Bild. Die Herausforderung dieser Botschaft ist – milde gesagt – einschüchternd; aber für die Bürger von San Sepolcro, der Stadt, die ihren Namen vom Heiligen Grabe herleitet, muß sie unwiderstehlich gewesen sein. Und so erging von ihnen wahrscheinlich um 1460 der Auftrag an Piero della Francesca, das Bild zu malen.

Dem Betrachter am nächsten sind die vier in Schlaf versunkenen Wächter. Sie liegen schief und unbequem, wie Soldaten seit undenklichen Zeiten daliegen, die eingeschlafen sind, wenn sie es nicht sollten. Der zweite von links, mit dem nach hinten gelegten Kopf, soll ein Selbstporträt Pieros sein. Das ist nicht auszuschließen. Der andere umfaßt einen Speer oder eine Lanze, die an die Waffe erinnert, die zwei Tage zuvor Christus in die Seite stach. Rechts der vierte – von dem man eigentlich nicht erkennt, wie er daliegt –, scheint sich gerade aufrichten zu wollen, kann aber in seiner Verschlafenheit noch nicht glauben, was ein kurzes Öffnen der Augen ihn dort oben hat erkennen lassen. Nach Matthäus waren die Wachen ans Grab gestellt worden, um die Prophezeiung von der Auferstehung zu vereiteln. Doch in christlichen Illustrationen des Themas könnte ihre Gegenwart auch als Antwort auf die jüdische Anklage dienen, daß die Auferstehung nie stattgefunden habe, sondern daß der Leichnam in der Nacht von den Jüngern heimlich fortgeholt worden sei. Deshalb wird einer der Wächter im allgemeinen als Zeuge des Geschehens dargestellt, der wach ist oder erwacht und sieht, was geschieht.

Die Wächter sind solide gezeichnet, in starken Farben gemalt. Ihre Haltung bildet eine Form wie einen gebrochenen, weit nach außen geöffneten Kelch. Aus diesem Zentrum erhebt sich Christus aus dem geöffneten Sarg – einen Fuß bereits auf seinem Rande. Ruhig steht er da, sein Körper ist wie Elfenbein, gezeichnet von der Lanzenwunde, aber unbefleckt von Geißel und Dornenspuren. Über eine Schulter und um die Lenden ist das Leichentuch feierlich wie eine klassische Toga drapiert, jedoch in sehr blassem zartem Rosa gehalten. Christus steht unerschütterlich fest wie eine Statue. Sein linker Fuß ruht auf der Kante des Sarkophags. Seine rechte Hand hält ein Banner. Sein Kopf schaut über den Betrachter zugleich hinweg und in ihn hinein.

Da die Bibel das Ereignis nicht beschreibt, wählten die Künstler verschiedene Wege, es zu zeigen. Bei Tintoretto zum Beispiel scheint das Grab zu explodieren. Die Haltung, die Piero malte, scheint jedoch die überzeugendste zu sein. Er war nicht der erste, der genau diese Haltung wählte. Er kann die Vorstellung von Andrea del Castagno in Florenz übernommen haben. Hier steht Christus allerdings mit beiden Füßen auf dem Rand des Sarkophags. Sonst aber sind die wesentlichen Elemente gleich: das Banner, die Wächter (von denen der eine hinter dem Grabe sehr wach und erstaunt ist). Doch im Vergleich zu Piero ist Castagnos Version seltsam leichtgewichtig. Sein Christus erscheint als fast bartloser, eitler junger Athlet, der die Hand zum Siegeszeichen erhebt. Das Übernatürliche muß durch einen recht geschäftigen Engel zu seinen Häupten betont werden, dem der Maler mehr Aufmerksamkeit als irgendeiner anderen Figur gewidmet zu haben scheint. Dies Bild wird gewöhnlich früher angesetzt als Pieros: um 1447.

Aus etwa derselben Zeit wie Pieros Bild stammt eine kleine Auferstehung von Mantegna. Hier hat der sonst so ernste Maler Mantegna den Leib Christi in duftige Engelsflügel fast wie in einen Kokon eingeschlossen, vielleicht im Gedanken an das traditionelle

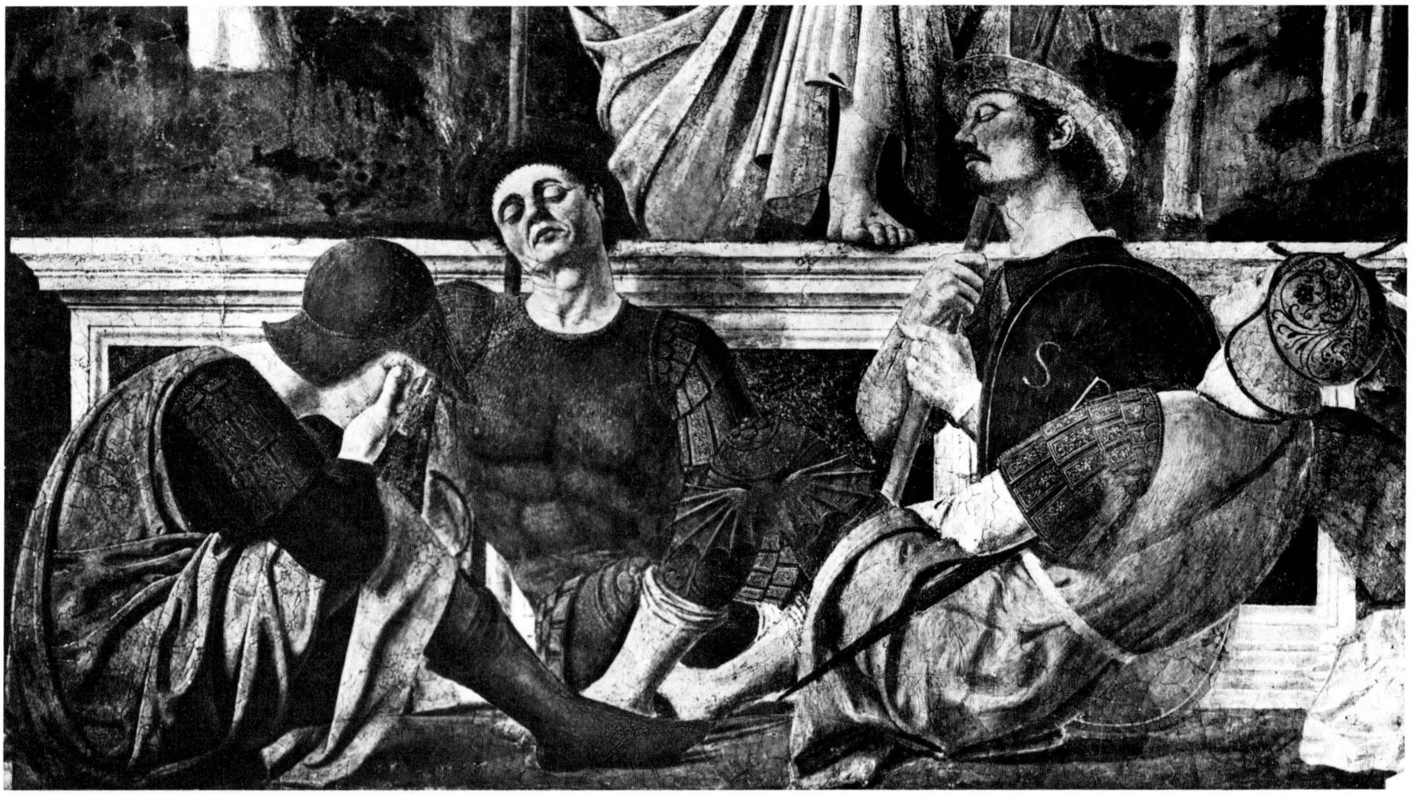

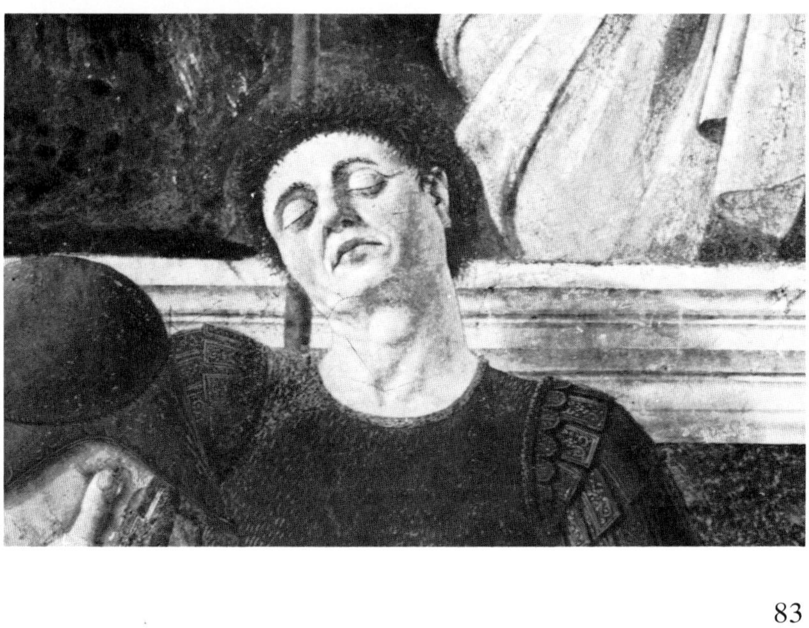

Oben vier Grabwächter;
unten mögliches Selbstporträt des Piero della Francesca, Ausschnitte aus *Auferstehung Christi*

Bild der Mandorla. Doch auf diesen Hinweis konnte Piero verzichten, um seine Wirkung zu erzielen.

Dennoch scheint Pieros Vision in ihrer lastenden Intensität auf andere, ältere Traditionen zurückzugehen; und zwar nicht nur im Stil von Haar und Bart, sondern besonders in der Autorität dieser dunklen Augen, die fast leer und doch ausdrucksbeladen aus dem Weißen unter der klaren Kurve der oberen Lider hervorstarren. Dies ist der Christus, der gekreuzigt in die Hölle niederfuhr, der dort die Tore der Hölle aufbrach und die gequälten Seelen erlöste. Der Auferstandene Christus, erwachend, aber noch betäubt. Einer, der alles gesehen hat, gestorben ist und dennoch überlebt hat. Etwas hiervon findet sich auch im Gesicht des Christus, wie die byzantinischen Mosaiken ihn wiedergeben: groß und beherrschend, der Pantokrator, der richtende Christus, der aus den goldenen Himmeln der großen Basiliken wie der Hagia Sophia in Konstantinopel herrscht.

Tintoretto, *Auferstehung Christi*

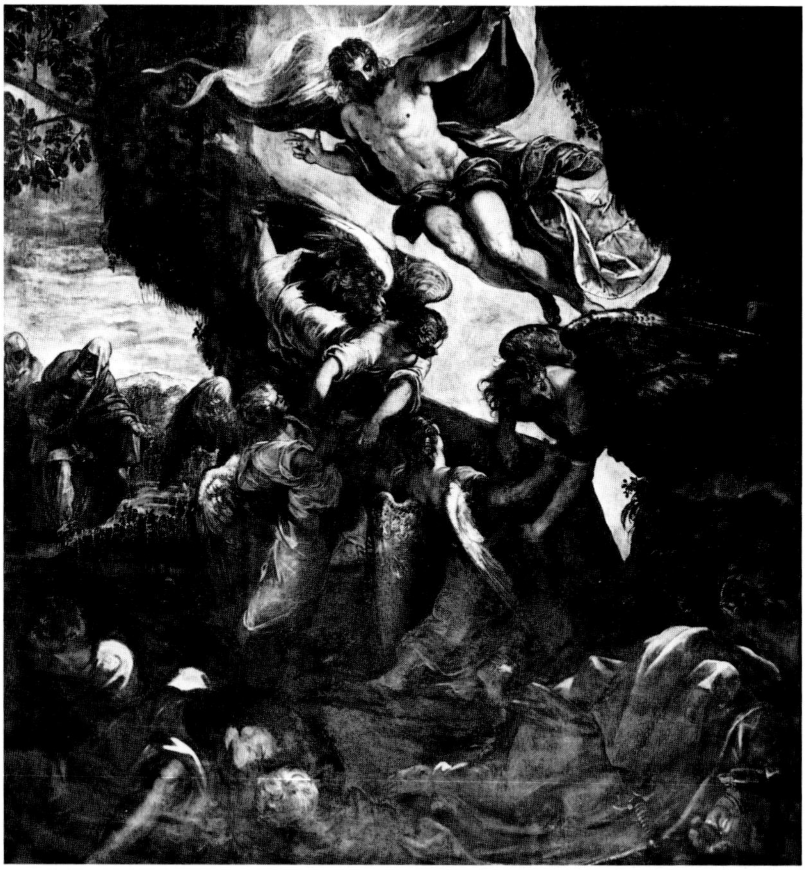

Doch der Körper des Christus von Piero ist eher der eines hellenistischen Gottes, so als sollte der christliche Gott alle überwundenen heidnischen Gottheiten verkörpern. Seine Haltung ist die uralte des triumphierenden Siegers. Doch ist der geschlagene Feind, auf dem sein Fuß so sicher steht, weder Mensch noch Tier, sondern das Grab: Der Tod selbst ist bezwungen. Und in der Welt, über die Christus hier herrscht, hat auch die Zeit ihre Tyrannei verloren. Die schlafenden Wachen tragen römische Uniformen. Die Landschaft dahinter ist die der sanften Anhöhen des Apennin, wie im fünfzehnten Jahrhundert, so auch noch heute. Doch magisch

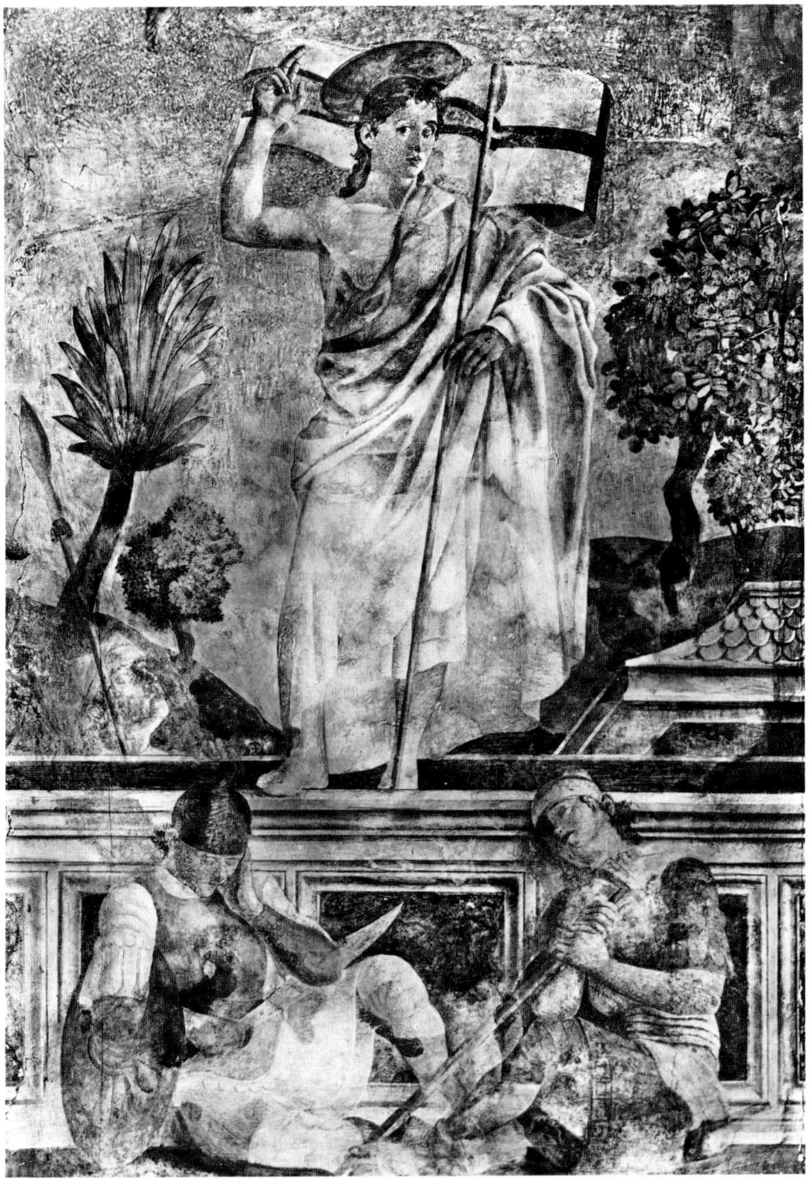

Castagno, *Auferstehung Christi*

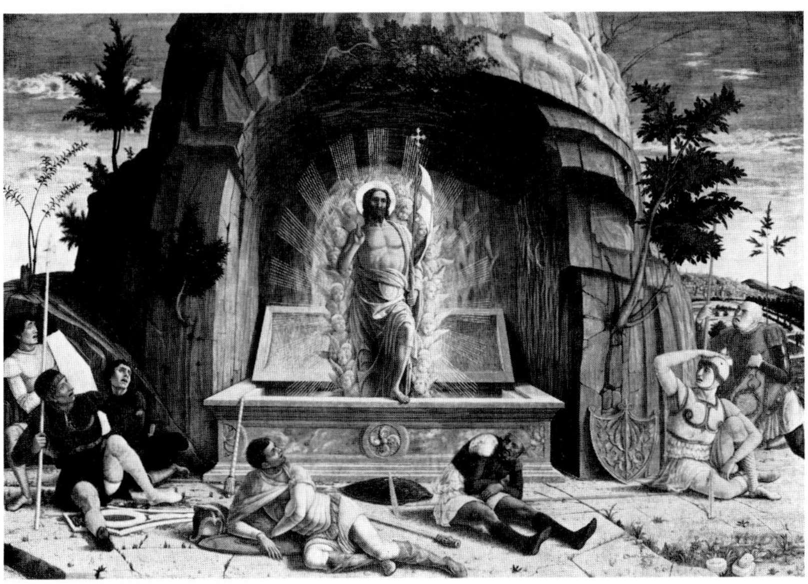

Mantegna, *Auferstehung Christi*

Christuskopf, Ausschnitt aus della Francescas *Auferstehung Christi*

weichen die nackten Bäume des Winters auf der linken Seite der Wiedergeburt des Frühlings auf der rechten.

Dies ist absolut kein bequemes Bild. In diesem Blick liegt kein Erbarmen, eher die Bestätigung ewiger Dauer eines schließlich zu erlangenden Überlebens; aber gewiß nicht das Versprechen milden Entzückens. Und dennoch ist es ein erhebendes Bild. Pieros Auferstehender hebt auch uns hinauf. Dieser Eindruck ist teilweise auf Pieros Gebrauch der Perspektive zurückzuführen, den doppelten Gesichtspunkt. Die Soldaten und das Grab sind von unten, Christus jedoch ist von einem höheren Punkt aus gesehen, der auf einer Ebene mit seinem Körper liegt. Und so wird sein Körper eindeutig zur Senkrechten, von der alles andere abhängt.

Piero war ein Erztheoretiker und ein Erztechniker der neu entdeckten Mathematik der Perspektive. Dieses Bild ist mit fast architektonischer Logik und Genauigkeit konstruiert. Es ist so solide wie die Fassade einer großen Kirche. Piero war auch besessen vom Licht und von den Formen, die das reine italienische Licht auf glühenden Farben erzeugt. Mit diesem Blick sah er die großen Themen der Christenheit. Und er sah sie nie vollkommener, ehrfurchtgebietender, als in dieser Darstellung des Auferstehenden Christus, dieser Verschmelzung abstrakter Konstruktion mit der Körperlichkeit dieser Welt, wo das Übernatürliche mit so unbestreitbarer Majestät die Form des Natürlichen annimmt.

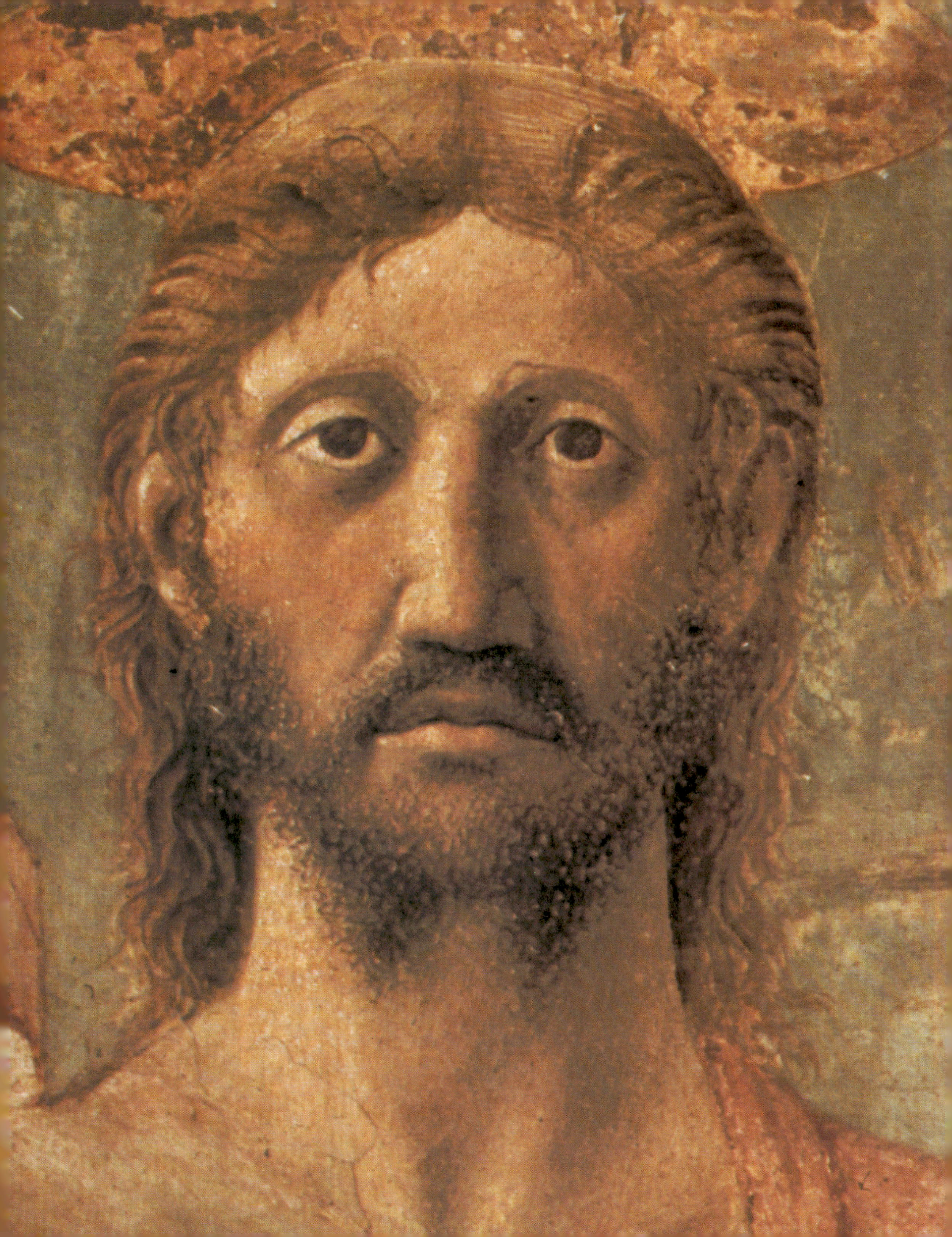

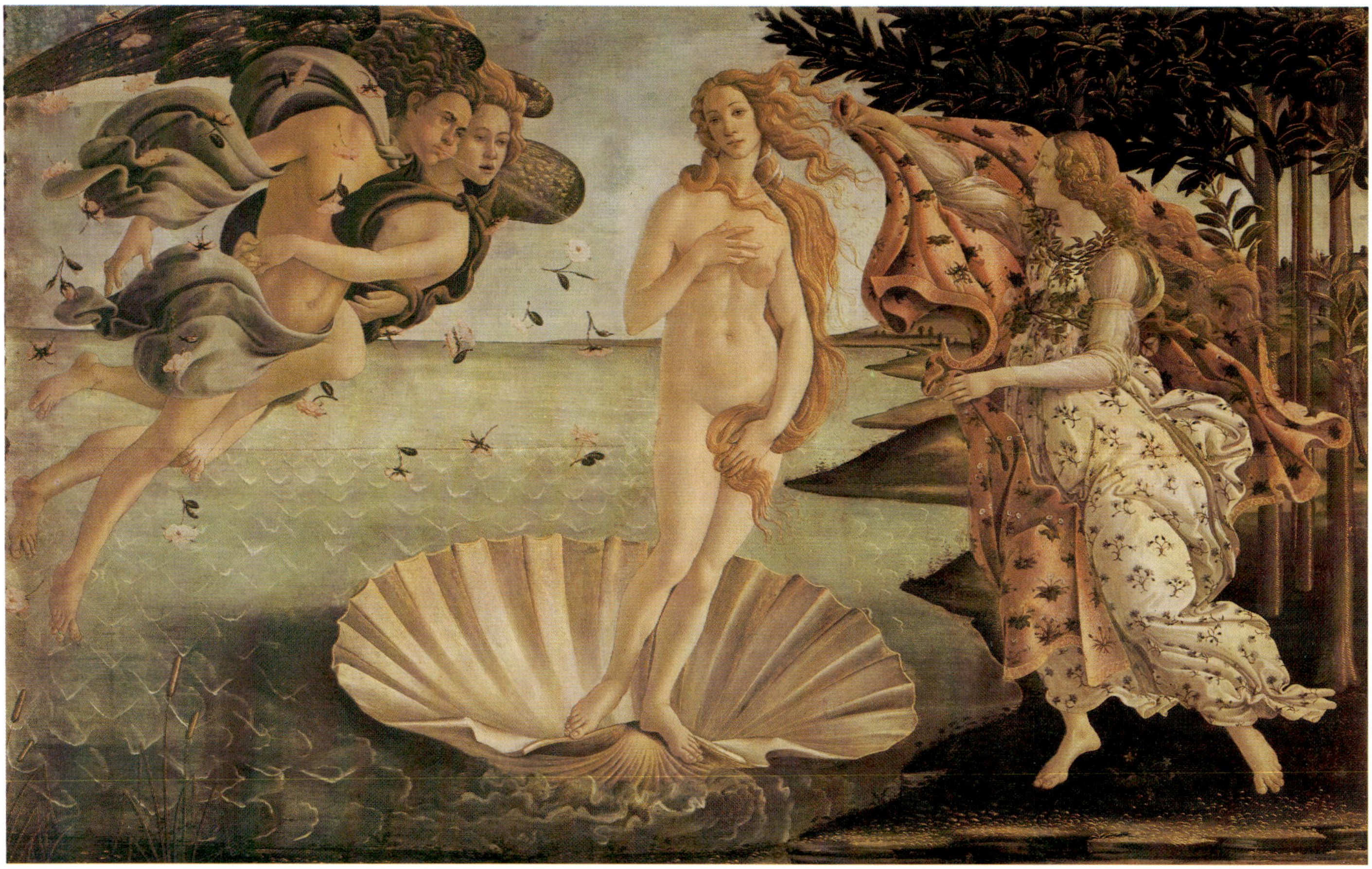

FIRENZE, GALLERIA DEGLI UFFIZI

EDWIN MULLINS

Botticelli (um 1445-1510)

Die Geburt der Venus (1478-1487)

Grob geschätzt ist seit dem Ende des Zweiten Weltkrieges eine Menschenmenge, die der gesamten erwachsenen Bevölkerung der Vereinigten Staaten entspricht, in die Uffizien gekommen, um vor allen anderen ein bestimmtes Bild zu bewundern: Botticellis *Geburt der Venus*. Noch über dreihundert Jahre nach seinem Tode galt Botticelli keineswegs als bedeutender Maler. Sein Ruhm wuchs erst in unserem Jahrhundert zu solcher Größe.

Die Begegnung mit dem Original übertrifft alle Erwartungen. Nachdem man die vielen Reproduktionen in Kunstbüchern, auf Postkarten und T-Shirts gesehen hat, ist man zunächst überrascht, wie groß das Bild ist: fast drei Meter breit, und die Venus ist fast lebensgroß. Die zweite Überraschung ist, daß ein Bild, das doch zu den berühmtesten in der Welt gehört, so intim und geheimnisvoll wirken kann. Von ihm geht eine verzaubernde Kraft aus.

Das Bild illustriert den alten griechischen Mythos, nach dem Venus (oder Aphrodite) aus dem Schaum des Meeres geboren wurde. Botticelli läßt sie nackt auf einer Muschel stehend in einer Kaskade von rosa Rosen von den beiden verschlungenen Gestalten, die die Winde darstellen, sanft auf die Küste zu blasen. In dem Augenblick, da sie der Welt der Menschen näherkommt, schämt Venus sich vor den Augen der Leute, vor unseren Augen, wegen ihrer Schönheit und Nacktheit; und ihre Begleiterin, die mit Girlanden und rosa Rosen geschmückt ist, erwartet die Göttin mit einem Gewand, das sie ihr umwerfen wird, sobald sie das Ufer betritt.

Nun waren in Italien des fünfzehnten Jahrhunderts die meisten Auftragsarbeiten dieser Größe Andachtsbilder, die für Kirchen bestimmt waren. Große Bilder mit heidnischen Themen in Auftrag zu geben, war in Florenz neu. Botticellis *Frühling* war eines der ersten gewesen. Dies bedeutete jedoch keineswegs, daß nun ein genüßlicher Hedonismus ausbrach, wenn ein Bild für private Räume anstatt für eine Kirche bestimmt war. Es spiegelte sich darin vielmehr ein neues und durchaus nüchternes Interesse der gebildeten Florentiner an der klassischen Welt Griechenlands und Roms – wir kennen diese Entwicklung unter dem Begriff der Renaissance. Die antike Welt des Mythos galt nun nicht länger als heidnisch, sondern als das Goldene Zeitalter, aus dem unsere eigene Zivilisation hervorging.

Ein aufgeklärter junger Florentiner wie Piero de'Medici, in dessen Auftrag *Frühling* und *Die Geburt der Venus* entstanden, kannte natürlich die griechische Mythologie und Philosophie, besonders die des Plato, sehr genau. Venus war nicht einfach eine heidnische Liebesgöttin; sie verkörperte viel von dem Begriff der Renaissance, sie glitt in das Leben der Menschen als eine Art Erlöserin. Sie war Humanitas, sie war die Wahrheit, und sie war die Offenbarung göttlicher Schönheit. Nun kann man seine Zweifel daran haben, ob Botticelli mehr als eine flüchtige Kenntnis von griechischer Philosophie hatte. Was tat er also? Man stelle sich vor wie es wäre, wenn heute eine Gruppe von Philosophen einen Maler mit der Illustration der Schriften Wittgensteins beauftragte. Der Maler würde sich wahrscheinlich ein paar Thesen einprägen, das Geld nehmen und losziehen, um das zu malen, was ihm wichtig

Botticelli, *Frühling*

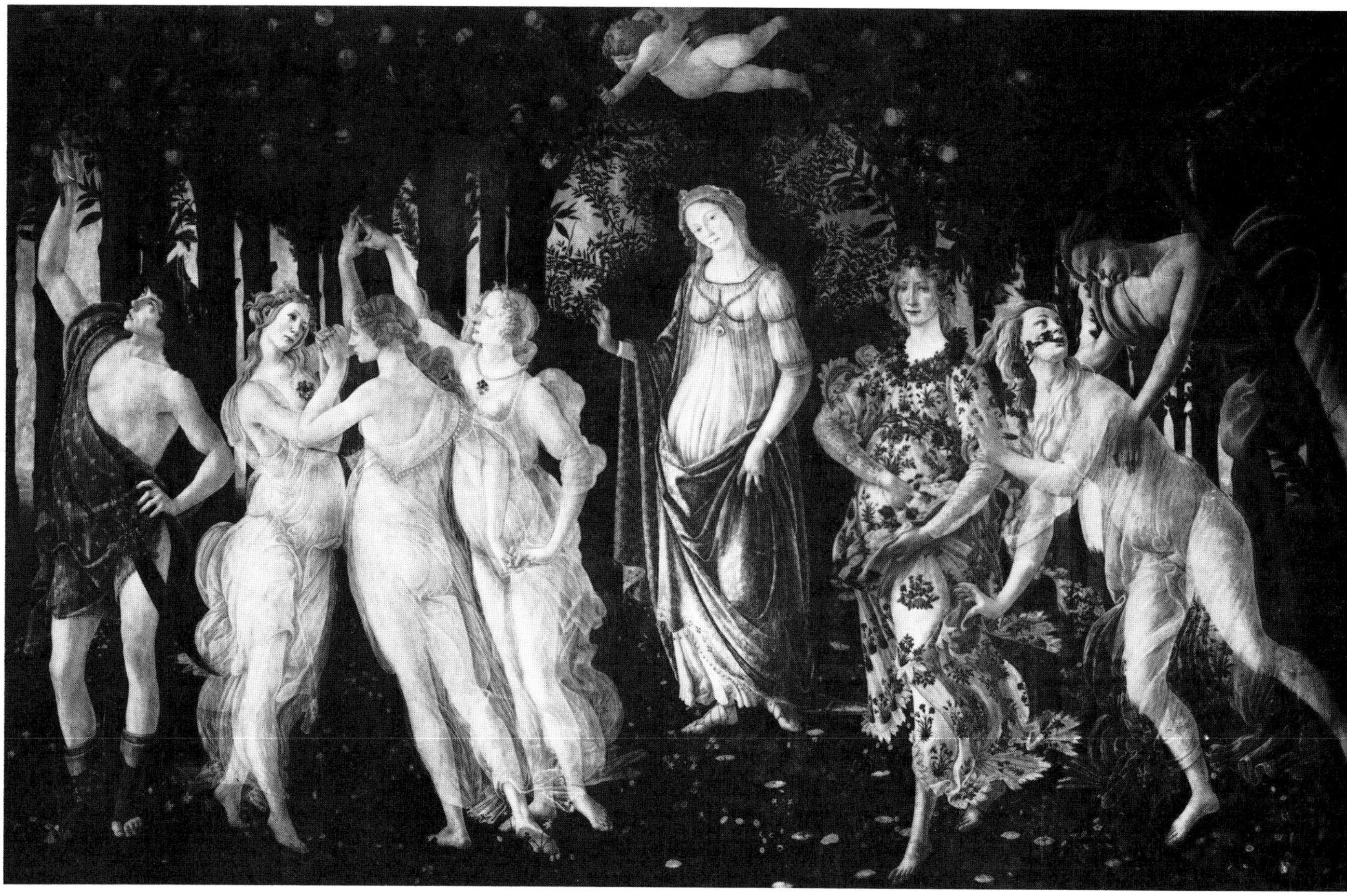

ist. Man kann annehmen, daß Botticelli sich nicht anders verhielt. Er macht nicht den Versuch, die antike Welt zu beschreiben. Botticelli vermittelt vielmehr den verzaubernden Bann, in den die klassische Welt jene zog, die sie zum erstenmal entdeckten. Sie beflügelt seine Phantasie.

Rund um Botticelli entdeckten die Maler in Florenz, wie sie die Natur abmalen konnten. Sie gingen hinaus und untersuchten Tiere und Pflanzen, studierten die menschliche Anatomie und erarbeiteten die mathematischen Gesetze der Perspektive. Der Geist der Renaissance lebte von Fakten, von Entdeckungen. Kopernikus war schon geboren, ebenso Luther. Columbus war schon Kapitän. Bald sollte sein Sohn der Stadt Florenz einem Kontinent seinen Namen geben – Amerigo Vespucci. Amerika! Doch Botticelli kehrte dieser schönen neuen Welt den Rücken. Er ließ sich lieber von der Natur verzücken, als sie zu vermessen. Sein Zeitgenosse Leonardo da Vinci murrte, Botticelli male „sehr dumme Landschaften". Und man kann sehen, was er damit meinte. Auf diesem Bild kann man kaum spazieren gehen. Der Boden ist so unwirklich, daß die Füße des Mädchens ihn kaum berühren. Dies sind keine wirklichen Wellen. Und Venus selbst ist gar nicht im Gleichgewicht. Ihr Körper könnte nie auf diesem Fuß lasten, sie würde umfallen – wenn sie wirklich wäre. Sie ist eine antike Statue, die vorgibt, lebendig zu sein. Und sie *ist* lebendig, sehr lebendig.

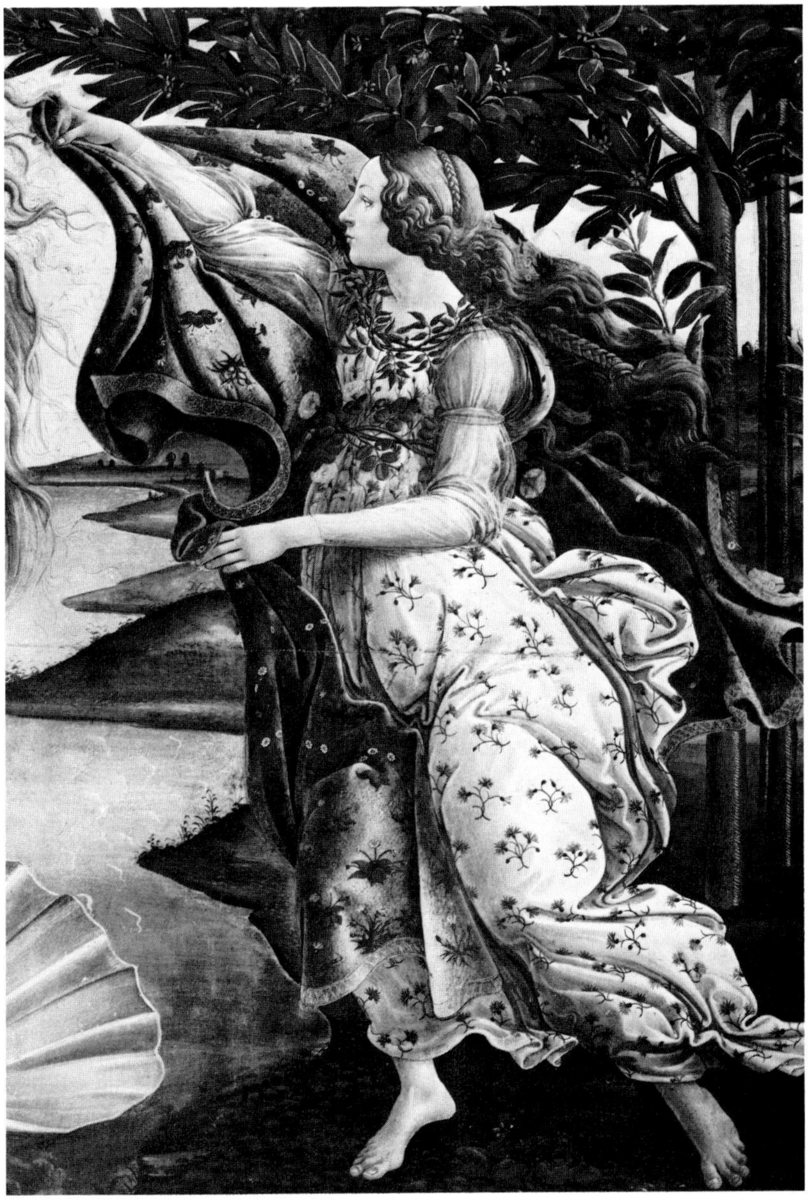

Begleiterin, Ausschnitt aus *Die Geburt der Venus*

Vielleicht gab es in Florenz eine Dame, die dieser ähnlich war, und vielleicht war Botticelli in sie verliebt. Eine kaum begründete Legende behauptet, sie sei Simonetta, die schöne Geliebte des Giuliano de'Medici. Doch daran kann man zweifeln. Es scheint sich eher um eine Personifizierung der Schönheit zu handeln; eher um Botticellis Ideal als um eine reale Person. Sie taucht in seinen Bildern immer wieder auf. Einmal ist sie die zarte junge Madonna, von Assistenten gemalt, doch die Zeichnung ist unzweifelhaft von Botticelli (*Jungfrau mit Kind*, National Gallery, London). Dann ist sie melancholisch, wiederum als Madonna (*Madonna mit Granatapfel*, Uffizien, Florenz). Oder sie ist als Flora schelmisch (*Frühling*). Und schließlich kann sie auch streng sein (*Venus und Mars*, National Gallery, London). In der *Geburt der Venus* gelingt es ihr, all diese Eigenschaften zu vereinen, noch schöner zu werden. Hier scheint sie Botticellis Ideal am nächsten zu sein.

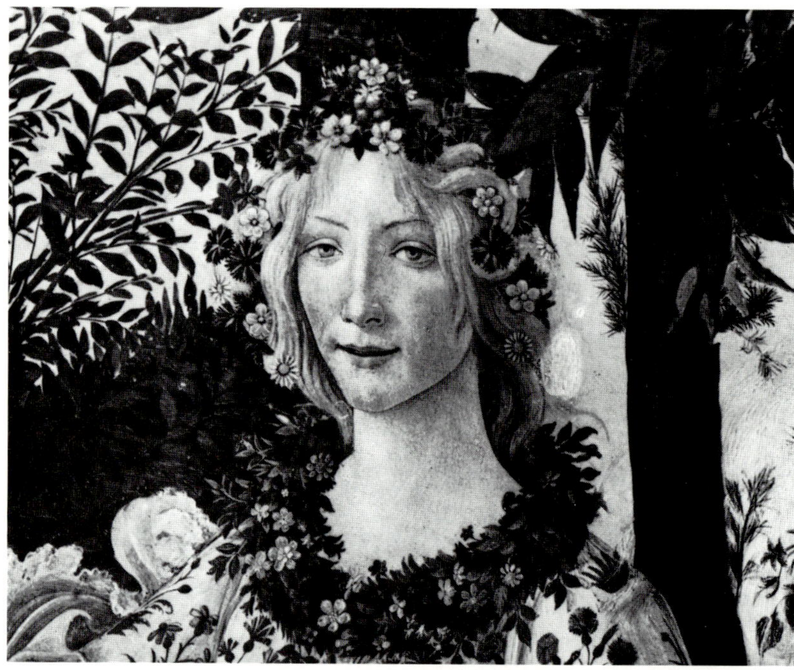

Rechts Flora, Ausschnitt aus *Frühling;*
unten Botticelli, *Venus und Mars;*
gegenüber Venus, Ausschnitt aus *Die Geburt der Venus*

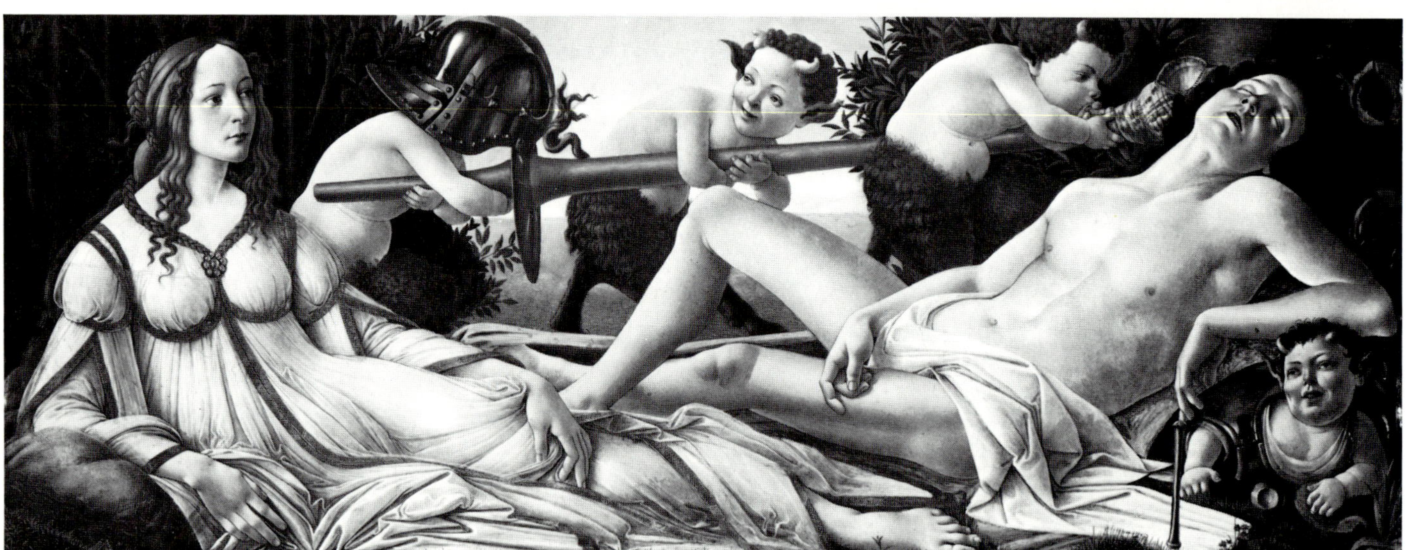

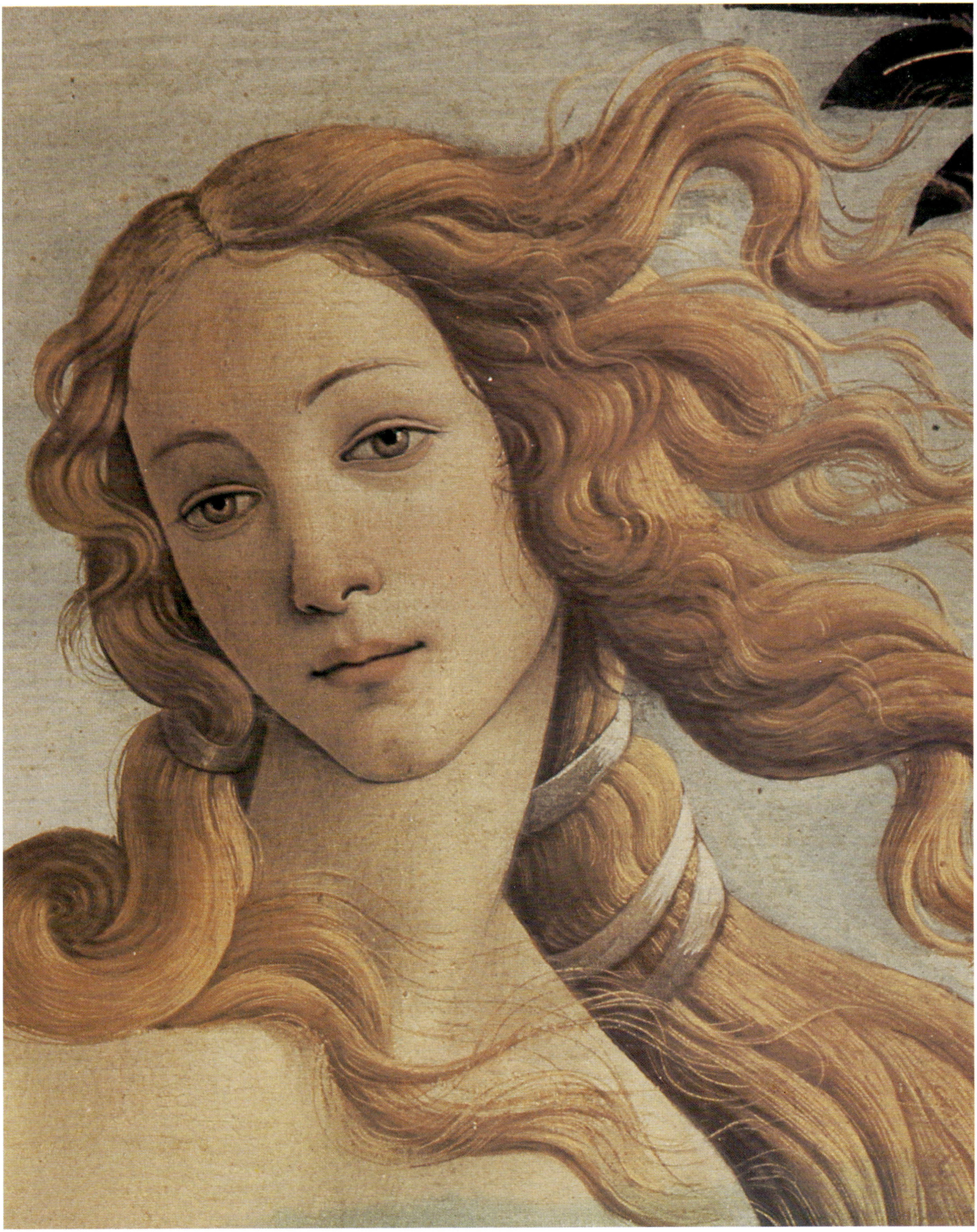

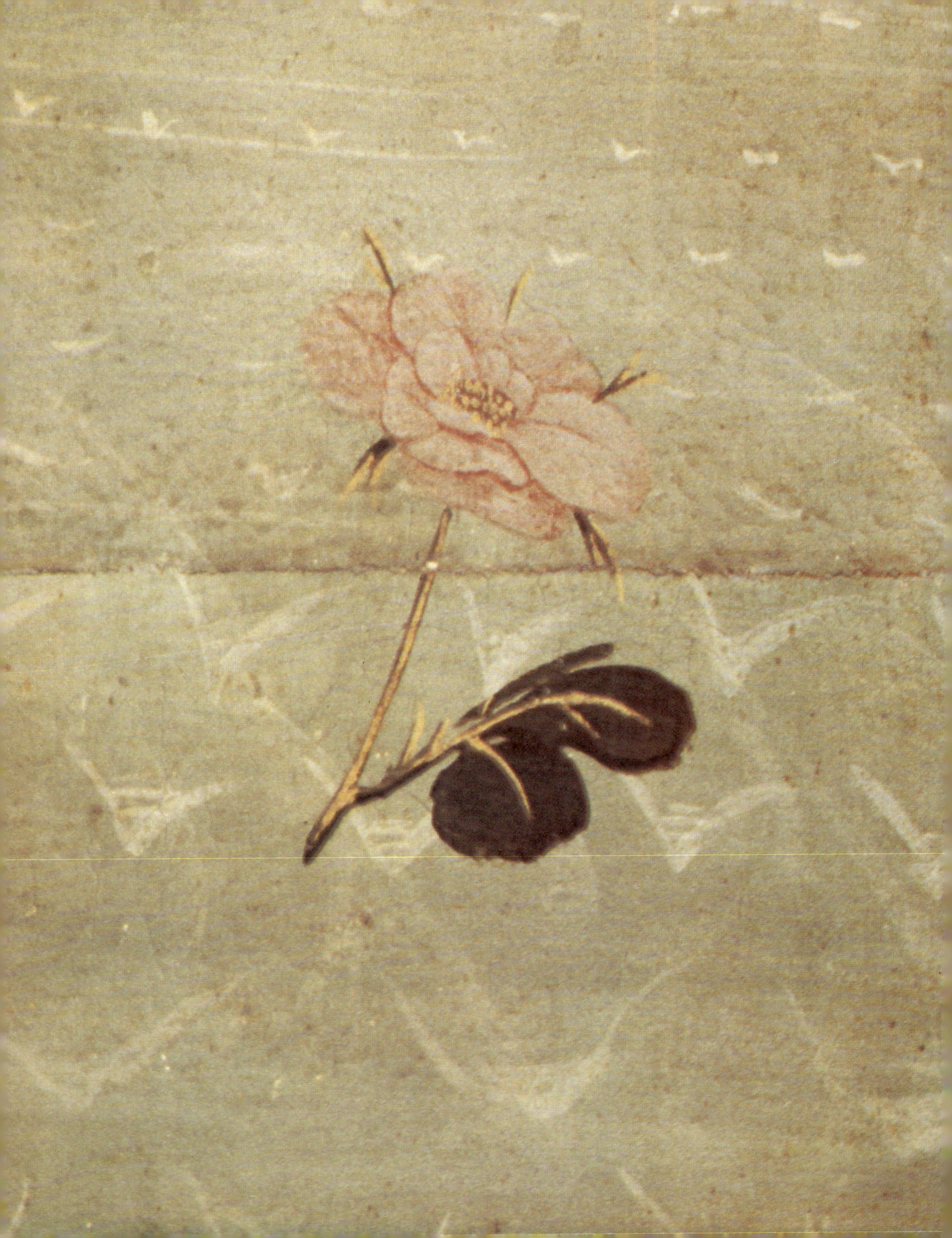

Alles in dem Bild verweist auf ihre Schönheit. Die beiden Gestalten der Winde wehen sie zur Küste; ihr Atem ist sichtbar gemacht, so daß er ihre Haut zu streicheln und mit ihrem goldenen Haar zu spielen scheint. Das ist nicht etwa eine Floskel: Botticelli hat Goldfarbe benutzt. Fallende Rosen umschmeicheln sie wie Liebesgaben. Sie ist eine Gestalt in einem Tagtraum, losgelöst aus der Natur, die uns umgibt. Botticelli hat hier seine Beobachtungen der lebendigen Welt abstrahiert und in eine Sprache rhythmischer Muster umgesetzt – so etwa das Flattern von Gewändern oder Haar oder die Bewegung der Wellen. Und es ist diese feine Sensibilität für Muster, die ihn befähigt, eine Geschichte zu choreographieren, sie in Form eines Balletts zu erzählen.

Diese geniale Begabung blieb ohne Wertschätzung, solange die naturgetreue Abbildung der Realität das Ideal der Kunst war. Aber in unserem Jahrhundert ist dieses Ideal weitgehend ver-

Unten Drei Grazien, Ausschnitt aus *Frühling;*
links Picasso, *Vollard-Suite XXXIV:*
Der Bildhauer und die Statue der drei Tänzerinnen;
gegenüber Rose, Ausschnitt aus *Die Geburt der Venus*

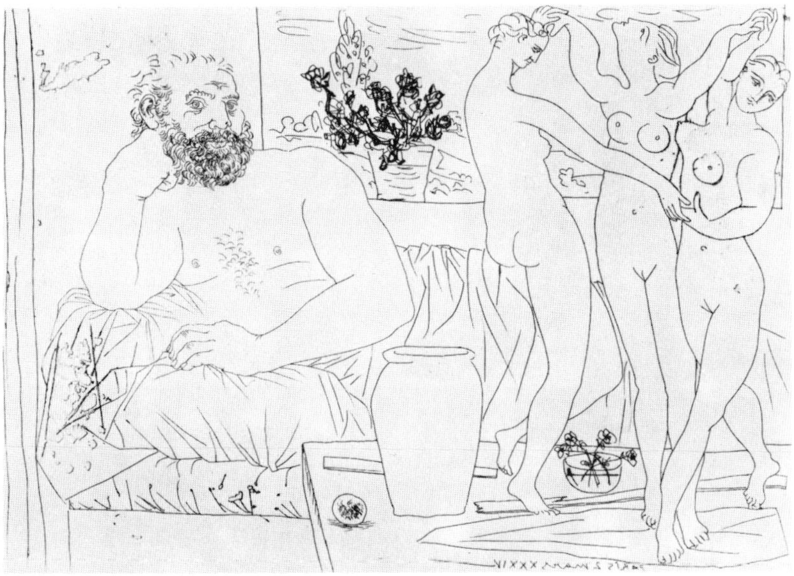

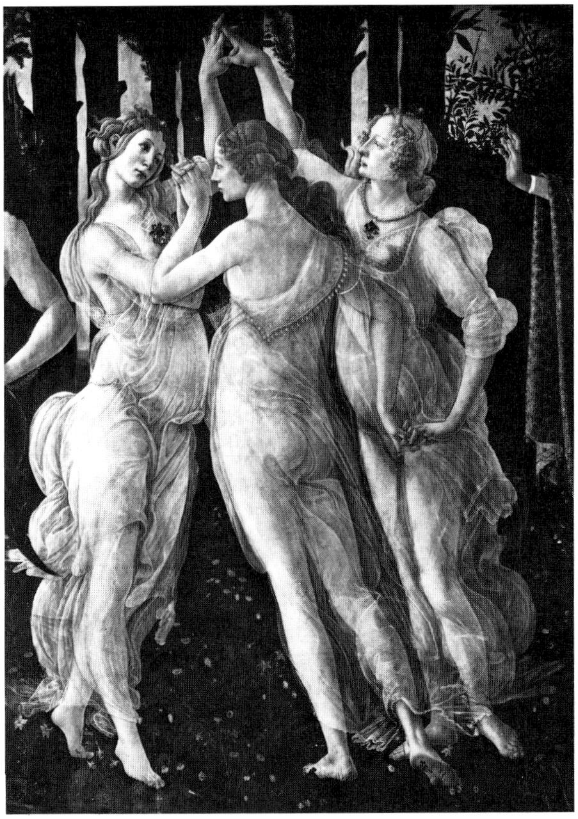

schwunden, und andere Werte sind in den Vordergrund getreten, vor allem der Wert, den man auf den wahren Ausdruck der Erfahrung, des Gefühls eines Künstlers legt. Eine der schönsten Radierungen aus Picassos *Vollard-Suite* ist ein fast wörtliches Zitat nach Botticelli, dessen Wahrheit hierin ihre Zeitlosigkeit beweist.

Es mag seltsam erscheinen, in Botticelli einen Vorläufer der Moderne zu sehen. Und dennoch ist es das Erregende an der Kunst unseres Jahrhunderts, daß sie uns befähigt, ein so berühmtes Bild wie dieses mit neuen Augen zu genießen.

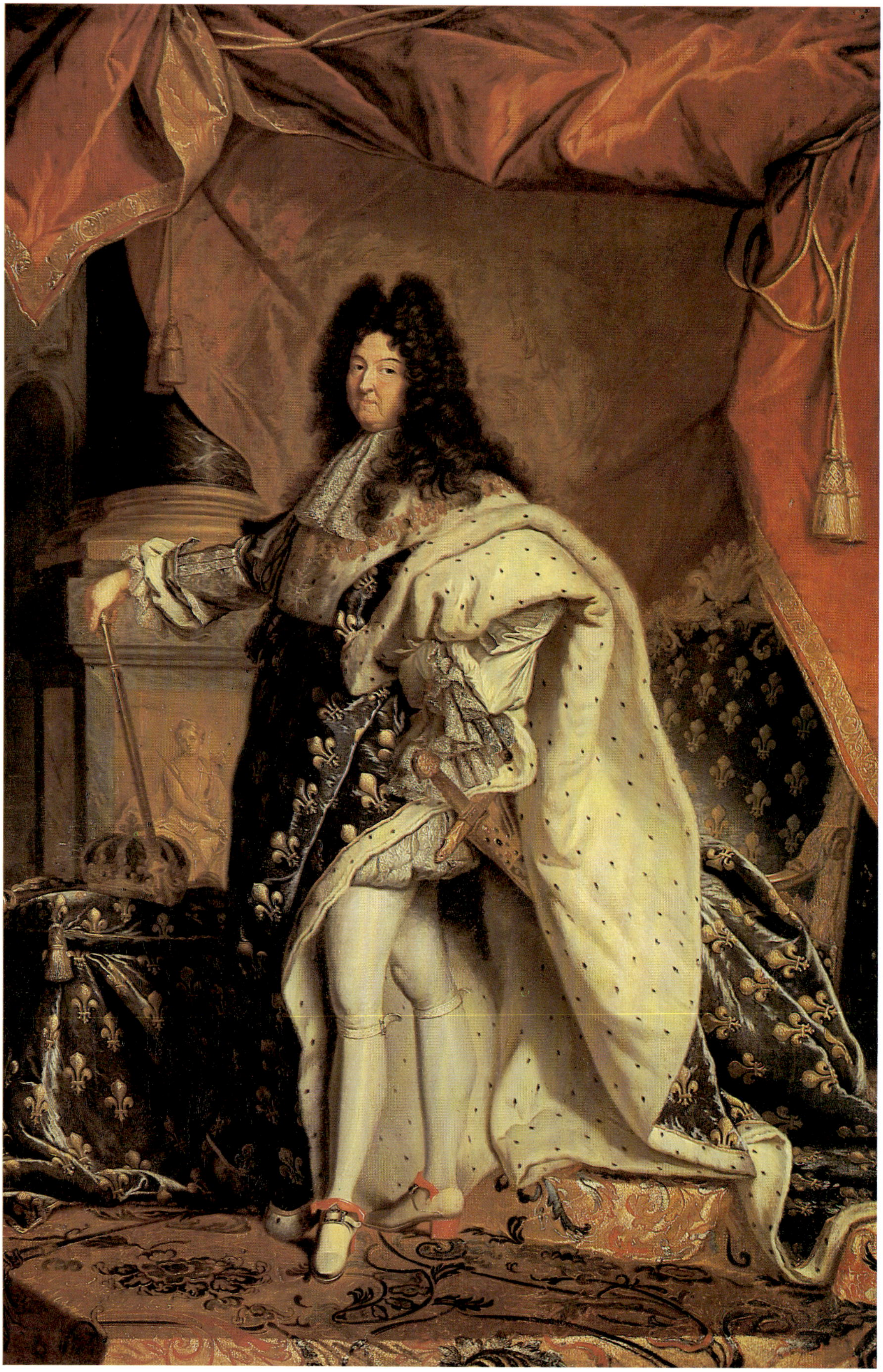

PARIS, LOUVRE

ANITA BROOKNER

Rigaud (1659-1743)

Bildnis Ludwig XIV. (1701)

„Gott hatte ihn mit hinreichenden Gaben ausgestattet, um ihn zu befähigen, ein guter König zu sein; vielleicht sogar ein einigermaßen großer König.“

Diese prophetischen Worte schrieb Saint-Simon, als er 1691 an den Hof von Versailles kam, genau zehn Jahre, bevor Rigaud dieses Porträt von Ludwig XIV. malte. Saint-Simon beargwöhnte den König und war alles andere als verschwenderisch mit seinem Lob. Doch diese Äußerung scheint aufrichtig zu sein. Im achtzehnten Jahrhundert sollte Voltaire dann schreiben: „Die Natur schien sich selbst zu übertreffen, indem sie Menschen höchsten Ranges in allen Künsten in Frankreich hervorbrachte und am Hof von Versailles die schönsten und die begünstigsten Männer und Frauen zusammenführte, die je einen Hof geziert haben. Ludwig erhob sich weit über all seine Höflinge durch die Würde seiner Gestalt und den majestätischen Adel seiner Haltung. Der Klang seiner Stimme, würdevoll und bezaubernd zugleich, gewann die Herzen jener, die seine Erscheinung eingeschüchtert hatte. Sein Betragen war dergestalt, daß es nur ihm und seinem Rang geziemte und bei jedem anderen lächerlich gewirkt hätte. Die Ehrfurcht, die er jenen einflößte, die mit ihm sprachen, schmeichelte insgeheim dem Bewußtsein seiner eigenen Überlegenheit. Der alte Offizier, der verwirrt in seiner Rede stolperte, als er um eine Gunst bat, und schließlich ausrief, ‚Sire, ich habe so vor Ihren Feinden nie gezittert‘, hatte keine Schwierigkeit, zu erlangen, worum er bat.“

Solche Gefühle sind heute kaum vorstellbar, und manch einer mag sich erregen, wenn er nur davon hört. Und dennoch erkennen wir im Zeitalter Ludwig XIV. einen Gipfel der europäischen Zivilisation. Daran werden wir besonders erinnert, wenn wir durch die Räume und Gärten der größten Schöpfung Ludwig XIV. wandern: Versailles.

Um 1682 arbeiteten 36000 Menschen in Versailles. Seinem Enkel Philipp V. von Spanien gegenüber bemerkte Ludwig: „Es gibt kaum harmlosere Vergnügungen als die Jagd und die Freuden eines Landhauses, vorausgesetzt, man gibt nicht zuviel dafür aus.“ Seinem Urenkel, der Ludwig XV. werden sollte, bekannte er, daß er für Versailles zuviel ausgegeben hatte – in diesem Gefühl gaben ihm die revolutionären Massen später durchaus recht. Heute

Die Krone, das Zepter und die Hand des Königs, Ausschnitt aus *Ludwig XIV.*

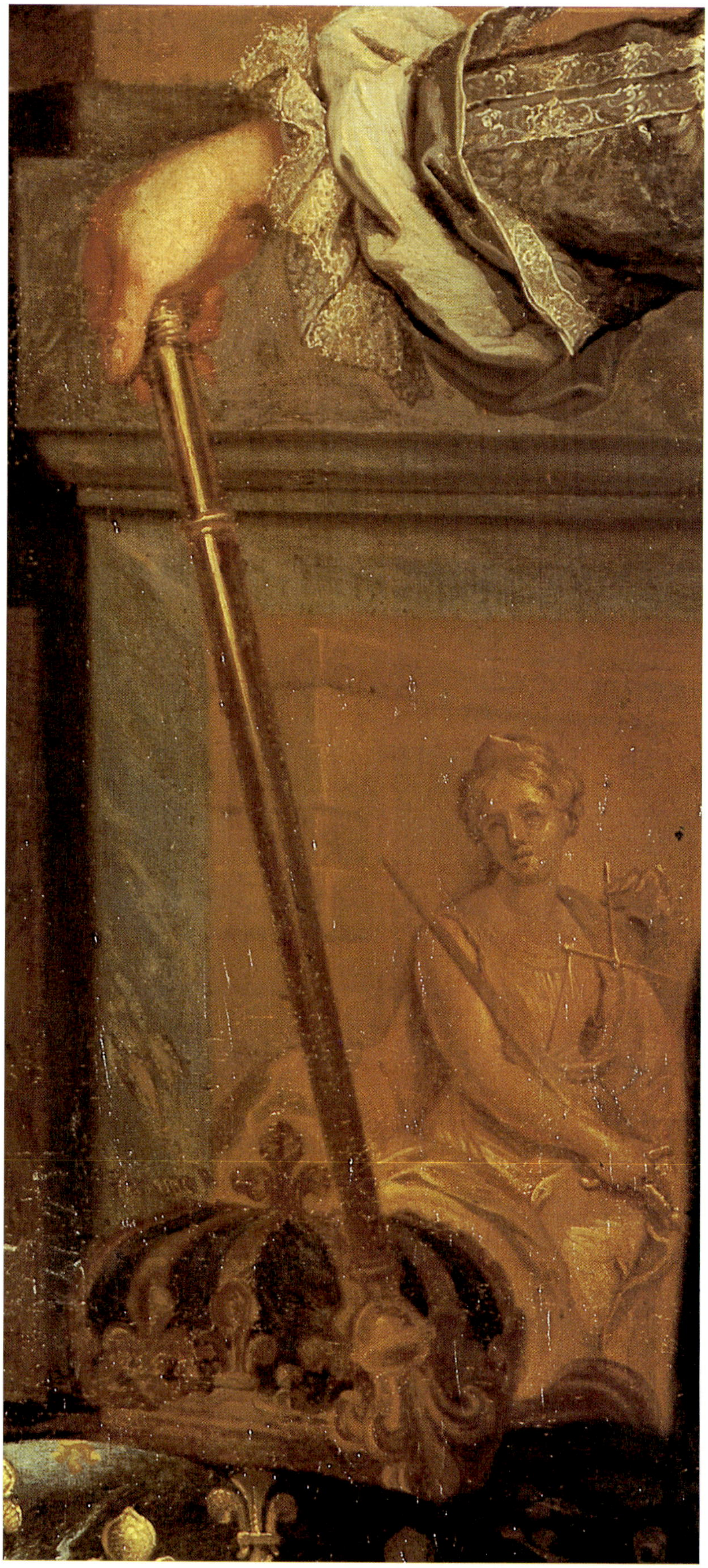

müssen wir bei dem traurigen Stand unserer zeitgenössischen Architektur dankbar sein für jeden Pfennig, den er an seinen geliebten Palast und seine Gärten gewandt hat.

Hier steht *Ludwig XIV.*, wie Rigaud ihn malte, in seinem Krönungsgewand. Er ist zweiundsechzig Jahre alt und schon siebenundfünfzig Jahre König von Frankreich. Er wird es noch vierzehn Jahre lang bleiben. Dieses Phänomen überstrahlt die Embleme der Königsherrschaft, die diskret zu seiner Rechten gruppiert sind: die Krone, das Zepter und die Hand des Rechtes. Den Orden des *Saint-Esprit* trägt er um den Hals, und nicht weniger gewichtig ist die Figur der Justitia, der Gerechtigkeit, mit Schwert und Waage auf der Basis der Säule. Jeder Anflug von Amüsement, das die lächerlichen bauschigen Beinkleider und die hochhackigen Schuhe hervorrufen könnten, wird von dem Zynismus dieses Blicks sofort unterdrückt: hier ist ein Mann, der genau wußte, was die Leute an seinem Hof von ihm dachten, denn er öffnete ihre Briefe, um es zu erfahren.

In der Gegenüberstellung zwischen dem Maler und seinem Modell ist es das Modell, das den Sieg davonträgt. Ein so bedeutendes Modell würde mit der Wünschelrute jede Eigenart aufspüren, die Rigaud möglicherweise gegen seinen Willen in das Bild gebracht haben könnte. Trotzdem war Rigaud für einen Hofmaler – und das war er – zu einem recht unabhängigen Geschmack fähig. Viele seiner überwältigenden, mit Perücke und Rüstung ausgestatteten Modelle hat er mit einer überraschenden Wucht von Draperien in gloriosen Farben überschüttet – Hyazinth, Scharlach und Bronze. Und in dem Rahmen seiner luftdicht abgeschlossenen Porträtkompositionen blähen sich Vorhang und Draperie, als wehte durch sie ein theatralischer Wind von irgendwo hinter der Bühne.

Hyacinthe Rigaud war nicht nur ein hoher Beamter, der für das Drama öffentlicher Angelegenheiten einen Spürsinn hatte; er war ein Kenner von Menschen und Bildern. Wir wissen wenig von ihm, doch eines ist sicher: er besaß acht Werke von van Dyck und sieben von Rembrandt. Und dieses monumentale, zentrale und wahrhaft archetypische *Bildnis Ludwig XIV.* ist tatsächlich einem anderen Bildnis eines Königs nachempfunden: van Dycks *Karl I. von England.* Mit höchst schmeichelhafter Subtilität hat van Dyck den kleinen und sensiblen Karl I. dargestellt, als sei er irgendein englischer Landedelmann – wenngleich seine Perlenohrringe und das seidene Wams Hinweise auf seine fast feminine, verwöhnte Lebensart geben. Doch van Dyck vermittelt erfolgreich Nonchalance, eine Eigenart der englischen Aristokratie, die von den Franzosen weniger geschätzt wurde. Sie zogen Präzision vor.

Wenn *Karl I.* irrtümlicherweise von Uneingeweihten für einen Adligen auf der Jagd gehalten werden konnte, so ist *Ludwig XIV.*, der wirklich zweimal in der Woche jagte, nichts weniger als ein gesalbter Monarch. Wir brauchen keinerlei Symbole, um uns dies klarzumachen. All diese französischen Lilien auf dem Thron, dem Umhang und dem Kissen sind eigentlich überflüssig. An Stelle von Symbolismus hat Rigaud Überfluß dargestellt: den weiten, schweren Schwung des Hermelin, die großen Quasten und den

van Dyck, *Karl I.; unten* Rigaud, *Ludwig XV.*

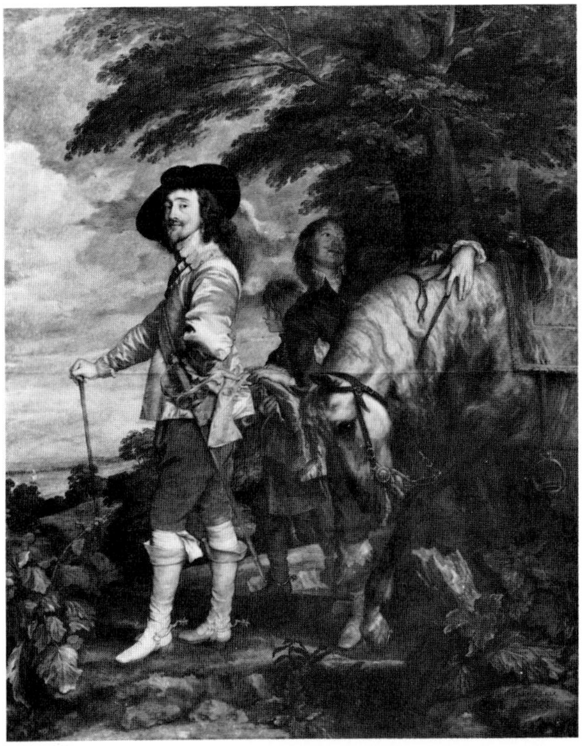

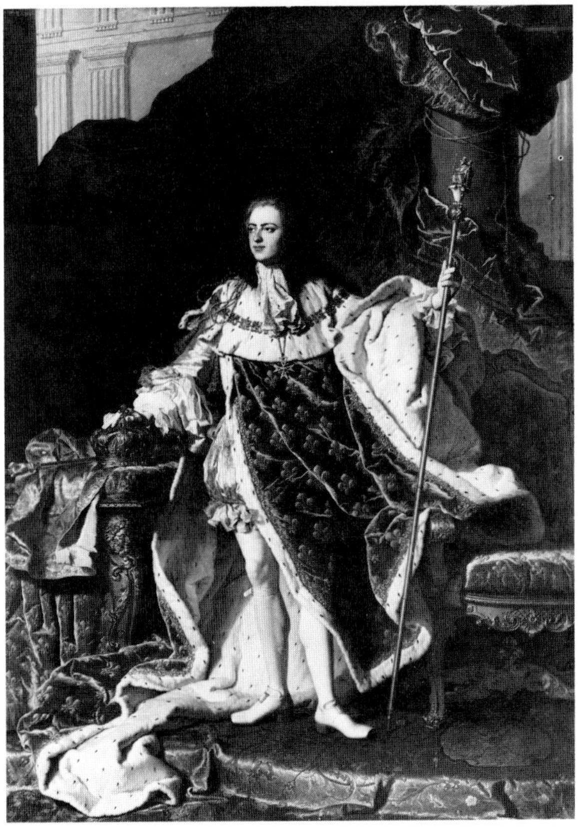

Ausschnitt aus *Ludwig XIV.*

leicht bewegten Vorhang in der Lieblingsfarbe des Königs, Rotbraun. Ist das absurd? Weit gefehlt. Es ist eher rührend. Dieser starke, doch alternde Mann, der sich für seinen geschickten Hofmaler in großer Pose aufstellt, weiß, daß seine Untertanen seiner überdrüssig sind. Die Nachricht von seinem Tode 1715 sollte in Versailles mit Erleichterung und in Paris mit Freude aufgenommen werden. Und als Rigaud 1730 den nächsten gesalbten Monarchen, *Ludwig XV.*, malte, da geschah das mit der Frische und Energie, die das Ende der Ära Versailles charakterisierten. Draperien flattern, Krönungsgewänder schwingen zur Seite, vergoldete Schnüre schlingen sich um Säulen.

Doch die Wirkung ist weniger stark, besonders im Vergleich zu dem *Bildnis Ludwig XIV.* Geduldig, wissend, selbstbewußt und gelassen schaut der König auf den Betrachter nieder, und es wird klar, daß er *der* König ist. Wie die meisten Bildnisse von Königen ist dies eine Ikone, das heißt, ein symbolisches, fast heiliges Bild. Man könnte sagen, daß der Künstler sein Gegenüber auf ein Piedestal gestellt habe. Aber die Tatsache, daß Rigaud dennoch irgendwie seine eigene Würde neben der des Königs bewahrt hat, ist eine beträchtliche Leistung. In gewissem Sinne wird auf beiden Seiten, beim Maler wie beim Gemalten, Macht zurückgehalten; und das unterstreicht die augenscheinliche Majestät dieses einzigartigen Bildnisses.

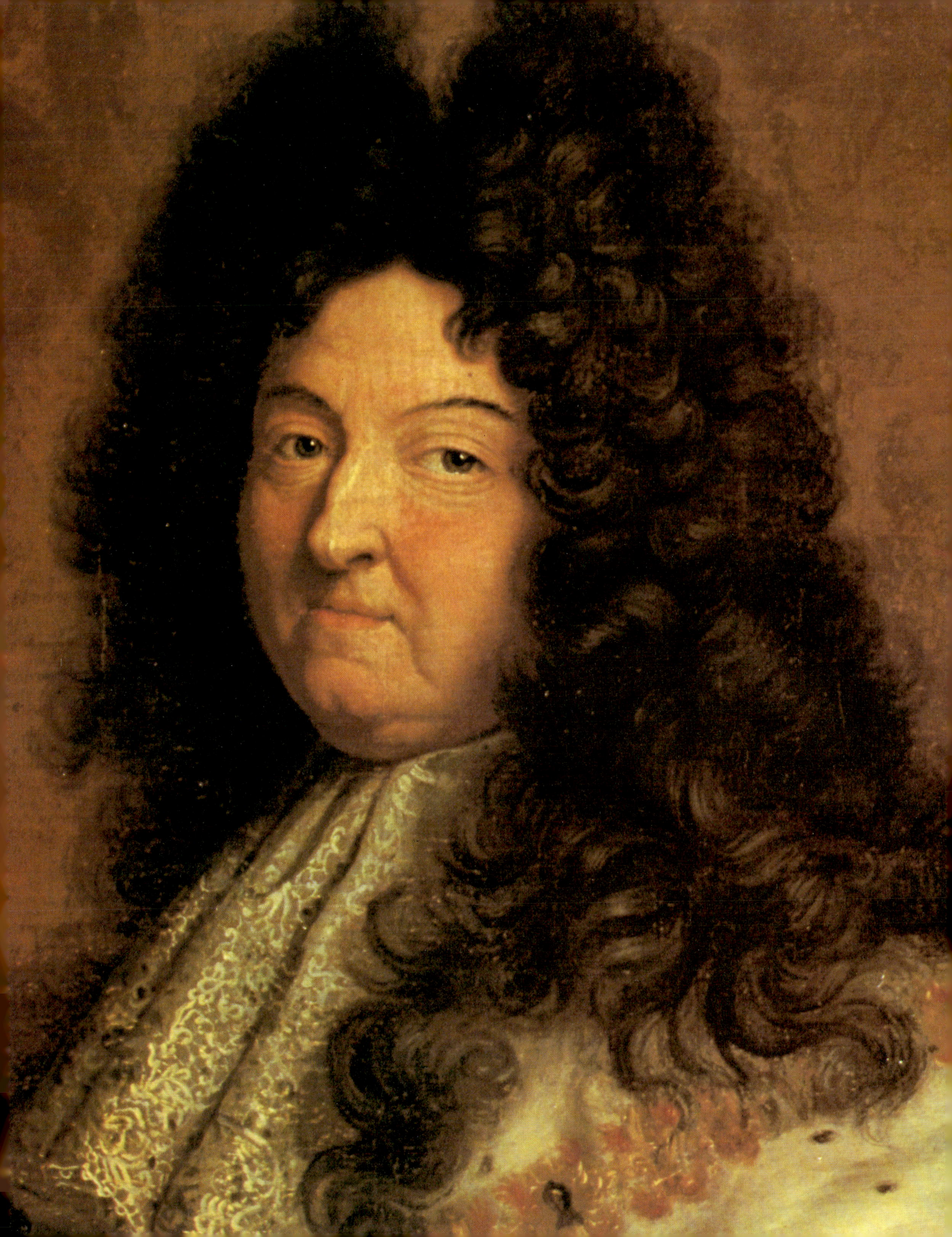

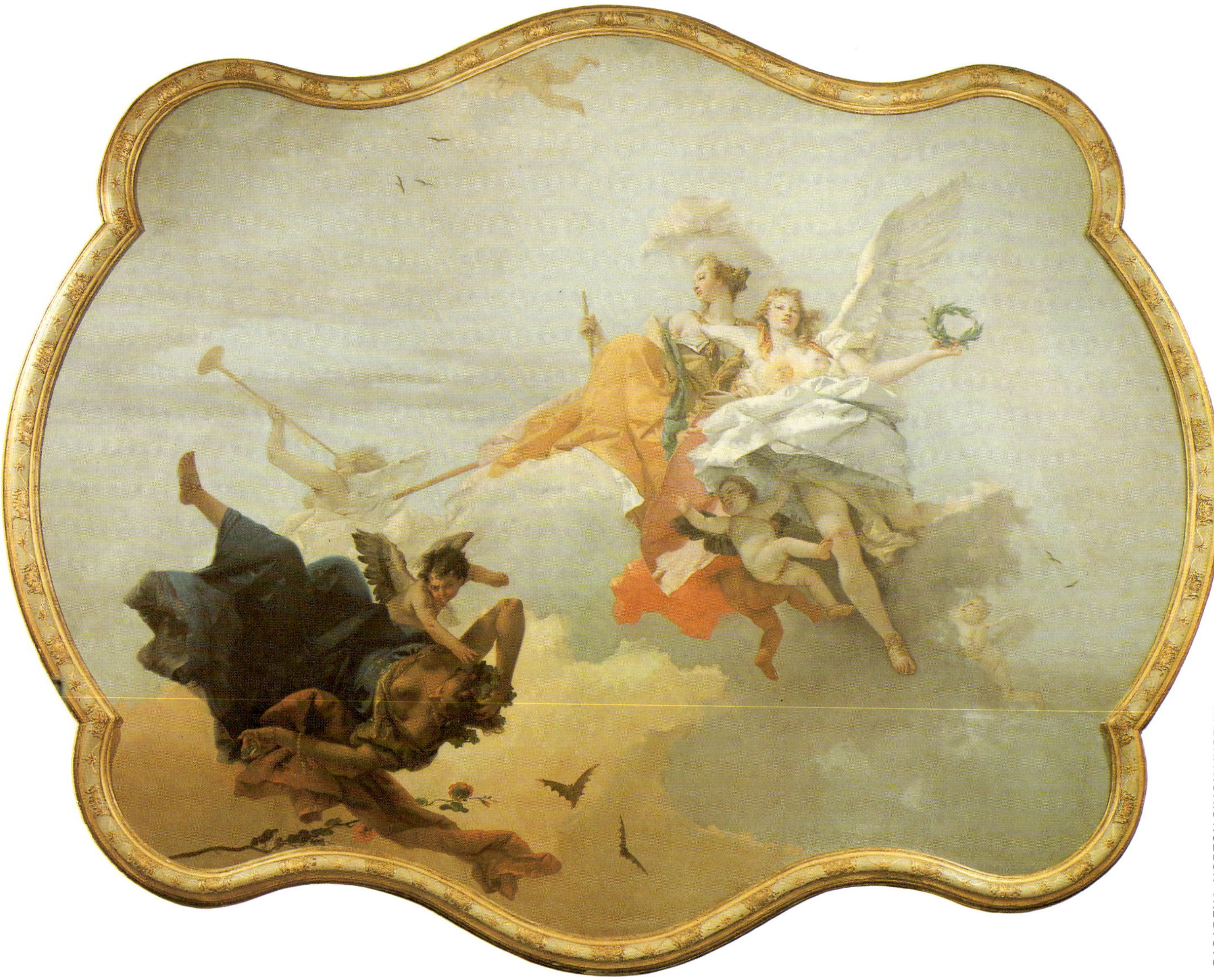

PASADENA, NORTON SIMON MUSEUM

EDWIN MULLINS

Tiepolo (1696-1770)

Der Triumph von Tugend und Edelmut über die Unwissenheit (um 1745)

Dieses Bild ist eine wundervolle Absurdität. Und um das Wunder ganz zu genießen, die Absurdität ganz zu begreifen, muß man sich vorstellen, daß man in einem prächtigen Palast in Venedig steht und das Bild hoch über sich an der Decke betrachtet.

Der Künstler Giovanni Battista Tiepolo stammte aus Venedig, und er malte das Bild um die Mitte der siebzehnhundertvierziger Jahre. Tiepolo war einer der gesuchtesten Maler seiner Zeit, weil er die Gabe besaß, die Paläste der Reichen mit den bezauberndsten Märchen auszustatten. Diese Märchen spiegelten den Geschmack seiner Auftraggeber, die im Vergnügen den realen Alltäglichkeiten dieser Welt zu entfliehen suchten. Nicht gerade eine vielversprechende Zeit für einen ernsthaften Künstler, möchte man meinen. Doch welch herrliche Dinge sind auf diese Weise entstanden!

Tiepolos Kunst verwandelte eine Stuckdecke in einen Himmel, und seine Phantasie füllte diesen grenzenlosen Raum wie ein Segel. Seine Figuren beherrschen den Himmel ebenso natürlich wie die Herren darunter die Geschäfte der Menschen auf Erden beherrschten. Hier über ihren Köpfen hing ein himmlischer Spiegel ihrer eigenen weltlichen Autorität.

Dieses extravagante Gemälde trägt den Titel *Der Triumph von Tugend und Edelmut über die Unwissenheit*, ein außerordentlich schwerer Titel für so ein heiteres Bild. „Der Triumph des Vergnügens“ wäre angemessener gewesen; und dies war gewiß auch die Botschaft, die das Bild jenen brachte, die es an der Decke des Palazzo Manin in Venedig betrachteten. Schon seit langem ist das Bild von dort entfernt worden, und es hängt heute – eigentlich ganz passend – in einem Museum, das einer der reichsten Kunstsammler unserer Tage, Mr. Norton Simon in Pasadena, Kalifornien, gegründet hat.

Vielleicht konnte nur ein Venezianer ein so luftiges Phantasiebild schaffen; denn Venedig selbst ist ja eine Stadt, die kaum in der Erde verankert zu sein scheint. Sie ist auf das Wasser gebaut, und die Erde dort hat kaum Gewicht. Wir lieben Venedig, weil es über dem Wasser zu schweben scheint, fast ohne Substanz.

Zu Tiepolos Zeit war diese Substanz sogar im doppelten Sinne im Schwinden. Die Republik Venedig lag in den letzten Zügen;

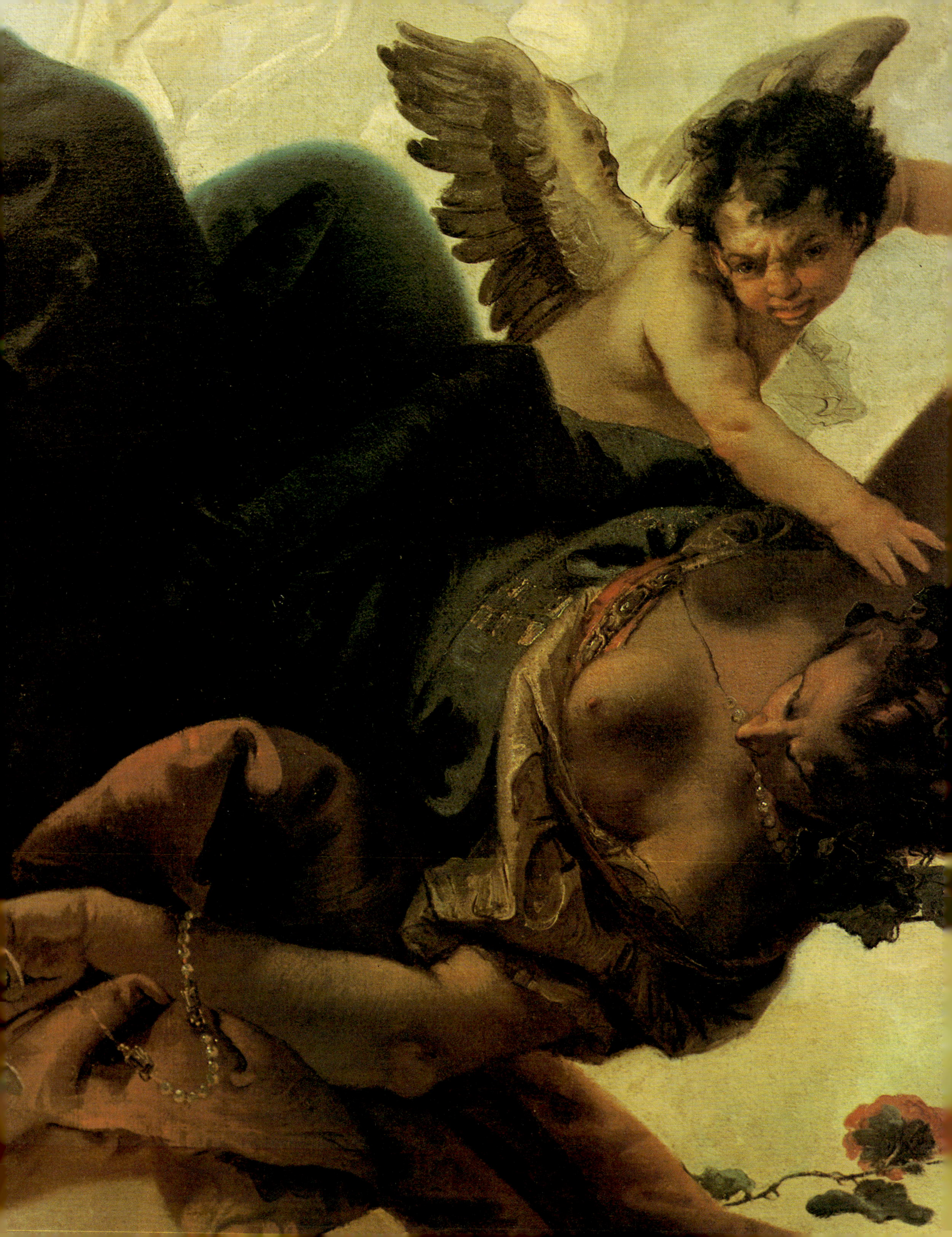

fünfzig Jahre später wird Napoleon sie auslöschen. Wenn man dies bedenkt, ist es allerdings überraschend, daß die Phantasie der Venezianer sich von der Realität ab- und den Wolken zuwandte. Denn Wolken sind die einzige Stütze, die der Himmel diesen Figuren bieten kann. Ein köstlicher Theaterzauber: Tugend und Edelmut trotzen der Schwerkraft allein mit einem Paar schwacher Schwingen und ihren windgeblähten Gewändern. Sie scheinen schwerelos; und auch die Figur der Unwissenheit stürzt nicht etwa schwer und krachend zur Erde, sondern sie purzelt, als sei sie gerade auf einer Wolke ausgeglitten. Erführe man es nicht, so würde man kaum darauf kommen, daß diese Figur etwas Schlechtes darzustellen hat. Sie trägt feine Kleider, sie neigt sich ebenso elegant wie die Tugend zurück, barfuß und barbusig wie jene, mit reizend gespreizten Fingern.

Fallende Gestalt der Unwissenheit, Ausschnitt aus *Der Triumph der Tugend*

Unwissenheit, Tugend, Edelmut – wo liegt die Bedeutung hinter diesen tönenden moralischen Namen? Sind sie vielleicht auch nur Bluff? Man möchte es meinen. Tiepolo wird kaum von moralischen Betrachtungen ausgegangen sein. Er will nicht moralisieren, sondern unterhalten. Er bietet Witz und Entzücken. Dies ist luxuriöse Bühnenkunst, das Theater des Himmels. Die Glaubhaftigkeit der Darbietung hängt davon ab, daß wir sie nicht von zu nahe sehen. Es ist hilfreich sich vorzustellen, für welche extravagante Umgebung dieses Bild bestimmt war. Man denke etwa an die Würzburger Residenz, wo Tiepolo eine strahlende Vision vom Olymp an die Decke des Treppenhauses zauberte. Diese leichte, fast spielerische Architektur des Rokoko ist unvollkommen ohne die Gemälde Tiepolos und ohne die Musik seines venezianischen Zeitgenossen Vivaldi. Stellt man sich vor, unter einem solchen Baldachin des Ruhms einherzugehen, so kann es kaum verwundern, daß Europas Aristokratie nicht begriff, daß ihre Herrschaft einmal ein Ende nehmen könnte.

Immer wieder hat Tiepolo die Liebe verherrlicht; genauer gesagt: Frauen als Gegenstand der Liebe oder Inkarnation der Liebe. Sie alle sind Göttinnen der Liebe in der einen oder anderen Verkleidung; wie sie heißen, tut nichts zur Sache. Die Herrlichste von allen ist Venus selbst. Sie erscheint auf dem Deckengemälde eines anderen venezianischen Palastes. Die *Allegorie von Venus und Zeit* hängt heute in der National Gallery in London. Wie wunderbar für die adlige Familie einer untergehenden Provinz, von solch einer Göttin träumen zu können!

Tiepolo hätte sich sicher auch in Hollywood ganz wohl gefühlt, wenn er zweihundert Jahre später gelebt hätte. Denn Tiepolos Göttinnen haben mit dem täglichen Leben so wenig zu tun wie die Hollywood-Filmstars der frühen Tage. Ihr Reich ist Glamour, ein Glanz, der über den Sterblichen schwebt. Und über die Köpfe seines Publikums hat Tiepolo sie ja auch gemalt. Sie sind Stars – Sterne –, die unter die Sterne versetzt sind mit der einen Ausnahme, daß es für Tiepolo niemals Nacht ist, und helles Sonnenlicht sie immer voll umstrahlt.

Die Gestalt der Tugend trägt sogar die Sonne als Wappen auf ihrer Brust; eine Sonne mit einem Kindergesicht – eine lächerliche Konvention, wenn man darüber nachdenkt – aber man soll ja

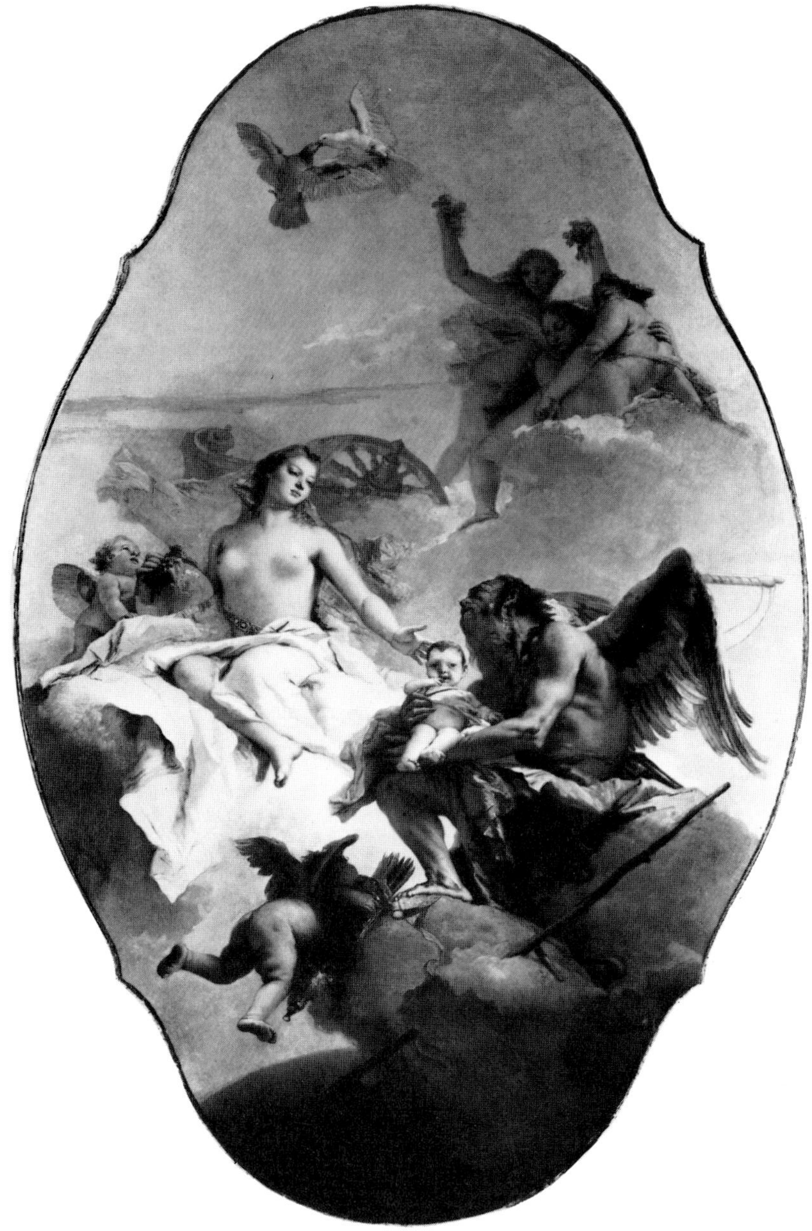

Tiepolo, *Allegorie von Venus und Zeit*

gar nicht darüber nachdenken. Wie man Konventionen des Show-Busineß gelten läßt, so kann man auch diese absurdeste aller Konventionen akzeptieren, daß Putten in den Wolken ihre Kapriolen schlagen, manchmal beziehungsreich unter wehenden Röcken spielen, manchmal tränenüberströmt gegen eine böse schwarze Wolke stolpern, und manchmal ungezogen einfach aus dem Bild herausfliegen. Nein, wir sollen nicht vernünftig über all diese Absurditäten nachdenken, sondern uns an ihnen freuen.

Zu unserer Freude auch schafft Tiepolo diese wunderbare Mischung der Farben, gewagter Farben – ein rosa Streifen an einem goldenen Gewand, daneben dunkleres Rosa gegen leuchtendes Scharlachrot gesetzt. Welcher Schneider hätte es gewagt, diese Farben so nebeneinanderzusetzen? Im Kontrast zu diesen Farben im vollen Sonnenlicht stehen die düsteren Töne der fallenden Figur der Unwissenheit. Ihre dunkle Haut ist umspielt von tiefem Indigo und Rostrot; dagegen setzt Tiepolo ein Gesprenkel scharlachroter Blüten. Dunkle Haut gegen weiße Wolken, blasse Haut gegen dunkle. Tiepolo war in all diesen Techniken ein Meister, was zweifellos damit zu tun hat, daß er auch ein hervorragender Zeichner war. Keine dieser absurden Konventionen würde überzeugend ausfallen, wäre nicht jede Figur, jedes Glied und jede Geste glänzend gezeichnet. Und das sind sie.

In Tiepolos Werk sah eine aristokratische Gesellschaft ihre Träume von Glanz und Unsterblichkeit in den Himmeln gespie-

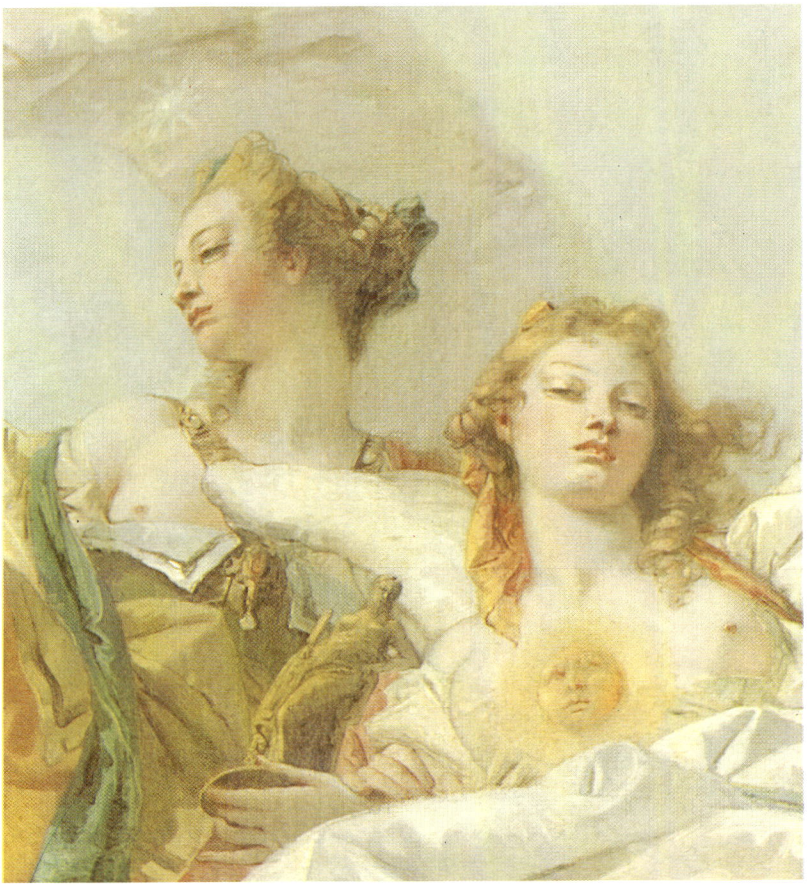

Tugend und Edelmut,
Ausschnitt aus *Der Triumph der Tugend*

gelt. Gegen Ende seines Lebens wurde Tiepolo nach Madrid gerufen, um dort seinen letzten Auftrag für einen europäischen Königshof auszuführen, für den König von Spanien. Hier in Spanien starb Tiepolo 1770 im Alter von vierundsiebzig Jahren. Innerhalb weniger Jahrzehnte sahen viele der adligen Familien, für die er gearbeitet hatte, ihre Träume von Unsterblichkeit dahinschwinden. Die Französische Revolution schickte Erdstöße über Europa, in ihren Fluten versank die Republik Venedig; die spanische Königsfamilie und viele andere gingen ins Exil.

Ein junger Spanier, der Tiepolos Arbeit in Madrid gesehen haben muß und ihm möglicherweise sogar begegnet ist, war Goya. Er war vierundzwanzig Jahre alt, als Tiepolo starb. Seine frühen Arbeiten – Entwürfe für königliche Wandteppiche – sind ein Echo auf Tiepolos Märchenwelt. Doch das währte nicht lange.

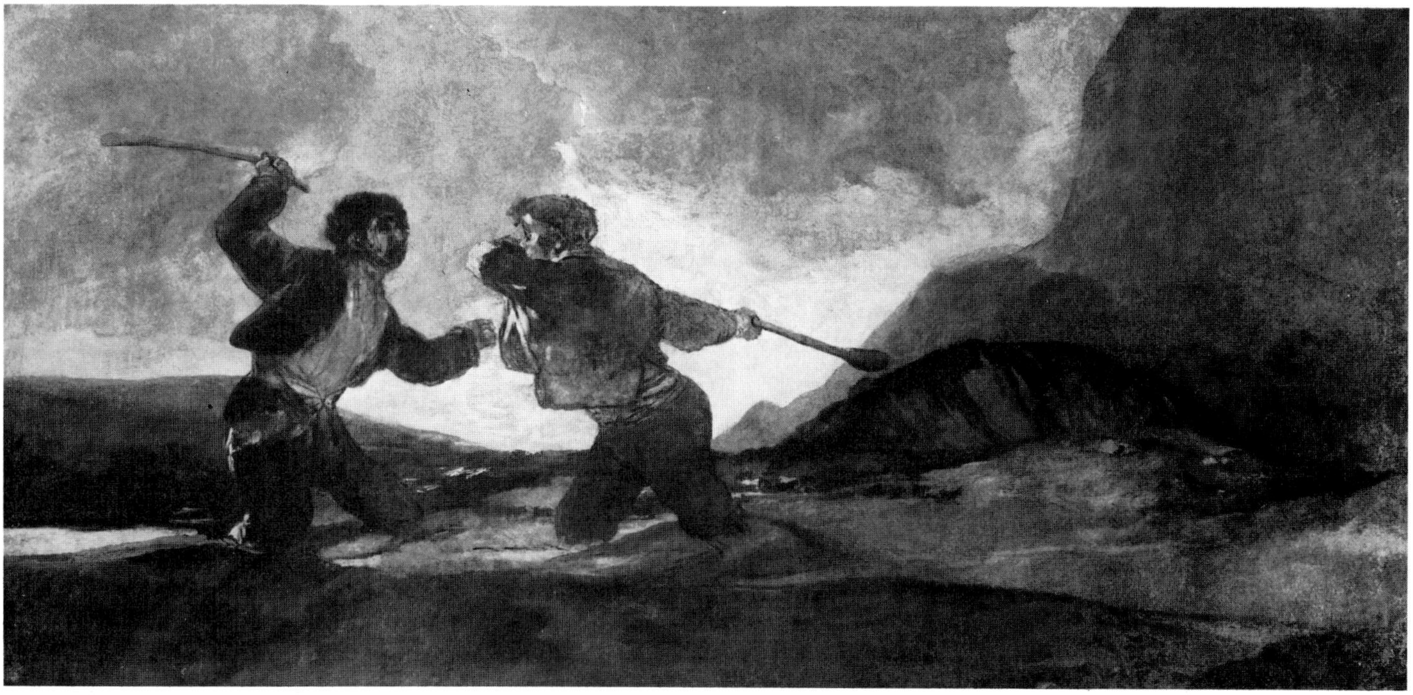

Goya, *Duell mit Stöcken*

Goyas Zeit war die Ära der Französischen Revolution. Auch er dekorierte Häuser, und als er schließlich die Wände seines eigenen Hauses draußen vor Madrid bemalen konnte, wählte er nicht Liebesgöttinnen, die im Himmel schweben, sondern Raufbolde, die im Schlamm versinken, die eine schmutzige Schlacht schlagen, als sollte das Menschengeschlecht nach ihnen ausgerottet werden wie die Dinosaurier.

Tiepolos Bilder stehen am Ende einer mächtigen Tradition italienischer Malerei. Er hatte sie in die Lüfte erhoben. Doch weiter ging es nun wirklich nicht, genauso wenig wie die Gesellschaft so weiterleben konnte, für die er gearbeitet hatte. Tiepolo ersann glanzschimmernde Märchen für eine dem Untergang geweihte Aristokratie. Doch er hat sie so köstlich ersonnen, daß ihr Glanz die Gesellschaft, für die sie geschaffen wurden, weit überlebt hat.

Die Elemente

Erde, Luft, Feuer, Wasser: eins oder mehrere dieser Elemente ist natürlich in aller Kunst gegenwärtig. Doch es gibt Maler – und keineswegs nur romantische Maler – , denen es besonders darum geht, sichtbar zu machen, daß die Elemente als höhere Macht die Geschicke der Menschen beherrschen und leiten, oder daß sie die Bedingtheit des Menschen widerspiegeln, oder zumindest seiner Sicht die Eindeutigkeit sublimer Mächte geben, die auf ihn einwirken, indem sie seine Leidenschaften erregen und seine Vorstellungskraft befördern.

Der japanische Maler Sōtatsu ist im Westen wenig bekannt, obgleich sich einige seiner schönsten Werke in unseren öffentlichen Sammlungen befinden. In plumpem Mißverständnis hat man sie oft als „angewandte Kunst" anstatt als „schöne Kunst" bezeichnet, und so ungerechterweise übersehen. Sōtatsu arbeitete im frühen siebzehnten Jahrhundert – der letzten Periode der Feudalherrschaft in Japan –, und zu seinen erfolgreichsten Werken gehören die gemalten Wandschirme, ein Paar davon trägt heute den Titel *Wellen von Matsushima.* Er malte sie ursprünglich für eine elitäre Kundschaft wohlhabender Kaufleute im alten Kyoto. Damals blühte dort eine Kunst, die sich auf die Legenden des alten Japan zurückbesann; Sōtatsus Wandschirme beziehen sich direkt auf eine dieser Erzählungen.

Turner malte zwei Bilder von dem *Brand der Houses of Parliament,* und beide sind heute in den Vereinigten Staaten. Der Maler wurde 1834 Zeuge dieses Ereignisses. Er eilte mit Skizzenblock und Wasserfarben herbei, um seine ersten Eindrücke von der Katastrophe festzuhalten, die er später als Studien für die Ölbilder benutzte.

Die Kombination von Feuer und Wasser war auch eine Inspirationsquelle für den amerikanischen Maler Whistler. *Nocturne in Schwarz und Gold: Die fallende Rakete* war der Gegenstand eines berühmten Prozesses, den der Künstler gegen den Kritiker John Ruskin anstrengte, der ihn bezichtigt hatte, „dem Publikum einen Topf Farbe ins Gesicht zu schleudern".

Nach Wasser und Feuer – Erde. Das zentrale Thema von Cézannes *Montagne Sainte-Victoire* ist die Struktur und die körperhafte Präsenz von Gestein. Es ist das körperlichste aller Bilder, die Cézanne von dem Berg malte, der seine Heimatstadt Aix-en-Provence beherrscht.

Schließlich – Luft. Kokoschka malte *Die Windsbraut* 1914 nach einer stürmischen Liebesbeziehung zu Alma Mahler, der Witwe des Komponisten Gustav Mahler. Der Sturm herrscht außen wie innen, und das Bild gehört zu den erschütterndsten Zeugnissen emotionaler Verwirrung in der Kunst des zwanzigsten Jahrhunderts.

PENELOPE MASON

Sōtatsu (1576-1643)

Wellen von Matsushima (um 1630)

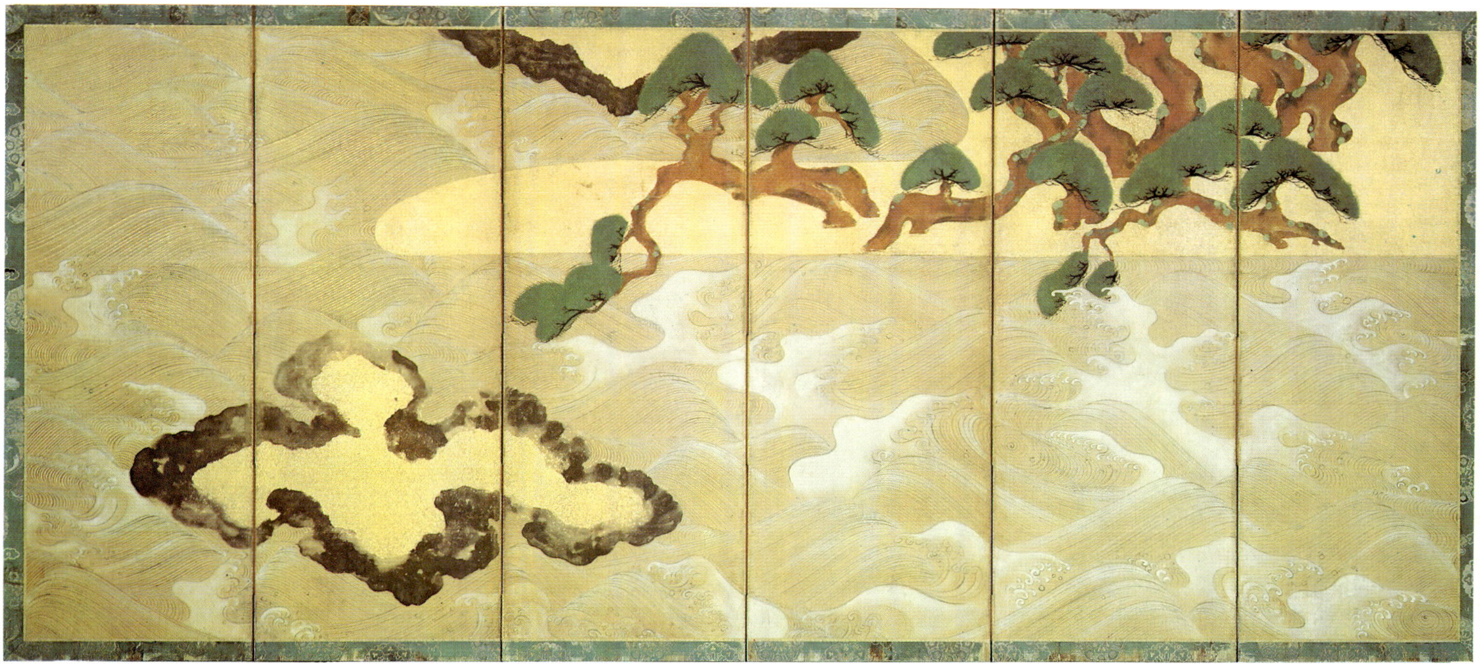

Diese beiden großen Bilder des japanischen Malers Sōtatsu gehören zusammen. Sie waren ursprünglich faltbare Wandschirme, mit denen ein kleinerer Raum von einem großen abgeteilt wurde. Es muß ein unsagbar schönes Gefühl gewesen sein, auf einem Kissen am Boden zu kauern und von dieser Welt aus braunen und grünen Bergen, aus goldenen Wolken, weiß bekrönten Wellen und silberschimmernden Inselküsten umgeben zu sein.

Auf den ersten Blick wird das Auge von den seltsam geformten Felsen gefangengenommen, deren reiche Braun-, Grün- und Blautöne ineinander überzugehen scheinen. Die dünnen Wolken und das schäumende Wasser darunter sind vergoldet, als bescheine sie die untergehende Sonne. Sogar die Strände links mit ihren knorrigen Kiefern werden von dieser Sonne verwandelt, und weiter unten kündet das dunkler werdende Wasser um eine Sandbank die einbrechende Dämmerung an. Eine wahrhaft großartige Welt. Es drängt sich die Frage auf: Ist dies eine reale oder eher eine ideale Welt? Je länger wir diese beiden Wandschirme ansehen, desto

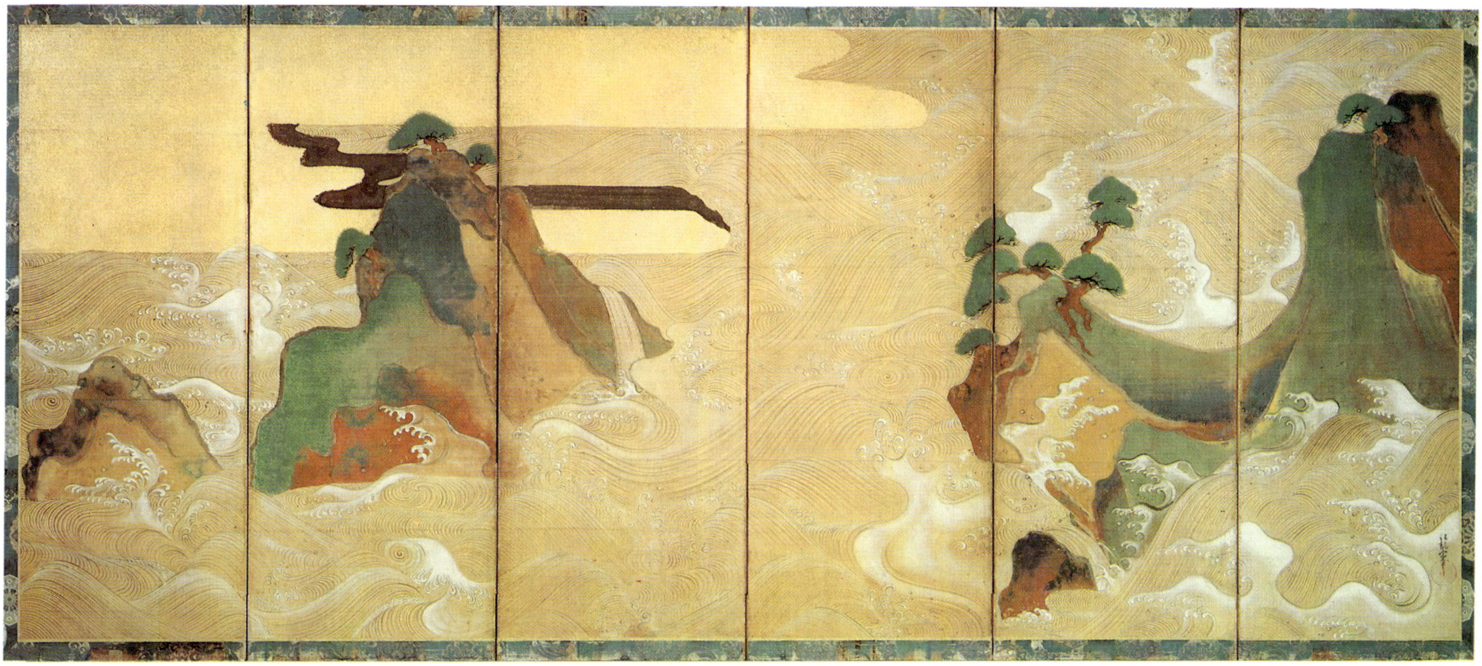

WASHINGTON D. C., FREER GALLERY

beunruhigender wirken sie. Nachdem wir einige Augenblicke die sturmgepeitschten Wellen angeschaut haben, wenden wir uns hilfesuchend zu den soliden goldenen Wolken darüber. Aber schon erwecken auch sie Zweifel. Sind es wirklich Wolken, oder sind es Landzungen? Einen Augenblick lang sind wir sicher, aber schon im nächsten verwirrt und desorientiert.

Der Titel *Wellen von Matsushima* wurde diesen Wandschirmen erst vor hundert Jahren gegeben. Matsushima ist eine sehr schöne Meeresbucht mit kieferbestandenen Felseninseln im Norden Japans, in der Nähe der Stadt Sendai. Die Gegend zählt heute in Japan zu den drei schönsten natürlichen Landschaften. Doch Sōtatsu und die Menschen, für die er malte, lebten in der alten Hauptstadt Kyoto, viele Kilometer südwestlich und – bedenkt man, wie beschwerlich das Reisen um 1600 war – wußten von Matsushima wahrscheinlich wenig oder gar nichts. Außerdem interessierte sich Sōtatsu nicht für das Malen nach der Natur. Er konzentrierte sich auf dekorative Themen wie Lotosblüten, Rotwild und

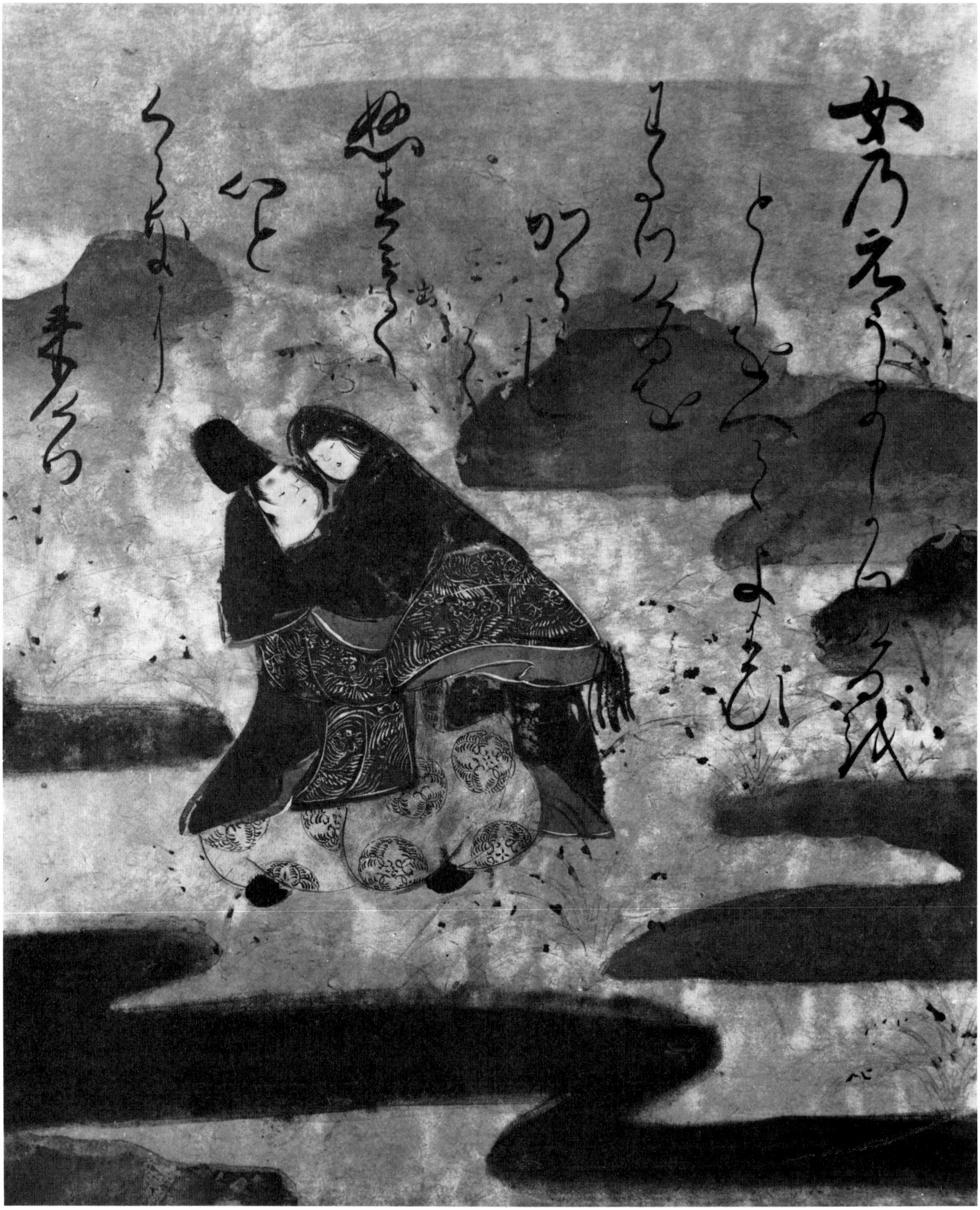

Wasservögel, die er in Gold und Silber oder in monochromer Tusche wiedergab. Seine figürlichen Bilder in lebhaften Farben stellen Szenen nach den großen Klassikern der japanischen Literatur dar, vor allem den *Erzählungen aus Ise,* deren Held eine Casanova-ähnliche Figur namens Ariwara no Narihira ist. Es ist zu vermuten, daß auch diese Wandschirme eine Erzählung aus Ise wiedergeben; die Landschaft wäre dann die allen vertraute in der Nähe der großen Shinto-Schreine von Ise, die Felsbucht bei Futamigaura.

In Sōtatsus Bildern sind die Geschichten manchmal sehr detailreich und direkt illustriert, manchmal gibt er aber auch nur knappe Anspielungen auf den Gang der Handlung. Ein besonders schönes Albumblatt zeigt einen Mann, der auf seinem Rücken eine Frau durch die dunkle Nacht trägt. Er watet durch tiefes Gras und seichte Flüsse. Aus der Inschrift oben auf dem Blatt erfahren wir, daß dies die „Akutagawa"-Episode aus den *Erzählungen aus Ise* ist: Narihira verliebte sich in die zukünftige Kaiserin, als sie noch sehr jung war, und entführte sie. Als sie an den Akutagawa-Fluß kamen, entdeckte die Dame einen Tautropfen; aber sie war zu jung, um zu wissen, daß er beim ersten Sonnenstrahl sofort verschwinden würde. Damit ist die Geschichte schon zuende. Trotzdem macht sie jedem deutlich, daß der Mann und die Frau verliebt sind; der Mann ungestüm, die Frau jung und ergeben. Sie weiß noch nichts von dem Dahinschwinden der Liebe, von hoher Stellung, vom Leben überhaupt.

Auch auf einem Fächer wird diese Geschichte dargestellt, diesmal jedoch komplexer und weniger leicht entschlüsselbar. Die runde Form des Fächers eignet sich für eine eher dramatische Wiedergabe der Geschichte. In der äußersten rechten Ecke sehen wir einen Mann, der unter dem geschwungenen Dach eines Hauses schläft. Und links schwebt über dem Dach bedrohlich ein Dämon. Die Geschichte erzählt, daß der Held Narihira und seine junge

Gegenüber Narihira trägt die zukünftige Kaiserin auf seinem Rücken, Ausschnitt aus Sōtatsu, *Erzählungen aus Ise*

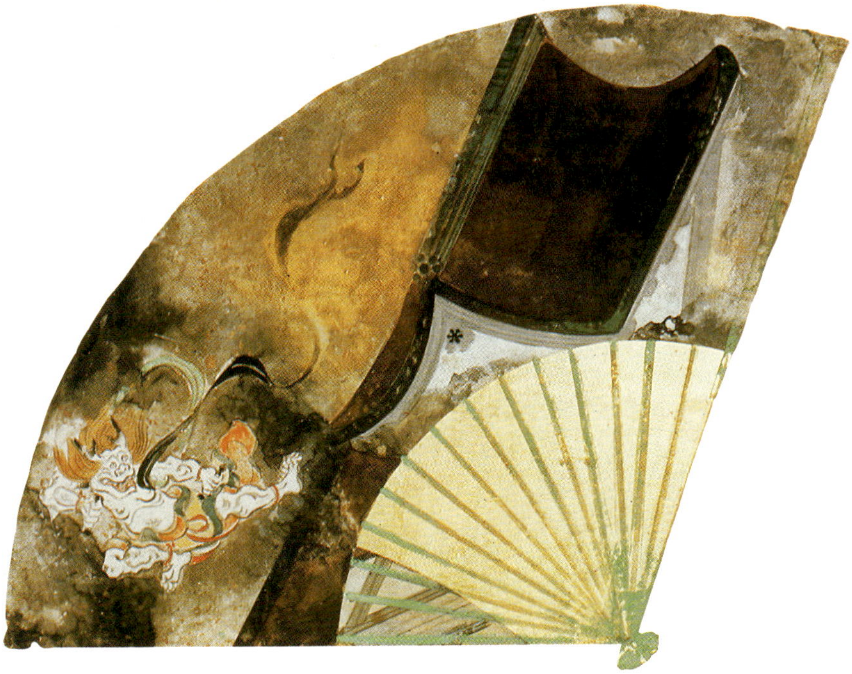

Sōtatsu, Fächermalerei, *Erzählungen aus Ise*

Letztes Paneel des ersten (rechten) Schirms aus *Wellen von Matsushima*

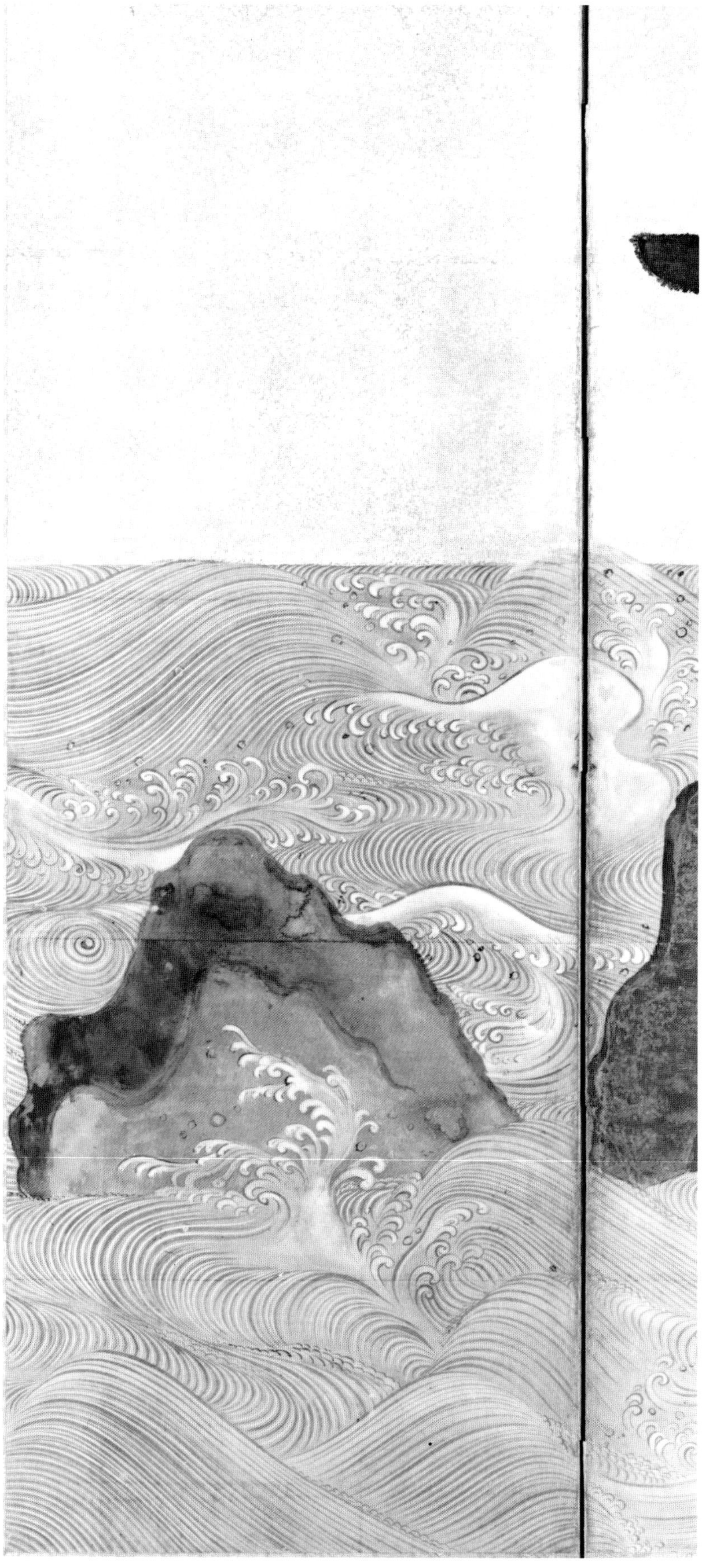

Geliebte in ein Gewitter gerieten, als sie den Akutagawa-Fluß überquert hatten. Sie suchten Schutz in einem leeren Haus. Der Mann wachte draußen, während die Frau sicher im Inneren schlief. Als Narihira am nächsten Morgen nach seiner Geliebten rief, war sie nirgends zu finden. Vielleicht hatte der Donner-Dämon sie gefressen? Wahrscheinlicher ist es, daß die Verwandten, die um ihren Ruf fürchteten, ihr Versteck gefunden und sie heimlich fortgeschafft hatten. Der Entführer wurde vom Hofe verbannt.

Obgleich die Erzählung auf dem Fächer stark verkürzt dargestellt ist, konnten die Menschen am Hof und in der Stadt, für die Sōtatsu malte, diese bestimmte Episode auf einen Blick erkennen; denn die *Erzählungen aus Ise* waren ihnen vertraut.

Deshalb konnte Sōtatsu später auf den Wandschirmen, die wir hier betrachten, noch einen Schritt über die verkürzte Wiedergabe der Erzählung hinausgehen und eine sichtbare Metapher für die Bilder schaffen, die Narihira sah, und für die Gefühle, die ihn erfüllten, als er auf die Bucht von Ise schaute. Sōtatsus Auftraggeber erkannten die Berge von Futamigaura sofort und erinnerten sich, daß Narihiras Reise ins Exil an dieser Küste entlanggeführt hatte.

Wir wollen nun die Wandschirme – von rechts beginnend – „lesen“ mit der reichfarbigen, felsigen Landzunge, um die das Wasser mit weißen Schaumköpfen tobt. Weiter links erscheint eine goldene Wolke und dann eine von grünen Kiefern bekrönte Felsgruppe. Dieses Seestück scheint natürliche Formen ganz wahrheitsgetreu wiederzugeben, bis auf ein Detail, nämlich den Streifen Wasser, der sich nach links hinter den Felsen und zwischen den beiden goldenen Wolken hinzieht. Es scheint, als hätte der Mann in seiner Einsamkeit und Sehnsucht für einen Augenblick die Verbindung mit der Realität verloren. Im nächsten sind jedoch die normalen Beziehungen wieder hergestellt: Wolken sind Wolken, und das Wasser brodelt und kocht sehr realistisch um einen einzelnen spitzen Felsen.

Auf dem linken Schirm jedoch ist die Wahrnehmung völlig verwirrt. Goldene Wolken sind zur Küste geworden, auf der Kiefern wachsen. Und überall bäumen sich die Wellenkämme auf und rollen zurück, unerbittlich auf jenes Kyoto zu, das dem Helden Narihira durch seine Tat verschlossen bleiben wird.

In früheren Bildern anderer Maler nach Szenen aus der klassischen Literatur war die natürliche Welt immer schon benutzt worden, um die Gefühle von Personen wiederzuspiegeln. Aber in diesen Bildern waren die Personen immer auch selbst dargestellt. Auf unseren Wandschirmen hat Sōtatsu die Konventionen früherer Malerei hinter sich gelassen, um allein den psychologischen Zustand Narihiras darzustellen: verlassen im Exil an der Küste von Futamigaura, starrt er aufs Wasser und sehnt sich, zurückkehren zu können nach Hause, zu seinen Freunden, zu der bekannten Welt, aus der er verstoßen worden ist. Die sogenannten Matsushima-Wandschirme sind als solche wunderbare Malerei; aber erst wenn man sie in diesem Kontext sieht, werden sie zur schmerzlichen Metapher tief empfundener Gefühle und eine bedeutende Neuerung in der japanischen Malerei.

Ausschnitt aus dem zweiten Schirm, *Wellen von Matsushima*

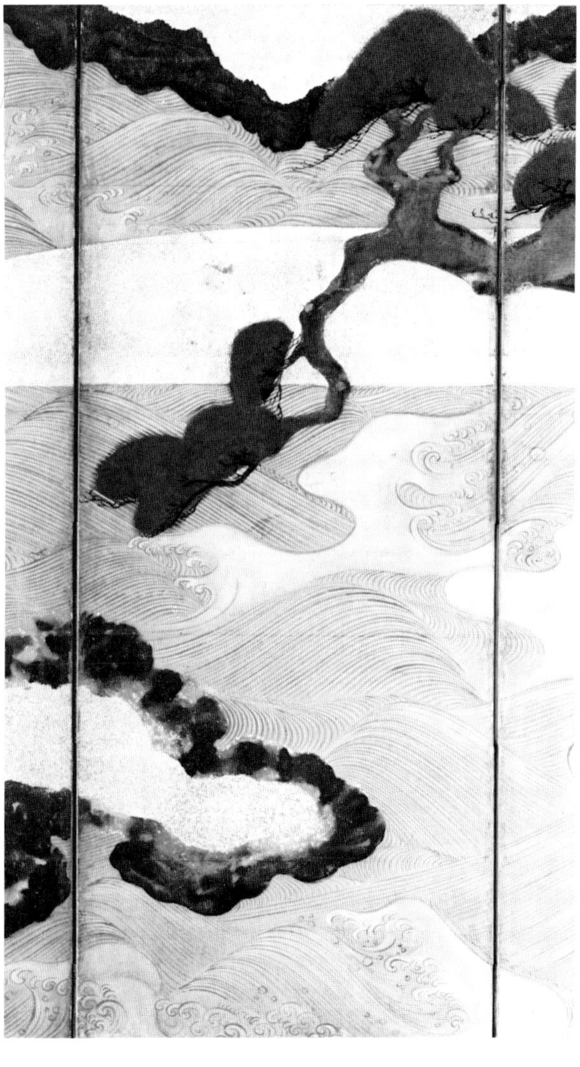

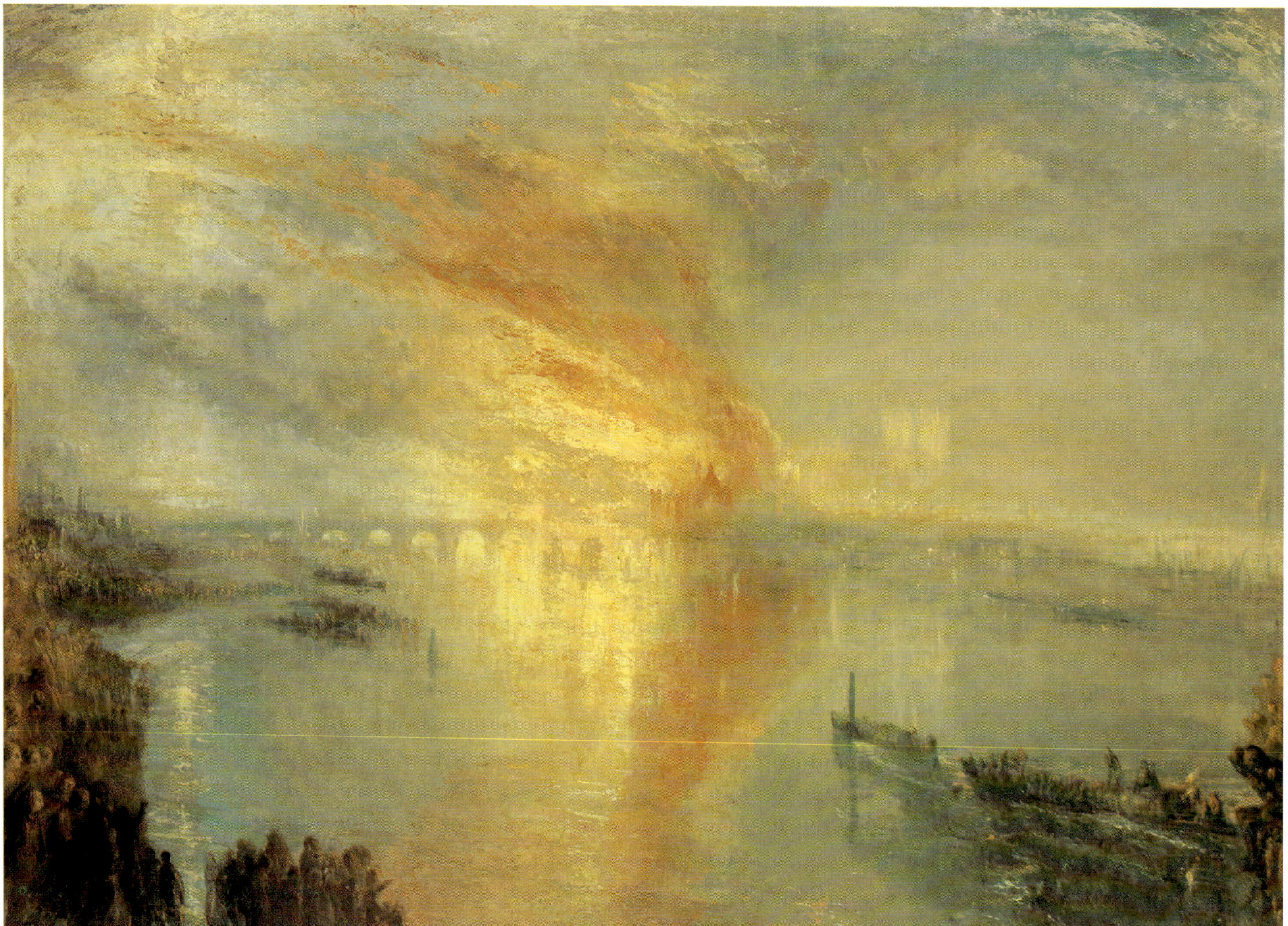
CLEVELAND MUSEUM OF ART

HUGH CASSON

Turner (1775-1851)

Der Brand der Houses of Parliament (1834-1835)

Das Abbild einer großen Katastrophe: In der Nacht des 16. Oktober 1834 zerstörte ein Feuer den alten Westminster-Palast am Ufer der Themse. Dieses Bild malte ein genialer Maler, den viele für Englands größten Maler überhaupt halten: Joseph Mallord William Turner. Er war damals ungefähr sechzig Jahre alt und auf der Höhe seiner Kraft. Dieses Bild gehört zu seinen Meisterwerken. Es war natürlich auch ein Thema nach seinem Geschmack, ein Bild von Gewalt und Zerstörung, ein Bild von der Ohnmacht des Menschen angesichts der Elemente. Auch Untertöne sozialen Umbruchs sind mitgemeint. Und alles zusammen brachte Turner in einen wunderbar gemalten Wirbel von Licht und Farbe, in dem diese beiden Elemente ineinander verschmelzen und eins zu werden scheinen. Sein ganzes Leben lang war Turner von Feuer und Wasser besessen gewesen. Und hier nun konnte er beide in wahrlich spektakulärem Maßstab zusammen erleben.

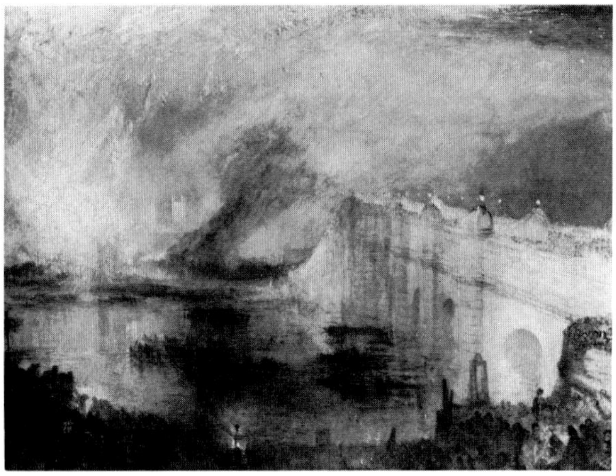

Turner, *Der Brand der Houses of Parliament* (Philadelphia Museum)

Das Feuer war am Nachmittag entdeckt worden und schwelte noch in der Abenddämmerung des nächsten Tages. Sobald Turner davon erfuhr, hastete er mit seinem Skizzenblock in der Hand dorthin, wo er die Szene gut überschauen konnte. Er machte neun Aquarelle und eine Menge Bleistiftskizzen. Zwei davon sind so schnell angefertigt, daß die noch nasse Farbe sich auf der gegenüberliegenden Seite abgedrückt hat. Wie die meisten Künstler zu Turners Zeit betrachtete er Aquarelle wie diese als Arbeitsskizzen für größere und weiter ausgeführte Ölgemälde. Nun aber begann er, in Ölfarbe umzusetzen, was er bei der Arbeit mit Wasserfarben entdeckt hatte: die Spannung, die Leuchtkraft, das Luftige. Das Bild atmete sozusagen auf dem Papier. Er hatte begonnen, auf weißem Grund zu malen, und so nannten ihn einige Kritiker den „weißen Maler".

Turner arbeitete die ganze Nacht beim Licht der Flammen. In der Morgendämmerung eilte er nach Hause in sein Atelier und machte sich sofort an die Arbeit. Er schuf zwei riesige Kompositionen. Die eine wurde 1835 in der British Institution ausgestellt und hängt heute im Museum von Philadelphia. Die andere befindet sich im Museum von Cleveland. Sie wurde ebenfalls 1835 zum ersten Mal ausgestellt, und zwar in der Royal Academy in London. Zu dieser Zeit hatte sich Turner schon von den traditionellen klassischen Themen aus Bibel und Mythologie abgewandt und zeitgenössische Motive wie Schiffe und Eisenbahnzüge zu malen begonnen. Seit er aber auf einer Reise nach Italien dies ganz andere Licht erlebt hatte, wandte er sich immer leidenschaftlicher dem Experiment mit der Farbe zu und nahm als Vorwurf natürliche Katastrophen wie Unwetter, Sintflut und Sturm. Hier verschmelzen Bewegung und Licht in wirbelnden, konvulsivischen Kompositionen.

Es überrascht nicht, daß Turner mit diesen Arbeiten die Kunstwelt in Verwirrung stürzte. Tatsächlich meinten viele Künstler und Kritiker – mit Ausnahme von Ruskin, der ihn allerdings auch erst später verteidigte –, Turner sei nun wirklich am Ende. Sie hielten ihn für senil, manche sogar für verrückt. Sie konnten mit seinen Bildern nichts anfangen, genauso wenig wie sie ihn verstanden. Und er tat nichts, um ihnen zu helfen. Er war immer ein Einzelgänger und zurückhaltend mit Nachrichten über sein Privatleben. Später wurde er fast furchtsam in dieser Hinsicht und legte sich verschiedene Adressen zu. In seiner Arbeit fand er eine Zuflucht nach einer äußerst schwierigen Kindheit – seine Mutter war geisteskrank. In seiner Kunst suchte er einen Ersatz für den häuslichen Frieden, den er nie erlebt und genossen hat. Er war ein besessener

Turner, *Das Kriegsschiff Téméraire*

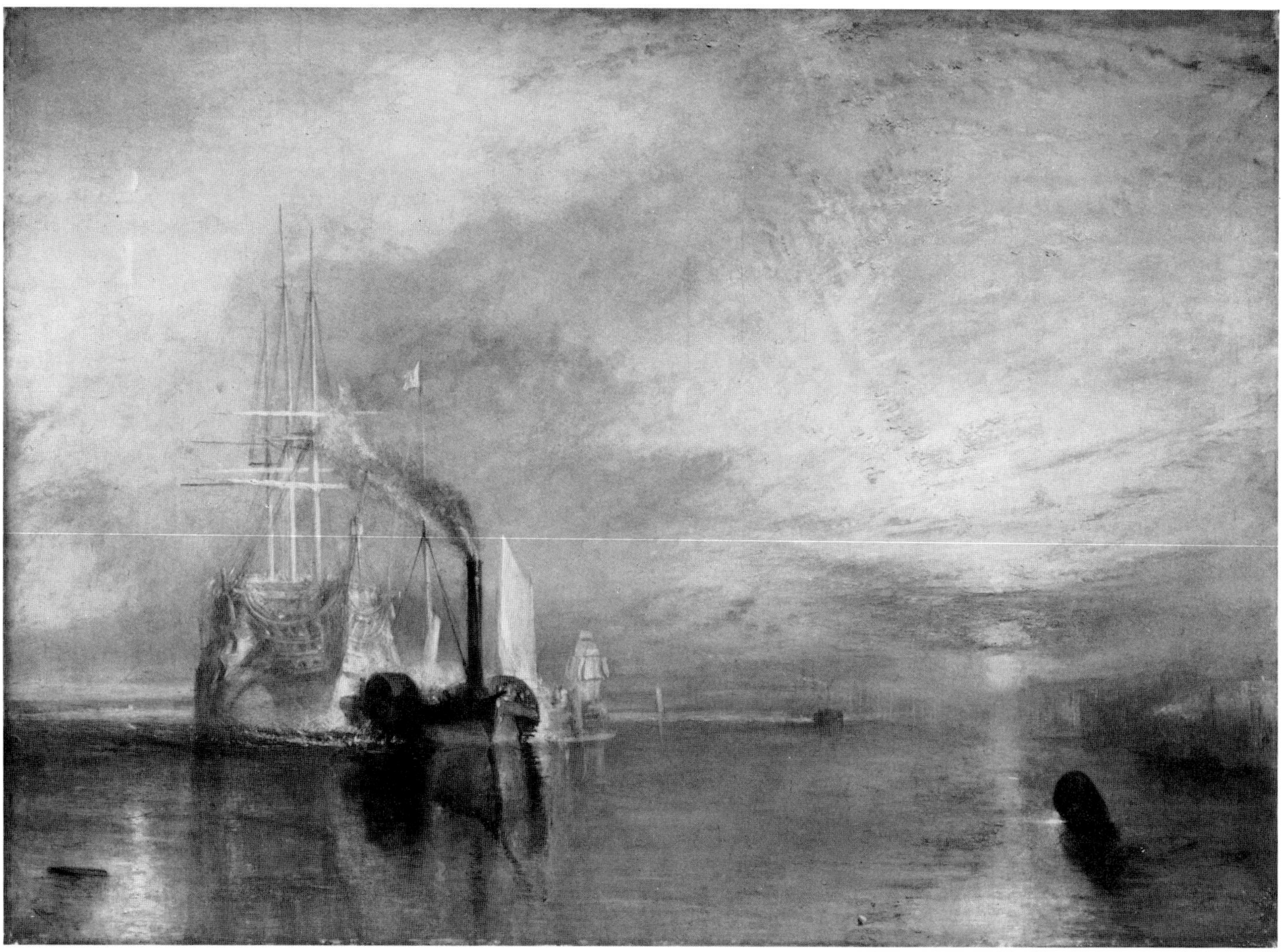

Arbeiter, und seine Tage waren schwindelerregend vollgefüllt: Auf einer kurzen Reise nach Rom entstanden fast zweitausend Skizzen und Bilder. Sogar am Tage seines Todes stand noch eine fertiggrundierte Leinwand neben seinem Bett. Natürlich brachte ihm diese Lebensweise nur wenige gute Freunde – vielleicht auch, weil er, wie viele große Künstler, mit seiner Zeit und seiner Kraft sehr geizte und sie ungern darauf verwandte, angenehm zu sein oder zu erscheinen. Es wird von ihm berichtet, daß er sein ganzes Leben lang schlampig herumlief, mit ungepflegten Kleidern, daß er ungeschickt in seiner Rede und linkisch in seinem Benehmen war. Doch bis zum Ende seines Lebens blieb sein Auge scharf und sein visuelles Gedächtnis so lebendig wie seine Phantasie und sein Können.

In der Periode seines angeblichen Niedergangs erkannten wenige Menschen, daß dies die Zeit seiner leidenschaftlichsten und abenteuerlichsten Meisterwerke war: *Staffa, Fingals Höhle* (1832), *Eine Yacht nähert sich der Küste* (1835), *Norham Castle, Sonnenaufgang* (1835). Bilder wie *Der Brand der Houses of Parliament* wurden, wie man sich denken kann, mit gemischten Gefühlen aufgenommen. Die Zeitschrift *The Spectator* lobte seine Reinheit, die Transparenz und die Harmonie der Farben, sagte aber – mit

Turner, *Feuer auf See;*
unten Turner, *Regen, Dampf und Geschwindigkeit*

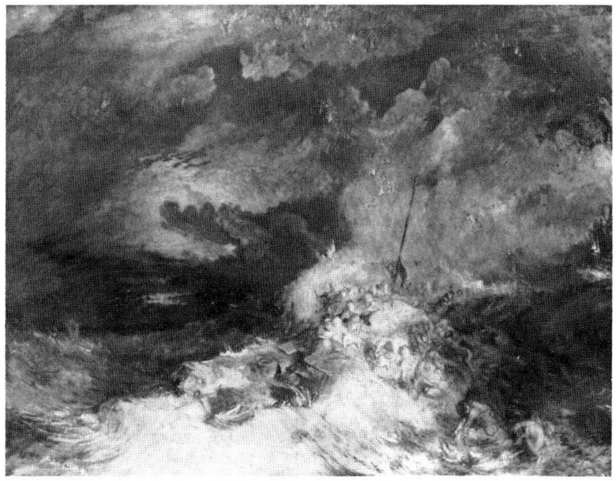

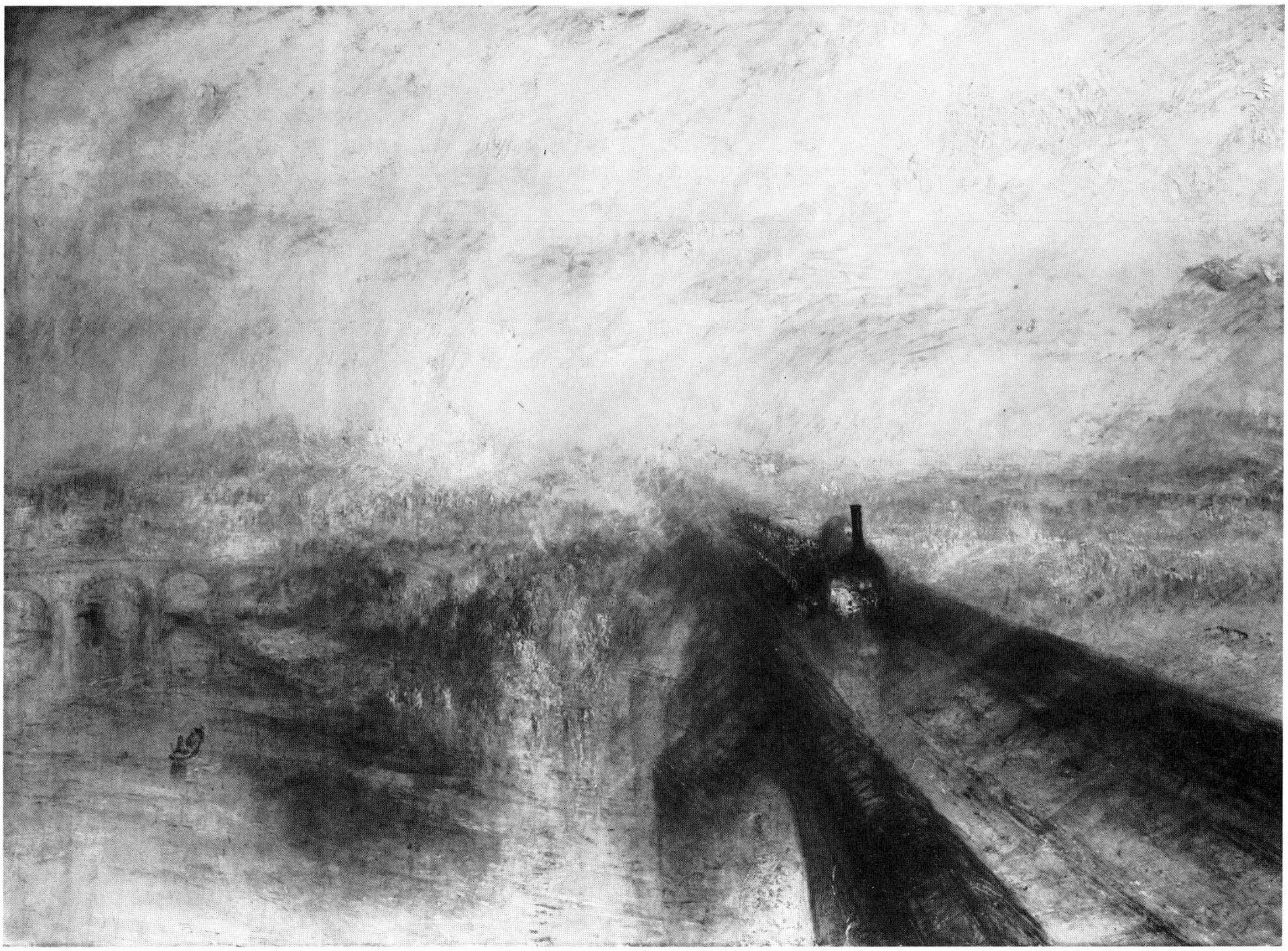

Ausschnitt aus *Der Brand der Houses of Parliament* (Cleveland)

einigem Recht –, daß das mehr nach Tag als nach Nacht aussähe und daß die Menschen schlecht gezeichnet seien. Die *Times* vertrat dieselbe Meinung. Das *Athenaeum* nannte das Bild eine „glänzende Unmöglichkeit". „Wahrheit" hieß es dort, „ist der Wirkung geopfert worden, die jedoch ist teilweise großartig". *The Literary Gazette* bemerkte scharfsichtig, daß das Bild mehr Phantasie und Poesie als Natur enthalte. Turner, der eigentlich etwas auf Kritik gab, reagierte auf solche Kommentare nicht durch Rückzug, sondern indem er trotzig auf seinem Weg voranschritt und in den nächsten zwanzig Jahren seine vollkommensten Bilder malte: *Feuer auf See* (Tate Gallery), *Die Téméraire im Kampf* und *Regen, Dampf und Geschwindigkeit* (beide National Gallery, London).

Dann aber forderte diese lebenslange Raserei des Auges und der Hand schließlich ihren Tribut. Um 1845 trank er zuviel, seine Gesundheit wurde anfällig. Er fuhr nach Margate, um seine alte Geliebte und Haushälterin Mrs. Boothby zu besuchen. Dann kehrte er nach London zurück und starb in seinem Haus in Chelsea am 19. Dezember 1851. Vor seiner Beerdigung in der St. Paul's Cathedral stand sein Sarg unter dem tropfenden Oberlicht mitten in seinem schäbigen Atelier in Harley Street, allein bewacht von seinen Bildern, die ungesehen unter ihren Staubdecken strahlten. Er hinterließ sein Vermögen und sein Lebenswerk (Tausende von Bildern) dem Staat; allerdings mit der Bedingung, daß die Bilder an einem Ort zusammenbleiben sollten. Das Testament wurde angefochten, und die Bedingung wurde nie beachtet. Und wenn der Staat seine Bilder auch nahm, so behandelte er sie ein Jahrhundert lang fast so schlecht, wie Turner es selbst getan hatte. Inzwischen haben jedoch die meisten von ihnen eine würdige Umgebung gefunden, wie dieses hier, das gewiß zu seinen wichtigsten gehört.

Auf Turner wirkten Feuer und Wasser, Rauch und Licht immer unwiderstehlich. Sie symbolisierten für ihn die Herausforderung der menschlichen Kraft durch natürliche Elemente, und in seinen Augen und unter seinen Händen verschmolzen Farbe, Bewegung und Licht in eins.

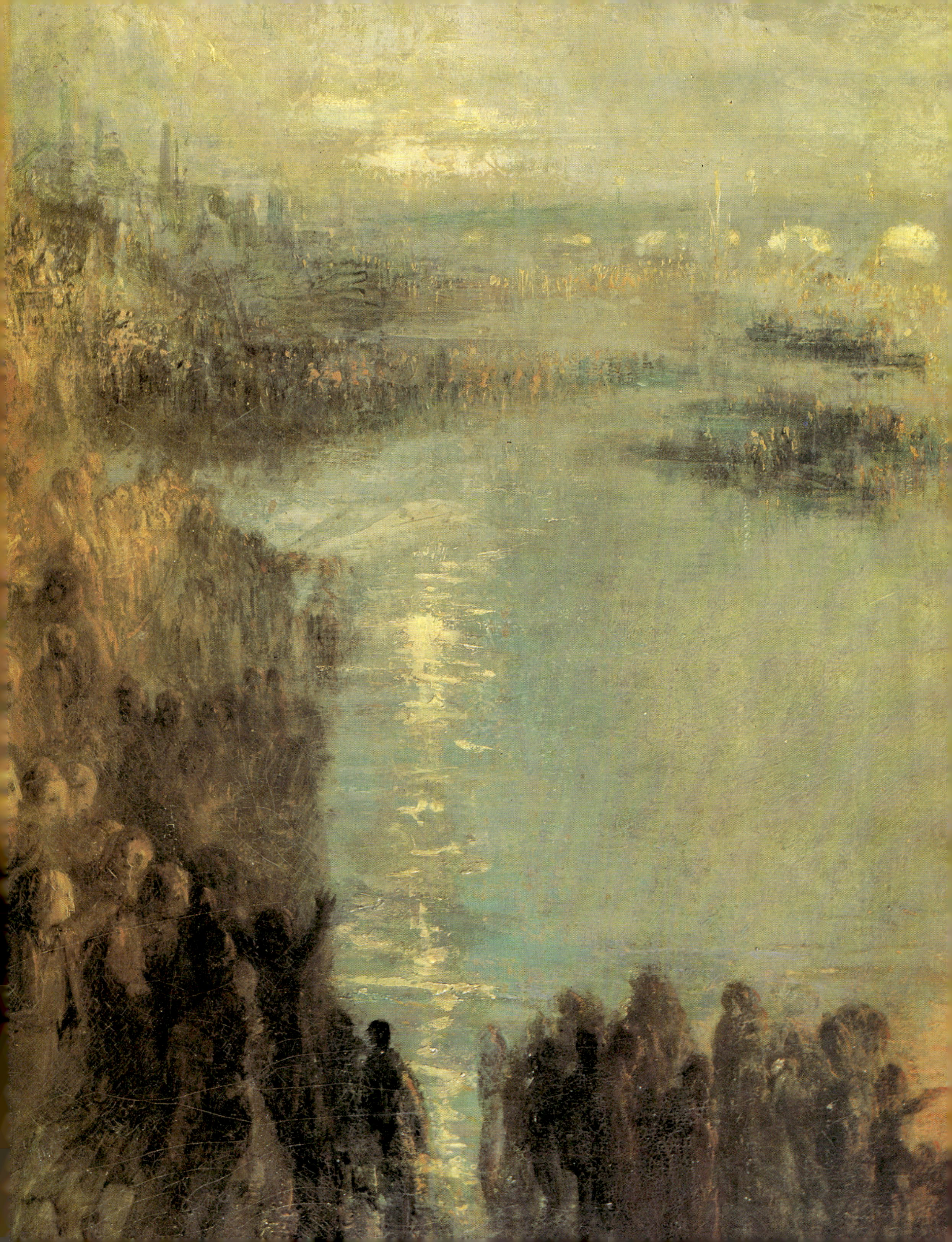

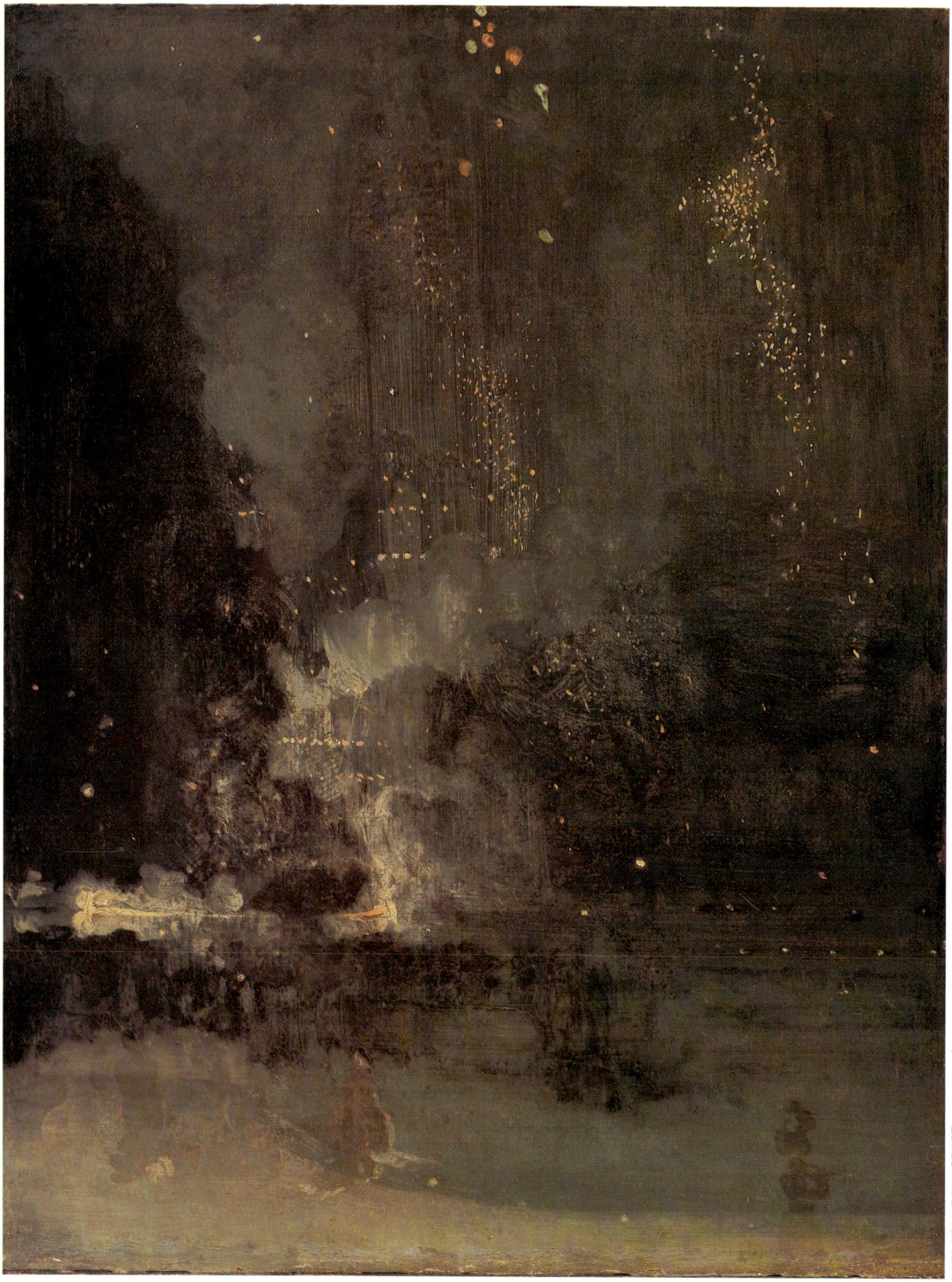

DETROIT MUSEUM OF ART

MILTON BROWN

Whistler (1834-1903)

Nocturne in Schwarz und Gold: Die fallende Rakete (1877)

„Die Natur enthält in Farbe und Form die Elemente aller Bilder, wie die Klaviatur die Noten der gesamten Musik enthält. Doch der Künstler ist dazu geboren, auszuwählen und diese Elemente mit Verstand so zu gruppieren, daß das Ergebnis schön sein möge." Diesen Prinzipien folgte James A. M. Whistler, als er das Bild malte, das bei seinen Kritikern nichts als Entsetzen hervorrief.

Nocturne in Schwarz und Gold: Die fallende Rakete machte Geschichte, und zwar Geschichte der Kunstkritik. Als das Bild 1877 in London ausgestellt wurde, schrieb John Ruskin, der prominenteste Kunstkritiker der englischsprechenden Welt: „Ich habe ja schon eine ganze Menge Unverschämtheiten in London gesehen und gehört; aber es ist mir noch nie vorgekommen, daß ein Geck zweihundert Pfund dafür forderte, daß er dem Publikum einen Topf Farbe ins Gesicht schleuderte."

Whistler, der Kritik nicht leicht nahm, besonders wenn es derart erniedrigende Kritik aus so hoher Quelle war, strengte eine Verleumdungsklage an. Ruskin ging damals gerade durch den ersten einer Reihe von Schüben geistiger Umnachtung, und so wurde der Prozeß erst im Oktober 1878 ausgefochten. Zum ersten Mal in der Geschichte der englischen Rechtsprechung war ein Gericht aufgefordert, über eine Frage der Ästhetik zu urteilen; und fraglos war ein englisches Gericht des späten neunzehnten Jahrhunderts für diese Situation nicht genügend gerüstet.

Die gesellschaftliche Stellung der in den Prozeß Verwickelten machte die Verhandlung zu einer öffentlichen Angelegenheit. Aber die Haltung der Beteiligten war so töricht, daß die Verhandlungen einem Zirkus glichen. Das Drama im Gericht war symbolisch für den Kampf des rebellischen Künstlers gegen die akademische Institution. Es war Whistler, der sich diese Bühne gewählt hatte. Doch sein schließlich errungener Sieg vor Gericht konnte nicht darüber hinwegtäuschen, daß er für ihn eine Katastrophe war. Sein Ruf war hart angeschlagen, seine Gönner verschwunden. Die Gläubiger umschwärmten ihn, und er war zum Bankrott gezwungen. Die britische Kunstwelt vergab dem Schmetterling – wie Whistler selbst signierte – nicht, daß er die konventionelle Glaubwürdigkeit, aus der sie lebte, in Zweifel gezogen hatte.

Rechts explodierende Raketen; *gegenüber* Bildmitte, Ausschnitt aus *Nocturne in Schwarz und Gold*

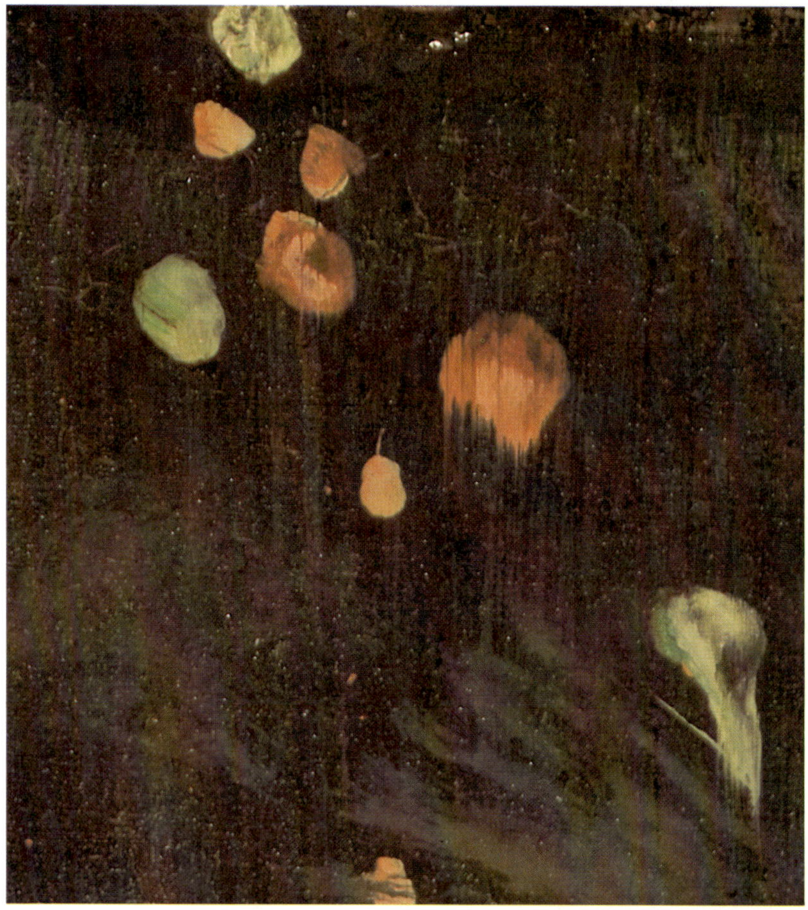

Wie konnte dieses Bild so kontroverse, so bittere, ja sogar hysterische Angriffe herausfordern? Auch hundert Jahre nach seiner Entstehung mag es immer noch etwas schwierig sein, jedes Detail darauf zu erkennen. Aber es würde gewiß den durchschnittlichen Museumsbesucher nicht weiter stören, der wahrscheinlich darin auch so den Eindruck eines Feuerwerks bei Nacht erkennen würde. Und genau das sollte es auch sein. Whistler hat die Erinnerung an ein Feuerwerk in Cremorne Gardens festgehalten, einem Unterhaltungspark an der Themse in Chelsea, der in den siebziger Jahren sehr viel besucht wurde. Whistler, der damals besonders gern Nachtstücke – Nocturnes – malte, war begeistert von diesem lebendigen Park und fasziniert von dem künstlichen Licht der dort abgebrannten Feuerwerke.

Auf dem Bild erkennt man vage eine Nachtszene in einem Park, eine Baumgruppe in dunkler Silhouette links, ein paar Figuren im Vordergrund – vielleicht auf einem Weg – und im Mittelgrund auf dem Rasen eine Menschenmenge, die zu der hell erleuchteten Stelle hinüberschaut, an der die Feuerwerkskörper entzündet werden. Der Himmel ist übersät von den vielfarbigen Lichtern der explodierenden Raketen, die in zufälligen Mustern hinunter zur Erde fallen. In der Anordnung der Formen dieser Komposition kann man Anklänge an Japanisches aufspüren.

Mehr als in seinen anderen Nachtstücken kann man in diesem bedeutenden Bild die ästhetischen Merkmale von Whistlers Stil aufzeigen: Das Streben nach subtilsten Farbnuancen, flüchtig

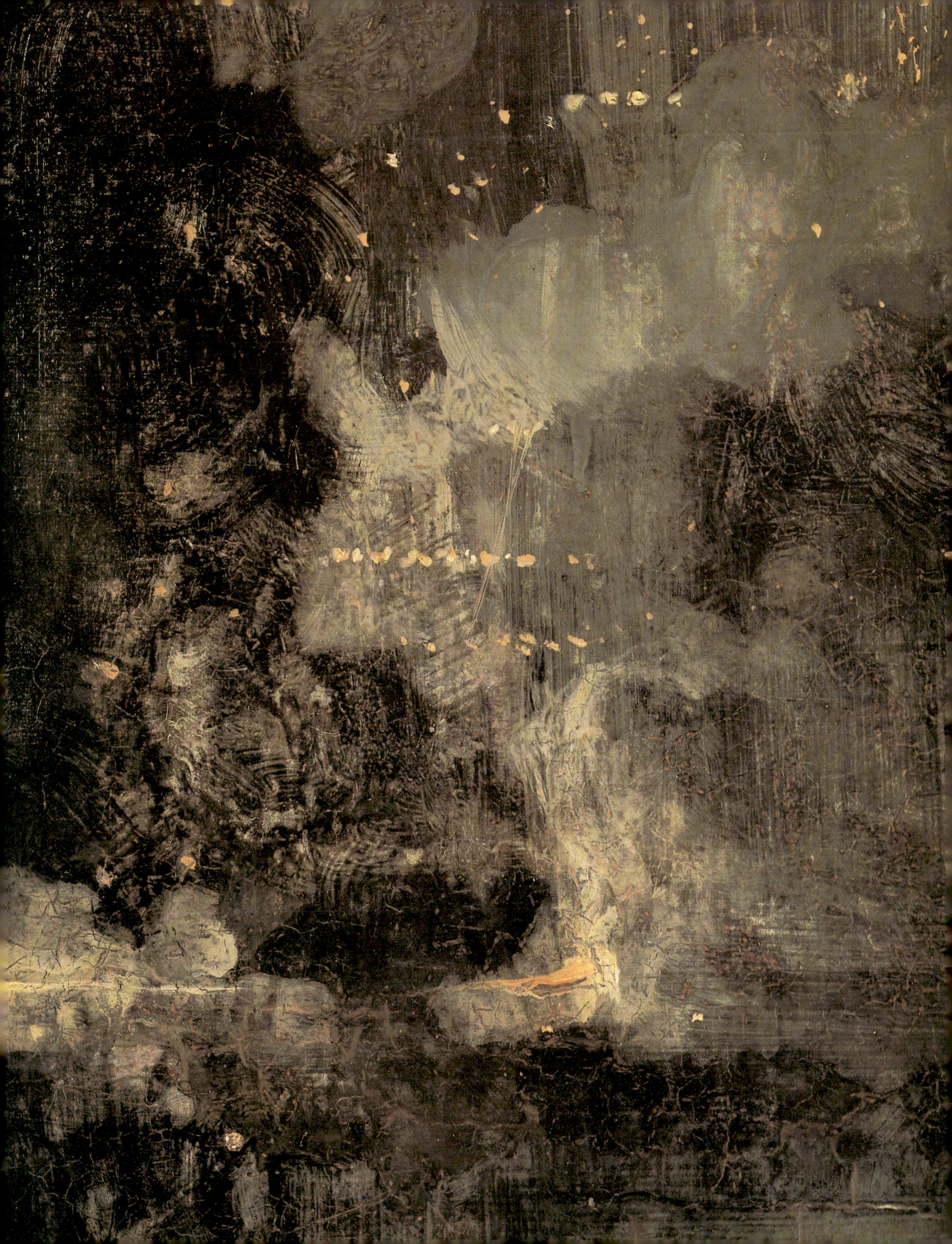

dahinschwindenden Formen, nach jener geheimnisvollen Grenze zwischen dem Bekannten und dem Unbekannten. Zarte Farbschleier bilden köstliche Harmonien, die wie Nebel verschweben und verschwinden. Sogar Sir Edward Burne-Jones, der in dem Prozeß gegen Whistler aussagte, mußte zugeben, daß die Farbe des Nocturne schön sei und daß Whistler einen unübertroffenen Sinn für die Atmosphäre habe.

Whistler, *Eis auf der Themse*

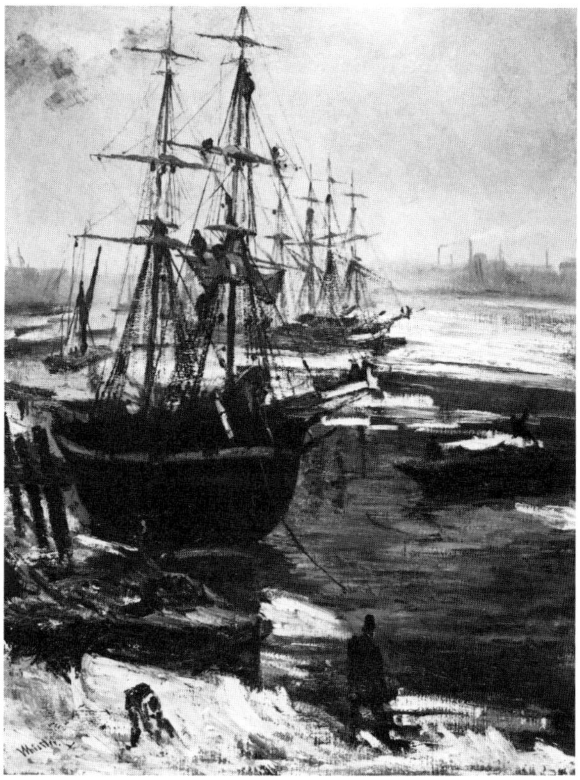

Whistlers Haß-Liebe zu England und den Engländern ist immer etwas rätselhaft geblieben. Er war möglicherweise der einzig wirklich weltbürgerliche Maler seiner Zeit. In den Vereinigten Staaten geboren, in Rußland erzogen, in Frankreich zum Künstler ausgebildet, beschloß er, sich in London niederzulassen, das damals gewiß nicht das künstlerische Zentrum Europas und gesellschaftlich und ästhetisch die großzügigste Stadt war. Alles, was er tat, ging den Engländern gegen den Strich. Er war ein Bohemien, arrogant, prahlerisch und ein Angeber. Er gefiel sich darin, die Prunksucht derer zu kritisieren, die er die „Kaufleute" nannte. Er hatte zweifellos etwas von einem Gecken, einem Possenreißer an sich; aber trotz allem war er ein ernstzunehmender und schwer arbeitender Künstler von bemerkenswertem Talent und großer Sensibilität. Er war tief verletzt, als Ruskin, das Gericht und das Publikum seine Kunst nicht verstanden und schätzten, ja sich unfähig zeigten, sein Verdienst zu beurteilen und seine Leistung anzuerkennen. Sie waren dazu unfähig, weil sie anderes von der Kunst erwarteten.

Sowohl Burne-Jones als auch William Powell Frith – der Maler des berühmten *Derby Day* –, die gegen Whistler aussagten, gingen von gewissen Richtlinien in der Kunst aus, wie man von gesellschaftlichen Konventionen ausging, nach deren Sinn nicht gefragt wurde. Ein Kunstwerk mußte zum Beispiel ein Thema haben, eine Geschichte erzählen, ein Ereignis beschreiben oder ein Gefühl ausdrücken. Dann mußten die Formen in einem Kunstwerk aus der Natur genommen und erkennbar und überzeugend dargestellt sein. Und schließlich hatte es das aufzuweisen, was die englischen Akademiker jener Tage „finish" nannten, so etwas wie den letzten Schliff, eine gute Ausführung. Burne-Jones sagte im Prozeß: „Meiner Ansicht nach darf nur eine perfekte Ausführung als Kunst zugelassen sein."

Die fallende Rakete wurde keinem dieser Kriterien gerecht. Whistler war einer der allerersten Künstler, die darauf bestanden, daß das Thema in der Kunst irrelevant sei. Ein Künstler konnte sich in der Natur seine Inspiration holen, aber sie zu kopieren oder zu imitieren, war nicht seine Aufgabe. Außerdem trat er dafür ein, daß ein Bild dann beendet sei, wenn es die Vorstellung des Künstlers wiedergibt.

Für Whistler war der Künstler ein Schaffender und nicht ein Nachahmender, ein Geschichtenerzähler oder ein Handwerker. Er nannte seine Bilder Nocturnes, Symphonien, Harmonien, oder Kompositionen und machte damit deutlich, daß es für ihn eine wesentliche Verbindung zwischen der Malerei und der Musik gab. Mit seinen Worten: „Wie die Musik die Poesie der Töne, so ist die Malerei die Poesie des Sichtbaren". Vor Gericht erklärte Whistler seinen Titel Nocturne so: „Es ist zuvörderst eine Komposition aus

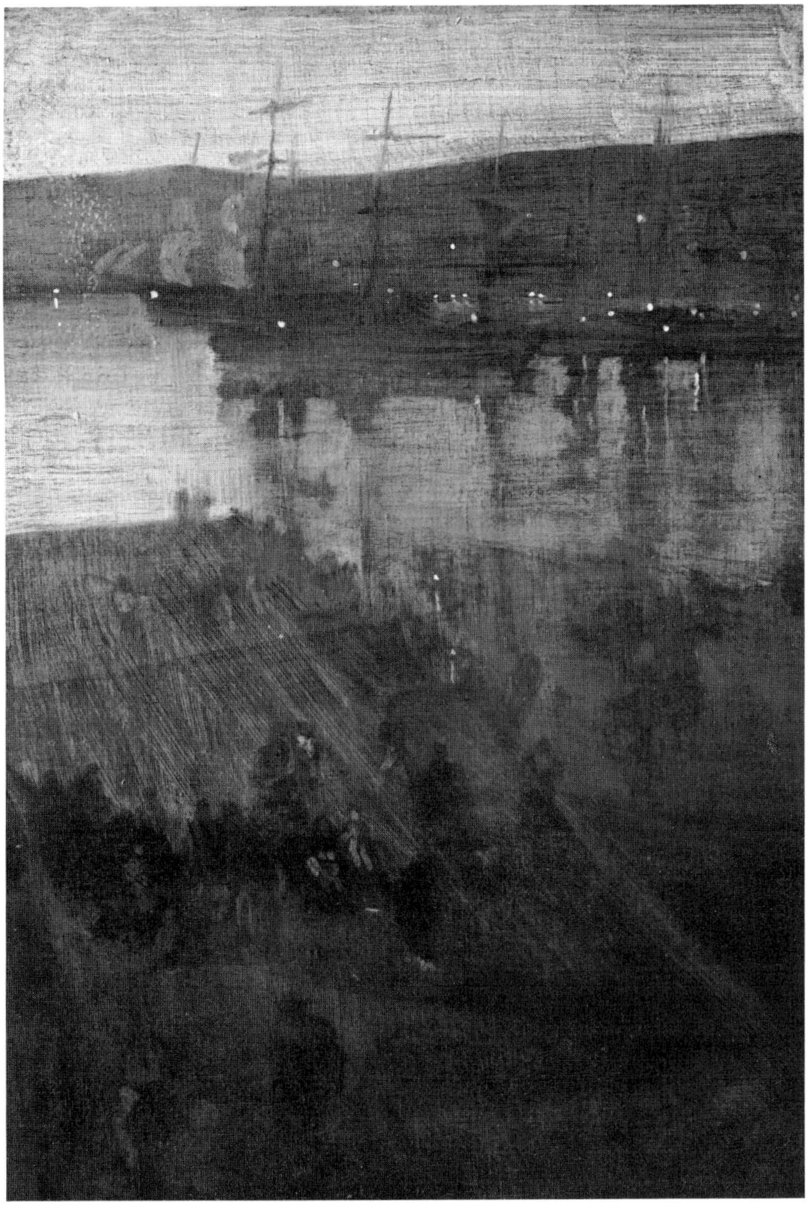

Links Whistler, *Neptun;*
unten Whistler, *Nocturne in Blau und Gold: Old Battersea Bridge*

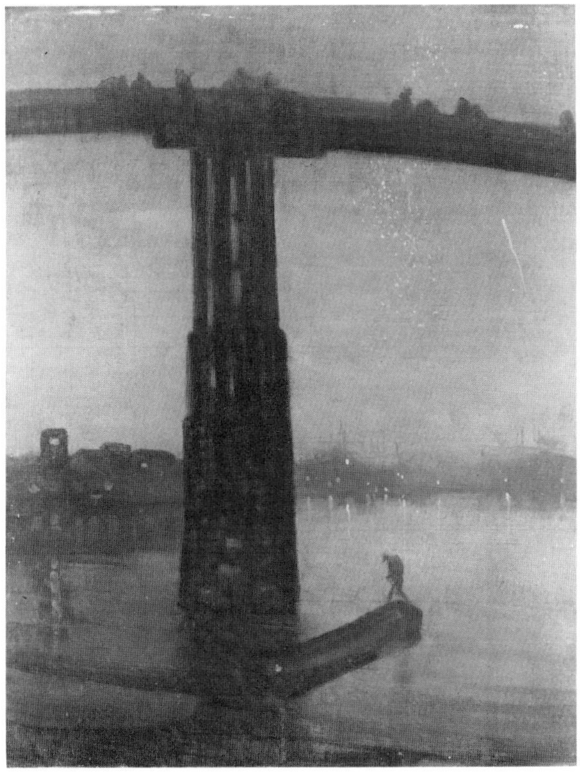

Linie, Form und Farbe...Ich habe verschiedene Nachtstücke gemalt und das Wort ‚Nocturne' gewählt, weil es die ganze Reihe verallgemeinernd und vereinfachend benennt." Das ist eine ganz logische Erklärung und zumindest für unsere Zeit nicht sehr schwer zu verstehen und zu akzeptieren. Denn vieles von dem, wofür Whistler zu seiner Zeit kämpfen mußte, ist in unserer Zeit zum Dogma geworden.

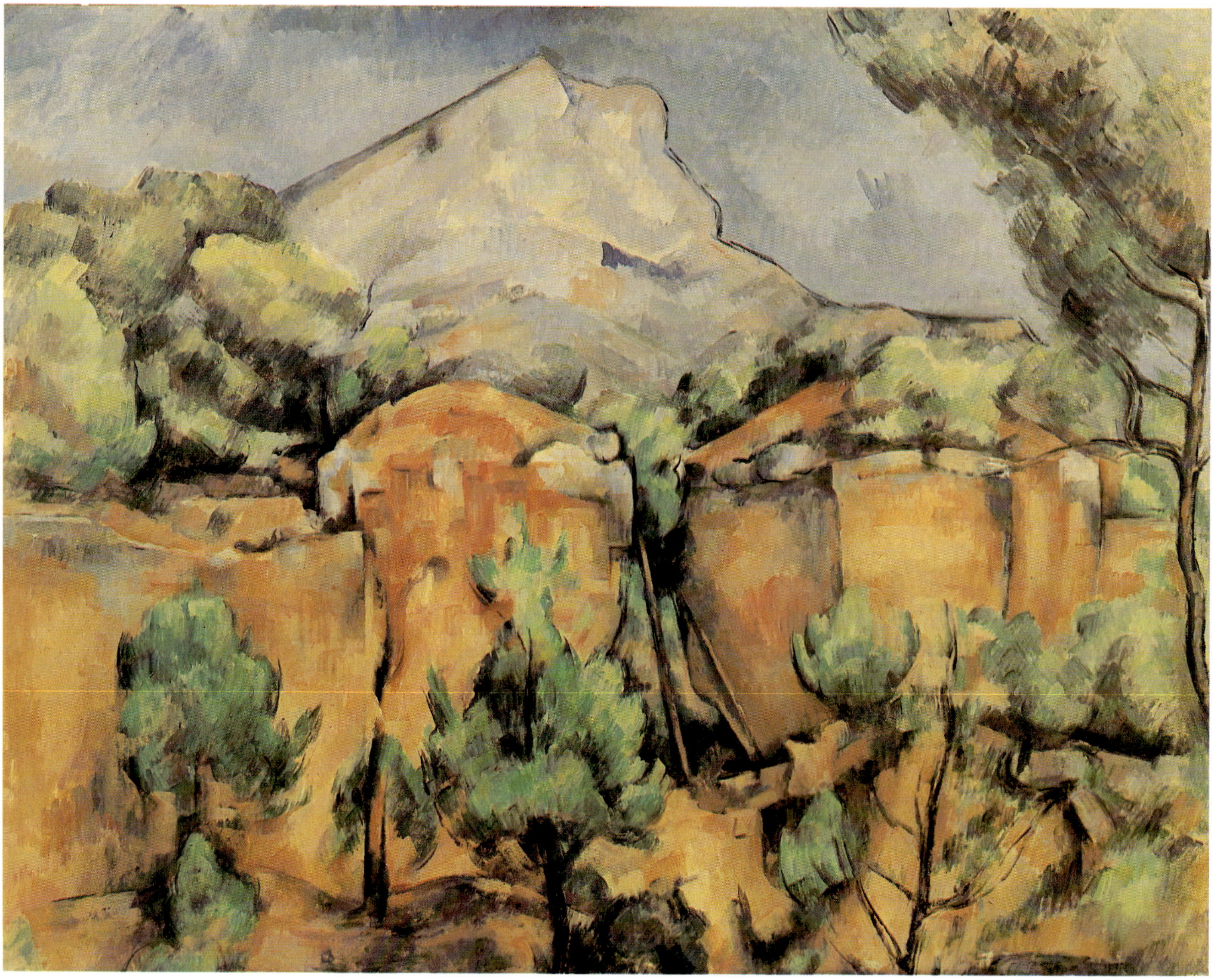

BALTIMORE MUSEUM OF ART

EDWIN MULLINS

Cézanne (1839-1906)

La Montagne Sainte-Victoire (1897)

Gegen Ende seines Lebens schrieb Paul Cézanne: „Empfände ich nicht eine so innige Liebe zur Landschaft meiner Heimat, so wäre ich nicht hier." Was Cézanne mit „meine Heimat" bezeichnete, war die Provence, jene südöstliche Region Frankreichs am Mittelmeer. Vor allem aber meinte er jenen Teil der Provence um die Stadt Aix, in der er geboren wurde und wo er 1906 starb. Cézanne war ein einsamer Mann und ein recht unglücklicher, wenn er nicht arbeitete. Mit zunehmendem Alter scheint er auf unbelebte Objekte jene Art intimer Gefühle übertragen zu haben, die ein weniger isolierter Maler wohl Menschen zugedacht hätte. Menschen werden durch Gegenstände ersetzt, oder sie werden zu Gegenständen. Cézanne war ein bewunderungswürdiger Maler von Dingen; ob sie nun winzig waren oder monumental.

Dieses Bild im Museum von Baltimore ist eine von sechzig Studien – in Öl- und Wasserfarben – nach der Montagne Sainte-Victoire, die Cézanne während der letzten zwanzig Jahre seines Lebens anfertigte. Der Berg beherrscht die Stadt Aix, und er beherrschte Cézanne. Er war von ihm besessen, als sei der Berg ein Spiegel, der seine Sicht der Welt und seine Seele wiedergibt. Cézanne malte diesen Berg ebenso besessen wie manch anderer Künstler Selbstbildnisse, wie Rembrandt oder van Gogh zum Beispiel, die immer wieder ihr eigenes Gesicht im Spiegel malten, um die Linien der Erfahrung und das Vergehen der Zeit festzuhalten. In Cézannes Welt der Gegenstände wurde der Berg zu einem Brennpunkt seines Empfindens, eine Art lebendiger Gegenwart, die seine einsamen Leidenschaften annahm und seine Entwicklung als Künstler reflektierte.

In seinen Briefen betont Cézanne immer wieder, wie persönlich und emotional sein Werk sei. Und wenn man ein Bild wie dieses ansieht, so ist unschwer zu empfinden, daß der Lichtschimmer, der über die Oberfläche spielt, mehr als nur ein optischer Effekt ist. Er ist zugleich ein kontrollierter Pulsschlag der Erregung. Ohne diese persönliche Note, diesen rhythmischen Herzschlag würden Cézannes Bildern gerade diejenigen Eigenschaften fehlen, durch die sie uns anrühren.

Von allen Versionen, die Cézanne von der Montagne Sainte-Victoire gemalt hat, ist diese die körperlichste. Er sieht den Berg

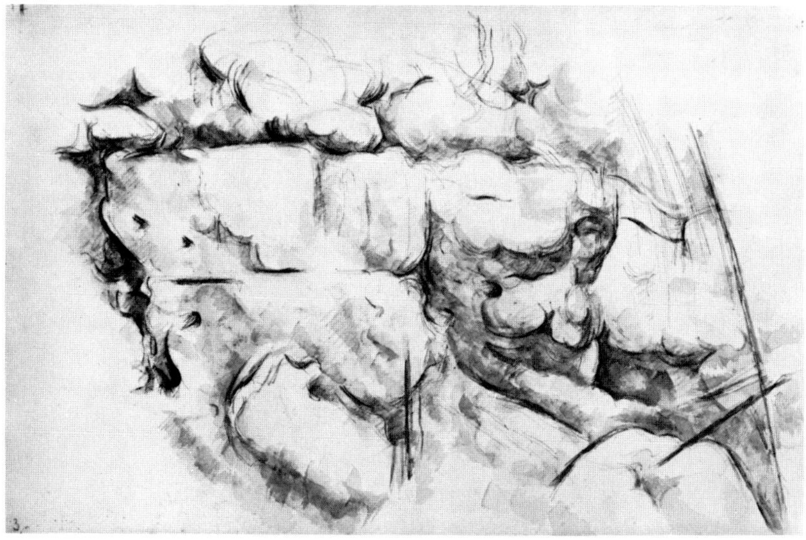

Cézanne, *Felswand über le Château Noir* (Aquarell und Bleistift)

von einem verlassenen Steinbruch aus, wo er eine Hütte für seine Malutensilien hatte und wohin er jeden Tag ging, um Felsformationen, ihre Brüche und Spalten zu studieren. Er liebte diese geheime Beziehung zu den elementaren Kräften, wie er den scharfen Farbkontrast zwischen Kiefern und orangerotem Felsgestein im vollen Sonnenlicht liebte.

Grün und Orange läßt Cézanne dadurch intensiver erscheinen, daß er jedes Farbfeld aus einer Folge von Farbflecken aufbaut, wobei jedes einzelne Feld systematisch von hell nach dunkel und umgekehrt abgestuft ist. Cézanne bewirkt mit der Farbe, was italienische Renaissancemeister wie Leonardo da Vinci mit der Schwarzweißzeichnung erreichten, um die Wirkung einer dreidimensionalen Form zu erzielen. Wenn man zurücktritt, scheint die Oberfläche in einem Hitzeflimmern zu beben, wodurch die Empfindung verschiedener Tiefenstufen entsteht.

Es gibt jedoch keine eigentliche Perspektive; keine Linie führt das Auge in die Ferne. Und wenn man über diese Felswand schaut und die Landschaft und den Berg wahrnimmt, so ist es fast wie ein Schock zu spüren, wie nahe – ja bedrohlich nahe – der Berg dasteht. Er wird einem geradezu ins Gesicht geschleudert. Die große Flanke des Berges erscheint flach, als wäre sie mit einer Schere ausgeschnitten, und zugleich stellt sich die Empfindung verschiedener Tiefen ein durch eben diese wunderbaren Farbfolgen von Hell nach Dunkel und von Dunkel nach Hell.

Über achtzig Jahre sagen die Fachleute nun, daß Cézanne der Vater der modernen Malerei sei. Sie meinen damit eigentlich, daß Cézanne ein System entwickelt hat, mit dem er Tiefe und Volumen darstellen konnte, ohne auf die Tricks der Perspektive zurückzugreifen. Mit anderen Worten: dies ist zuallererst ein flaches Bild und nicht eine Illusion von Realität. Auf diesem Weg ging dann der Kubismus weiter und eine ganze Schar abstrakter Maler, die sich von ihm herleiteten.

Cézanne malte das Bild in Baltimore wohl um den Herbst 1897, als er auf die Sechzig zuging. Es war nicht das erste Mal, daß er die Montagne Sainte-Victoire zum Mittelpunkt eines Bildes machte.

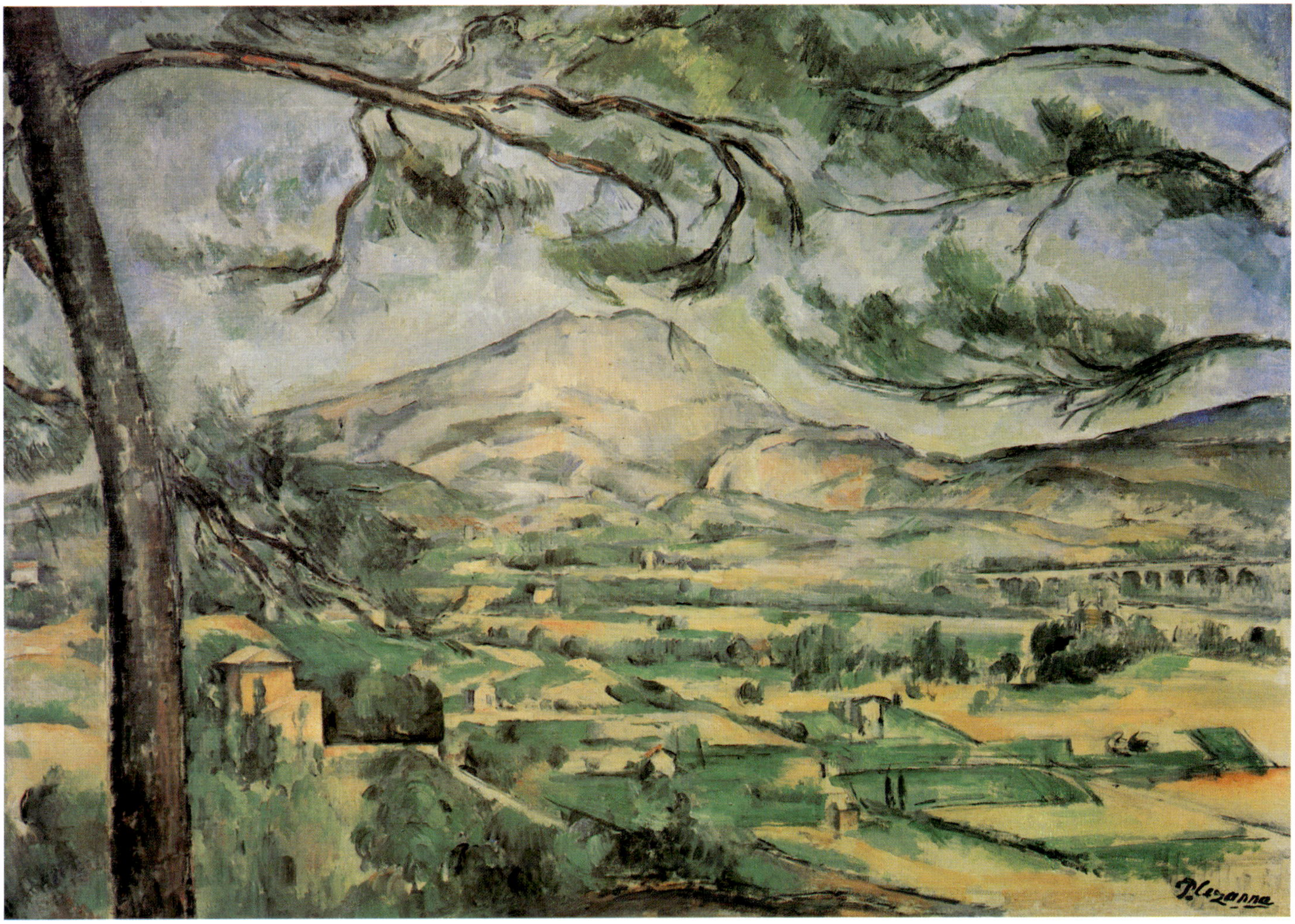

Cézanne, *La Montagne Sainte-Victoire* (Courtauld Institute)

Mehr als zehn Jahre zuvor hatte er den Berg als eine ferne Markierung in einem klassischen Landschaftsbild dargestellt, wie auch Claude Lorrain oder Poussin es gemalt hätten, voller Raum und Luft und gerahmt von einer Kiefer, die allein zu dem Zweck gewachsen zu sein scheint, uns die Entfernung zwischen hier und dem Horizont ermessen zu lassen. Doch im Verlauf von zehn Jahren hat sich der weit offene Raum geschlossen. Alle Bilddetails sind verschwunden und damit auch die Illusion, daß der Mensch in einem freundlichen Land lebe. Die Landschaft fühlt sich nun rauh an, und der Berg selbst, der früher eine heitere Anhöhe war, ist nun ein Gegenstand geworden, der aus trockener Erde gestanzt ist.

Später bewegte sich Cézanne von diesem Punkt des engsten Kontakts wieder fort. Oder besser: von der Beschäftigung mit der greifbaren Realität der Landschaft bewegte er sich hin zu dem Interesse an einer nicht greifbaren, dem Licht. War es möglich, die Empfindung von Raum allein mit den Mitteln der Farbe auszudrücken? Cézanne benutzte nun Ölfarben wie Wasserfarben, wodurch die Farben wie durchsichtige Schleier zu schweben beginnen. Außerdem malte er schneller – oder zumindest schien es so –, wodurch er den Eindruck ständig wechselnder Empfindungen wiedergab. Der Berg war immer wieder neu, in jeder Jahreszeit, in jedem Licht, in jeder Stimmung des Künstlers.

Cézannes Einfluß auf die moderne Malerei war von derart großer Tragweite, daß wir seine Leistung fast in der kritischen Analyse ertränkt haben. Wir haben mehr über seine Methode als über seine Inspiration gesprochen, und dennoch kann man sich angesichts dieser Bilder von der Montagne Sainte-Victoire fragen, ob es irgendwo in der Kunstgeschichte einen klareren Triumph der Inspiration über die Theorie gibt. Jede Version dieses Sujets ist in einer beschränkten Farbskala aufgebaut. Das eine Bild in dunklen Blau- und Grautönen, ein anderes in Blau, Grün und Lederfarben; beim nächsten, in ähnlichen Tönen gehaltenen, treten die Extreme von Schwarz im Vordergrund für die Vegetation und einem Fleck von Weiß für den Berggipfel hinzu.

Die meisten der späten Bilder sind unvollendet und zeigen dadurch Cézannes Arbeitsweise besonders deutlich. Er baut Farben auf, als errichte er Zäune, territoriale Grenzen, die Bereiche der Wahrnehmung abstecken. Die Reihenfolge, in der er die letzten Studien von dem Berg malte, ist unbedeutend, denn er arbeitete an verschiedenen zur gleichen Zeit über eine Anzahl Jahre hin.

Cézanne, *La Montagne Sainte-Victoire* (Cleveland Museum)

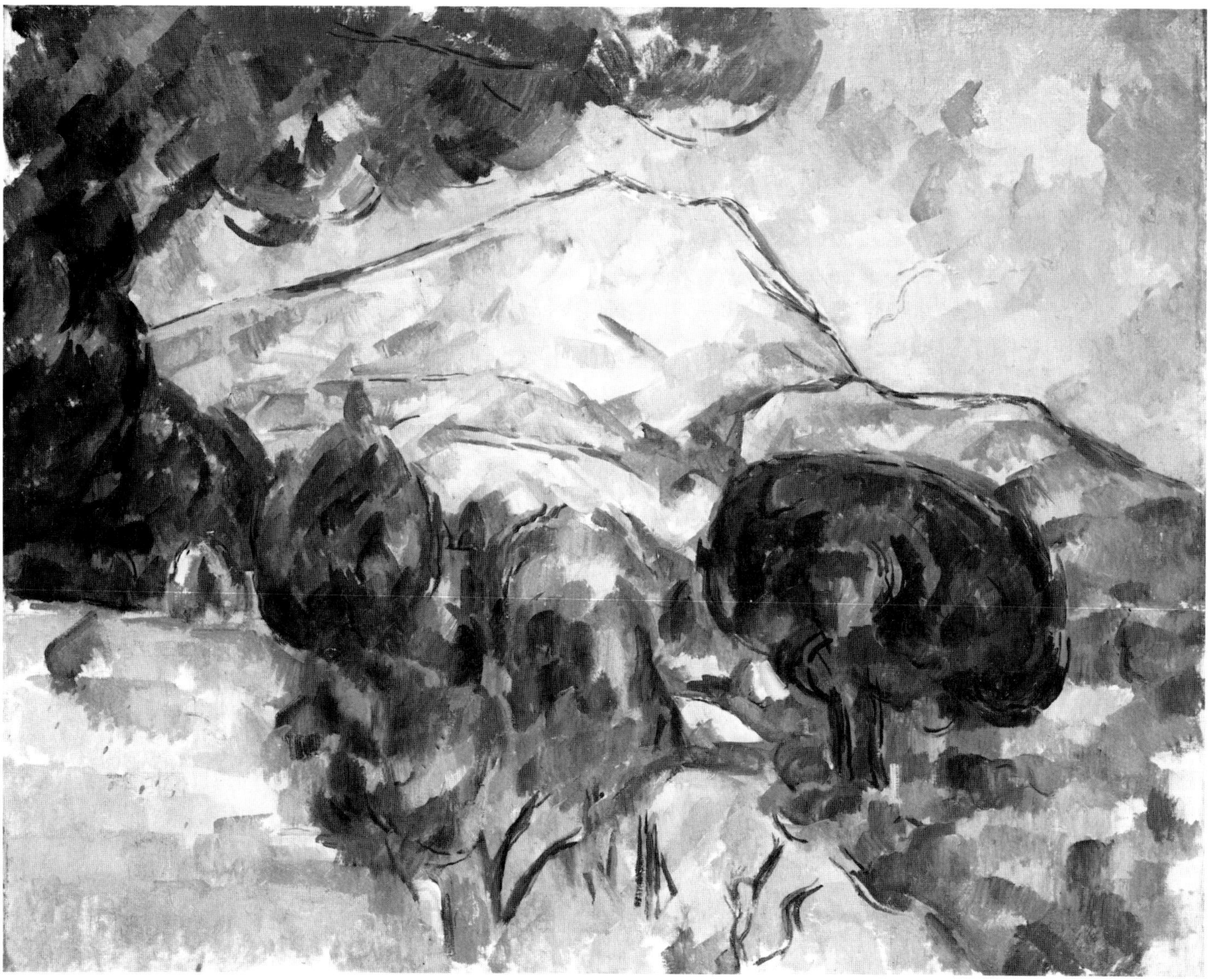

Wohin bewegte sich Cézanne? Man stelle sich vor, er wäre achtzig Jahre alt geworden und nicht nur siebenundsechzig. Man hätte das gern erfahren. Nur drei Jahre nach Cézannes Tod malte Picasso die Landschaften von Horta in seinem frühen kubistischen Stil, der sich direkt von Cézanne herleitet – aber von einem früheren Cézanne. In diesen letzten Bildern der Montagne Sainte-Victoire hatte Cézanne sich von der „reinen Malerei“ entfernt. Doch sie sind nicht abstrakt. Es ist unmöglich, diesen Begriff mit Bezug auf Cézanne zu benutzen. Er weist den Weg, aber er hätte ihn sicher selbst nie beschritten. Einer von Cézannes größten Nachfolgern, Fernand Léger, drückte aus, was viele empfinden, als er sagte, „ich frage mich oft, was aus der modernen Malerei ohne Cézanne geworden wäre“. Es ist völlig unmöglich, sich die moderne Malerei ohne ihn vorzustellen; denn er war ihr Prophet. Zugleich ist diese sich ständig wandelnde Vision des Berges eine persönliche Leistung, die einsam dasteht, wie der Berg, wie Cézanne selbst.

Cézanne, *La Montagne Sainte-Victoire* (Basel, Kunstmuseum)

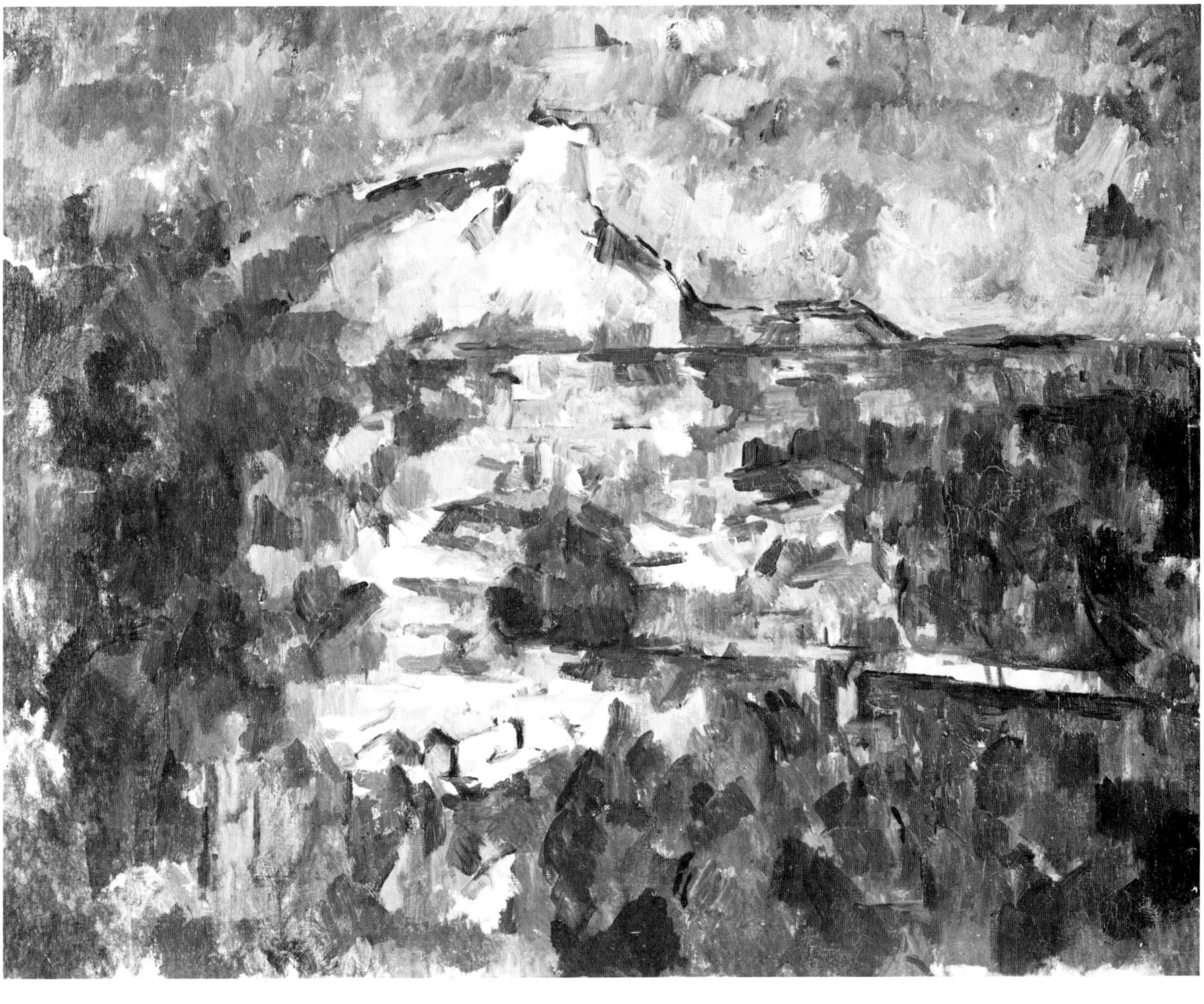

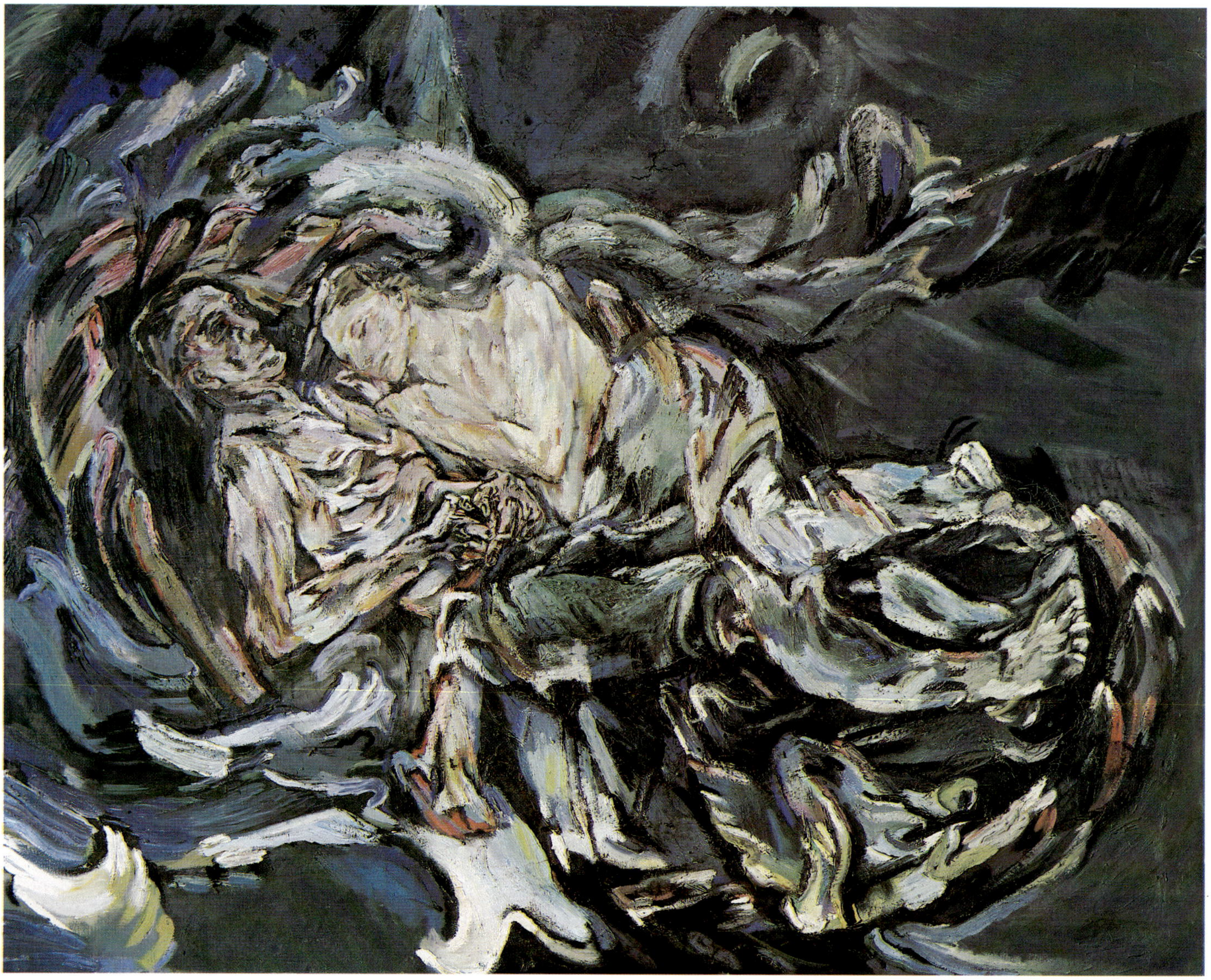

BASEL, KUNSTMUSEUM

RICHARD CORK

Kokoschka (1886-1980)

Die Windsbraut (1914)

Auf den ersten Blick ist es schwierig, in dem Sturm, der durch Kokoschkas großes Bild weht, die Figuren auszumachen, die von ihm verschlungen zu werden drohen. Gliedmaßen und Wellen scheinen von den gleichen aufgeregten Pinselstrichen hingesetzt zu sein, die wie Brecher wirbelnd über die Körper herniederzugehen scheinen.

Wie das Salzwasser demjenigen in die Augen weht, der einen Sturm an der See erlebt, so könnte die Gischt, die von derart wild aufgetragener Farbe in die Augen springt, wohl einen eiligen Besucher blenden und ihn die wirkliche Bedeutung des Bildes verkennen lassen. Es bietet sich scheinbar an, darin eine heroische Glorifizierung einer Jugendliebe zu sehen, zumal Kokoschka selbst erklärt hat, daß dieses Bild an seine leidenschaftliche Beziehung zu Alma Mahler erinnere.

Er war der Witwe des großen Komponisten bald nach dem frühen Tode Gustav Mahlers im Jahr 1911 begegnet. Zu jener Zeit galt es in bestimmten Wiener Kreisen als Triumph, eine Affäre mit einer verheirateten Frau oder einer Witwe zu haben. Alma, berühmt nicht nur wegen ihrer Schönheit, sondern ebenso als Muse eines so begabten Komponisten, war eine außergewöhnliche Beute. Kokoschka gewann sie sehr schnell, obgleich beide kaum verschiedener hätten sein können. Kokoschka war ein wilder, fünfundzwanzigjähriger Rebell, der sich vorgenommen hatte, die konservativen Wertmaßstäbe des Habsburgischen Kaiserreichs zu erschüttern. 1909 hatte er herausfordernd seinen Kopf geschoren, um die Feindlichkeit der Wiener Presse gegenüber der Avantgarde-Kunst zu verspotten. Alma dagegen war sieben Jahre älter als er und verfügte über ein Vermögen und hohes Ansehen in der bürgerlichen Gesellschaft. Sie führte einen Salon, in dem erlesene Politiker, Finanzmagnaten, Schriftsteller, Künstler und Wissenschaftler verkehrten.

Doch die epischen Proportionen des Bildes spiegeln nicht die leere Eitelkeit eines jungen Künstlers, der mit aufgeblasener Rhetorik im Genuß seiner Eroberung schwelgt. Dieses Bild legt Zeugnis ab von einer großen Liebe, und eine Zeitlang waren diese ungleichen Liebenden so unzertrennlich, wie zwei energische, unabhängige Menschen es nur sein können. Kokoschka hielt etwas

Kokoschka, *Alma Mahler* (Zeichnung)

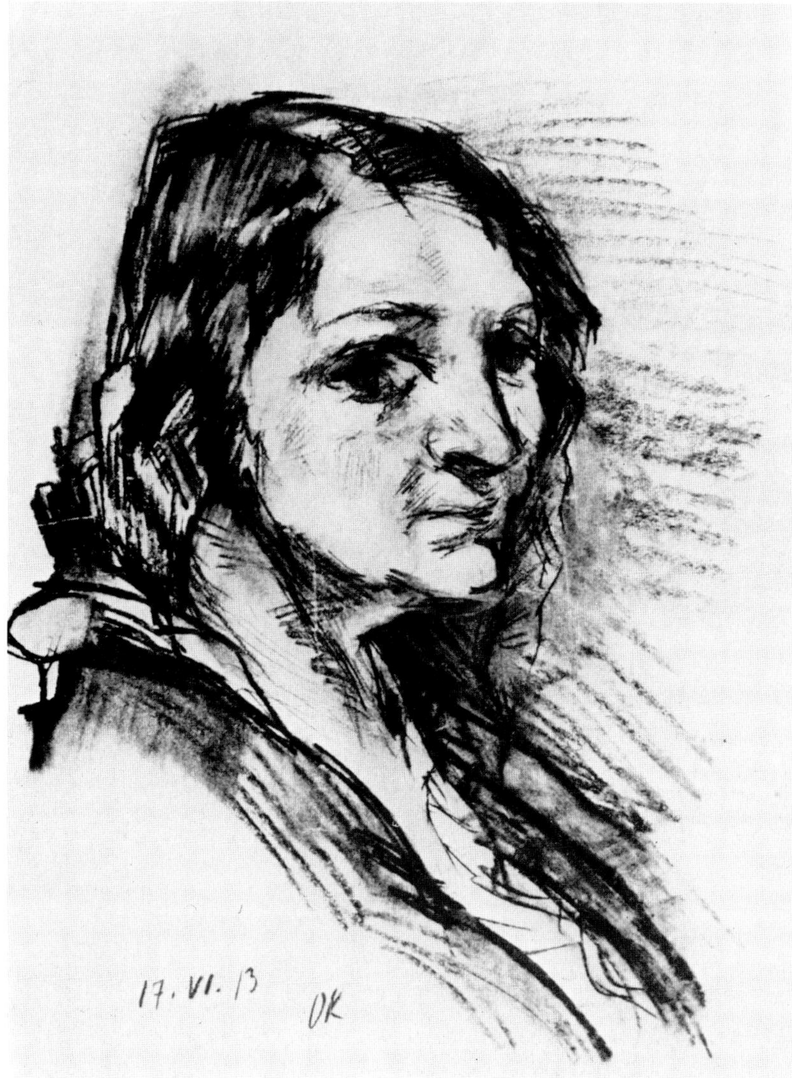

von Almas eigenwilligem Stolz in einer kühnen Zeichnung fest. Als diese Studie aber schließlich in ein gemaltes Doppelporträt einging, wich das Eigenwillige ihrer Züge der Heiterkeit einer Göttin, deren Haar bekrönt ist von einem Kranz der Liebe.

Es ist ein zartes Bild, eher spirituell als sexuell. Das dargestellte Paar scheint sich das Gelübde zu einer feierlichen Vereinigung zu geben. Doch auch während dieses privatesten Augenblicks sind sie sich bewußt, gesehen zu werden. Die Liebenden schauen einander nicht an, sondern aneinander vorbei, zu dem Betrachter des Bildes, wodurch Kokoschka eine beginnende Spannung zwischen ihnen andeutet.

Der Unterschied in Alter, Erfahrung und gesellschaftlichem Status wurde allmählich zur Quelle von Unsicherheit. Kokoschka wurde eifersüchtig auf Almas großen Freundeskreis, auf den Ruhm ihres verstorbenen Mannes und den ständigen Klatsch, der sie umgab. Die beiden verließen Wien für eine Weile, besuchten Neapel und Venedig. Aber als sie später auf dieser Reise durch die Dolomiten kamen und er den Paß *Tre Croci* malte, schlich sich eine neue Melancholie in seine Arbeit. Die düstere Einsamkeit dieser

Landschaft spiegelte Kokoschkas immer stärker besitzergreifende Versuche, Alma zu isolieren. Er konnte das fortwährende Gedenken an ihren verstorbenen Mann nicht mehr ertragen, und er behauptete, daß sie auf seinen Zorn damit reagierte, daß sie ihr Kind

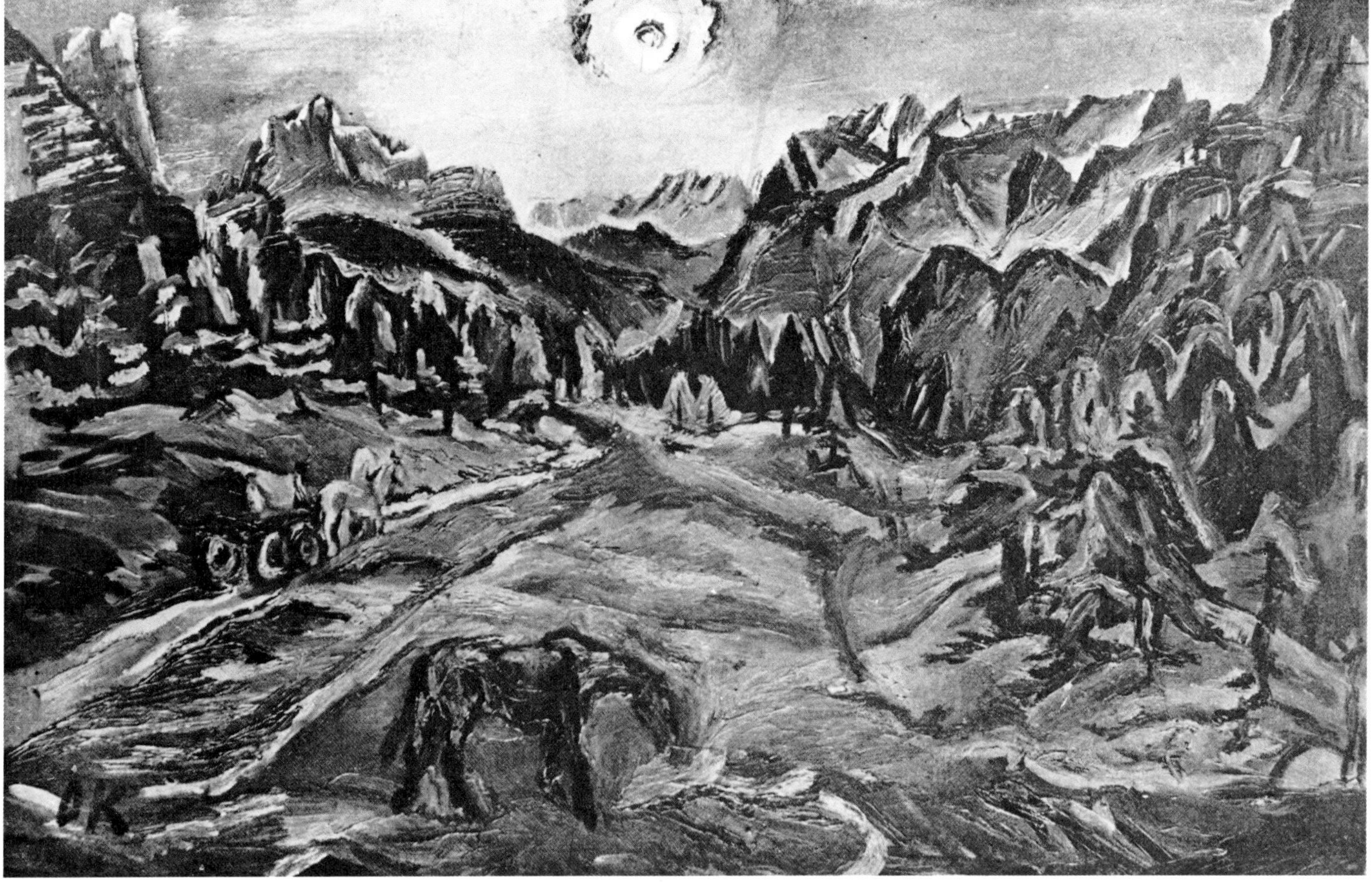

Kokoschka, *Dolomitenlandschaft Tre Croci*

in einer Wiener Klinik abtreiben ließ. Kokoschka war niedergeschmettert und vergab ihr niemals. Ihre drei Jahre währende ungestüme Beziehung ging auf ihr Ende zu.

Das Bild *Die Windsbraut* ist vor allem ein Versuch Kokoschkas, sich mit dieser traumatischen Erfahrung auseinanderzusetzen. Er machte, vielleicht unter dem Eindruck von Tintorettos großem Zyklus in der Scuola di San Rocco, Skizzen für ein grimmiges Wandbild mit dem Thema des Krematoriums. Die stärkste dieser Zeichnungen zeigt drei Frauen, die einen nackten Leichnam einbalsamieren. Der den offen aggressiven Frauen wehrlos ausgesetzte Leichnam gleicht Kokoschka. Eine Frau scheint seine Arme niederzudrücken, während ihre Gefährtin die Hände nach seinem Hals ausstreckt, als wollte sie ihn erwürgen.

Die Gewalt liegt offen zutage, sie ist nicht nur eine eingebildete Möglichkeit. Hier stellt Kokoschka bildlich dar, was er mehrere Jahre zuvor in seinem ersten Bühnenstück, *Mörder Hoffnung der Frauen,* dramatisiert hatte, daß nämlich die Verzauberung durch das andere Geschlecht leicht zu einem tragischen Identitätsverlust führen könnte, den er dem Tode gleichsetzte. Das Stück hatte er

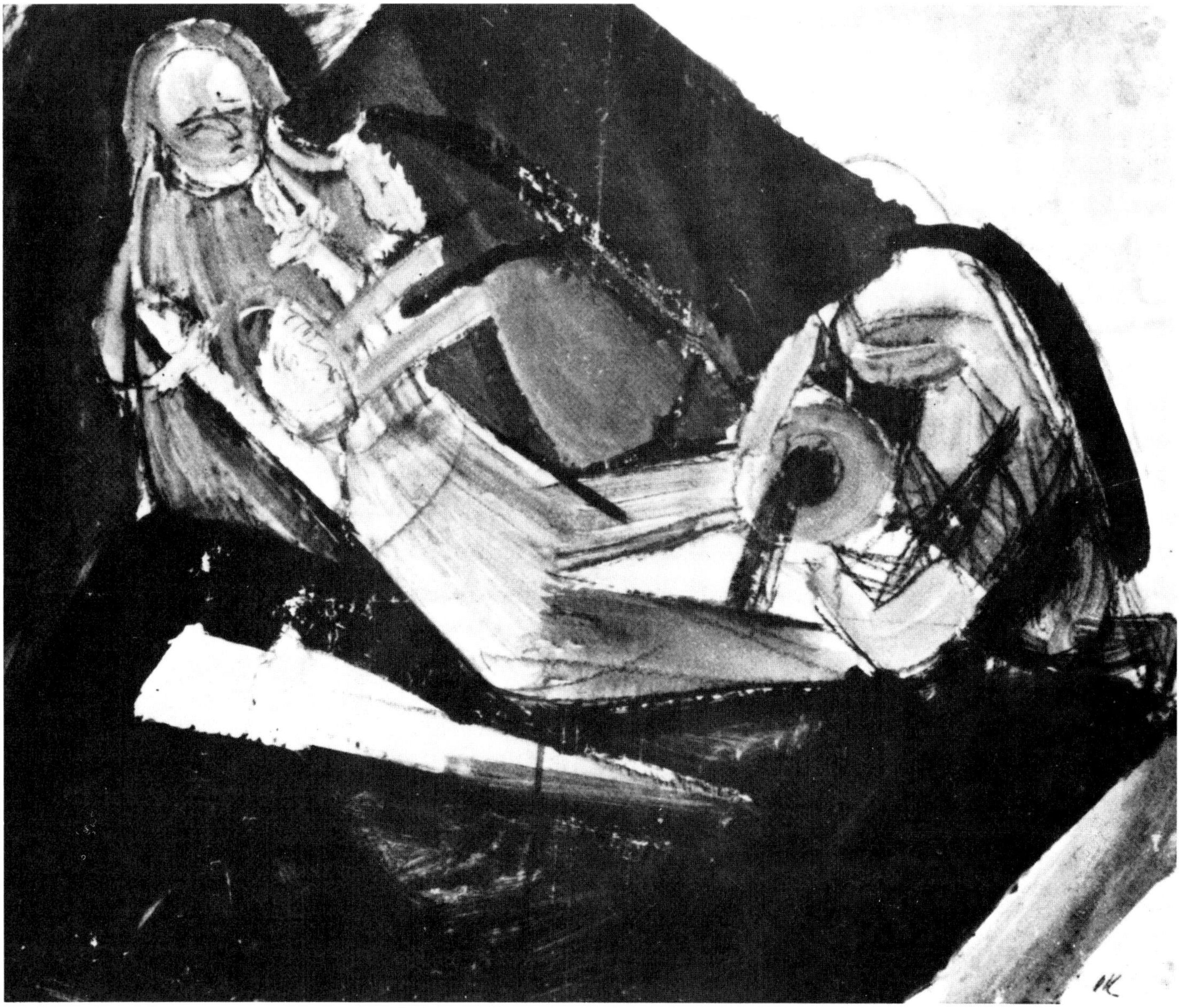

Kokoschka, Skizze für ein Krematoriums-Wandbild

geschrieben, bevor er Alma gegenüber kapitulierte, und die Zeichnung, die es illustriert, zeigt Kokoschka, wie er herrisch eine im Staube liegende Frau niedertritt und den Degen zum Todesstoß zieht. Zu der Zeit jedoch, in der seine Liebe zu Alma nachließ, war all diese männliche Bravour verschwunden und die Rollen der Geschlechter hatten sich verkehrt. In der Krematoriums-Skizze haben die Frauen den Mann überwältigt. Seinen niedergestreckten Körper übernimmt Kokoschka in die vorbereitende Kohlezeichnung für *Die Windsbraut.*

Kein Anzeichen von Zerwürfnis ist sichtbar: das Paar liegt unter einem Bettuch, als ruhten sie sich nach der Liebe aus. Ihre übereinanderliegenden Hände drücken eher Harmonie als Konflikt aus. Doch dies ist nur die Stille vor dem Sturm.

In der *Windsbraut* ist das Bettuch, das hier noch so glatt über ihnen liegt, zerknüllt und um ihre Hüften gewunden, so daß Kokoschkas Knie und Fuß in all ihrer Plumpheit bloßgelegt sind.

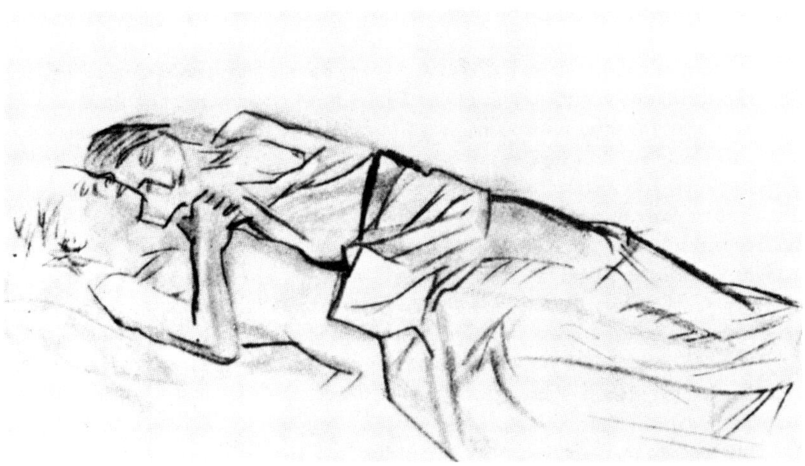

Kokoschka, Skizze für *Die Windsbraut*

Auch sein übriger Körper hat seine frühere glatte Unschuld verloren. Kokoschka läßt seinen Pinsel jede Höhlung und Falte eines leichenähnlichen Torso erforschen. Diese Gestalt ist vom Leid verwüstet wie der *Schmerzensmann,* den vierhundert Jahre zuvor Dürer gezeichnet hatte, ein Künstler, den Kokoschka seit seiner Jugend sehr bewunderte. Dürers *Schmerzensmann* ist wahrscheinlich ebenfalls ein Selbstporträt; er kreuzt die Arme über seinem Leib in ähnlich resignierter Weise wie die Figur in Kokoschkas Bild. Aber hier sind des Mannes Hände leer. Seine Finger vergraben sich in kaum unterdrücktem Leid ineinander. Almas Hand liegt nun nicht mehr in seiner, und eine deutliche Entfernung trennt ihre Gesichter. Dadurch wird der Unterschied zwischen ihrem ruhigen Schlaf und seinen schmerzlich wach vor sich hin starrenden Augen noch stärker.

Die Trennung wird überdies akzentuiert durch die unterschiedliche Behandlung der Fleischtöne. Während seine Haut graublau und durchfurcht in heftigem Impasto dargestellt ist, hat Kokoschka ihre Haut mit feinen Pinselstrichen gemalt, die einen blassen Perlmuttschimmer erzeugen. Die obere Hälfte ihres Körpers bildet das stille Herz dieses Bildes und steht in seltsamem Gegensatz zu der Unrast, die überall sonst herrscht. Die gesamte Komposition ist Ausdruck dieses Kampfes zwischen Anziehung und Ablehnung. Denn obgleich der Sturm sie in eine derart intensive Nähe zueinander zu drängen scheint, daß sie seltsam unzugänglich für das wilde Toben um sie herum werden, so könnten sie doch jeden Augenblick durch die zentrifugale Kraft eines Gewitters auseinandergerissen werden. Die ungeheure Geschwindigkeit, mit der Kokoschkas Pinselstrich vom Festen zum Flüssigen und zurück wechselt, verstärkt den Eindruck von Unbeständigkeit.

Aber wo befinden sich die beiden Gestalten denn eigentlich? Auf See oder an Land, in Österreich oder in irgendeiner außerirdischen Wildnis? Kokoschka, der *Die Windsbraut* in einem kahlen Atelier mit schwarzen Wänden und einem leeren Faß als einzigem Möbelstück malte, erinnerte sich später, daß er sich von dem Bild dem Fenster zuwandte und dort sah, daß die blasse Sommernacht einbrach, der Mond aufging und über dem langen Dach und dem Häusermeer dahinzog. Obgleich in dem Bild diese Szene so genau nicht nachzuweisen ist, so ist doch der Hinweis auf das Meer

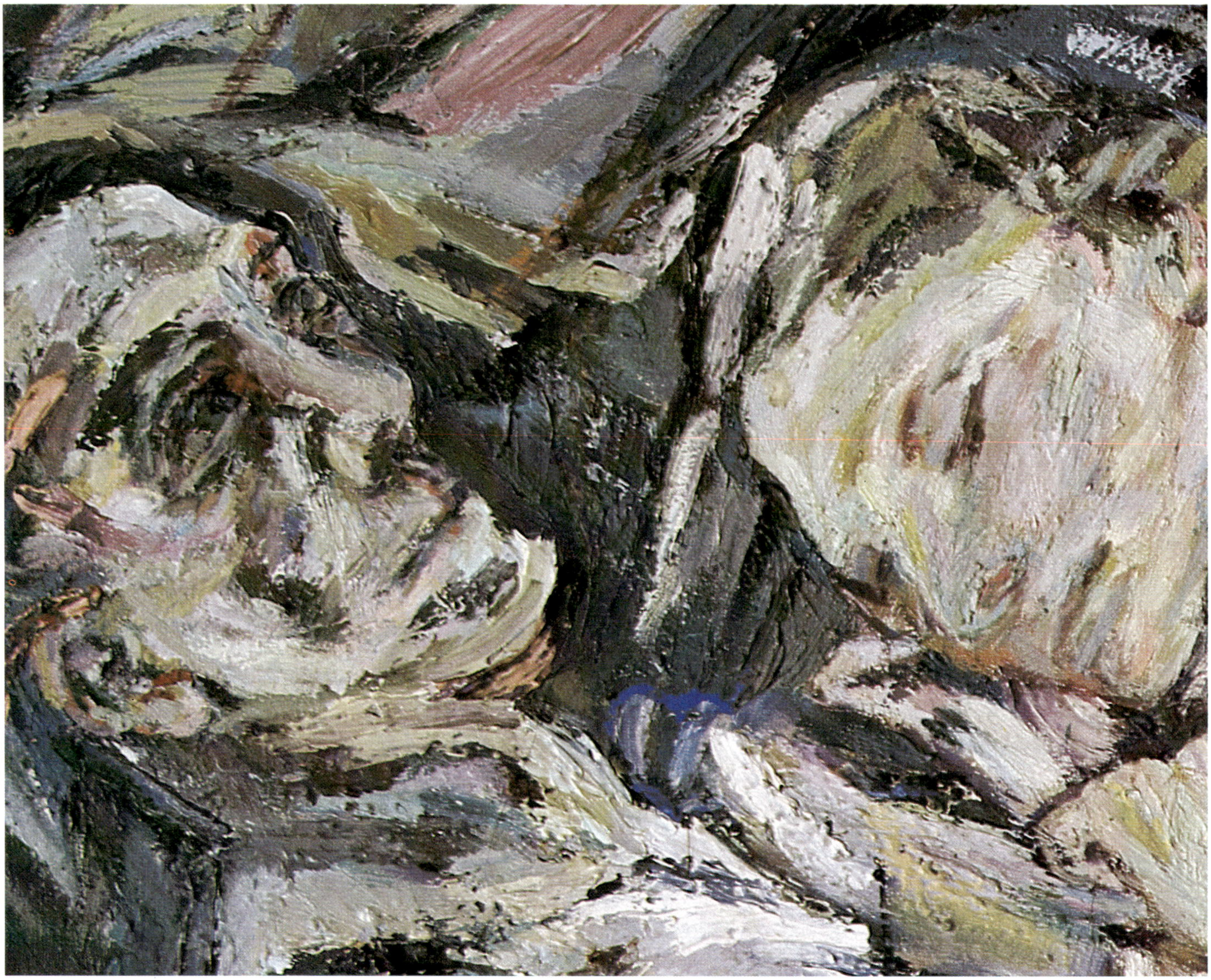

Kokoschka und Alma Mahler, Ausschnitt aus *Die Windsbraut*

bedeutsam. Denn diese Liebenden sind die Gefangenen eines Sturms, der sie nicht von außen erfaßt, sondern in ihrem Inneren wogt, des Sturms ihrer Gefühle.

Dieses entscheidende psychologische Element wollte Kokoschka hier wie in all seinen früheren Arbeiten sichtbar machen. Er glaubte – mit Freud –, daß Träume Einblick in das Innere gewähren, wenn der Körper von den Zwängen des täglichen Lebens im Schlaf befreit ist. Darum wählte er als Ausdruck seiner schmerzlichen Beziehung zu Alma Mahler die Metapher eines Sturms, der vom Schlaf herbeigeführt wird. Nur indem er sich seines Wissens aus der Traumwelt bewußt wurde, konnte er sich dem Zentrum ihrer dahinsiechenden Liebe nähern. 1912 hatte er erklärt, das Bewußtsein sei die Quelle aller Dinge und Ideen, es sei ein Meer, dessen einzige Horizonte Visionen seien. Die Windsbraut ist sein ehrgeiziger Versuch, diesem visionären Ozean im Bild eine Form zu geben.

Als Junge war Kokoschka tief beeindruckt worden von den barocken Fresken, die er in den Kirchen Wiens sah. Er übernahm den Tumult ihrer Rhythmen und die Möglichkeit, Figuren schwerelos durch den Raum fliegen zu lassen, in sein Bild. So stellte er nun die Liebenden über einem Meer schwebend und nicht auf ihm schwimmend dar. Es ist kein Zufall, daß das Bild *Die Windsbraut* heißt. Diese Figuren schweben durch die Lüfte, auch in dem Sinne, daß sie sich in einem geistigen Bereich befinden, losgelöst aus physischen Begrenzungen.

Diese Loslösung und Freiheit von körperlicher Beschränkung hat jedoch nichts Heiteres. Kokoschka sieht sich selbst als einen Mann, der hilflos von Kräften getrieben wird, über die er keine Macht hat, und ein tiefes Bewußtsein, einem Verhängnis ausgeliefert zu sein, liegt über dieser händeringenden Gestalt.

Kokoschka ist aber nicht das Opfer einer überentwickelten romantischen Angst. Bald darauf sollte er sich mitten in einem noch viel stärkeren Strudel befinden, der die ganze Welt in einen furchtbaren Konflikt stürzte. Nur wenige Monate, nachdem das Bild *Die Windsbraut* vollendet war, hörte er die Zeitungsverkäufer durch den heißen Julimorgen ausrufen, daß Österreich Serbien den Krieg erklärt hätte. Das Vorgefühl von Wandel und Verfall, das sich derart stark in der *Windsbraut* ausdrückt, betraf auch das Habsburger Reich und die gesamte westliche Gesellschaft und nicht nur das Innenleben eines einzelnen gequälten Künstlers.

Das Bild hatte schließlich auch einen praktischen Nutzen. Kokoschka, der das Gefühl hatte, daß er zu Hause nichts zu verlieren oder zu verteidigen hatte, beschloß, zur Kavallerie zu gehen. Das Geld aus dem Verkauf der *Windsbraut* an einen Hamburger Pharmazeuten reichte gerade, um sein Pferd zu kaufen. Er wurde Dragoner. Doch in dem *Irrenden Ritter*, dem letzten Bild, das er vor dem Aufbruch malte, wurde erst das ganze Ausmaß seiner Verzweiflung offenbar. Er malt sich in einer archaischen Rüstung, die die Vergeblichkeit seiner Teilnahme an diesem Krieg nur noch unterstreicht, und er sieht sich wie eine Marionette zwischen Himmel und Erde hängen. Mit den Armen schlägt er protestierend, doch ohne Wirkung, um sich. Die Frau, die neben ihm auf dem Bild *Die Windsbraut* liegt, ist nun nur noch eine entfernte, unbeteiligte Gestalt, die am Ufer kauert. Er ist einsamer denn je und die Lettern ES, die zum Himmel lodern, buchstabieren die Bitternis vollkommenen Verworfenseins: „Mein Gott, mein Gott, warum hast Du mich verlassen?“

Die einzige Antwort kommt aus der Form einer Wespe, die neben jenen Lettern lauert. Nachdem Kokoschka in den Kampf gezogen war, fand sich auch für ihren Stich die reale Entsprechung. Von einer Kugel in den Kopf getroffen, war er zu Boden gestürzt. Und als er das Bewußtsein wiedererlangte, sah er sich einem russischen Soldaten gegenüber, der das Bajonett auf ihn richtete. Kokoschka hätte ihn sofort erschießen können, doch sein Überlebensinstinkt war jetzt derart geschwächt, daß der Feind ihm einen Stich durch die Lunge versetzen konnte. Kunst und Leben gingen hier eine fatale Verbindung miteinander ein – der leichenähnliche Mann aus der *Windsbraut* lag nun halbtot in der Wirklichkeit des Schlachtfeldes.

Obgleich sein Tod in den Wiener Zeitungen bereits angezeigt wurde, überlebte Kokoschka und hatte noch eine lange Laufbahn vor sich. Doch die letzte Ironie liegt darin, daß ein vitales Element der Spannung aus seiner Kunst gewichen war, als er von dem liebeskranken Todeswunsch genesen war, den er in *Die Windsbraut* so rücksichtslos geäußert hatte.

Jagd

Von den frühen Höhlenmalereien bis hin zu den steifen englischen Bildern von Jagdhunden, die ihre Beute verfolgen, ist das Thema Jagd oft als etwas Mystisches, fast Heiliges gemalt worden. Selten ist es eine Darstellung des Tötens zur Nahrungsgewinnung oder des Tötens als Sport. Die Jagd war ein königlicher Sport und ein Sport der Götter. In der griechischen Mythologie war Diana, die Göttin der Jagd, auch die Mondgöttin und die Personifizierung der Keuschheit.

Tizians *Diana und Callisto,* aus der Mitte des sechzehnten Jahrhunderts, ist ein üppiges Bild einer schmachvollen Episode aus der griechischen Mythologie, wie sie von dem römischen Dichter Ovid wiedergegeben wird. Es ist die Geschichte von Jupiter, der die Nymphe Callisto verführt, die daraufhin von Diana aus ihrer Gesellschaft verstoßen wird, weil sie das Keuschheitsgelübde gebrochen hat.

Man vermutet, daß Jagd um des Jagens willen Tizian wenig oder gar nichts bedeutete; er verbrachte die längste Zeit seines Lebens in Venedig und hat vielleicht nie eine Jagd erlebt. Sein jüngerer Zeitgenosse in den spanischen Niederlanden, Pieter Bruegel, hatte kein Interesse an der klassischen Mythologie; er zog es vor, die Ereignisse des ländlichen Lebens wiederzugeben, wie er sie selbst erfuhr. *Heimkehr der Jäger* ist ein Bild aus einer Reihe, die Bruegel über das Thema der Jahreszeiten malte. Hier wird wahrscheinlich zum erstenmal in der abendländischen Kunst eine Landschaft um ihrer selbst willen dargestellt.

In den siebzehnhundertsechziger Jahren, als Stubbs die *Grosvenor-Jagd* malte, war die Jagd (zumindest in England) zu einer groß ausgestatteten Festlichkeit der Aristokratie geworden, und der Künstler hat die Gelegenheit wahrgenommen, aus dieser Jagdszene ein gewissenhaftes Porträt einer ganzen Familie in Jagdkostümen zu malen – Porträts zugleich von ihren Pferden und Hunden.

Das Thema der Jagd brachte hundert Jahre später auch eine unerwartet feierliche Seite des französischen Malers Courbet zum Vorschein. Courbet war selbst ein großer Jäger, wie viele seiner Bilder bezeugen; doch in dem *Jagdfrühstück* ist das Thema nicht das Töten, sondern das anschließende Feiern. Die Jäger putzen und spreizen sich in ihren leuchtenden Kostümen, sie glänzen vor ihren Damen und bereiten sich auf ein üppiges Mahl im Freien vor.

Nur bei dem Amerikaner Winslow Homer steht wirklich eine Jagd im Mittelpunkt seines Bildes *Die Fuchsjagd* – oder vielmehr die Androhung einer Jagd. Es ist ein hochdramatisches Bild; im Brennpunkt der einsame, hungrige Fuchs, der von den angriffsbereiten Krähen in einer weißen Winterlandschaft bedroht wird. Hier spielt auf einem Jagdbild einmal der Mensch keine Rolle. Hier jagt sich die Natur.

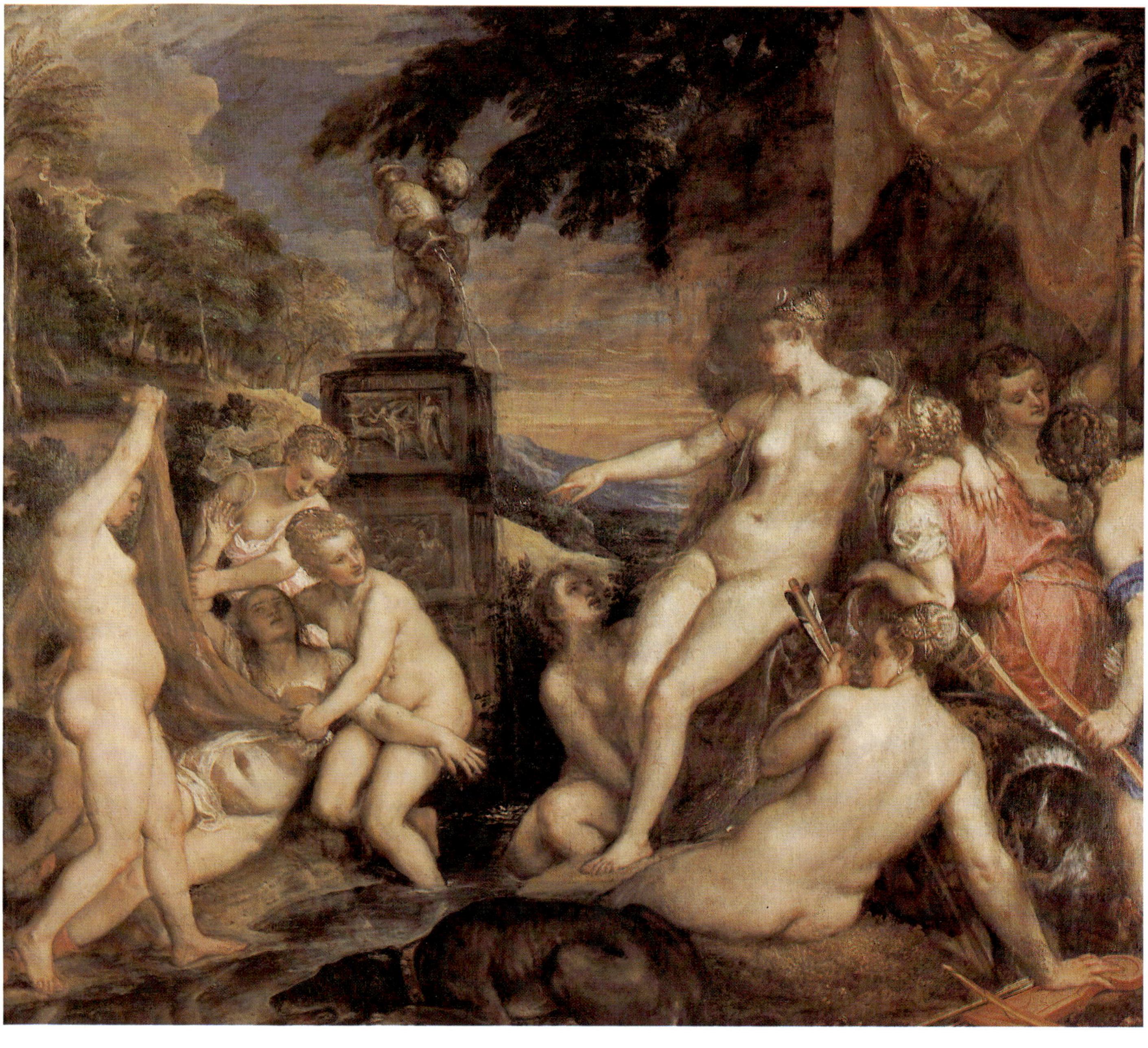

EDINBURGH, NATIONAL GALLERY OF SCOTLAND

DAVID PIPER

Tizian (um 1488-1576)

Diana und Callisto (1556-1559)

Jedes Bild erzählt eine Geschichte. So war es wenigstens Brauch, als Tizian dieses Bild malte. Jedes Bild hat natürlich auch mehrere Ebenen, läßt sich von verschiedenen Standpunkten aus deuten. Tizian entnahm seine Geschichte der unerschöpflichen Anthologie pittoresker Ereignisse um die Götter der Antike, wie sie der römische Dichter Ovid in seinen *Metamorphosen* zusammengetragen hat. Jupiter begehrte Callisto, eine Nymphe aus der Gefolgschaft der Göttin Diana, die nicht nur die Göttin der Jagd, sondern auch die der Keuschheit war. Jupiter nahte sich Callisto in Gestalt der Diana und verführte sie. Die schwangere Nymphe versuchte, ihren Zustand der gestrengen Diana zu verbergen. Doch eines Tages kommen sie alle

„ . . .in ein kühles Gehölz, aus dem mit Gemurmel ein Bächlein
Rann und im gleitenden Lauf mitrollte geglättete Steinchen.
Wie sie die Stätte gelobt, senkt leicht sie den Fuß in die Wellen.
Die auch lobt sie und spricht: ‚Nah ist kein spähender Zeuge;
Laßt uns baden den Leib in den überströmenden Wassern.‘
. . . Sie entkleiden sich alle;
Eine nur sucht Verzug; der Zögernden nimmt man die Hülle.
Wie das Gewand hinfällt, wird sichtbar die Schuld mit der Nacktheit.
Jene gedachte bestürzt, mit den Händen den Schoß zu verdecken:
‚Geh‘, sprach Diana, ‚fern von hier, daß die heilige Quelle
Nicht Du entweihst!‘ Und gebot ihr zu weichen aus ihrem Gefolge.“

Das ist Tizians Augenblick. Rechts Diana, umgeben von ihren Jungfrauen. Im Haar trägt sie ihr Symbol, ein Diadem in Form einer Mondsichel. Ihre Begleiterinnen haben sie schon entkleidet und sie auch von ihren anderen Attributen befreit, dem Speer, dem Bogen und dem Köcher mit Pfeilen. Mit bannend ausgestrecktem Arm verurteilt sie Callisto.

Auf den ersten Blick könnte man – wohl zu Recht – glauben, daß Callisto die ziemlich füllige Gestalt ganz links ist. Doch Tizian hat sie schon halb zusammengesunken und vor Dianas Beschuldigung zurückweichend dargestellt. Ihre Begleiterinnen machen ihre Schande offenbar, indem sie ihre Gewänder hochheben. Das ist nicht gerade eine schöne Geschichte. Jupiter hat der Callisto unrecht getan, und nun macht Diana es noch schlimmer. Doch weit Schlimmeres stand Callisto noch bevor. Tizian beschäftigt sich hier

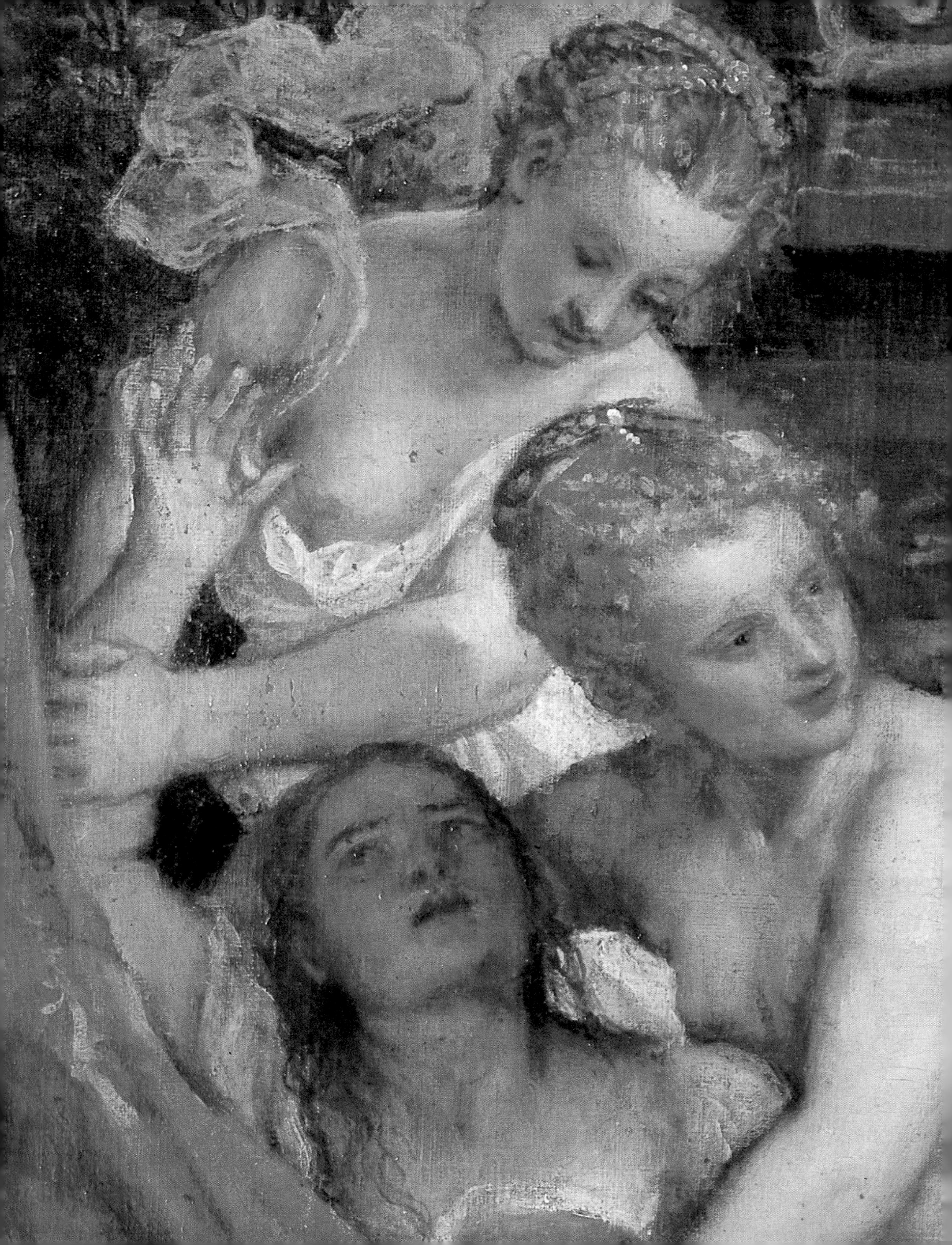

jedoch nicht mit den Folgen. Was beschäftigt ihn dann? Schauen wir uns das Bild genauer an.

Das Bild ist nicht eigentlich schön. Es ist ungeheuerlich. Eine genüßliche Darstellung üppigen weiblichen Fleisches. Es glüht im Halbschatten der besonnten Lichtung. Es ist der sinnenfreudige Traum eines Mannes von schönen Frauen in einer Sommerlandschaft. Aus der Vase, die die kleine Statue auf dem Brunnen hält, sprüht unerschöpflich flüssiges Licht. Durch die beiden seitlichen Gruppen nackter Figuren, durch das fedrige Blattwerk der Bäume schaut man in eine blaue Ferne, in einen blauen Himmel mit durchziehenden sonnenbeschienenen Wolken. Goldgelb, Rosa und echogleich Flecken von Rosa und Blau gegen den blauen Hintergrund.

Sein ganzes Leben lang hat Tizian vor allem drei Arten von Themen gemalt: Porträts, religiöse Themen und mythologische oder historische. Und gerade die mythologischen haben seine Vorstellungskraft immer am lebhaftesten befeuert. Schon sehr früh –

Gegenüber Köpfe der Callisto und zweier Dienerinnen Dianas; *unten* Brunnenfigur, Ausschnitt aus *Diana und Callisto*

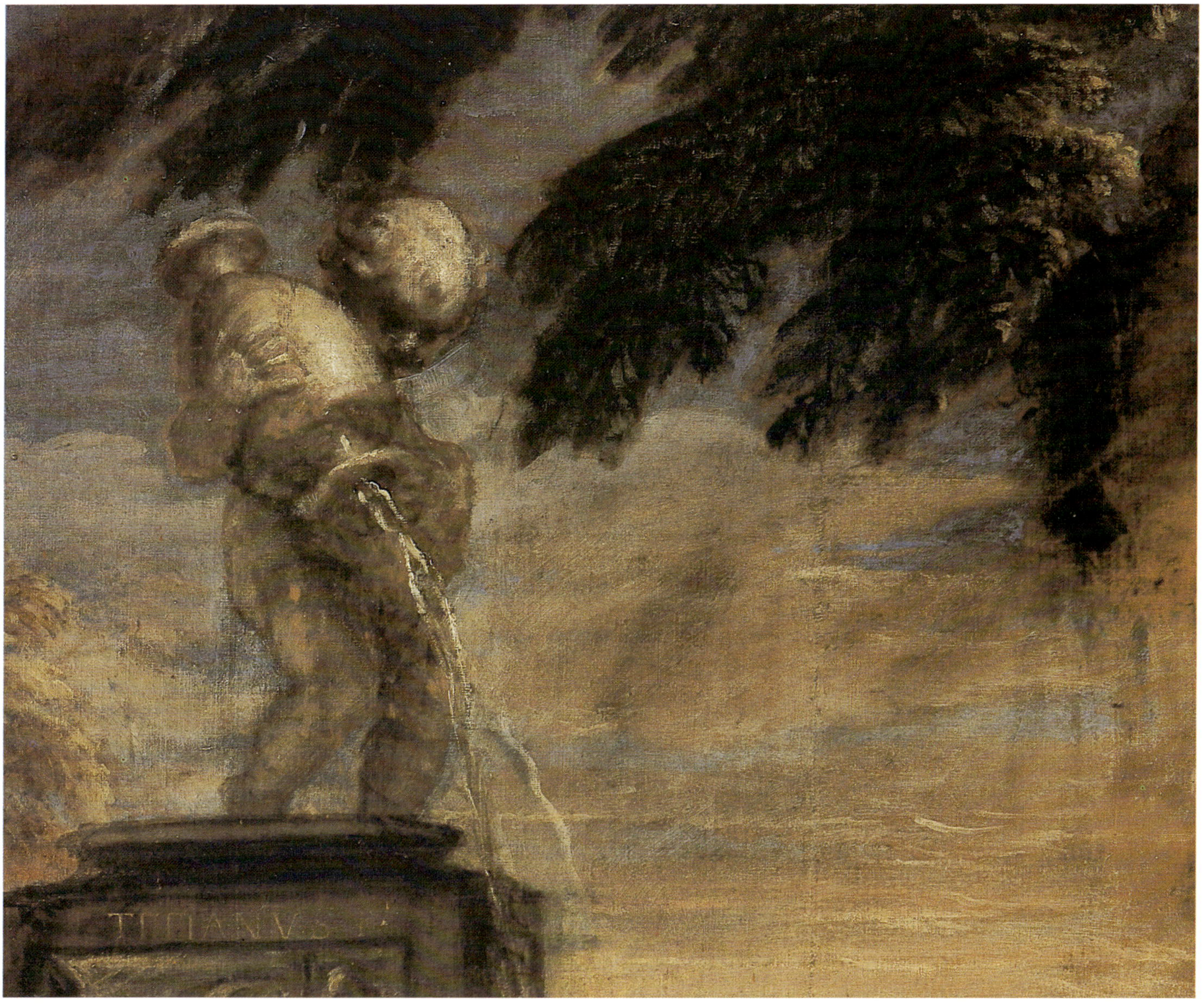

wahrscheinlich um 1514 – malte er das berühmte Bild, *Irdische und Himmlische Liebe*, das sich in der Galleria Borghese in Rom befindet. Es ist voller Anspielungen, die heute nicht mehr nachzuvollziehen sind, voller Zitate aus der klassischen Mythologie. Die wirkliche Bedeutung ist nie ganz entziffert worden; und dennoch ist es eines der stärksten, eines der unvergeßlichsten Bilder in der abendländischen Kunst. Es hat die hypnotische Unmittelbarkeit eines Traums.

Was tun diese beiden Frauen, von denen eine bekleidet, die andere nackt ist? Und was bedeuten der Sarkophag und die Reliefs darauf? Die wörtliche Bedeutung ist nebensächlich. Dies ist in Farbe, Linie und Stimmung vor allem eine lyrische Feier des menschlichen Körpers, des weiblichen Körpers, und eine Analyse in Worten hilft einem da am Ende nicht weiter als die gedruckten Noten zu Beethovens Pastorale.

Tizian, *Himmlische und Irdische Liebe*

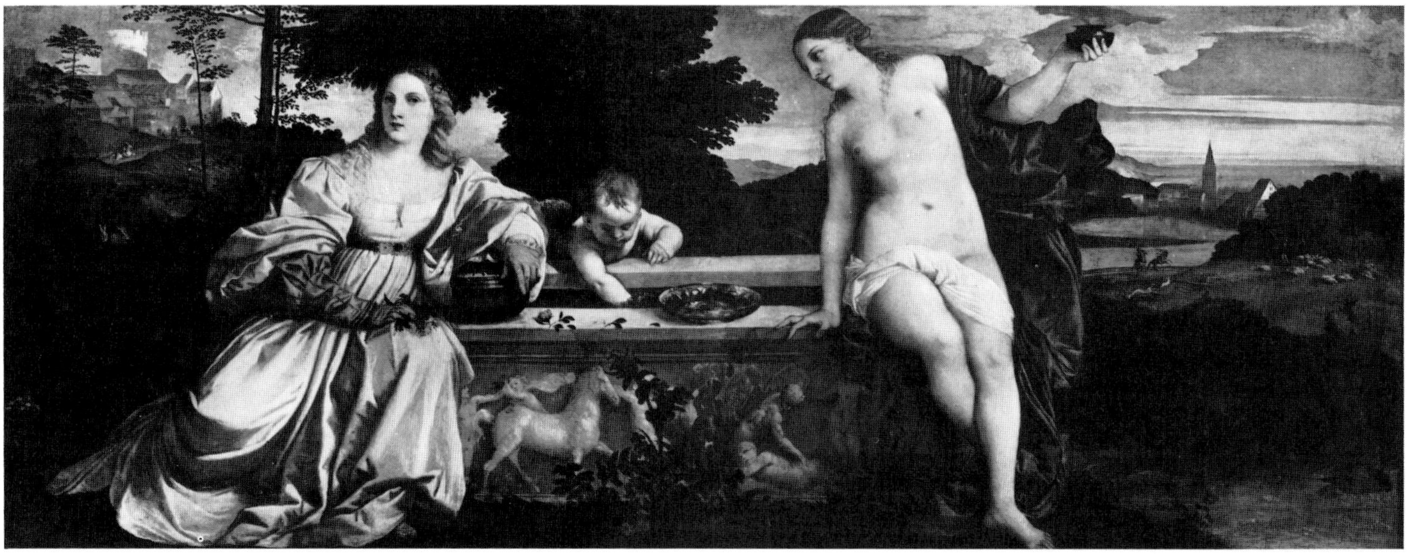

Später entstand dann Tizians großes Bild von *Bacchus und Ariadne*, das in der National Gallery in London hängt. Es war um 1520/22 für den Herzog von Ferrara gemalt worden. Nun tritt die Begierde auf den Plan: Ein strahlender Bacchus stürzt sich von seinem Wagen. Er scheint mit einem Sprung, der eines Nijinsky würdig wäre, direkt aus dem Himmel zu kommen. Hier ist die männliche Figur – Bacchus – mehr oder weniger nackt. Die erschreckte Ariadne wendet sich zur Flucht und rafft ihre reichen Gewänder. Jedoch der frohlockende Ton des ganzen Bildes zeigt wohl an, daß die Flucht kaum gelingen wird. Wie das Bild von Callisto ist dieses ganz in Gold getaucht, gold und rosa ist die Haut, weiß und blau sind die Draperien. Doch der Umgang mit der Farbe ist hier anders. Die Formen sind fester umrissen, schärfer, härter, spröder. Der vorherrschende Klang in diesem Scherzo wird sozusagen von den Blechbläsern bestimmt.

Und dann – rund vierzig Jahre später – nimmt Tizian das Thema der Diana auf. Er beginnt wahrscheinlich mit dem Bild von *Diana und Actaeon*, das sich in Edinburgh zusammen mit der *Callisto* befindet. Obgleich bei Ovid keine andere Verbindung zwischen den Bildern besteht als die Person der Diana, hat Tizian die

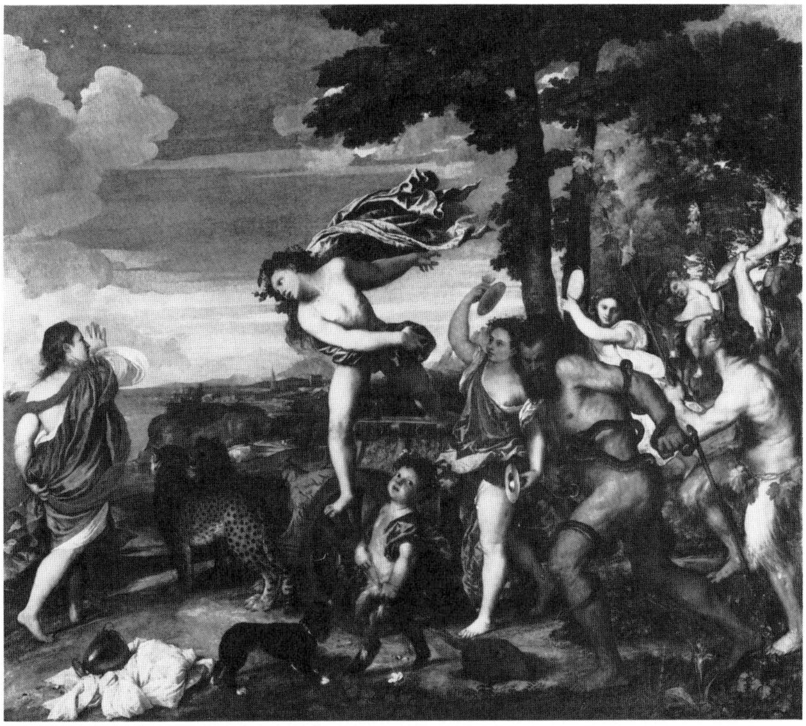

Tizian, *Bacchus und Ariadne*

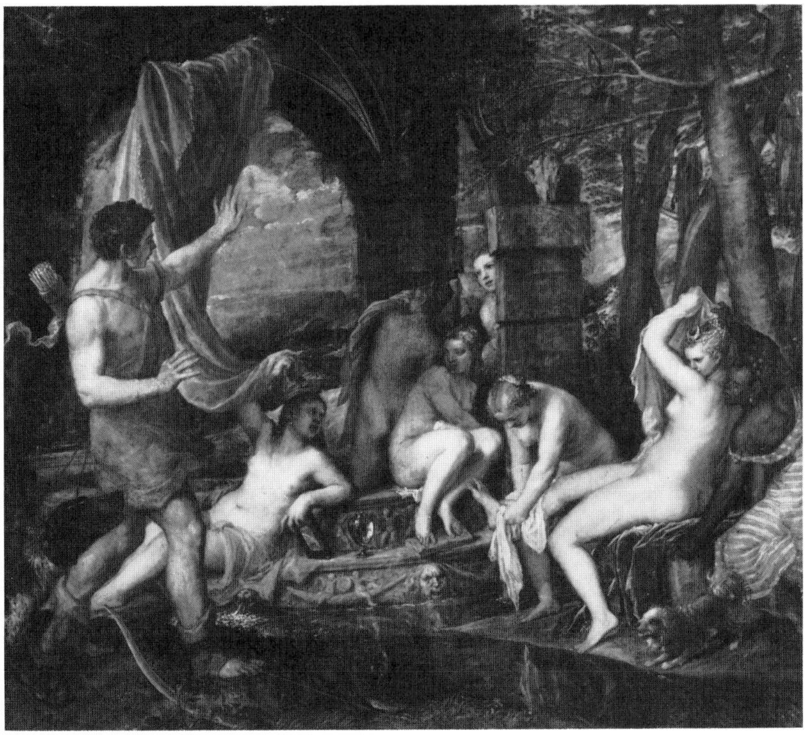

Tizian, *Diana und Actaeon*

beiden Bilder in Komposition und Thematik deutlich als Pendants einander zugeordnet: Variationen über das Thema der badenden Schönen im Sommerlicht. Diesmal weicht Diana selbst erschreckt zurück, weil ihre Nacktheit unbefugten Augen sichtbar wird. Alle Frauen sind vom plötzlichen Auftauchen des Actaeon überrascht, der auf der Jagd, selbst völlig unvorbereitet, in diese exotische Badeszene hineinstolpert. Wie auf dem Callisto-Bild kann das Auge des Betrachters voller Erstaunen über diese Darstellung

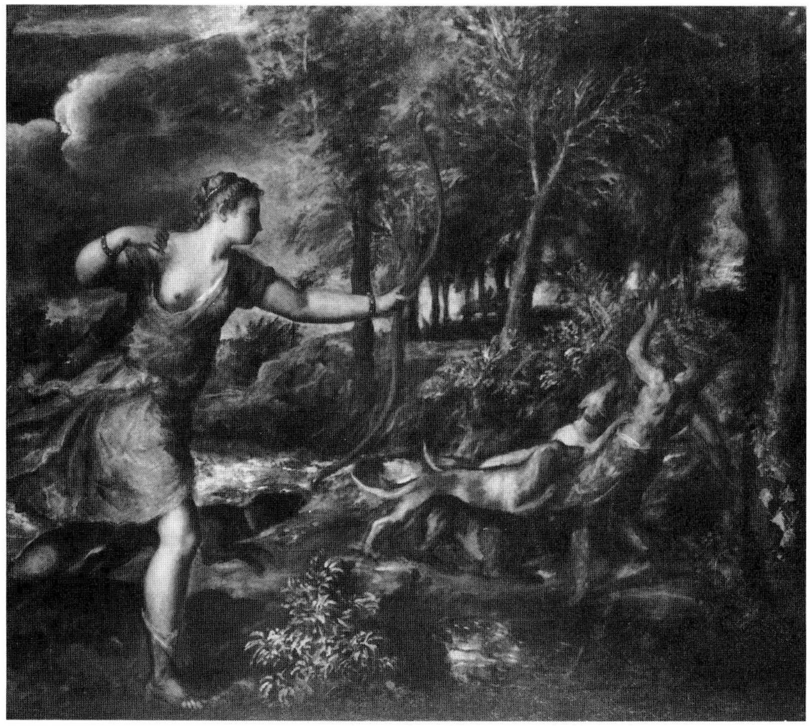

Rechts Tizian, *Tod des Actaeon;*
unten Tizian, *Raub der Europa*

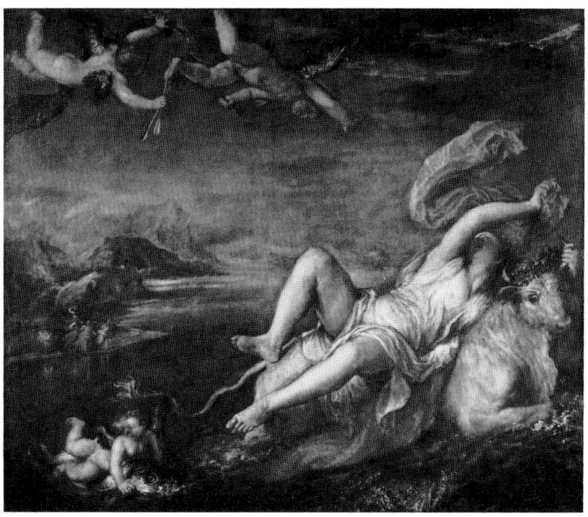

weiblicher Nacktheit schweifen; aber der Zusammenklang der Farbe, die außerordentliche Freiheit der Malweise unterscheiden dieses Bild ganz wesentlich von dem früheren *Bacchus.*

Diese Freiheit steigert sich noch in dem Bild, das dem von *Diana und Actaeon* folgt, nämlich dem *Tod des Actaeon* (jetzt in der National Gallery in London). Hier ist die Stimmung zu einer düsteren Tragödie umgeschlagen. Wie bei Callisto ist auch hier das Ende der Geschichte grausam. Dianas Rache an Actaeon dafür, daß er sie unbekleidet gesehen hat, ist entsetzlich, obgleich ihn keine eigene Schuld trifft. Hier schießt sie mit Pfeil und Bogen auf ihn. Und als ob das nicht genug wäre, wird er zugleich in einen Hirsch verwandelt und lebend von seinen eigenen Hunden zerfetzt. In der Malweise ist das Bild superb; es ist so frei, daß die Farbe an manchen Stellen nur aufgespritzt oder mit den Fingern aufgetragen zu sein scheint. Tizians Schüler Palma il Giovane hat beschrieben, wie der Meister im hohen Alter arbeitete. Er ließ ein Bild manchmal monatelang unfertig stehen, dann holte er es wieder hervor, prüfte es, ‚als sei es sein Todfeind', so Palma. Und dann überarbeitete er es, gab hier- und dorthin noch ein wenig Farbe, und gebrauchte dabei seinen Daumen ebenso oft wie seinen Pinsel.

Bis auf diesen düsteren *Actaeon* gehören die Diana-Bilder zu einem von Tizian *Poesie* betitelten Zyklus für Philipp II. von Spanien. Vielleicht vertrug sich dieses Bild nicht mit der Stimmung der anderen; vielleicht ist es auch unfertig und später als sie entstanden. In seinen düsteren Farben und dem freien Strich ist es charakteristisch für Tizians späteste und oft pessimistische Bilder, zu denen tief religiöse Meditationen gehören. Die Bilder, die an Philipp von Spanien gingen, waren keineswegs in diesem dunklen Ton gehalten.

Heute sind die sieben Bilder verstreut. Alle sind heiter in den Farben, so auch der *Raub der Europa:* Jupiter verwandelt sich in dieser Legende in einen Stier und verlockt die Jungfrau zu einem Ritt auf seinem Rücken, wodurch er sie mit- und verführen kann. Auch dieses Bild ist eine sinnenfrohe Feier weiblicher Schönheit, bei der das Tragische in den Hintergrund tritt.

So ist es auch bei *Callisto*. Ihr Schicksal ist verwickelt und tragisch. Sie brachte schließlich einen Sohn zur Welt. Aus Eifersucht verwandelte Jupiters Gefährtin Juno sie in eine Bärin, die Jupiter später als Gestirn an den Himmel versetzte. In dem Augenblick jedoch, den Tizian hier gewählt hat, sind ihre zukünftigen Nöte noch überdeckt von der Schönheit der Szenerie, von ihrer sinnlichen Pracht. Alle Erfahrung, alles technische Können erreicht einen wunderbaren Höhepunkt in diesen letzten Bildern des alten Tizian.

Er hat gelernt, und er hat genommen, was er brauchte und zwar aus Quellen, die weit über sein venezianisches Erbe hinausreichen. So geht zum Beispiel der kleine Putto auf dem Brunnen auf ein klassisch-römisches Vorbild zurück, das Tizian auf seiner Reise nach Rom im Jahre 1545 gesehen haben kann. Die Proportionen einiger Figuren – zum Beispiel Dianas langgestreckter Körper mit dem kleinen Kopf – verdanken sich der neuen Mode jüngerer Zeitgenossen, der sogenannten Manieristen, wie Parmigianino.

Im Grunde ist es jedoch müßig zu behaupten, daß Tizian von irgend jemand oder irgendetwas „beeinflußt“ worden sei. Kunsthistoriker mögen frühere, insbesondere klassische Prototypen für Figuren und Motive in seinem Werk aufspüren. Zumindest ebenso wahrscheinlich ist es, daß Tizian diese nackten Figuren nach dem Leben malte, nach den köstlichen und keineswegs schüchternen Damen, die sich im Hause seines Freundes, des berühmten Dichters Aretino, in Venedig zeigten.

Als Tizian die *Poesie* malte, muß er hoch in den Siebzigern, wenn nicht über achtzig Jahre alt gewesen sein. Das Außerordentliche und wunderbar Erheiternde an diesen Bildern ist, daß sie der Sinnenfreude zugewandt sind, daß sie dem sterblichen Leben positiv gegenüberstehen. Tizian feierte das Leben voller Leidenschaft und feierte vor allem die Gabe des Sehens, selbst wenn das Erblikken – wie in diesen Themen um Diana – Furchtbares nach sich zieht.

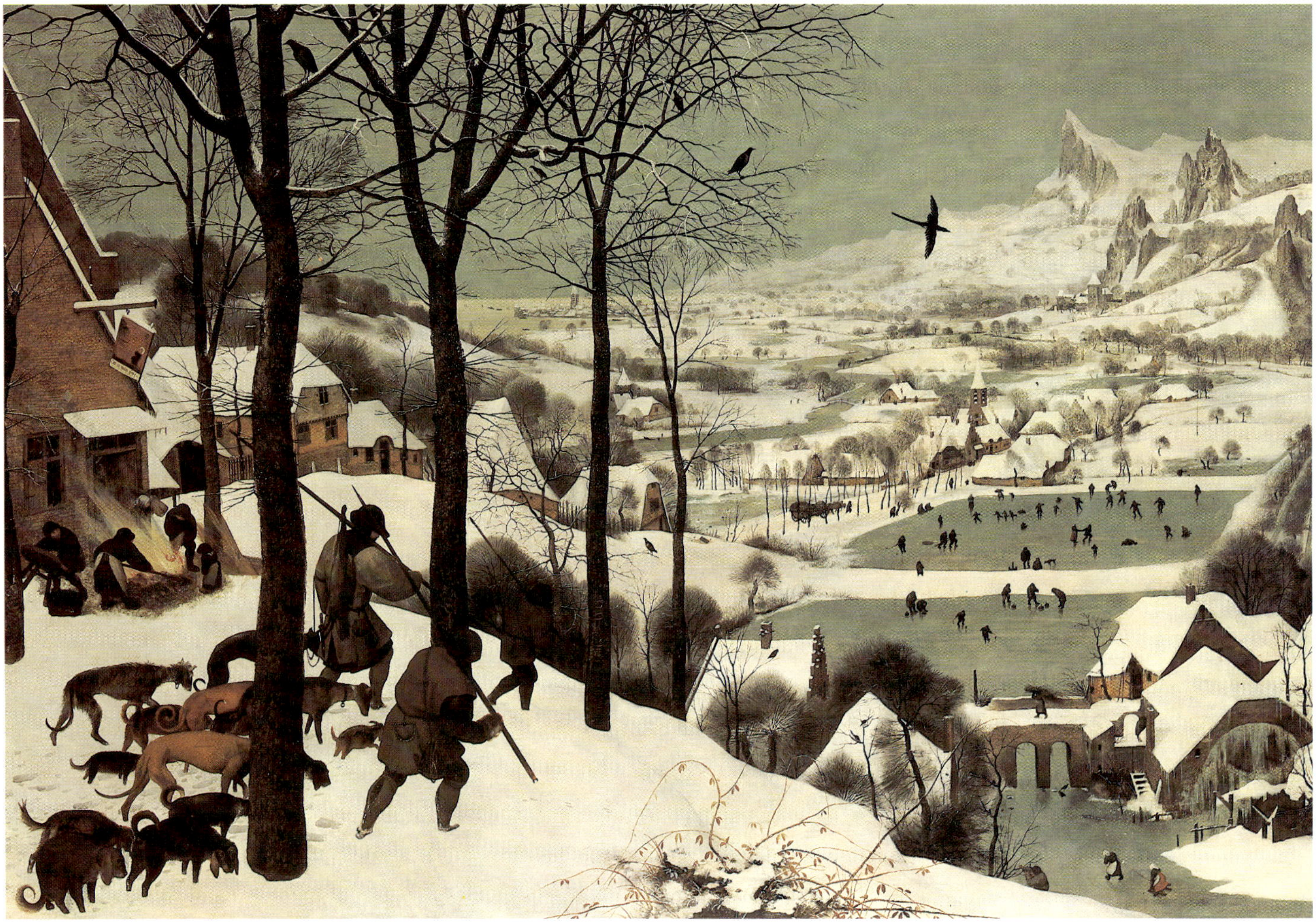

WIEN, KUNSTHISTORISCHES MUSEUM

DAVID PIPER

Pieter Bruegel (um 1527-1569)

Heimkehr der Jäger (1565)

Ein kaltes Bild – eines der kältesten überhaupt, und vielleicht eines der frühesten in der Landschaftsmalerei, in dem diese bestimmte Ausstrahlung angestrebt ist. Gemalt ist es von Pieter Bruegel dem Älteren, von ihm 1565 signiert und datiert. Das ist über vierhundert Jahre her. Auf den ersten Blick kann es einem wohl den Atem verschlagen, als hätte man gerade die Tür zu diesem eisigen Wintertag geöffnet.

Man kann sich vorstellen, man gehöre zu dieser Gruppe von Jägern, die mit ihren Hunden am Ende des kurzen Tages nach Hause zurückkommen, und man verhielte einen Moment hinter ihnen, die den Abhang weiter hinuntergehen. Vermummt gegen die Kälte, vielleicht ein wenig müde oder auch niedergeschlagen – es sieht nicht so aus, als hätten die Jäger irgendwas erlegt. Auch die Hunde sind schlapp. Sie kommen jetzt in den Schutz ihrer Häuser, die Wärme kündigt sich schon durch einen Farbschwall des leuchtenden Feuers vor dem Haus links an. Das könnte eine Schänke sein. Das Schild müßte einmal geflickt werden. Sie sengen ein geschlachtetes Schwein. Das bedeutet Essen. Das bedeutet auch – so scharf und genau ist dieses Bild gemalt – fast einen beißenden Geruch in den Nasenlöchern.

So öffnet sich der Blick. Am steilen Hang liegen die schneebedeckten Häuser des Dorfes. Ein schmaler Fluß fließt unter einer Brücke hindurch in zwei künstlich angelegte Fischteiche: alles ist gefroren, stahlblaugrau. Auf dem Eis winzige Figuren. Jenseits öffnet sich das Tal nach links. Der Fluß durchzieht die Felder, die dick mit Schnee bedeckt und mit blattlosen Bäumen bestanden sind. Hinten entdeckt man eine kleine Stadt. Mit dem Kirchturm scheint sie auf eine Landzunge genagelt, die in die breite Flußmündung ragt. Auch sie ist zugefroren, und auch darauf erkennt man winzige Figuren. Hoch oben rechts verschließt eine gezackte Felswand den Ausblick. Der Himmel darüber ist genauso stählern wie das Eis darunter.

Dieses Bild gehört in der Kunst des Abendlandes wahrscheinlich zu den ersten Beispielen reiner Landschaftsmalerei um ihrer selbst willen – der Darstellung einer dicht belebten Landschaft allerdings, in der jedoch die menschlichen Aktivitäten völlig in die Natur mit Hügeln und Ebenen, Wasser und Luft und den

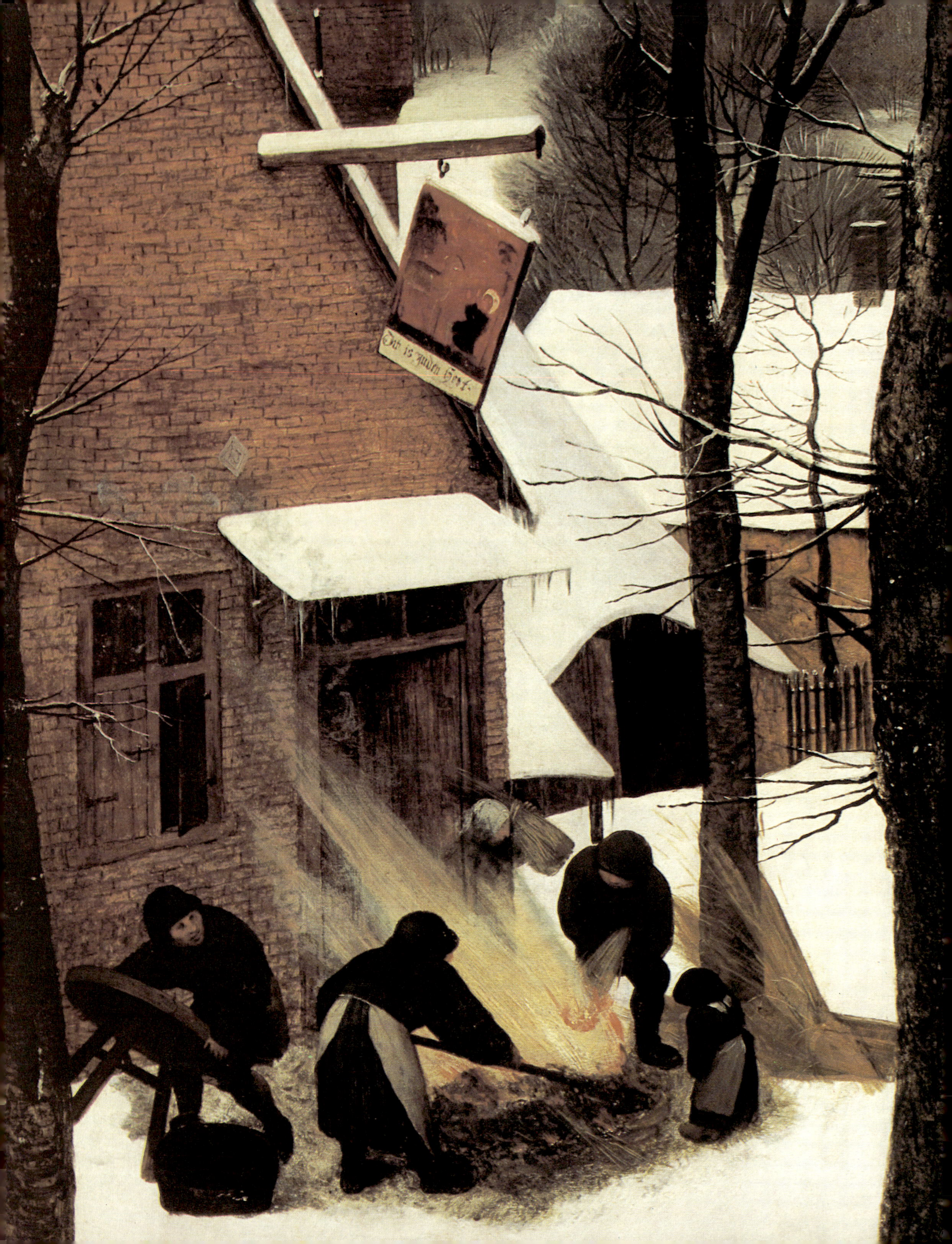

wechselnden Jahreszeiten eingebettet sind. Die Gruppe von wohl sechs Bildern Bruegels entstand im Auftrag des reichen Antwerpener Bürgers Niclaes Jonghelinck, und sie hatten zum Thema die Monate des Jahres, wahrscheinlicher die Jahreszeiten, wobei jeweils zwei Monate zusammengehören. Über die Reihenfolge läßt sich streiten, unser Bild ist wohl das letzte der Reihe, das Ende des Jahres.

Das erste wäre dann ein anderes, in Wien hängendes Bild, bekannt als *Der düstere Tag:* Hier ist es der Wetterwechsel im Februar oder März. Einige Elemente – nackte Bäume, ein ländliches Dorf, das Flußtal – erinnern an das Winterbild. Sie befinden sich jetzt nur an einem anderen Platz. Das schwerste Tauwetter ist vorbei. Schwarz und Weiß sind weicheren Grau-, Braun- und Grüntönen gewichen. Die gefrorene Stille schmilzt, und es entsteht Bewegung. Gewässer werden zu Überschwemmungen, am Himmel jagen die Wolken. Die Luft ist frisch, aber etwas feuchtkalt, man spürt nicht mehr das kühle Prickeln auf der Haut, sondern eher eine leicht enervierende Rastlosigkeit in der Luft. Die Füße bleiben im Matsch stecken. Im Dezember-Bild gibt es bemerkenswerterweise keine Katastrophe – das ist ungewöhnlich für Bruegels Panoramen. Hier im Märzbild entdeckt man in der wilden fernen See Schiffe in höchster Gefahr. Aber das Leben

Gegenüber Feuer vor der Schänke, Ausschnitt aus *Heimkehr der Jäger; unten* Bruegel, *Der düstere Tag*

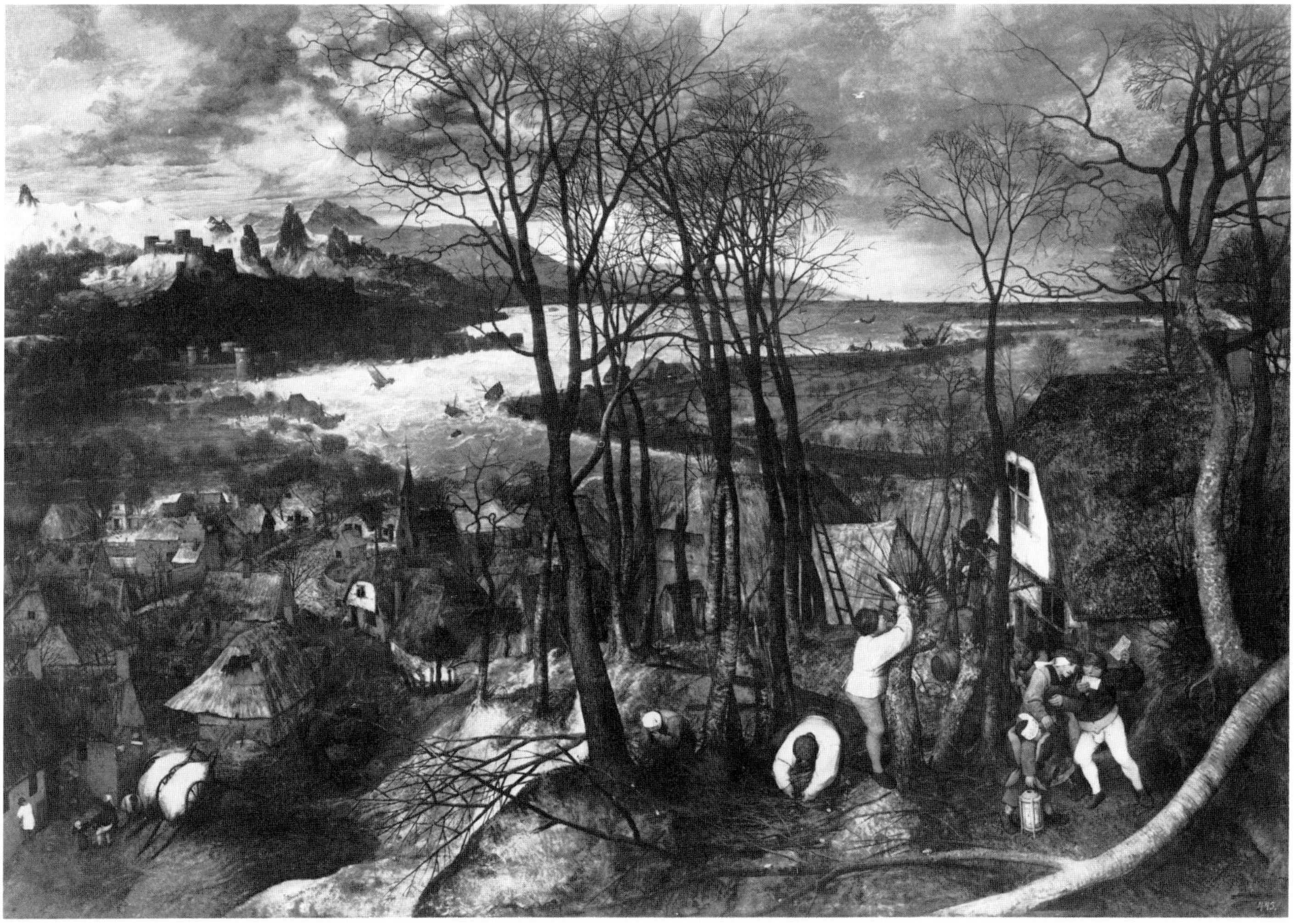

geht weiter. Die Leute beschneiden die Weiden. Das Kind mit der Laterne trägt eine Karnevalsmütze aus Papier.

Das dritte Bild der Serie ist verloren. Es muß April/Mai dargestellt haben, ein Frühlingsbild. Das vierte hat wiederum überlebt; es hängt jetzt in Prag. Juni/Juli, *Die Heuernte.* Die Welt liegt nun ganz in gelbgrünen und braunen Tönen da; es herrscht zufriedene Geschäftigkeit. Auch hier ein Panorama von Tal und Himmel, zackigen Felsen und hügeligen Hängen. Aber nun unterliegt alles einem breiteren, ruhigeren Rhythmus, der übereinstimmt mit dem Wetter, der glücklichen Ernte des ersten Heuschnitts.

Um das fünfte Bild zu sehen, muß man über den Atlantik nach New York ins Metropolitan Museum fahren. Nun also ist August/September, hohe Erntezeit, überreich das Goldgelb des schulterhohen Korns, das unter den Sensen fällt. Hitze und Arbeit und Schweiß. Mittagspause im Schatten des Baumes, Essen und Trinken. Für eine Weile setzt alles aus, man ist reichlich satt und schläft ein wenig unter dem hitzeflimmernden Himmel. Hier hat sich die Landschaft zu einer weiten, unbekümmerten Wellung bequemt, Schiffe liegen ruhig vor Anker im stillen Wasser hinter den Hügeln.

Ähnlich ist es auch im letzten Bild der Serie, das wiederum in Wien hängt. Es geht nun auf den Winter zu im Laufe der Jahres-

Bruegel, *Heuernte*

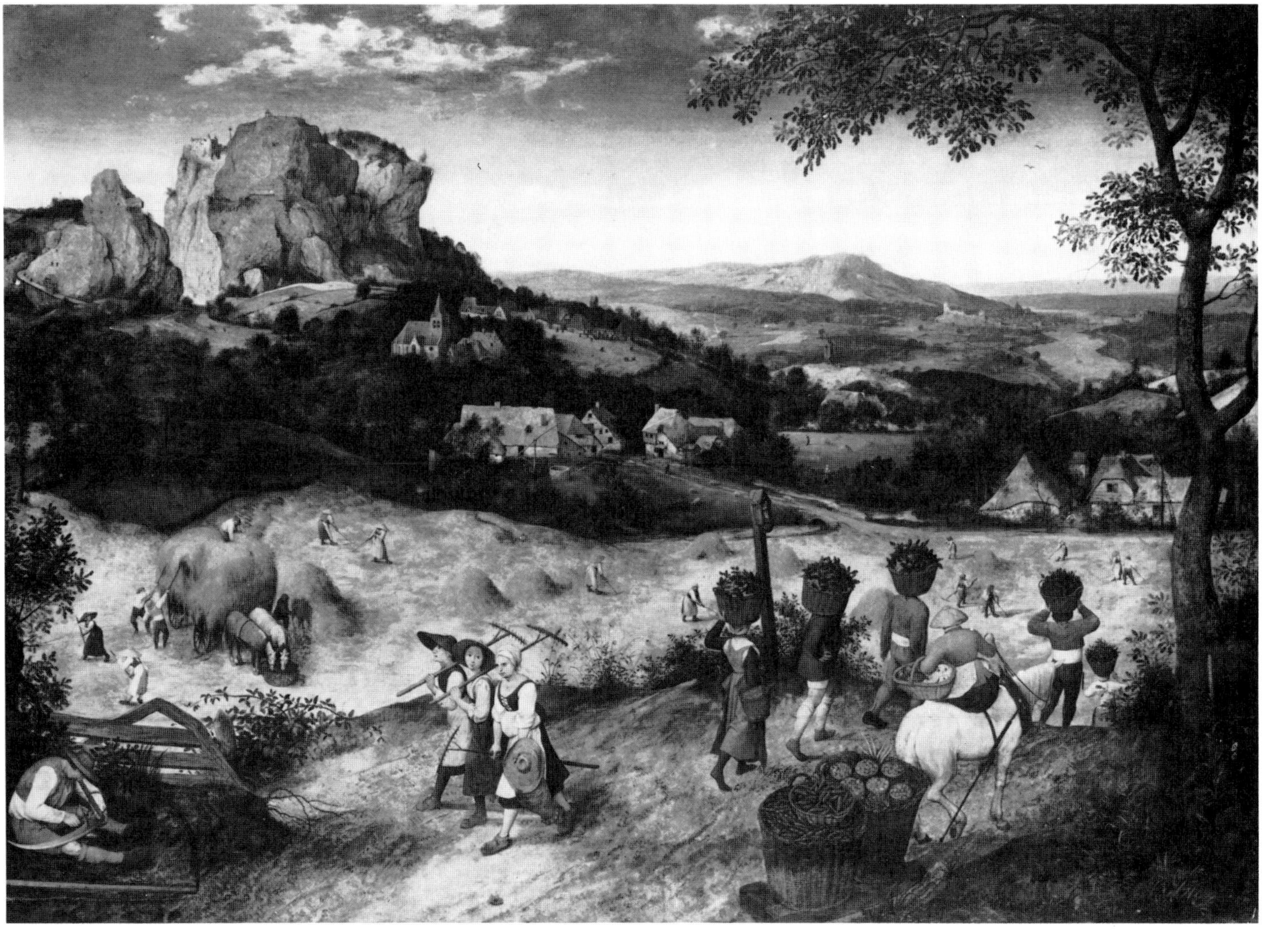

zeiten. Die Männer treiben das Vieh von den Hochland-Sommerweiden hinunter in die Dorfstraße. Oktober/November. Die Bäume stehen fast wieder kahl da, und der Himmel hat das frische, vom Wind reingefegte Blau des Herbstes, von Wolken durchzogen. Da ist ein Regenbogen; aber es zieht schon wieder ein Wetter auf.

Die fünf auf uns gekommenen Bilder sind heute verstreut; doch hingen sie wahrscheinlich einmal zusammen, vielleicht wie so oft in damaliger Zeit oberhalb einer Holztäfelung, so daß sie fast wie ein fortlaufender Fries wirkten. Wie wir gezeigt haben, variieren sie bestimmte, immer wiederholte Elemente, die ihnen gemeinsam sind.

Obgleich diese fünf Bilder so frisch, so neu erscheinen, bedient sich Bruegel in ihnen einiger künstlerischer Konventionen, die zu seiner Zeit gut eingeführt waren. So gebrauchte zum Beispiel bereits der Flame Patinir ähnlich wie in unserem Bild die Vogelperspektive, die phantastischen Felsformationen und das weiter werdende Tal. Aber in Patinirs Bildern war die Landschaft immer die Kulisse für eine mythologische oder biblische Geschichte, etwa die *Flucht nach Ägypten.*

Es mag seltsam erscheinen, daß die Niederländer, die ja doch in der flachsten aller europäischen Landschaften lebten, die Berge so liebten. Aber gerade wegen ihrer heimischen Ebenen waren sie

Bruegel, *Ernte*

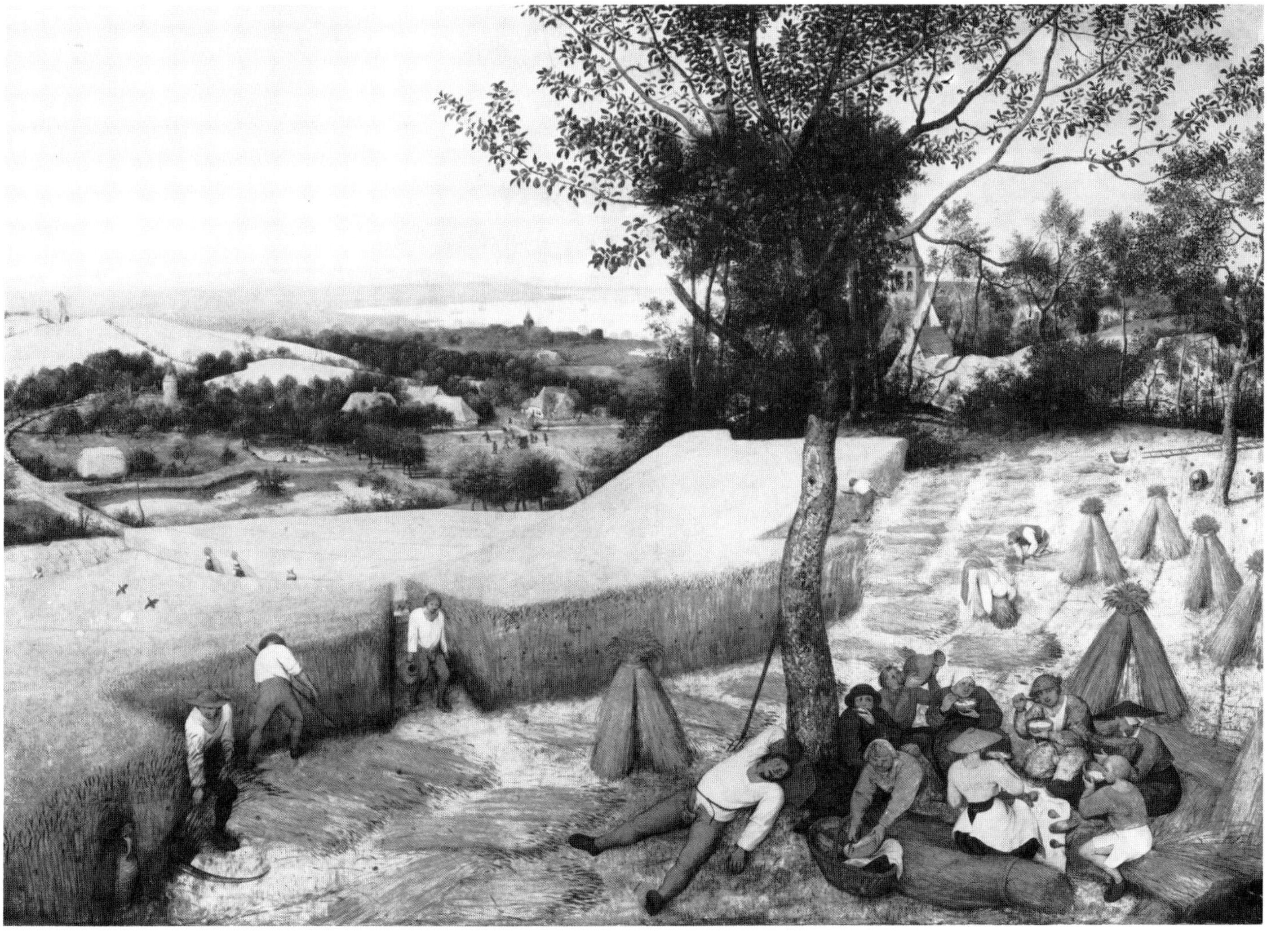

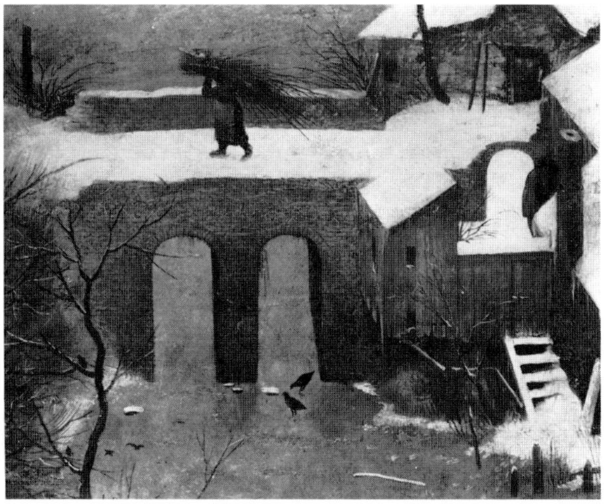

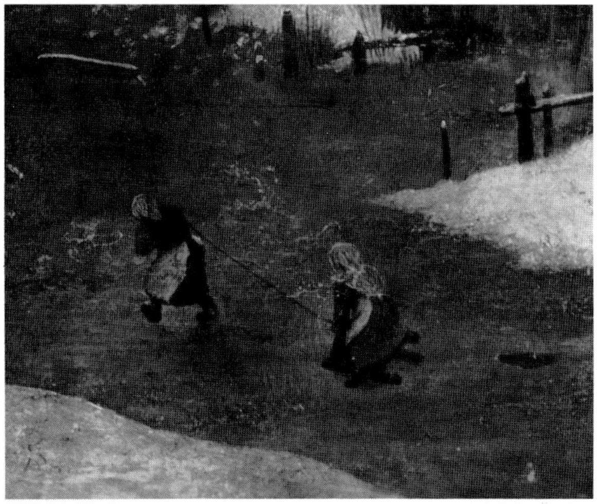

Oben Dorfleben, Ausschnitt aus *Heimkehr der Jäger; gegenüber* fliegender Vogel über dem zugefrorenen Weiher, Ausschnitt aus *Heimkehr der Jäger*

von Bergen so besessen – ganz besonders Bruegel. Er hat die Alpen gezeichnet, als er sie auf dem Weg nach Italien und zurück 1552/54 überquerte, und er erinnerte sich immer der unvergleichlichen Trostlosigkeit der verschneiten Berge.

Seine Methode, die verschiedenen Bestandteile des Bildes anzuordnen, ist nicht gerade neu. Die Bäume im Vordergrund des Bildes, *Heimkehr der Jäger* dienen als das, was Kunsthistoriker *Repoussoir* nennen: Sie ziehen den Blick auf sich und führen ihn zur mittleren Ebene der Landschaft mit Wasser und Hügeln. Doch wie entsteht aus allem eine Einheit? Die dominierende Achse, die die ganze Komposition im Gleichgewicht hält, ist die stark betonte Diagonale von links unten nach rechts oben. Die aufgereihten Baumstämme und der Zug der Jäger und Hunde führen das Auge durch das Tal hinauf zu jener scharfzackigen Felsspitze in der oberen rechten Bildecke. Doch der wunderbarste Akzent liegt an anderer Stelle.

Das Gespür für Raum in diesem Bild ist erstaunlich. Eine große Leere liegt über der weißen Welt. Und der letzte Geniestreich, durch den das zustandekommt, ist der schwarze Vogel, den der Maler mitten im Flug schwebend aufhält. Dieser schwarze Akzent gibt dem Bild eine vibrierende Tiefenstufung. Nimmt man ihn weg, so spürt man, wie der Raum schrumpft.

Eine der erregendsten Seiten an Bruegels Genie ist seine Fähigkeit, eine unerschöpfliche Menge winzigster Details zu einer Harmonie zu verschmelzen. Schauen wir uns nur die Schlittschuhläufer in der Ferne auf dem stahlblauen Eis an. Kleine schwarze Silhouetten. Sie spielen Eishockey, Eisstockschießen, sie treiben ihre Possen, Gestalten voller Frohsinn und ungehemmter Lebenskraft heben sich auf dem Eis von der bleiernen Kälte der Winterlandschaft ab. Und wie genau sie einander und zum Ganzen in Beziehung stehen. Man könnte ein Dutzend, vielleicht Dutzende verschiedener in sich abgeschlossener Kompositionen aus Details dieses einen großen Bildes machen.

Und wer, außer Bruegel, könnte so lebhaft Empfindungen aus anderen Dimensionen lebendig werden lassen – sogar von Geruch und Geräusch. Das Zischen und Klirren von Leuten, die auf Eis laufen, wird sehr klar spürbar durch die völlig stille Luft. Sogar der leichte Schmerz, den man bei einer großen Kälte an den Schläfen spürt, ist da.

In der allgemeinen Wertschätzung gilt dieses Bild gewöhnlich als Bruegels Meisterwerk, und die meisten Fachleute würden dem zustimmen. Man hat sogar behauptet, dieses Bild finde im Geschmack des zwanzigsten Jahrhunderts so viel Anklang, daß es mit den Empfindungen des neunzehnten Jahrhunderts für Raffaels Madonnen vergleichbar werde. Sicher ist jedenfalls: Dies ist eines der unmittelbarsten, lebendigsten Bilder, die je gemalt wurden. Und sein Geheimnis bleibt unerschöpflich.

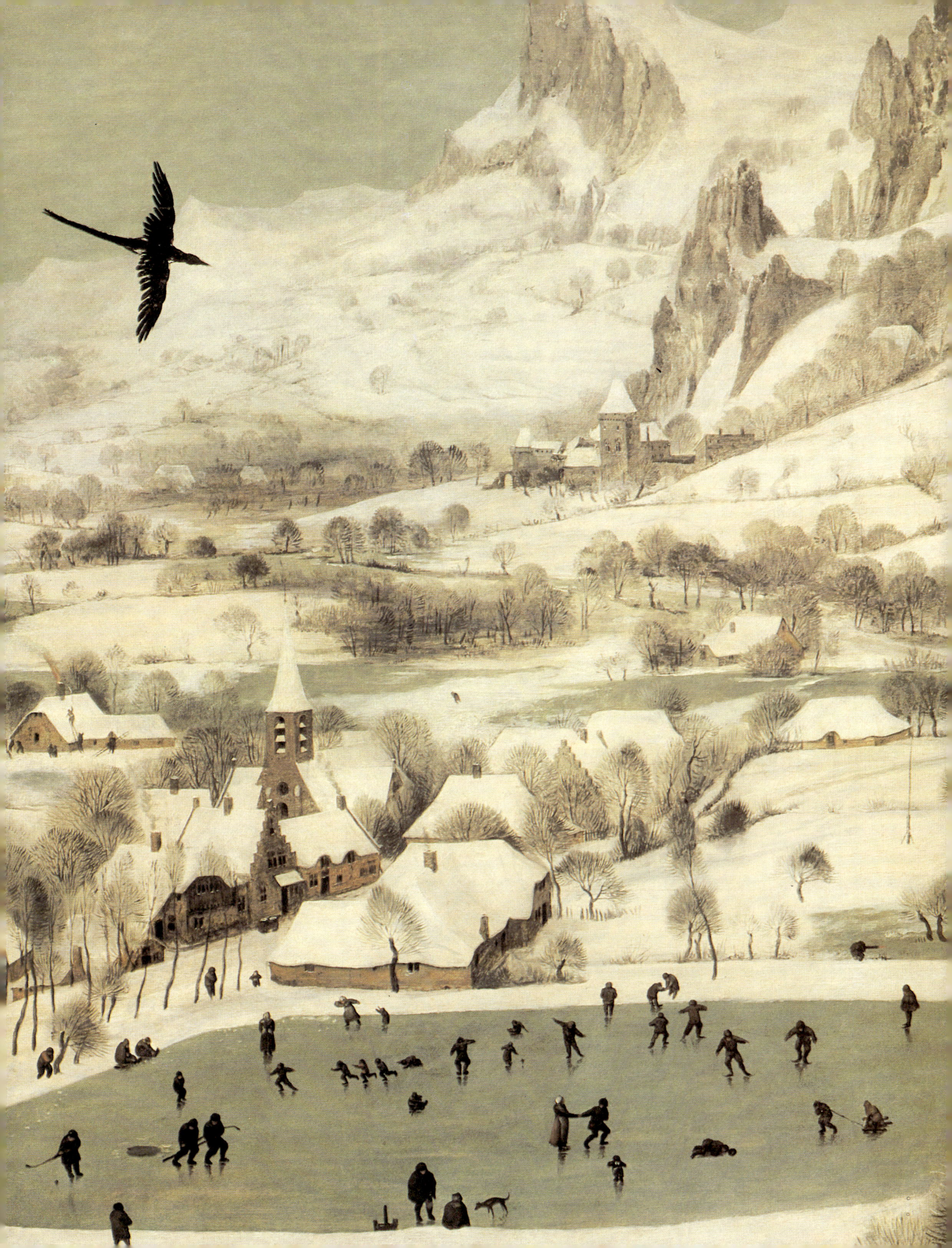

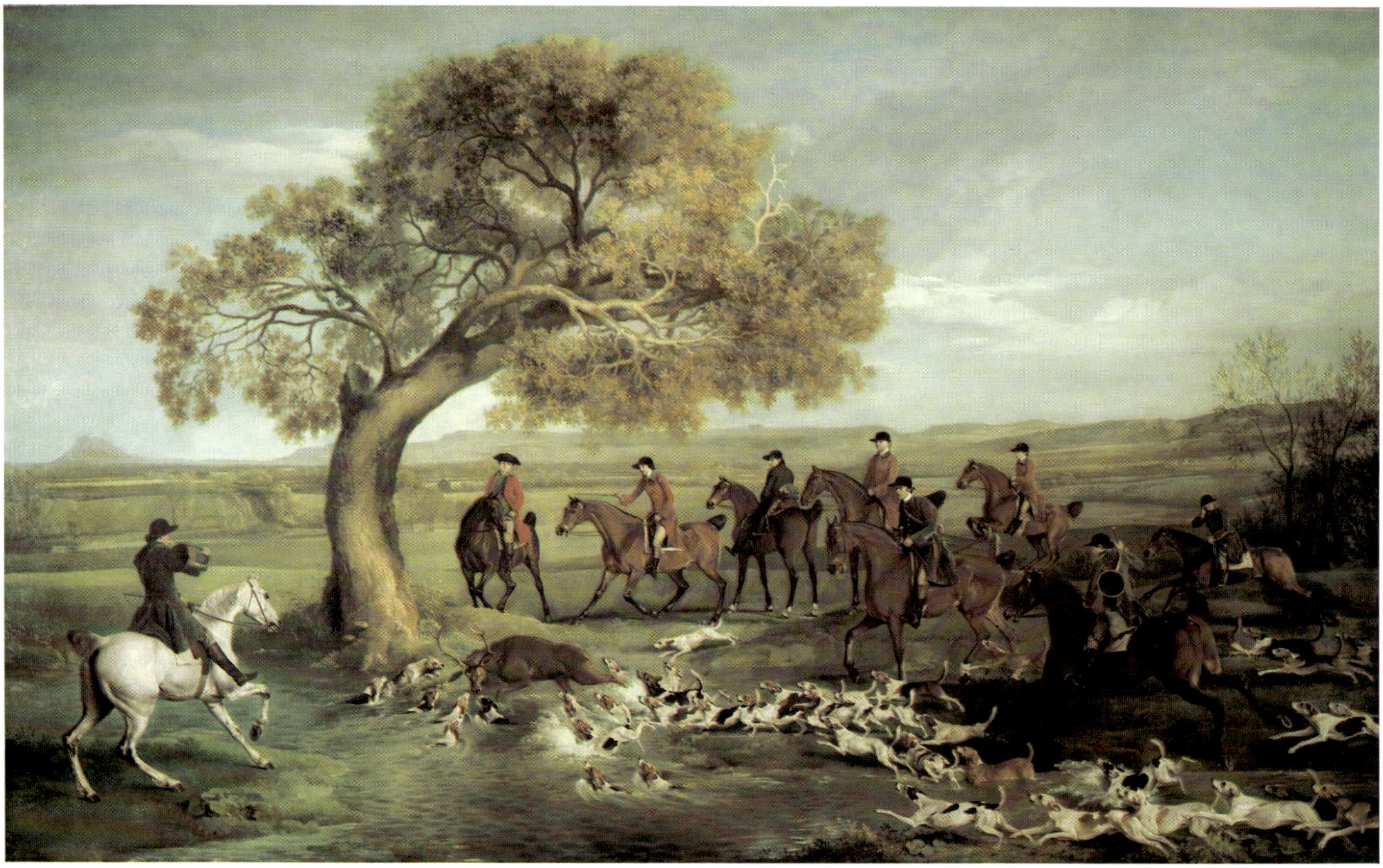
TRUSTEES OF THE GROSVENOR ESTATE

JOHN JACOB

George Stubbs (1724-1806)

Die Grosvenor-Jagd (1762)

Steht man heute an der Stelle, wo dieses Bild gemalt wurde, so liegt vor einem die Landschaft von Cheshire wie zu der Zeit, als der Maler George Stubbs hierherkam, um ein Jagdbild für Richard, den 1. Earl Grosvenor, zu malen.

Die *Grosvenor-Jagd* ist ein großes Bild; es mißt etwa zwei Meter vierzig mal ein Meter fünfzig. Stubbs war schon ein reifer Künstler im Genre der Sportbilder, als er dieses Bild malte. Seltsamerweise hat er gar nicht viele Jagdbilder gemalt. Und dennoch sind sich die Kunsthistoriker darin einig, daß sich gerade in diesem Jagdbild sein Talent am vollsten entfaltet hat.

Stubbs scheint ein Mann mit starkem, fast starrem Willen gewesen zu sein, voll Spannkraft in Körper und Geist – ein breitschultriges Selbstbildnis legt das nahe. Heute würden wir ihn als einen Einzelgänger bezeichnen, bedenkt man die rigorose Selbstdisziplin, mit der er seine Leidenschaften verfolgte, sei es nun das Sezieren eines Pferdes oder die vollkommene Genauigkeit seiner Emailbilder auf den Keramikplatten von Josiah Wedgewood.

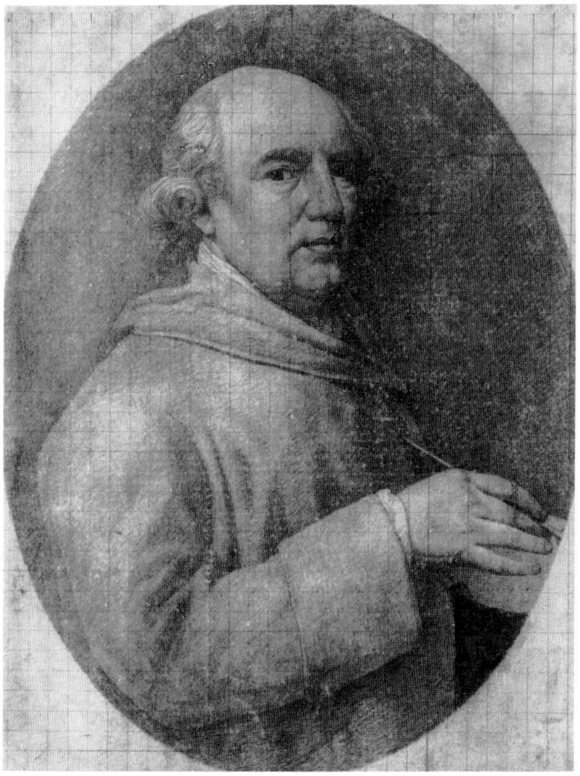

Stubbs, *Studie für ein Selbstporträt*

Stubbs wurde 1724 in Liverpool geboren. Mit fünfzehn Jahren kam er in die Lehre; doch scheint er sich das Porträtmalen weitgehend selbst beigebracht zu haben. Sein frühes Interesse an der Anatomie verschaffte ihm in York „einen üblen Ruf", wo er die Illustrationen zu John Burtons „Essay über ein vollkommen neues System der Geburtshilfe" in Kupfer stach, der 1751 veröffentlicht wurde.

1754 ging er nach Rom, wo er an der Piazza di Spagna wohnte, an deren Ecke es ein englisches Caféhaus gab. Richard Wilson, ein Landschaftsmaler aus Wales, war zu dieser Zeit ebenfalls in Rom. Wirksamer für Stubbs' Zukunft scheint jedoch das Studium antiker Tierfiguren gewesen zu sein, die er später in seine Historienbilder einbrachte. Seine Romreise wurde ihm wahrscheinlich durch die Familie Nalthorpe aus Lincolnshire ermöglicht, und dorthin kehrte er zurück und begann 1758 mit den Zeichnungen für *Die Anatomie des Pferdes,* die ihn schließlich berühmt machte. 1759 kam er auf der Suche nach einem Stecher und Verleger nach London.

Die Anatomie des Pferdes mit ihren meisterhaften Stichen erschien 1766 im Druck. Sowohl vom wissenschaftlichen als auch

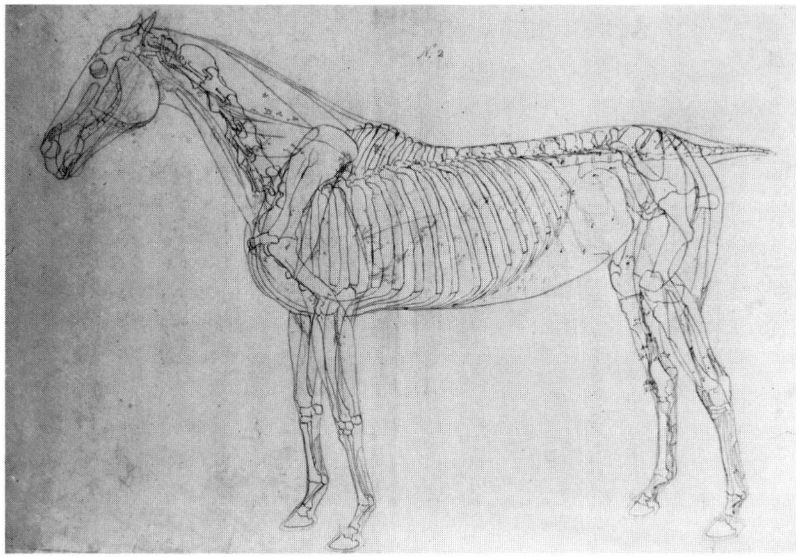

Unten und *rechts* Stubbs, *Anatomie des Pferdes; gegenüber* Hon. Thomas Grosvenor, Ausschnitt aus *Die Grosvenor-Jagd*

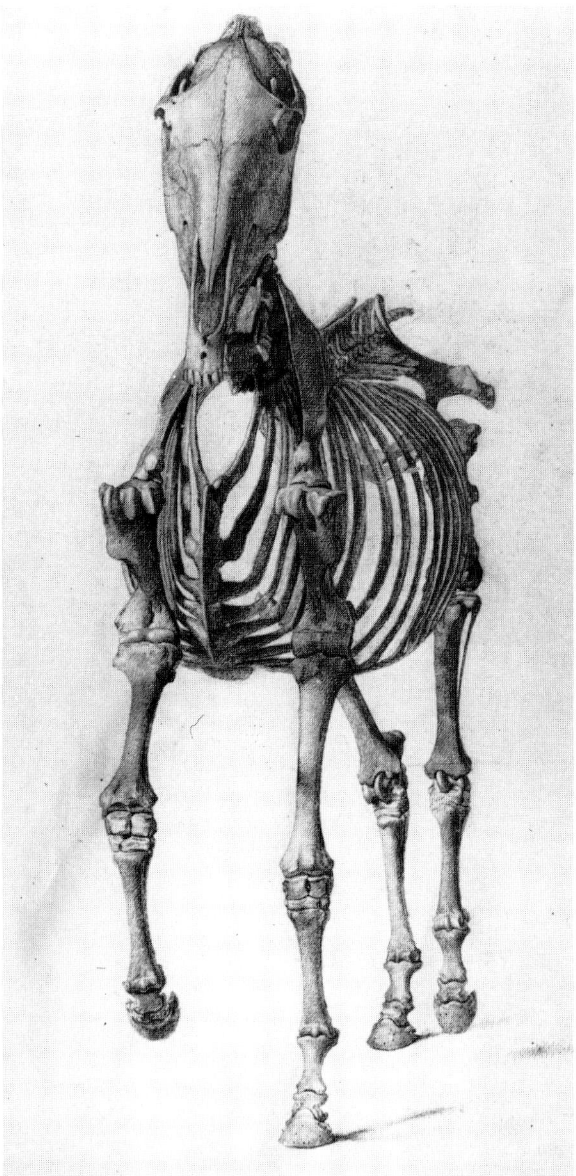

vom künstlerischen Standpunkt ist es ein Buch höchster Vollkommenheit. Stubbs hätte zu keiner günstigeren Zeit aus dem Norden nach London kommen können. Eine der wichtigsten Zeiten für das englische Landleben brach an. Die politische und gesellschaftliche Macht Englands konzentrierte sich – wie nie wieder nach der Industriellen Revolution – beim Großgrundbesitz. Es war die Zeit, da Treibjagden und Jagdgesellschaften formalisiert wurden; Pferderennen wurden organisiert, und der Jockeyclub 1750 gegründet. Damals begann der Pferderennsport, wie wir ihn heute kennen. Stubbs malte 1760 auf Goodwood Szenen vom Pferderennen für Charles Lennox, den 3. Duke of Richmond, den man auf dem Bild mit seiner Gattin und seiner Schwägerin, Lady Louisa Lennox, sehen kann. Dies war eins der ersten Bilder, die Stubbs nach seiner Ankunft in Südengland malte. Er verbrachte neun Monate auf Goodwood und malte noch eine Reihe Jagdbilder für den Duke of Richmond.

Natürlich gab es noch keine etablierte Tradition für die Darstellung dieses Themas, und Stubbs' frühe Bilder haben etwas von der leichten Naivität der Werke der vorausgegangenen Künstlergeneration, wie Wooton und Tillemans oder James Seymor. Sie scheinen in keiner Weise die großartige *Grosvenor-Jagd* vorzubereiten, die zwei Jahre später entstand.

Jäger und Meute kommen von rechts ins Bild, ihr Ritt wird langsamer, da sie vor einer alten, knorrigen Eiche ankommen. Die Hunde werfen sich ins Wasser, um den Hirsch zu verfolgen. Stubbs scheint hier mit der Art, wie er die Wassertropfen malt, Erkenntnisse aus der Fotografie vorauszunehmen. In der Jagdgesellschaft erkennt man die Porträts von Lord Grosvenors Bruder, Honorable Thomas Grosvenor, von seinem Freund, Sir Roger Mostyn und von Mr Bell Lloyd.

Interessant ist, wie Stubbs die Aufmerksamkeit auf Richard lenkt, den jungen Earl, einen Jäger, Pferdezüchter und Kunstmäzen. Er ist keineswegs größer oder deutlich wichtiger als die anderen dargestellt, aber man sieht ihn voll von der Seite, wie er mit der Peitsche vorausweist. Dies ist der Angelpunkt des Bildes,

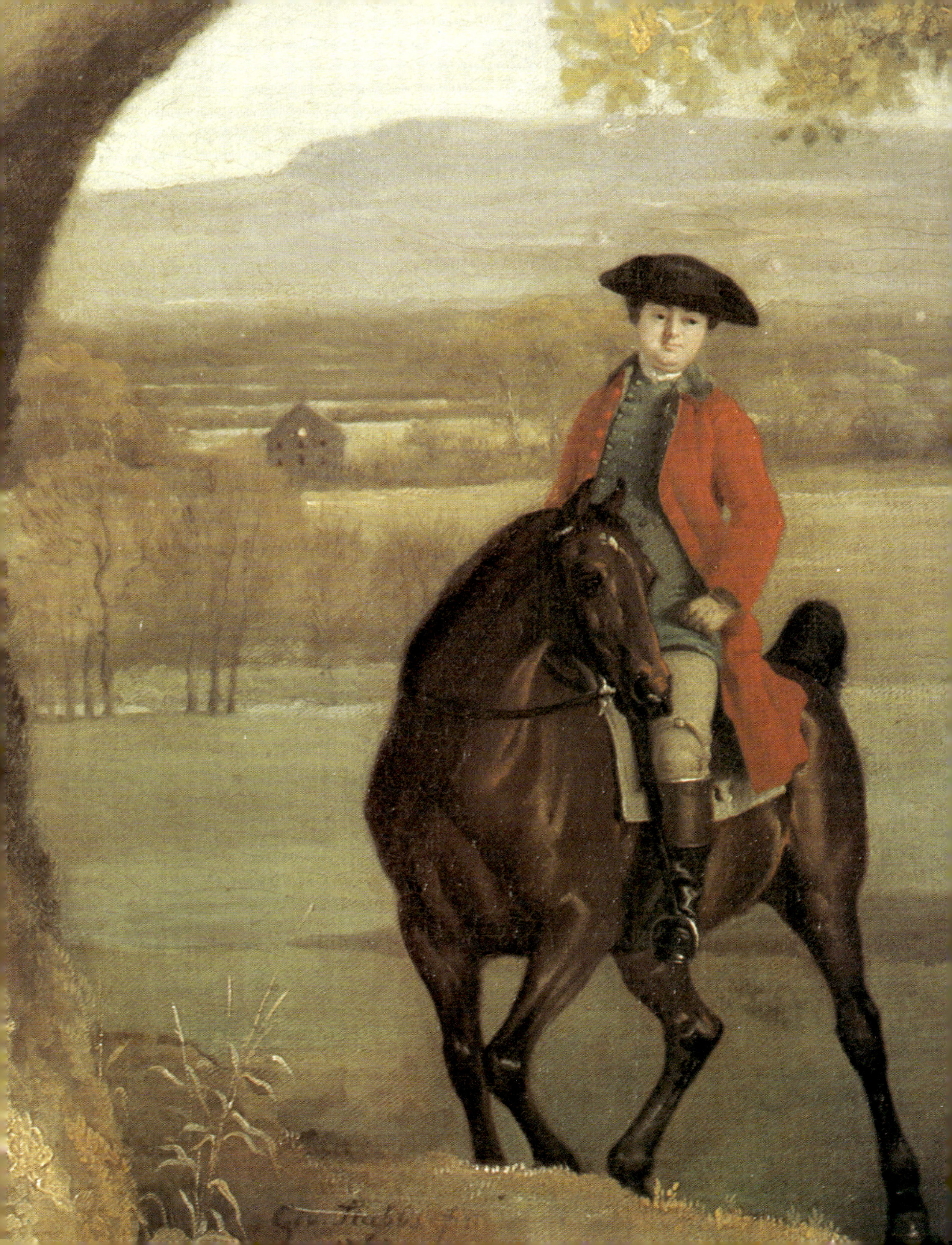

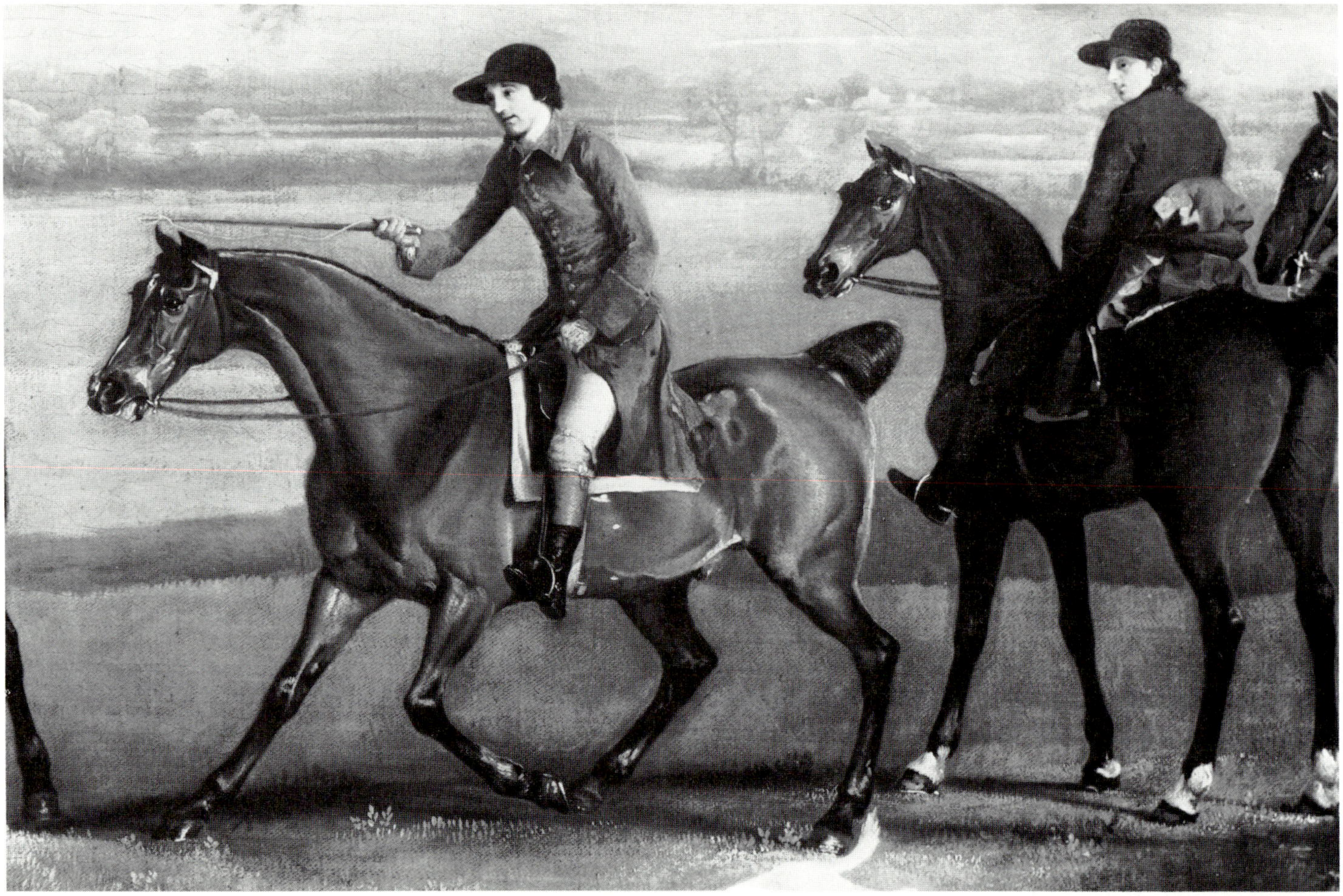

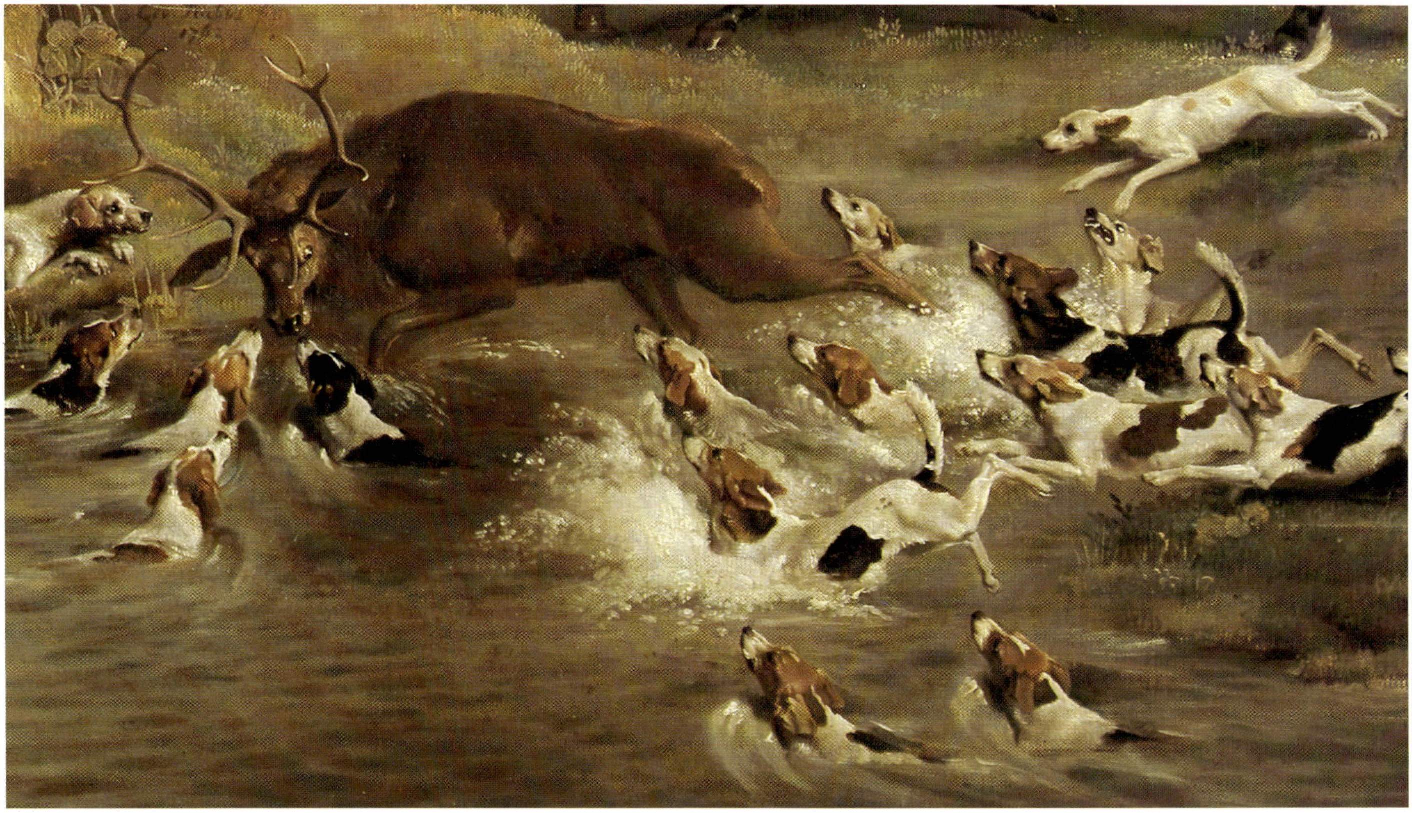

und hier – am Fuß der Eiche – hat Stubbs es auch signiert und datiert: 1762. Genau darüber, wenn man eine Senkrechte nach oben zieht, hat Stubbs einen leuchtenden Punkt angebracht, Sonnenlicht spiegelt sich im Fenster eines fernen Hauses. Diese Linie aber liegt bei ungefähr zwei Dritteln der Bildbreite von der rechten Kante aus gemessen, und ihr Verhältnis zu der gesamten Breite ergibt die Proportion, die Künstler als „Goldenen Schnitt" bezeichnen.

Die *Grosvenor-Jagd* ist eins der seltenen Bilder, die auch Töne wiederzugeben scheinen: der Jäger, der von rechts herankommt, hält die Hand ans Ohr. Man kann fast das Klappern hören, mit dem das Pferd im Hintergrund den oberen Balken des Gatters berührt. Die Empfindung für Töne ist besonders wichtig bei der prächtigen Gestalt im grünen Rock auf dem Grauschimmel links im Bild. Nicht nur, daß sie größer ist als die anderen Figuren; man sieht auch genau, wie der in der Diagonalen antrabende Reiter die jagende Meute aufhält, indem er einen schmetternden Ton aus seinem Horn stößt. Stubbs hat dem Betrachter die Öffnung des Horns zugewendet. Man kann ihm nicht entfliehen; es ist ein sichtbares Echo auf das Horn des Jägers auf dem anderen Ufer und bekräftigt noch einmal die innere Dynamik des Bildes.

Stubbs hat später nie wieder ein so komplexes und sorgsam konstruiertes Bild wie dieses frühe Meisterwerk in Angriff genommen.

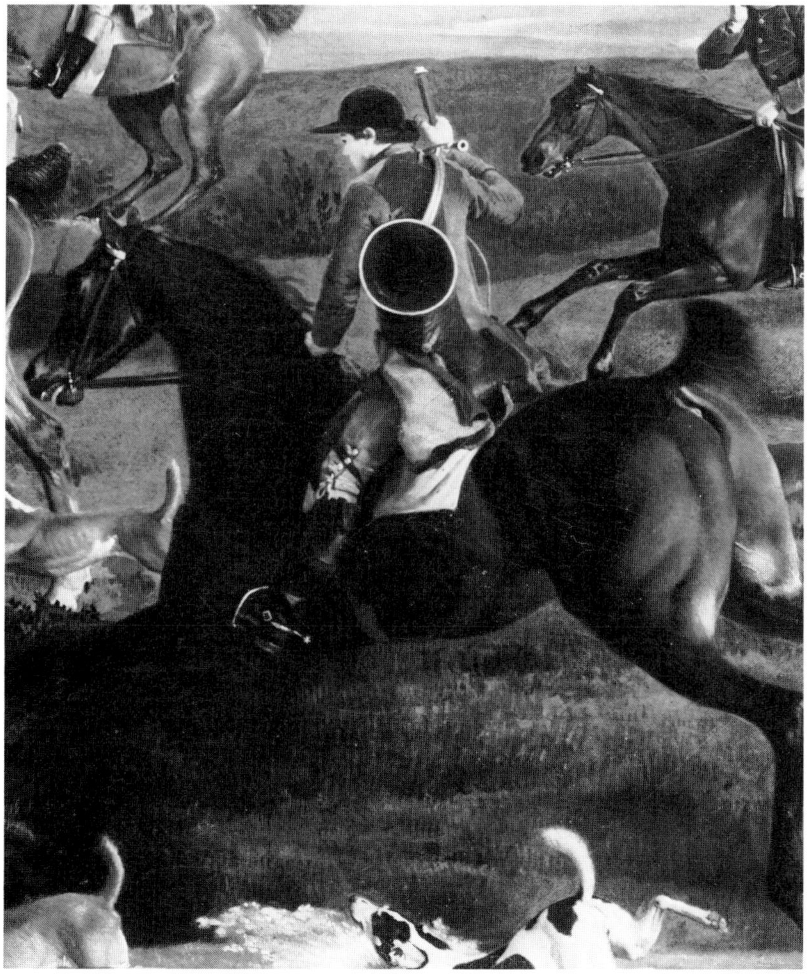

Gegenüber oben Richard, der junge Earl Grosvenor; *unten* Hirsch und Hunde; *links* Der Treiber, Ausschnitte aus *Die Grosvenor-Jagd*

Statt dessen malte er eine Serie ruhiger, heiterer, friesartiger Bilder von Stuten und Fohlen, die sein höchst origineller Beitrag zu der Entwicklung der Tiermalerei sind. Das sind die typischen Arbeiten, die Stubbs in den siebzehnhundertsechziger Jahren in der Künstlergesellschaft ausstellte. Hinzuzufügen bleibt noch, daß er nie wieder ein so konventionelles Bild gemalt hat. Mit Ausnahme des „Doppel"-Porträts vom Gimcrack malte er nie ein Bild vom Finale auf dem Rennplatz, dem Thema, das bei seinen Nachfolgern so beliebt war.

Stubbs war ein kühler, realistischer Beobachter mit einem intuitiven Sinn für die Gestalt. Er war weder Klassiker noch Romantiker,

Hornbläser, Ausschnitt aus
Die Grosvenor-Jagd

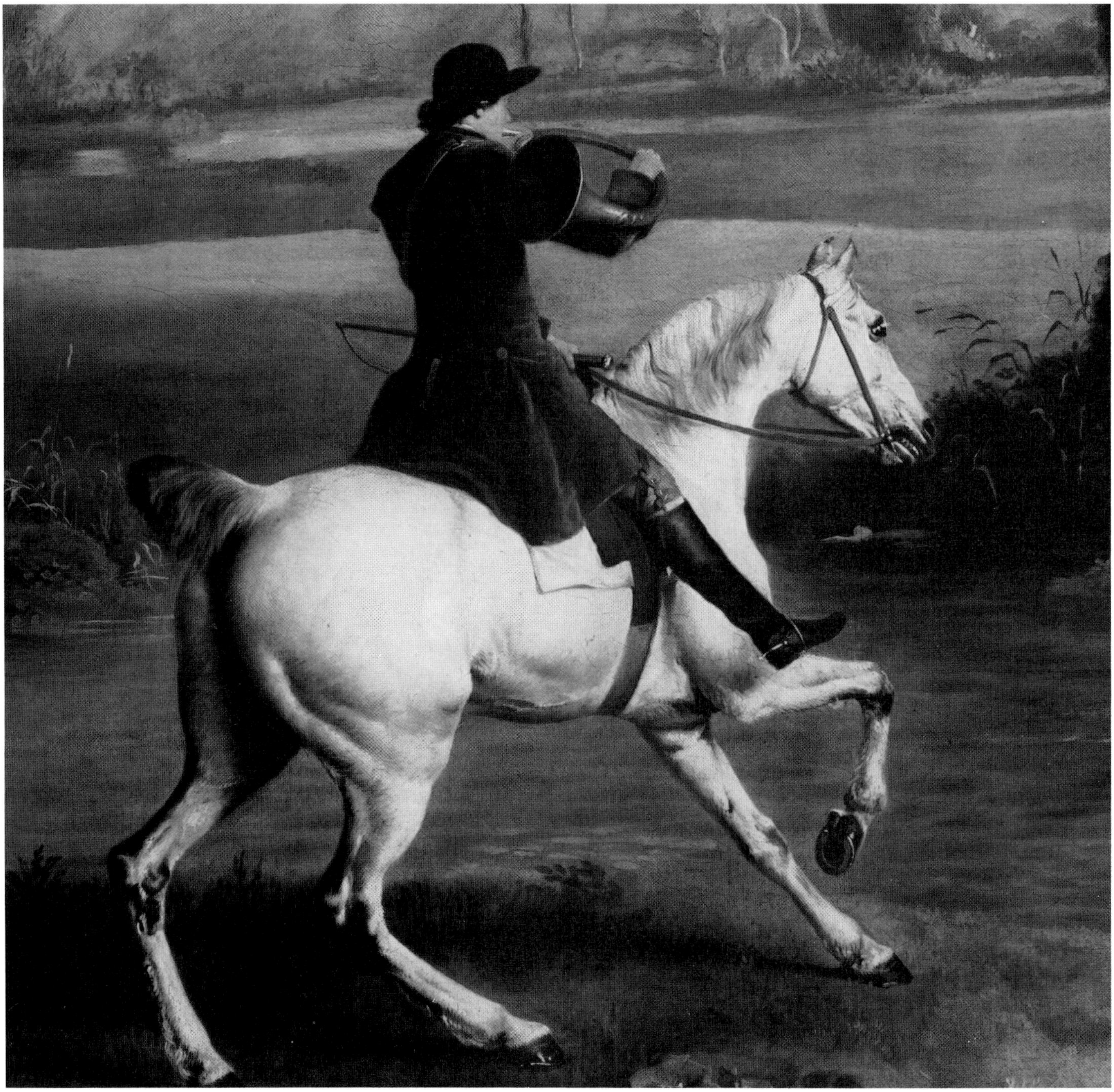

weder ausschließlich zoologischer Zeichner noch Sportkünstler oder etwa Historienmaler. Er paßte in keine der akademischen Kategorien des achtzehnten Jahrhunderts. Nach der erfolgreichen Periode in den siebzehnhundertsechziger Jahren kam er im neunzehnten Jahrhundert fast ganz aus der Mode. Erst das zwanzigste mit seinem mangelnden Interesse an Regeln und seinem Sinn für die abstrakten Elemente der Komposition schätzt Stubbs wieder wegen seiner wahrhaft zeitlosen Originalität.

Stubbs, *Stuten und Fohlen*

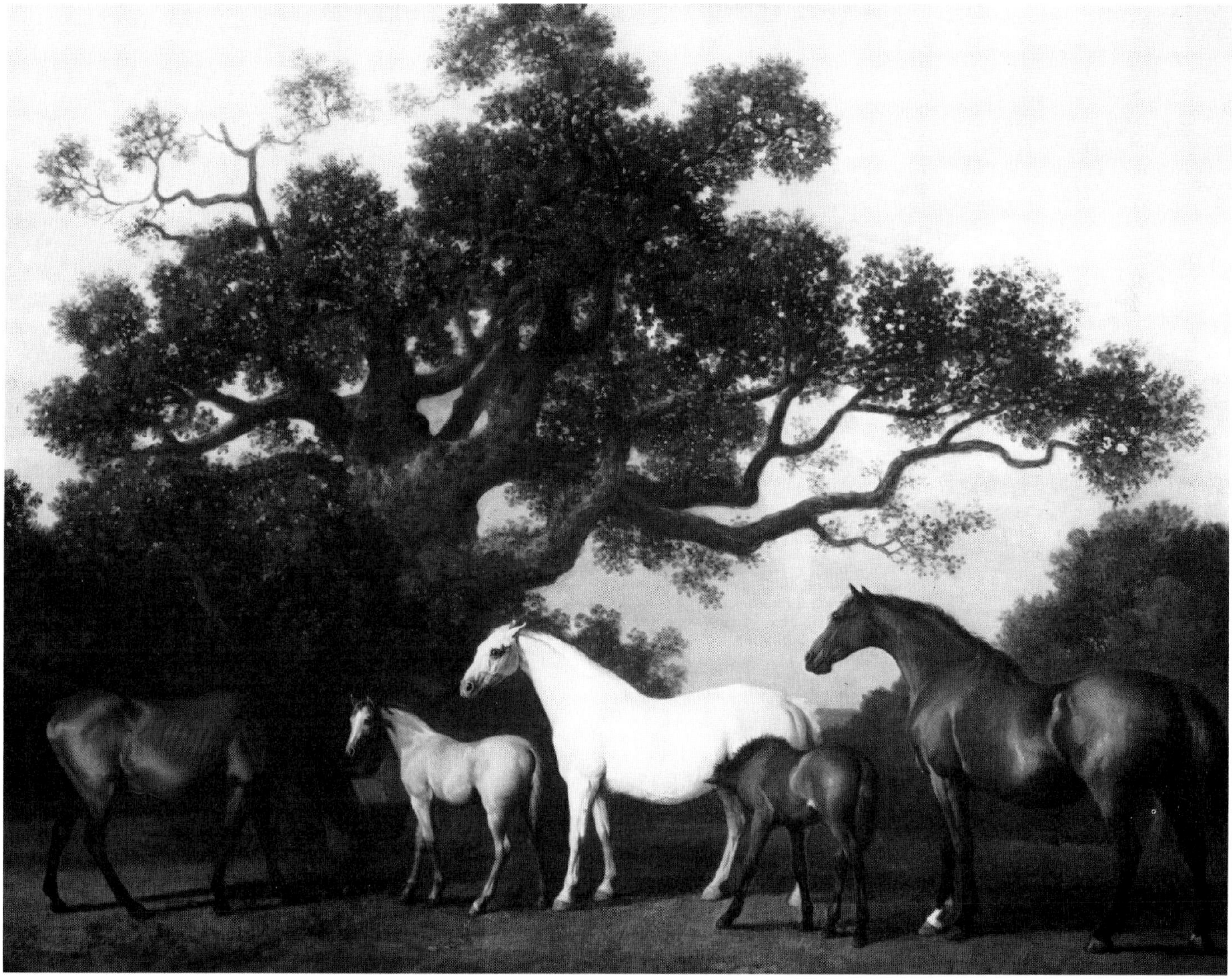

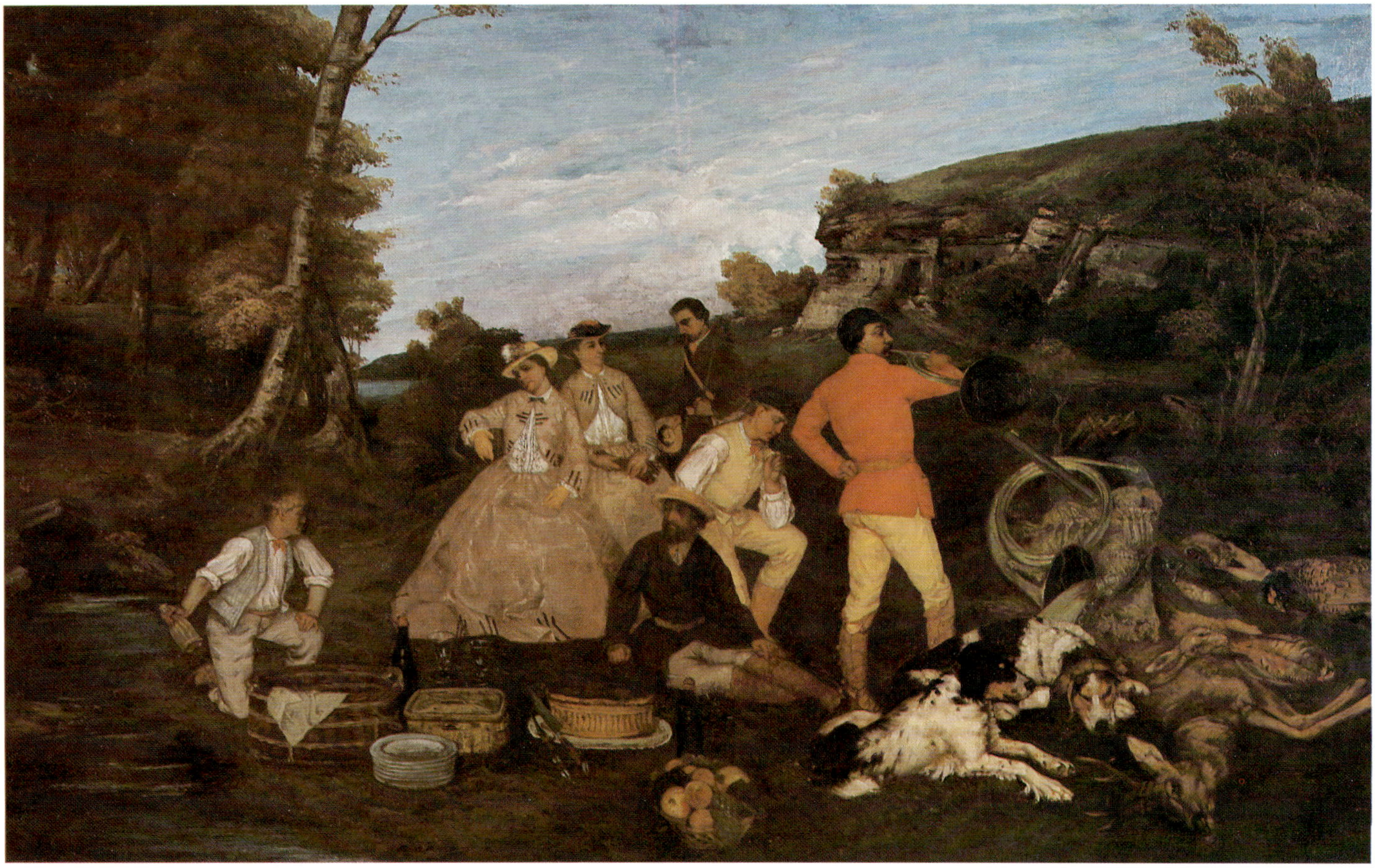

KÖLN, WALLRAF-RICHARTZ-MUSEUM

EDWIN MULLINS

Courbet (1819-1877)

Das Jagdfrühstück (1858)

Ein Großteil der französischen Malerei handelt von den Freuden im Freien. Das ist eine seltsame Tatsache, wenn man bedenkt, daß die Franzosen – zumindest die Pariser – traditionell alles, was jenseits von Versailles liegt, als Wüste betrachteten.

Anders der Maler, der dieses Bild malte, das jetzt im Kölner Wallraf-Richartz-Museum hängt: Gustave Courbet. Courbet war ein richtiger Mann vom Lande. Und dies ist das Bild eines Malers, der stolz darauf war, ein Landmann zu sein. Courbet kam aus der Franche-Comté nahe der Schweizer Grenze. Dort war er 1819 geboren, und es machte ihm Spaß, seine Pariser Bekannten mit rauhen, ländlichen Manieren und hausgemachten Meinungen zu beleidigen. Denn Courbet war ein Prahler, ein Caféhausredner, ein sozialer Rebell und ein politischer Revolutionär, der seine letzten Jahre elendiglich im selbstgewählten Exil verbringen mußte, um dem Gesetz zu entgehen. Nun, in diesem Bild sieht man von alledem nichts. *Das Jagdfrühstück* ist ein Bild vom reinen Vergnügen des Landlebens – vom Vergnügen, Essen und Wein im Spätsommer an einem Flußufer in der Gesellschaft elegant gekleideter Damen zu sich zu nehmen, in leuchtenden Trachten auf die Jagd zu gehen. Und es ist ein Bild von dem unerschrockenen Vergnügen am Töten.

Courbet hielt sich, als das Bild 1858 entstand, in Deutschland auf. Er wurde dort von den reichen Kunstliebhabern als Berühmtheit gefeiert, als der führende Vertreter der neuesten Richtung aus der Welthauptstadt der Künste, Paris. Courbet hat sich das sicher ohne viel Bescheidenheit gefallen lassen.

Wir wissen über die Entstehung des Bildes wenig. Es war wahrscheinlich der Auftrag zu einem Familienbild eines seiner Gastgeber in der Nähe von Frankfurt, der Courbets Leidenschaft für die Jagd teilte und ihn zu einer großen Jagd eingeladen hatte. Dies würde das fast militärische Gewand des Mannes mit dem Horn erklären. Zwei der Männer tragen die gleichen gelben Reithosen, was auf die Mitgliedschaft in einer exklusiven Jägervereinigung schließen läßt. Auch die Damen sind alles andere als ländlich gekleidet. Ihre fein gewählten Kostüme ähneln einander, als sollten sie darauf hinweisen, daß sie Schwestern oder gar Zwillinge sind.

Die Damen werden sich also mit dem Picknick dem Mannsvolk nach der morgendlichen Schlachterei zugesellt haben. Der Mann, der auf der linken Seite kniet und den Korb mit dem Essen auspackt, ist offensichtlich ein Bursche, dessen Aufgabe es ist, seiner Herrschaft zu dienen. Also keineswegs das Bild eines sozialen Rebellen, wird man sagen.

Obgleich Courbet mit dem *Jagdfrühstück* ein erlebtes Ereignis wiedergibt, ist es ein außerordentlich förmliches Bild. Alle Figuren posieren, als ob sie sich für eine jener frühen Fotografien aufgestellt hätten, deren Belichtungszeit so lang war, daß man sich anlehnen und aufstützen mußte, um das Bild nicht zu verwackeln. Sie wirken, als hätten sie ihre Bewegungen bei den Vorbereitungen zum Picknick angehalten; der Bursche mit der Flasche, die Damen und der Mann in Braun, die gelbgekleideten Jäger gleichen Statuen, nur die Hunde sehen natürlich aus.

Courbet wurde – oft auch spöttisch – als Realist bezeichnet, als Maler, der einem eher vornehmen Publikum das Leben mit all seinen Härten vor Augen hält. Die Bezeichnung Realist meint

Diener beim Auspacken des Korbes, Ausschnitt aus *Das Jagdfrühstück*

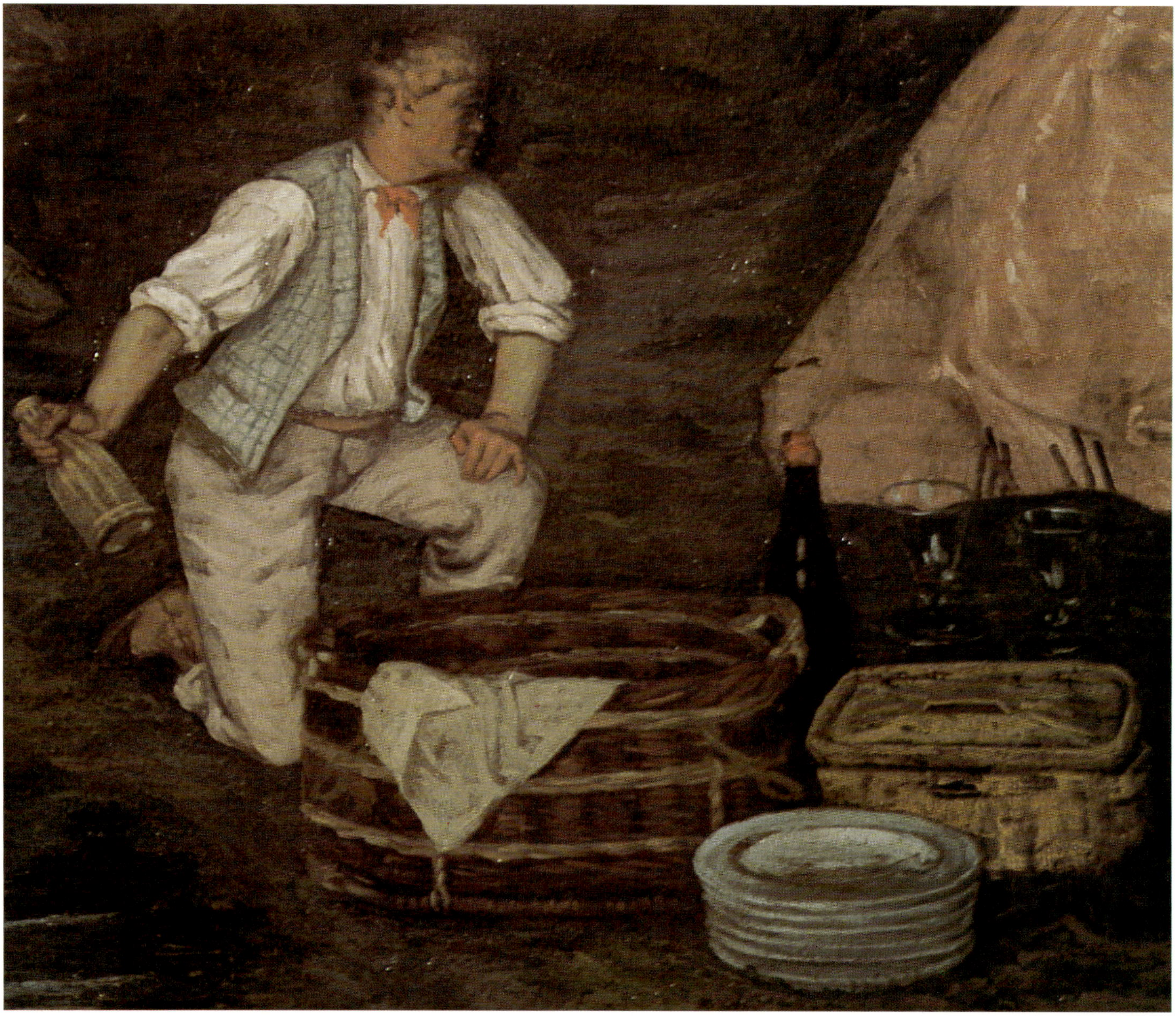

genau dies, und man hat sich daran gewöhnt, aus Courbets Bildern so etwas wie eine Propaganda für den Sozialismus herauszulesen. Das aber hieße, alle Äußerungen Courbets wörtlich nehmen. Wenn man das tut – was unklug wäre –, dann muß man in diesem Bild wohl eine Art dekadenter Scharade sehen. Man würde dabei mit Sicherheit den wunderbaren Reichtum und die hohe Sensibilität in Courbets Kunst übersehen. So bleibt also zu fragen, was der Begriff Realismus in bezug auf ein künstliches Bild wie dieses bedeuten kann.

Zu allererst muß man wohl die Vorliebe Courbets für Zeremonien, vor allem für die Totenzeremonie verstehen. Etwa zehn Jahre zuvor hatte er sich einen Namen mit einem riesigen Bild gemacht, das die Begräbnisfeier in einem Dorf darstellt, *Begräbnis in Ornans,* eine Szene aus dem Leben seiner Zeit, die jedoch zugleich streng formalisiert ist. Ein Jahr später malte er ein anderes großes Bild über die Vorbereitungen zu einem Leichenbegängnis –

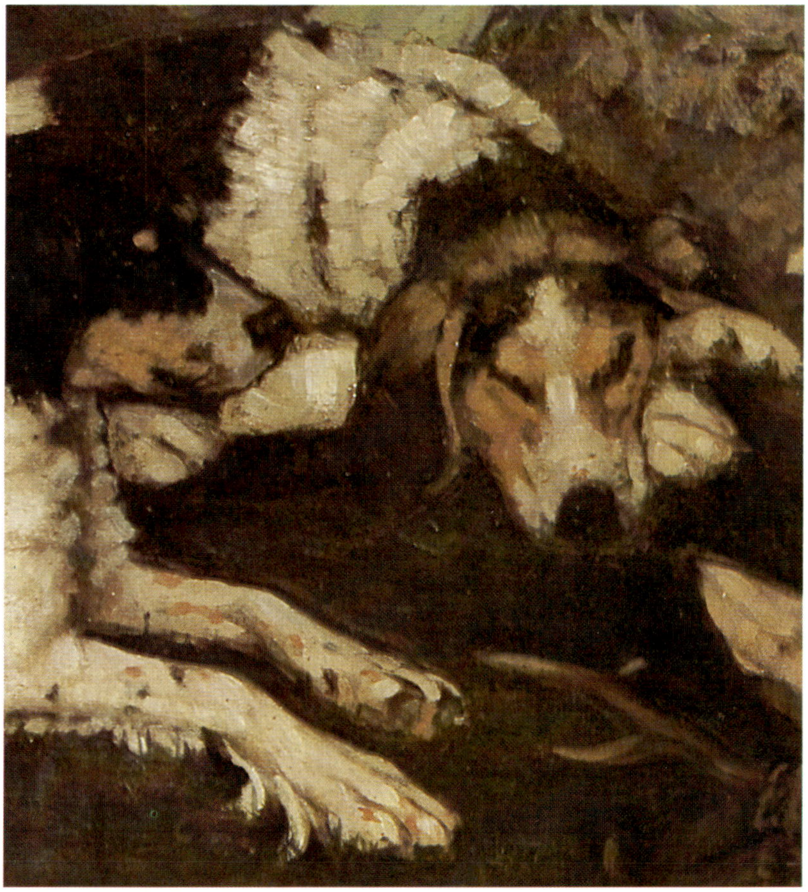

Schlafende Hunde, Ausschnitt aus *Das Jagdfrühstück*

Die Toilette der Toten. Später hat jemand versucht, es in die Vorbereitungen für eine Hochzeit umzutaufen; doch der feierliche Aspekt der Totenfeier bleibt bestehen und gibt dem Gemälde seine Kraft.

Auch Courbets Jagdbilder sind Zeremonien des Todes. In *Die Jagdbeute* stellt Courbet sich selbst als den Hauptleidtragenden dar, der ein zweiminütiges Schweigen zu Ehren des jungen Bocks einhält, den er gerade geschossen hat, während ein Jäger in seiner Begleitung klagend ins Horn stößt, als wäre es der Zapfenstreich.

Er gleicht dem livrierten Jäger in dem Bild vom *Jagdfrühstück*. Er steht da in ähnlich straffer Haltung bei einem vergleichbaren Ereignis, sieht man all das tote Fleisch zu seinen Füßen. Es ist ein Frühstück, aber es ist zugleich auch eine Zeremonie des Todes.

So muß also die Bezeichnung „Realist" grundlegend neu definiert werden. Wenn Courbet derart viel daran gelegen war, Ereignisse seiner eigenen Erfahrung zu malen, warum arrangierte er dann diese Ereignisse so künstlich? War es ein Mangel an Können? Ganz bestimmt nicht; das einzige, dessen man Courbet nie bezichtigt hat, war fehlendes Talent. Hat er dann also die Sache der Realisten verraten? Viele seiner sozialistischen Freunde dachten so und griffen ihn deswegen an; und linke Kritiker tun das heute noch. Doch diese Kritik geht am Wesentlichen vorbei: Courbet arrangierte seine Figuren so künstlich, weil er den Ereignissen des realen Lebens den monumentalen Ernst geben wollte, der in den Bildern der alten Meister zu sehen ist, wie zum Beispiel in dem berühmten Bild im Louvre, das früher Giorgione, heute aber Tizian zugeschrieben wird, *Ländliches Konzert.* Auch hier posieren die Figuren recht künstlich im Freien, sie musizieren und sind einander in der idyllischen Sommerlandschaft harmonisch zugeordnet.

Es besteht durchaus eine Ähnlichkeit zwischen Courbets Landschaft und der venezianischen Idylle, wenngleich seine Frauen nicht nackt sind wie Giorgiones mythologische Gestalten. Wenn man sich als Maler das zeitgenössische Leben vornimmt, dann ist man an die zeitgenössischen gesellschaftlichen Konventionen gebunden. Elegante Kostüme sind natürlich ebenso unpassend in einer ländlichen Szene wie Nacktheit. Sie sind allerdings von der Gesellschaft leichter zu akzeptieren. Courbet folgte darin den französischen Gesellschaftsmalern hundert Jahre vor ihm, wie etwa Lancret, dessen Bildnis der *Familie Bourbon-Conti* ein ähnlich ausgeklügeltes Figurenarrangement in einer Sommerlandschaft darstellt.

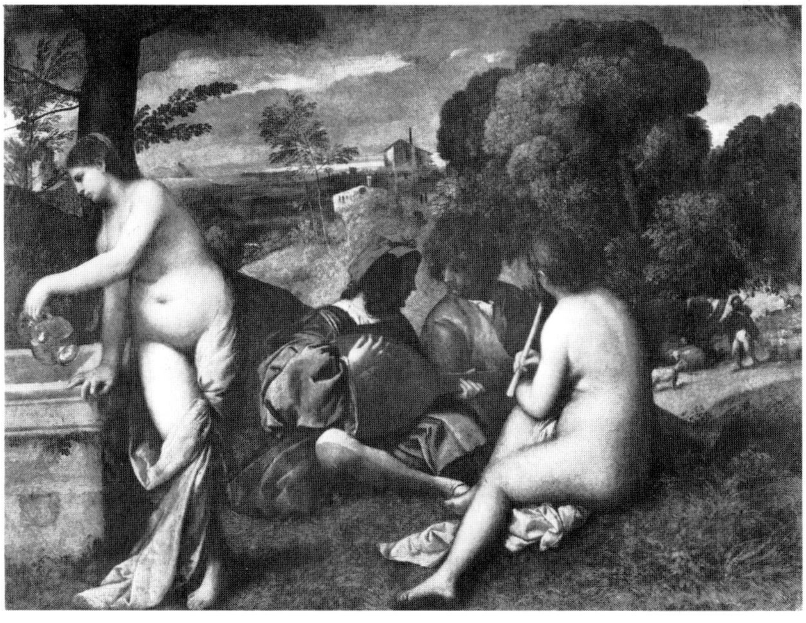

Tizian/Giorgione, *Ländliches Konzert*

Wenn Courbet also ein Realist war, so hielt er doch an dem traditionellen Standpunkt fest, daß Kunst künstlich ist, nämlich komponiert. Er betrat lediglich darin neuen Boden, daß er vollkommen gewöhnliche Szenen des täglichen Lebens – wie ein Picknick – wählte und sie in einer Manier arrangierte, die bei den alten Meistern den Szenen der gehobenen Gesellschaft, der Mythologie oder Historie vorbehalten war. Und indem er dies tat, gab er dem täglichen Leben eine neue Würde in der Malerei. Das freilich tat er

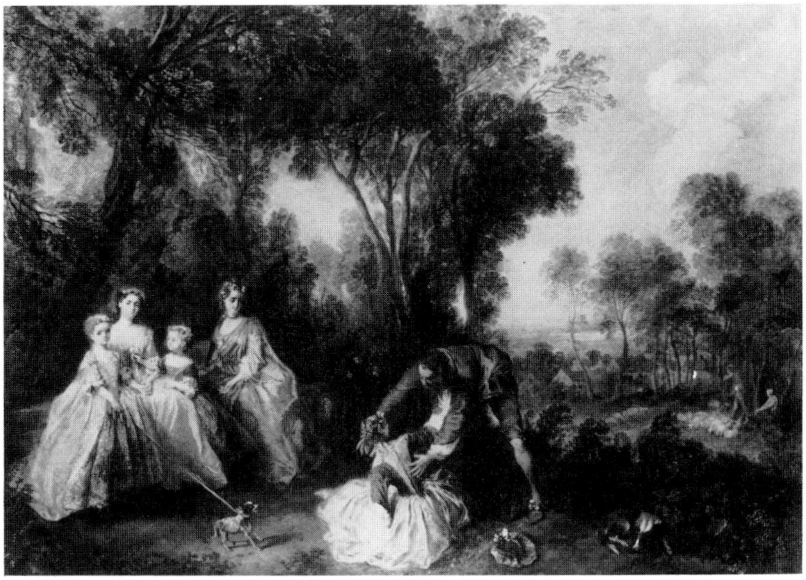

Lancret, *Die Familie Bourbon-Conti*

mit höchstem Aufwand. Jede Figur im Jagdfrühstück ist stark, kühn und voller Leben.

Eine weitere Wirkung dieser neuen Würde in der Behandlung alltäglicher Themen bestand darin, daß die monumentale Figurenmalerei neu belebt wurde. Von nun an befassen sich die Maler mehr mit der Gegenwart als mit der Vergangenheit. Ohne Courbet ist schwer vorstellbar, daß Edouard Manet in der Lage gewesen wäre, nur fünf Jahre später seine nun wiederum stark angefeindete Version eines Frühstücks zu malen, das *Déjeuner sur l'Herbe* – des *Frühstück im Freien* – angefeindet, weil Manet auf Giorgione wörtlicher zurückgriff als Courbet und eine nackte Dame zu den bekleideten Männern setzte. Und ähnlich schwer läßt sich vorstellen, daß wiederum drei Jahre später Claude Monet dasselbe Thema anging – er allerdings zurückhaltender und natürlicher.

Wenn ein Maler wie Courbet das Leben seiner Zeitgenossen festhalten will, entsteht ein Widerspruch dadurch, daß das Bild schon nicht mehr zeitgenössisch wirkt, wenn es fertig ist. Darin ist die stilisierte klassische Kunst überlegen; sie ist zeitlos. Und möglicherweise ist dies auch der Grund, weshalb Courbet seine Jäger wie Statuen angeordnet hat. Er wollte das moderne Leben so malen, als sei es schon in die Geschichte eingegangen.

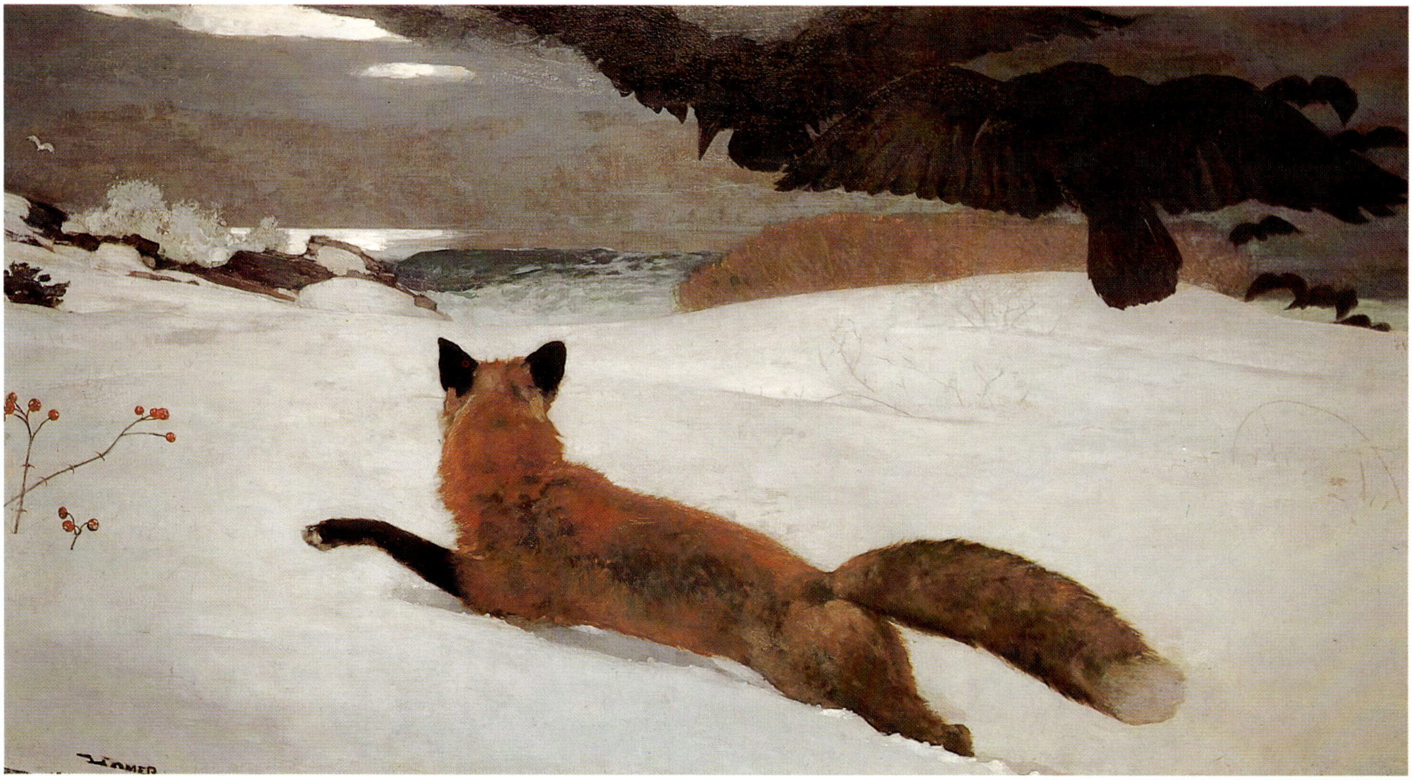

PHILADELPHIA, PENNSYLVANIA ACADEMY OF FINE ARTS

MILTON BROWN

Homer (1836-1910)

Die Fuchsjagd (1893)

Der amerikanische Künstler Winslow Homer neigte nicht dazu, sich selbst zu loben. Doch als er *Die Fuchsjagd* fertig gemalt hatte, schrieb er seinem Kunsthändler in einem Brief, dies sei „ein ganz ungewöhnliches und sehr schönes Bild". Das ist es auch, dazu ein Bild, das man nicht vergißt. Auf den ersten Blick ist es etwas rätselhaft. Gegen eine weite bleiche Schneedecke steht die Silhouette eines roten Fuchses, der bis zu den Keulen tief im Schnee steckend voranzukommen versucht. Über ihm schwebt geheimnisvoll ein Schwarm grau-schwarzer Krähen. In der Ferne schlagen graugrüne Wellen gegen die felsige Küste, über allem ein niedrig hängender Himmel. Die Szene ist trostlos und geheimnisvoll.

Was ist dies für eine Jagd? Auf jeden Fall keine gewöhnliche Fuchsjagd. Der Fuchs wird in dieser unnahbaren Winterlandschaft nicht von sportlichen Jägern hoch zu Pferde in hübschem rotem Rock gejagt. Der Fuchs ist aber auch nicht auf der Pirsch nach den Krähen. In Landschaften wie Maine, wo Homer lebte, geschieht es in kalten Wintern, wenn der tiefe Schnee monatelang das Land bedeckt, daß Krähenschwärme vom Hunger getrieben Tiere wie den Fuchs angreifen. Hier wird also der Jäger gejagt; ein Drama nach Naturgesetzen. Je älter er wurde, desto unnachgiebiger bewegte den Maler Winslow Homer der elementare Kampf ums Überleben in seinen vielfältigen Manifestationen.

Winslow Homer stammte aus einer Familie, die seit der Mitte des siebzehnten Jahrhunderts in Neu-England ansässig war. Er wurde 1836 in Boston geboren und siedelte 1859 nach New York über. Er gilt als der Künstler, der völlig unabhängig von der europäischen Entwicklung eine eigene amerikanische Malerei des neunzehnten Jahrhunderts schuf. Er gehört zu den Entdeckern der malerischen Reize Amerikas. Seine Karriere begann er als Zeitschriftenillustrator, und sein Werk bestand zunächst aus den gängigen Themen der Reportage und aus freundlichen Szenen aus dem Alltagsleben. Erst später, nachdem er Kunst studiert hatte, begann er, sich mit der Malerei zu beschäftigen. Während seiner frühen Jahre waren seine Bilder den Illustrationen sehr ähnlich.

Homer hatte ein sicheres Auge für hübsche Mädchen in hübschen Kleidern, und er malte modische junge Damen, die Crocket spielen oder am Meer spazieren gehen oder schwimmen.

Die Welt, die Homer darstellte, bestand aus ländlichen Vergnügungen oder Freizeitbeschäftigungen; es ist eine Welt voller Heiterkeit, Muße und sinnlichem Vergnügen, ganz ähnlich der Welt der französischen Impressionisten, die ja seine Zeitgenossen waren. Nur daß Homers Motive deutlich amerikanisch sind, weniger städtisch, weniger chic, unschuldiger und ein wenig sentimental.

In den Jahren nach 1880 machten die Vereinigten Staaten den Schritt von provinzieller Häuslichkeit in die internationalen Beziehungen, und Winslow Homer suchte wie die meisten amerikanischen Künstler nach einem neuen künstlerischen Ausdruck, der Selbstbewußtsein, Tiefe und Monumentalität haben sollte. Der Wendepunkt scheint für Homer in den Jahren 1881 und 1882 gelegen zu haben, als er in Tynemouth, England, lebte und von den Fischern, ganz besonders den Fischerfrauen tief beeindruckt war, die in dieser Stadt an der Küste um ihren Lebensunterhalt mit dem

Homer, *Das Heringsnetz*

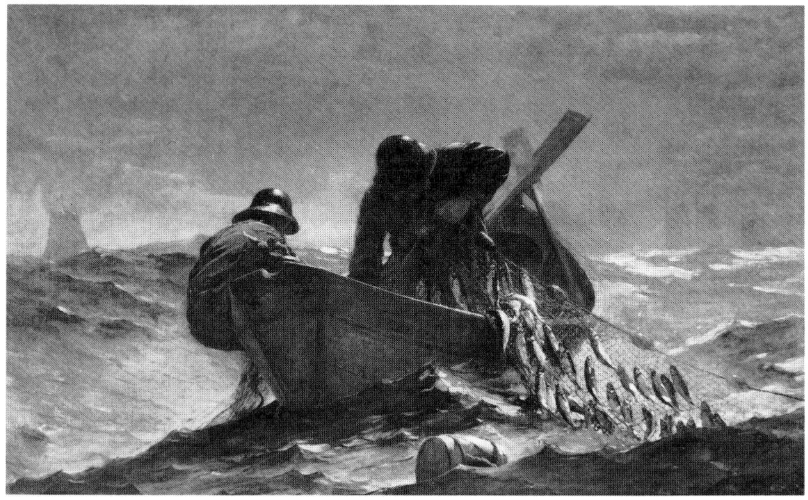

Homer, *Nebelwarnung*

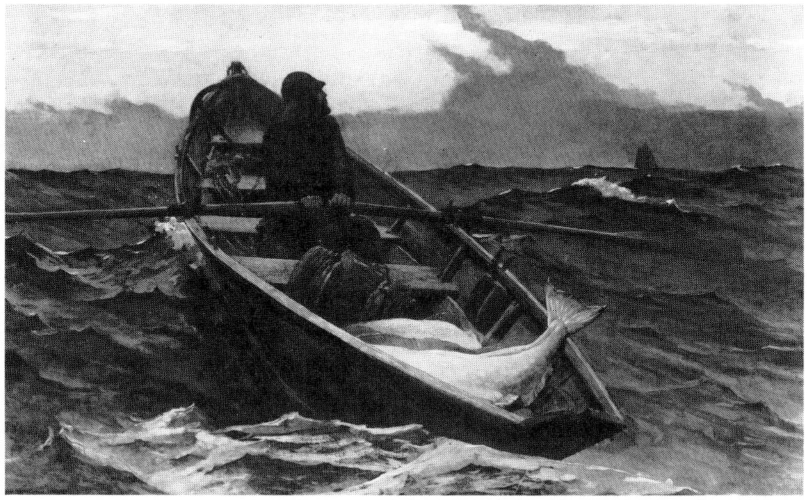

unerbittlichen Meer kämpften, die sich den Elementen entgegenstellten, Gefahr und Tod mit stoischer Gelassenheit in ihr tägliches Leben und Denken miteinbezogen. Durch diese Erfahrungen bereichert, gab Homer seiner Kunst neuen Ernst, Männlichkeit und Ausrichtung. Sein zentrales Thema wurde nun das heroische Drama des Menschen, der sich gegen die Natur zu behaupten hat.

Als er sich an der Küste von Maine niederließ, nahm er in fast besessener Weise das Thema des Meeres wieder auf. Er entdeckte die Fischerflotten vor der Küste, er malte die Fischer, die ihre Netze einzogen, kenternde Schiffe, Wracks und Bergung auf hoher See.

Zugleich nahm aber noch ein anderes weniger tiefes, dafür aber persönlicheres Thema Homers Aufmerksamkeit in Anspruch. Er war ein leidenschaftlicher Waldgänger. Er jagte und fischte gern. Dabei machte er brillante Aquarellskizzen, die einen gut beobachteten Augenblick festhalten. In diesen Skizzen verwandelt Homer gewissermaßen den Kampf ums Überleben in ein sportliches Ritual, in dem Werkzeug Spielzeug wird, in einen Zeitvertreib, bei dem der Mann symbolisch der Gefahr entgegentreten, dem Tod trotzen und die Natur erobern kann.

Wie die Impressionisten war Homer grundsätzlich ein Naturalist. Er malte, was er sah, und zwar im selben Augenblick

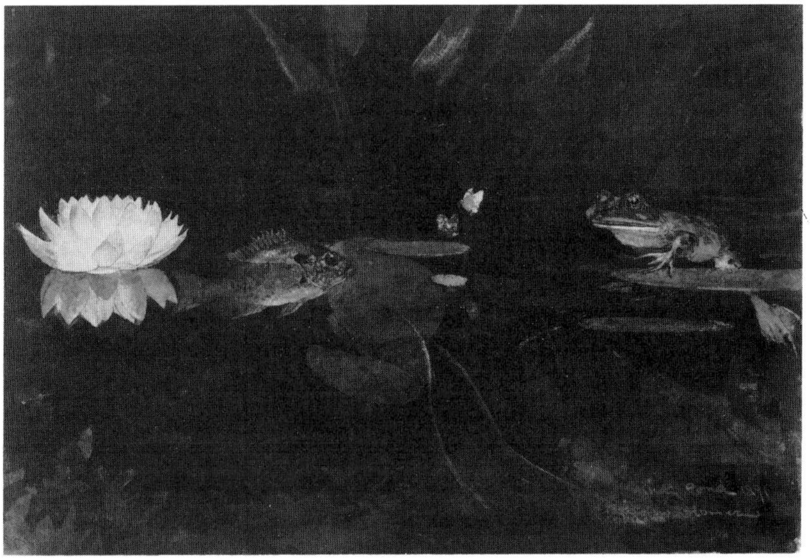

Homer, *The Mink Pond*

und unter freiem Himmel. Er hatte ein hervorragendes Auge, kameragleich in seiner Genauigkeit und Geschwindigkeit; er überrascht ständig durch die Entdeckung von Erscheinungsformen der Dinge in Licht und Atmosphäre.

Die Einzigartigkeit der *Fuchsjagd* innerhalb des Gesamtwerkes von Homer besteht darin, daß das Bild Homers philosophische Beschäftigung mit dem Kampf ums Überleben und das Thema der Jagd vereint. Hier werden die Tiere zu Trägern symbolischer Bedeutung. Es ähnelt darin der japanischen Kunst, wie *Die Fuchsjagd* auch sonst deutlich ostasiatische Züge hat. Nicht nur das Thema erinnert an die japanische Kunst, das Bild selbst gleicht einem japanischen Wandschirm.

Die Fuchsjagd ist das Bild, das Homer am selbstbewußtesten vorbereitete und ästhetisch durchkomponierte. Es war zweifellos ein bedeutendes Bild für ihn; zudem ist es das größte Bild, daß er je gemalt hat, ungefähr ein Meter achtzig mal ein Meter. In nie erreichter Weise trifft hier sein genaues Gefühl für die Dinge, für ihre Gewichtung, die Farbe, die Textur zusammen mit dem Sinn für die Anordnung im Bild. Homer legte sich zum Beispiel ein Fuchsfell über einen Balken im Schnee, um den Kontrast genau zu

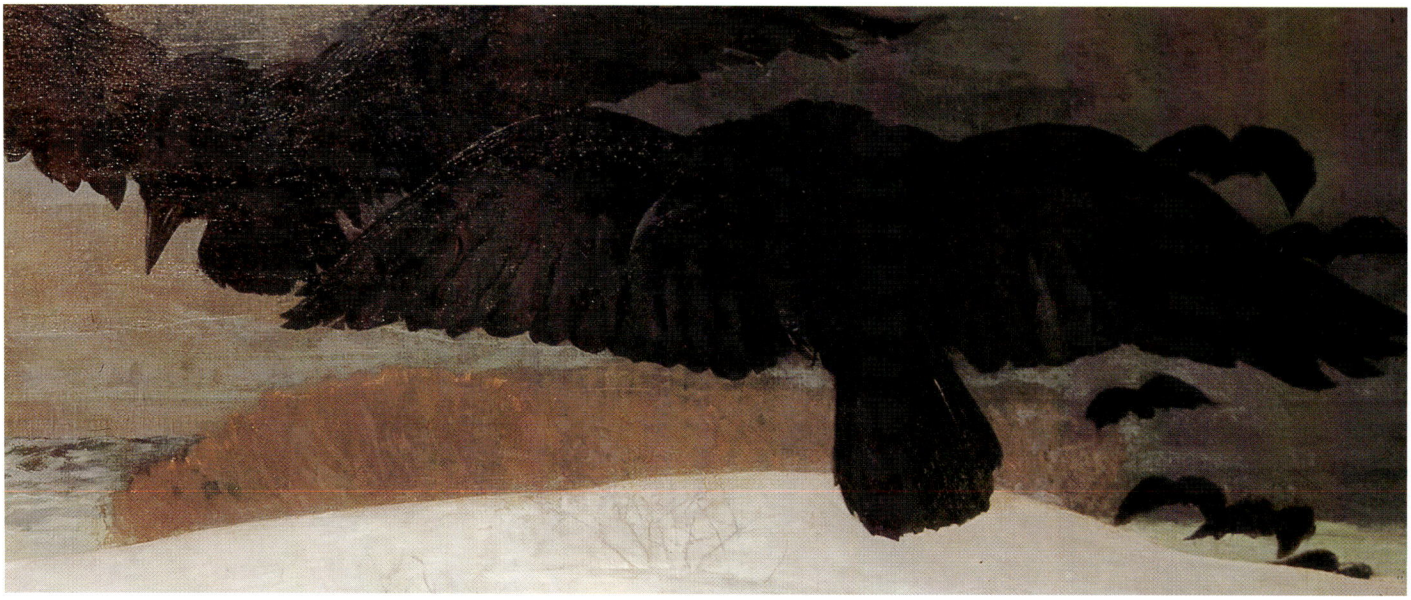

Krähen, Ausschnitt aus *Die Fuchsjagd*

studieren. Es wird auch berichtet, daß er Mühe gehabt habe, die Krähen überzeugend darzustellen und daß er darum Krähenschwärme sehr genau beobachtet habe. Doch der Naturalismus aller Elemente, des Himmels, der See und der Felsen, ist in den Kontext eines größeren dekorativen Schemas einbezogen, ganz ähnlich wie bei den japanischen Meistern.

Der ungewöhnliche Blickwinkel ist japanisch. Der Maler zeigt uns die Welt in einer neuen und überraschenden Weise, als ob der Blickpunkt – physisch sowie psychologisch – nicht der des Menschen, sondern einer Kreatur wie des Fuchses oder der Krähen wäre. Japanisch ist auch die Flachheit des Bildes, der hohe Horizont, die wie Silhouetten ausgeschnittenen Formen und ihre dynamische Beziehung zum Rahmen. Die Formen sind stark vereinfacht und die Flächen in ein Muster von Kontrasten verwandelt, wodurch ein symbolisches Bild entsteht. Die Spannung der Handlung wird durch die ästhetische Spannung der formalen Beziehungen noch verstärkt. Besonders japanisch wirkt der Zweig mit roten Beeren auf der linken Seite, eine überraschende Erinnerung daran, daß die Natur ewig ist, unbeteiligt und in jedem Augenblick schön.

Keineswegs japanisch jedoch sind die tragischen Untertöne in dem Bild, die philosophische Intensität und das persönliche Engagement des Künstlers in das Thema des Überlebens. Durchaus westlich orientiert ist auch die Tatsache, daß es hier um physische Realität geht, um die Übertragung einer sinnlichen Erfahrung, die über das rein Visuelle hinausgeht, die gelungene Darstellung eisiger Kälte in der arktischen Tundra im Gegensatz zu der Wärme des in die Enge getriebenen Fuchses, das Geräusch der krachenden Brandung und die durchdringenden Schreie der kreisenden Krähen. Homer bleibt ein westlicher Künstler, ein amerikanischer Künstler. Obgleich er den Japanern viel verdankt, ist *Die Fuchsjagd* mehr als nur ein dekoratives Bild. Wir haben hier vor uns – man erlaube mir dieses Spiel mit dem Namen – ein Homerisches Epos, das vom Leben und Überleben handelt.

Krieg

Überraschend wenige große Kriegsgemälde feiern den Sieg, obgleich das eigentlich naheliegt. Vielleicht liegt es daran, daß so wenige Künstler je in den Krieg zogen und noch weniger die Schlachten erlebten, die zu malen sie beauftragt wurden. Unter solchen Umständen mag sogar die Kriegsführung als fast metaphysische Beschäftigung erscheinen, und die Künstler haben ihre Einbildungskraft sehr bemühen müssen, um Wege zu finden, Krieg darzustellen, ihm Bedeutung zu geben, eine so chaotische Geschäftigkeit in ein einziges Bild der Handlung zu ordnen.

Keine Reihe von Bildern könnte weniger über wirklichen Krieg aussagen als Ucellos drei Bilder *Die Schlacht von San Romano* von 1456. Ob es nun ein blutiger Zusammenstoß oder ein leichtes Geplänkel unter Söldnern war – so hat die Wirklichkeit bestimmt nicht ausgesehen. Doch nur durch Ucellos Darstellung des Ereignisses, nur durch diese ausgeklügelte Inszenierung im Geiste eines Turniers mit seiner wunderbaren Choreographie und den reichen, feierlichen Trachten erinnern wir uns an das Ereignis.

Altdorfers *Alexanderschlacht* entstand siebzig Jahre später. Zweifellos glich ein Krieg auch dieser Darstellung niemals. Doch Altdorfer erfaßt das Spektakuläre so überzeugend, daß er uns glauben macht, daß es so war. Wie einen Vogel läßt er unsere Einbildungskraft über einen Wald von Lanzen gleiten.

Velazquez' *Die Übergabe von Breda* liegt ein Jahrhundert später. Aber hier wird das Thema derart formal und zeremoniell behandelt, daß es eher an Ucello erinnert. Vielleicht hat Velazquez Ucellos Bilder auf einer Italienreise gesehen. Neu aber ist, wie hier die Menschen wichtiger werden als ihre Gefechte, wichtiger als der Sieg: dieses Bild erzählt von Menschlichkeit, von dem Triumph der Würde über die Brutalität, der christlichen Großherzigkeit über den Geist der Rache.

Ginge es in allen Kriegen so edel zu, dann hätte Delacroix keinen Grund gehabt, 1824 sein *Massaker von Chios* zu malen, das auf die Berichte von den Grausamkeiten der Türken während des griechischen Unabhängigkeitskrieges zurückgeht. In diesem Krieg fiel Lord Byron, und man darf annehmen, daß Delacroix mehr an den von Byron dargestellten Aufwallungen der Leidenschaften in seinen Figuren gelegen war als an ihren Leiden oder der Ursache des Krieges.

So etwas könnte man nie von Picassos *Guernica* sagen, das von der Bombardierung der alten baskischen Stadt durch die Deutschen während des Spanischen Bürgerkrieges veranlaßt war. *Guernica* ist ein selbstsprechender Ausdruck des Entsetzens und der Empörung über ein Ereignis, das noch glühend im Gedächtnis des Malers haftete. Wenige Bilder vom Krieg sind im Geiste pazifistisch, doch dieses hier ist eins der wenigen.

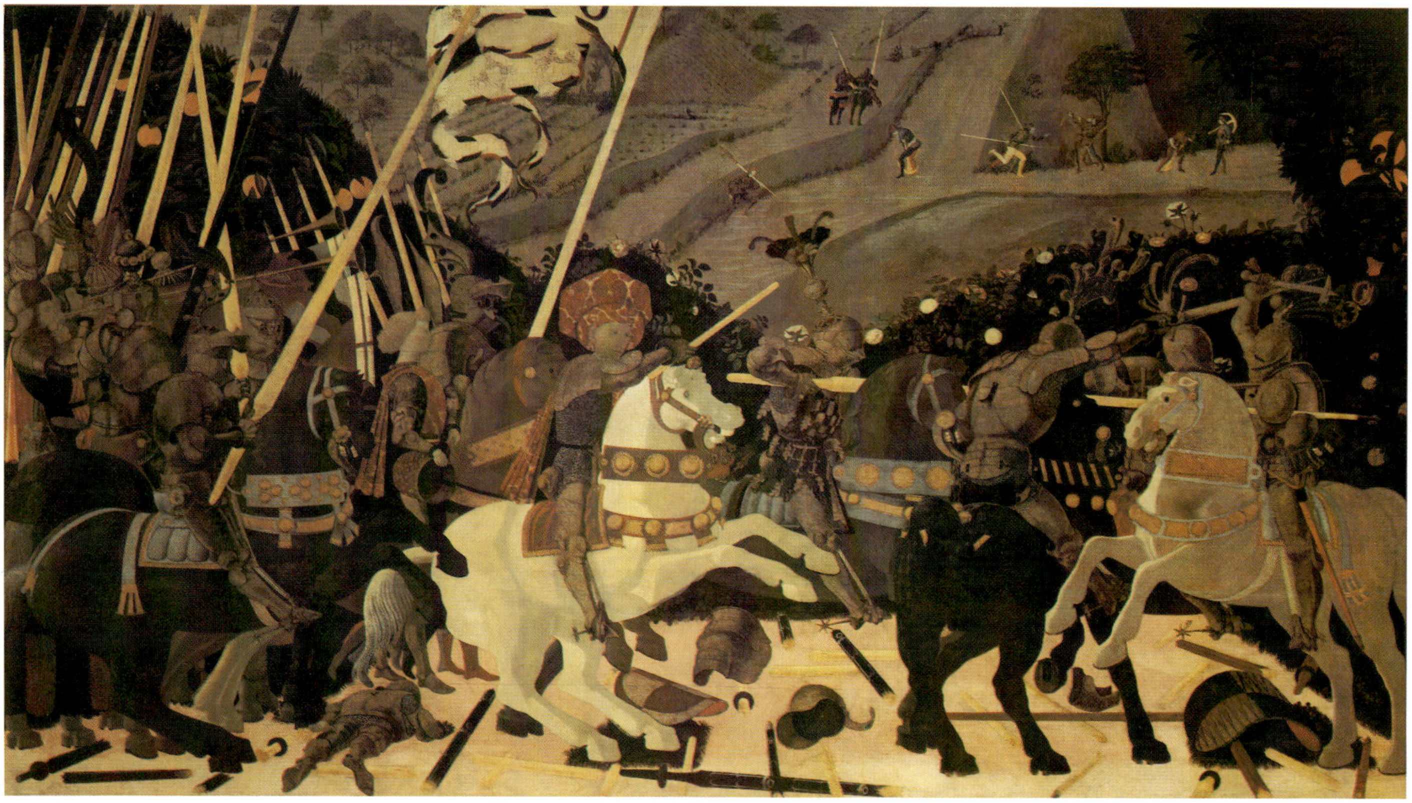

LONDON, NATIONAL GALLERY

EDWIN MULLINS

Uccello (1396-1476)

Die Schlacht von San Romano (um 1456)

Bis zur Erfindung der Fotografie sah man auf Kriegsbildern im allgemeinen alles andere als Krieg; und diese berühmte Darstellung einer Schlacht bildet hierin keine Ausnahme. Das Bild *Die Schlacht von San Romano* wurde in Florenz um das Jahr 1456 gemalt. Der Künstler, Paolo Uccello, stammte selbst aus Florenz. Er malte im ganzen drei Bilder von dieser Schlacht. Sie gehören zusammen, befinden sich jedoch heute in verschiedenen Museen. Soweit wir wissen, wurden sie von dem berühmten Cosimo de'Medici in Auftrag gegeben, der Florenz damals regierte. Wahrscheinlich waren sie als Dekoration eines bestimmten Raums in dem neuen Palast der Medici gedacht.

Die Schlacht hatte schon gut zwanzig Jahre zuvor (1432) stattgefunden, und sie gehörte keineswegs zu den Schlachten, die den Gang der Geschichte beeinflußten. Man hätte sie wahrscheinlich vollkommen vergessen, wenn sie nicht in diesen drei Bildern festgehalten worden wäre. Aber diese Schlacht bedeutete etwas für Cosimo de'Medici. Zum einen, weil er mit dem siegreichen General befreundet war, vor allem aber deshalb, weil sie eine triumphale Episode in der traditionellen Rivalität zwischen Florenz und Siena darstellte.

Als Grundlage seiner Schlachtengemälde dienten Uccello die offiziellen Beschreibungen der Vorgänge, zu denen er Zugang hatte. Vielleicht konnte er auch Zeugen befragen. Sein Bericht vom ersten Teil der Schlacht befindet sich in der National Gallery in London. Die florentinischen Herrscher hatten einen neuen Oberkommandierenden, Niccolò da Tolentino, der leichtsinnigerweise mit zwanzig Reitern seiner Hauptarmee voranritt. Dabei wurde er von den Sienesern im Tal des Arno überrascht.

Das Bild, das die zentrale Episode der Schlacht darstellt, ist das einzige, das sich noch in Florenz befindet, und zwar in den Uffizien. Es ist schlechter erhalten als das Bild in London, und die Farben – besonders die des Hintergrundes – sind beträchtlich nachgedunkelt. Trotzdem kann man die Handlung noch deutlich erkennen. Den Florentinern gelingt es, die Oberhand zu gewinnen. In dem Angriff auf die Linien der Sieneser wird der feindliche Befehlshaber von seinem Roß geworfen, während der Rest seiner Armee in Kämpfe verwickelt ist.

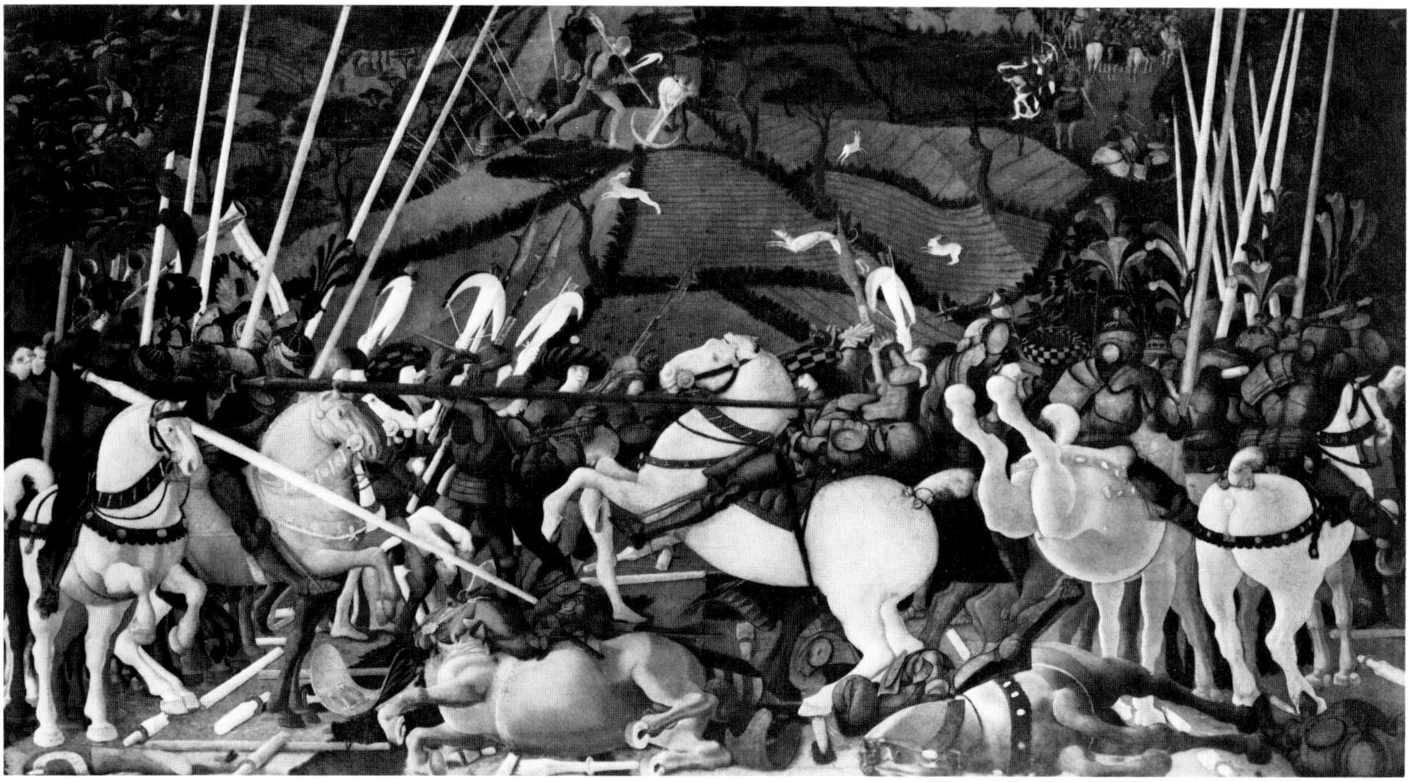

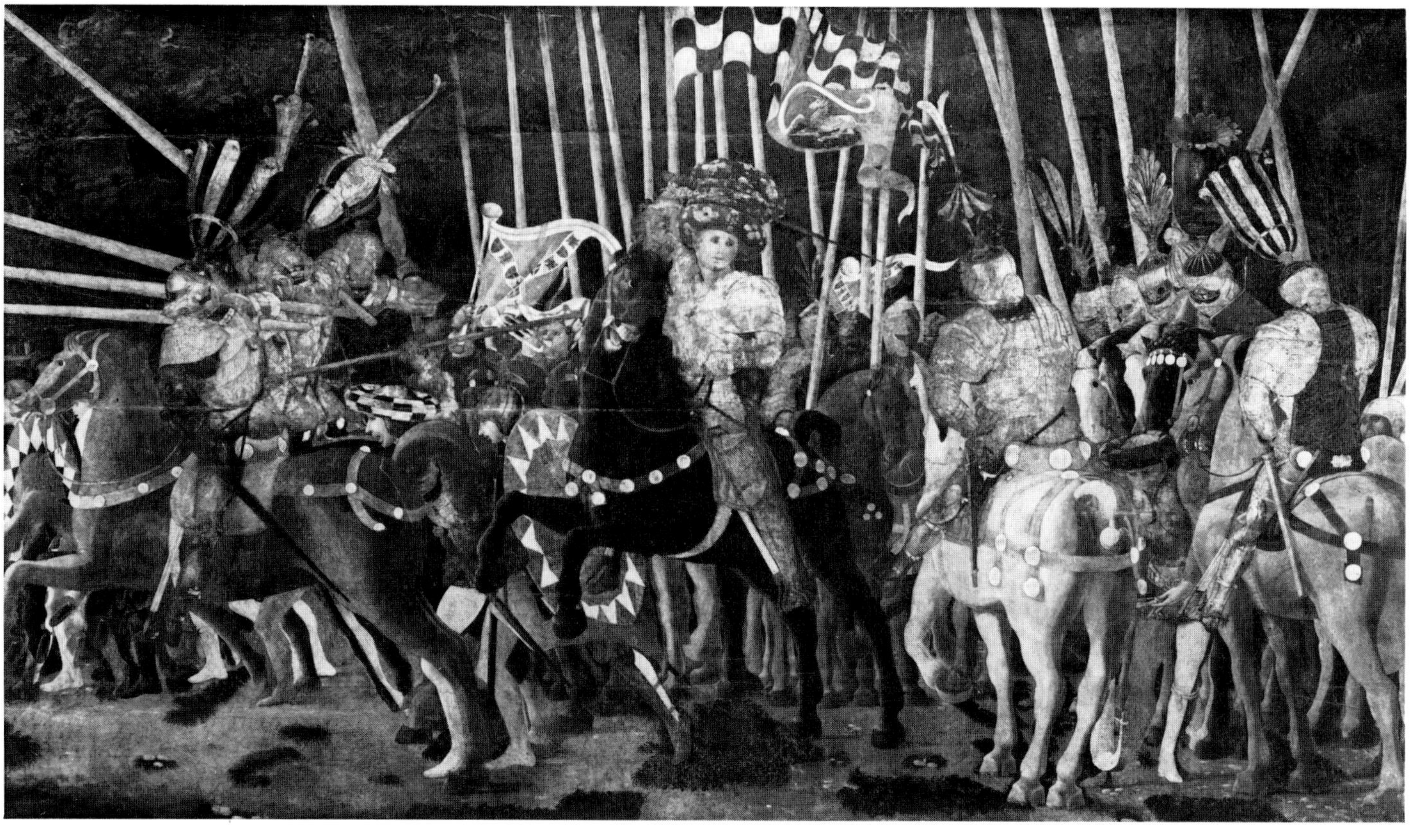

Die Schlacht von San Romano,
Uffizi (oben); Louvre (unten)

Diese Wendung der Ereignisse wird durch die Ankunft der florentinischen Verstärkung unter dem zweiten Oberkommandierenden herbeigeführt, die die Sieneser von hinten angreift. An diesen Augenblick wird auf dem dritten Bild erinnert, das jetzt im

Pariser Louvre hängt. Wie der General im ersten Bild hält sich der siegreiche Anführer der Gegenattacke im Mittelpunkt der Bühne auf einem tänzelnden Hengst. Das Wort Bühne bietet sich hier wie von selbst an, denn alle drei Bilder beschreiben keine wirkliche Schlacht, sondern eine Bühnenschlacht. Sie sind vollendetes Theater.

Uccello gibt uns das Gefühl, daß wir als Publikum in der ersten Reihe sitzen. Jeder Gedanke daran, daß hier vielleicht ernsthaft getötet werden könnte, wird durch eine Umrandung von Orangen und Rosen gemildert, so daß eher die Wirkung eines Gartens als eines Schlachtfeldes entsteht. Dieser Rosenhain ist hübsch beschnitten und folgt so den Umrissen der Kämpfenden. Blumen und Früchte finden ihre Entsprechung in den farbenfreudigen Geschirren der Pferde, in den flatternden Bannern und den Lanzen, die wie Spielzeug aussehen.

Hinter der Hecke von Blumen und Früchten erstreckt sich eine Landschaft, die wiederum einer Kulisse gleicht. Wenn man genau hinsieht, entdeckt man dort kämpfende Gestalten; aber es ist eigentlich mehr die Harlekinade aus farbigen Wämsern und Strümpfen, die das Auge zuerst auf sich zieht. Die beiden Figuren, die in der Ferne davongaloppieren, sehen aus, als bereiteten sie sich auf ein Turnier und nicht auf eine Schlacht vor. Und sogar die steinernen Mauern, die hinten die Felder umgrenzen, gleichen

Kämpfende Gestalten, Ausschnitt aus *Die Schlacht von San Romano* (National Gallery)

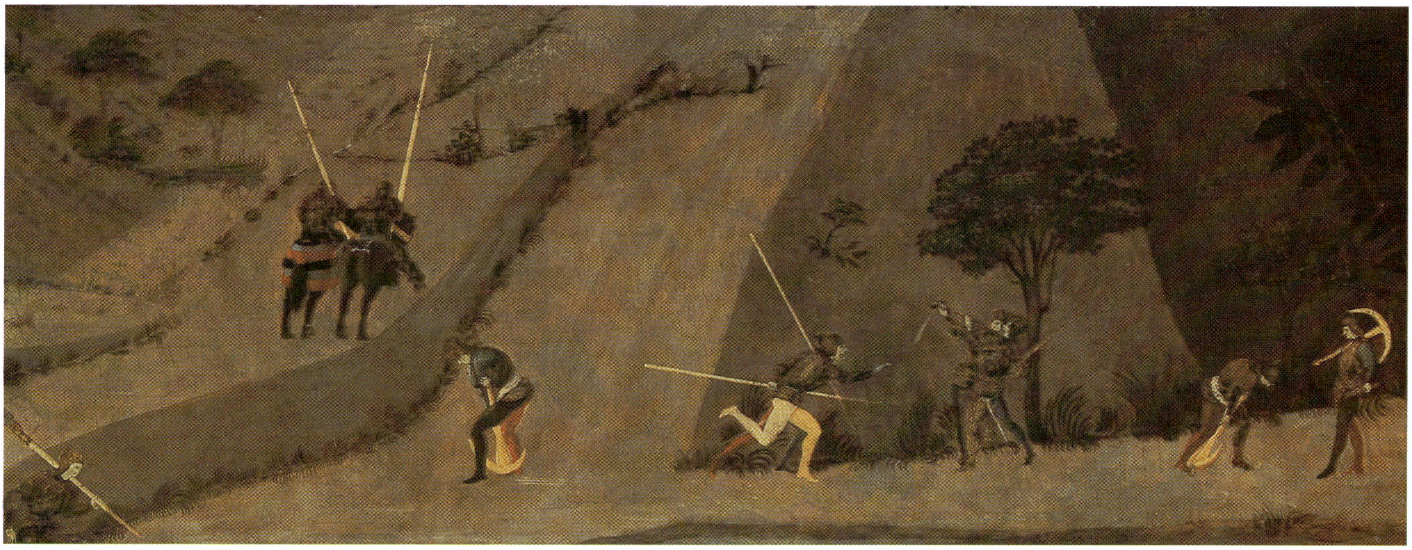

Schranken für ein Turnier. Auch in dem Florentiner Bild ist die Landschaft weniger ein Schlachtfeld als ein Flickenteppich kleiner Felder, auf denen Tiere spielen und einander zum Spaß jagen. Alles, was im wirklichen Krieg höchst chaotisch ist, hat Uccello wie ein Choreograph angeordnet. Die Überreste der Schlacht sind über die Bühne verstreut, aber derart ordentlich, als seien sie zur Rüstungsinspektion ausgelegt.

Diese Anordnung von Stangen und Stöcken zeugt von einer Vorliebe Uccellos, der er mit Besessenheit nachging: den mathematischen Gesetzen der Perspektive. Jede gebrochene Lanze, jeder Schild und Helm deutet auf einen imaginären Fluchtpunkt am Horizont, obgleich all diese Bilder keinen eigentlichen Horizont haben.

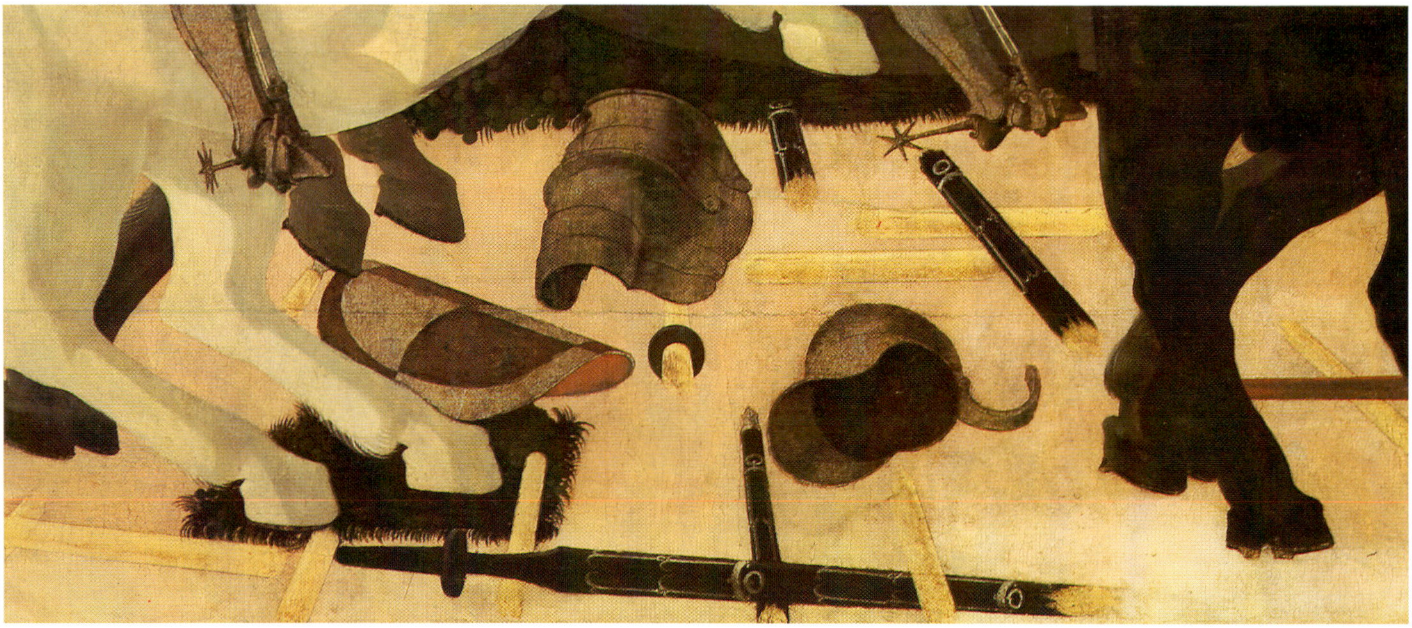

Helme und Speere, Ausschnitt aus
Die Schlacht von San Romano (National Gallery)

Heutzutage halten wir es für selbstverständlich, daß man die Gesetze der Perspektive kennt. Aber im Florenz des fünfzehnten Jahrhunderts war das eine noch keineswegs selbstverständliche, wundervolle neue Wissenschaft, und Maler wie Uccello waren völlig in sie vernarrt. Er verbrachte Wochen an seinem Arbeitstisch und berechnete die genauen Winkel und Maße, um Gegenstände wie einen Kelch oder jene feierliche Kopfbedeckung, darzustellen, die man *Mazzocchio* nannte. In *Die Schlacht von San Romano* brachte er diese Studien mit großem Gewinn ein.

Uccello, *Mazzocchio-Kopfschmuck,* Zeichnung

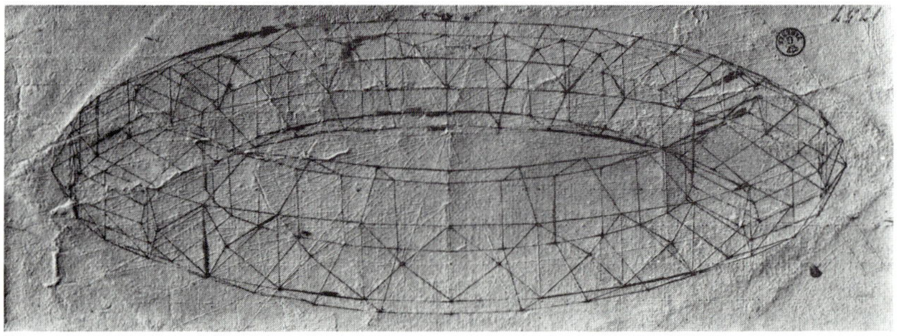

Hat man erst einmal zu schätzen gelernt, wie sorgsam die Perspektive dieser Kopfbedeckung kalkuliert ist, entdeckt man die gleiche besessene Genauigkeit der Perspektive in den Reihen der Speere, der Trompeten und der leuchtend flatternden Banner; und natürlich in den Pferden, von denen jedes einzelne eher der Studie für eine Reiterstatue gleicht als einem lebendigen Pferd. Allerdings gelang Uccello diese Kunst nicht immer. Das ausschlagende Pferd auf dem Bild der Uffizien ist ihm absolut mißlungen.

Uccellos Zeitgenossen standen seiner Besessenheit von der Perspektive eher kritisch gegenüber. Sie waren der Meinung, daß sie ihn vom Studium der Natur – der wirklichen Welt – nur ablenkte. Dabei übersahen sie gerade das, was Uccello zum Genie macht. Das Prächtige an Uccellos Welt besteht ja gerade darin, daß es *nicht* die reale Welt ist. Tolentino mit seinem unpassend

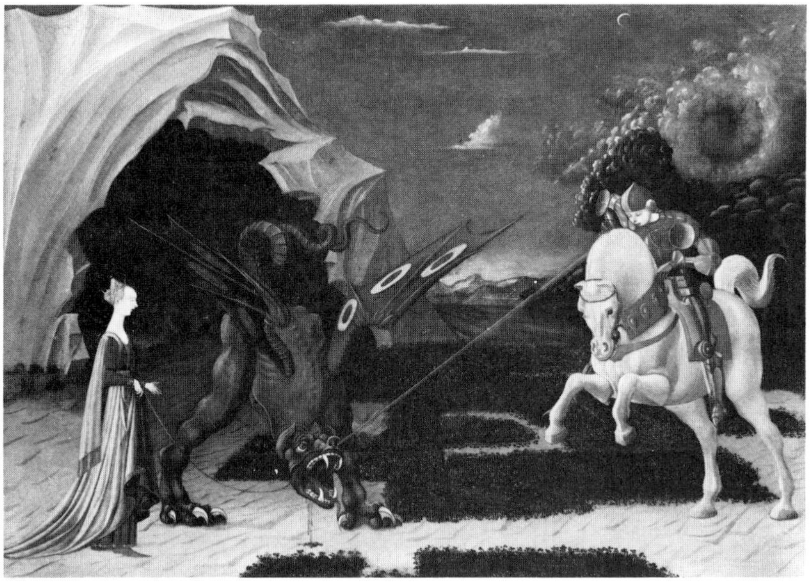

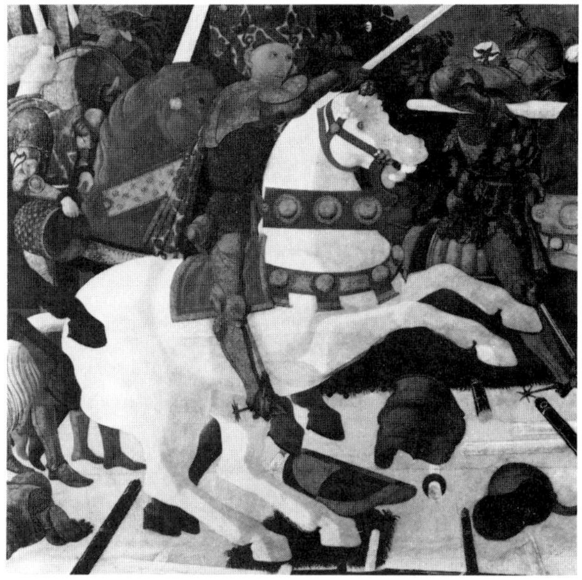

Links Uccello, *Hl. Georg und Drache;*
oben sich aufbäumendes Pferd, Ausschnitt aus
Die Schlacht von San Romano (National Gallery)

feierlichen Kopfputz kommt auf seinem weißen Schlachtroß geradewegs aus dem Land einer mittelalterlichen Legende in die Schlacht geritten. Sein Hengst ist nahezu das Spiegelbild des Pferdes eines anderen legendären Ritters, den Uccello gemalt hat, Sankt Georgs, der aus einem Zauberwald geritten kommt, um den Drachen zu töten, den eine wunderschöne Prinzessin wie einen kleinen Pekinesen an der Leine führt. Uccello ist von der Geometrie der Perspektive derart fasziniert, daß sogar das Gras nicht lebensecht erscheinen kann.

Die Schlacht von San Romano gleicht darin dem Bild von *Sankt Georg und dem Drachen:* Grasbüschel, Lanzensplitter, ein toter Mann – kann man sich unpassendere Dinge für die Illustration der Gesetze der Perspektive vorstellen? Indem Uccello dem Krieg eine absolut künstliche Geordnetheit gab, schuf er eine Welt, die gerade das Gegenteil von lebensecht ist. All dies hat mit dem Leben nicht mehr Ähnlichkeit als eine Spielkarte oder eine heraldische Figur. Aber anderes war auch nicht beabsichtigt.

Uccello war ein Einzelgänger unter den Renaissancemalern. Er stellte die neue Wissenschaft der Perspektive auf den Kopf. Eigentlich sollte sie die Gemälde realer erscheinen lassen; bei ihm werden sie weniger lebensnah. Im Laufe der Kunstgeschichte können wir ähnlich besessene Maler beobachten: die Kubisten zum Beispiel, unter deren Händen die analysierte Realität in Stückchen zerfiel, oder die Surrealisten, die eine ganz eigene Sicht der Realität in einer traditionellen Malweise vermittelten.

Die Schlacht von San Romano ist in diesem Sinne eine persönliche Sicht. Es ist Uccellos Sicht der mittelalterlichen Welt der Romanzen und des Gepränges, die schon altmodisch war, als er sie malte.

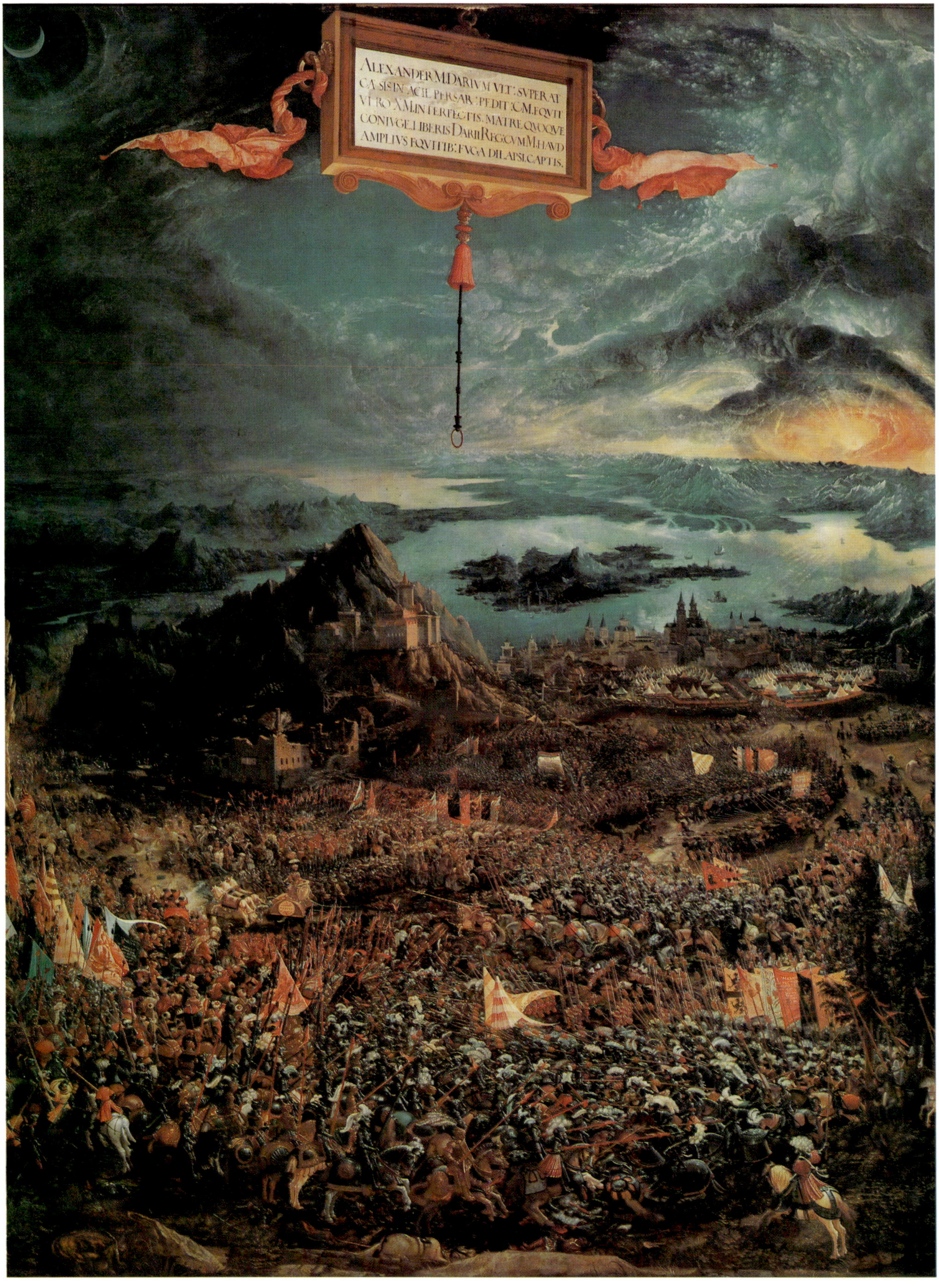

MÜNCHEN, ALTE PINAKOTHEK

JOHN HALE

Altdorfer (um 1480-1538)

Die Alexanderschlacht (1528-1529)

Im Jahre 1528 wurde Albrecht Altdorfer, ein wohlhabender Bürger Regensburgs, von den Ratsherren der Stadt gefragt, ob er ihr Bürgermeister werden wolle. Er sagt nein. Und als Grund gab er an, daß er all seine Kraft darauf verwenden wolle, dieses Bild fertigzustellen. Es zeigt den vernichtenden Sieg Alexanders des Großen über die Perser im Jahre 333 vor Christi Geburt. Dies sollte sein Meisterwerk werden. Und noch heute ist es die größte Vision einer Schlacht, die je gemalt wurde.

Altdorfers Entscheidung, die höchste Ehre abzulehnen, die ihm seine Mitbürger anbieten konnten, stieß auf Verständnis. Er war der bedeutende Maler von Regensburg; aber dies war der erste Auftrag, den er vom unmittelbaren Herren der Stadt erhalten hatte, dem Herzog Wilhelm IV. von Bayern. Für ihn persönlich war es zugleich eine noch nie dagewesene Herausforderung. Obgleich Altdorfer fast fünfzig Jahre alt war, hatte er bis dahin weniger religiöse Bilder gemalt als üblich, und überhaupt keine Porträts. Sein ganzes Werk läßt auf einen starken Willen zur Unabhängigkeit schließen. Er hatte keine Werkstatt. Er konzentrierte sich auf Zeichnungen und kleine Ölbilder, die für gleichgesinnte private Sammler bestimmt waren. Denn wem konnte man schon, wenn er einen Sankt Georg haben wollte, ein Bild wie das anbieten, das sich heute in München befindet? Der Heilige ist zwar vorhanden, aber man muß ihn sehr genau suchen. Das Thema scheint nur ein Vorwand zu sein. Zu einer Zeit, da den Malern noch vorgeschrieben wurde, was sie auf ihren Bildern darzustellen hatten, ging Altdorfer seinen eigenen Weg – und das war ein sehr privater Weg. Er führte durch die Wälder und Hügel an der Donau entlang, wo er sich höchst unfürstliche Wesen als die natürlichen Bewohner vorstellte: primitive, rauhe, unzivilisierte Kreaturen, halbe Tiere.

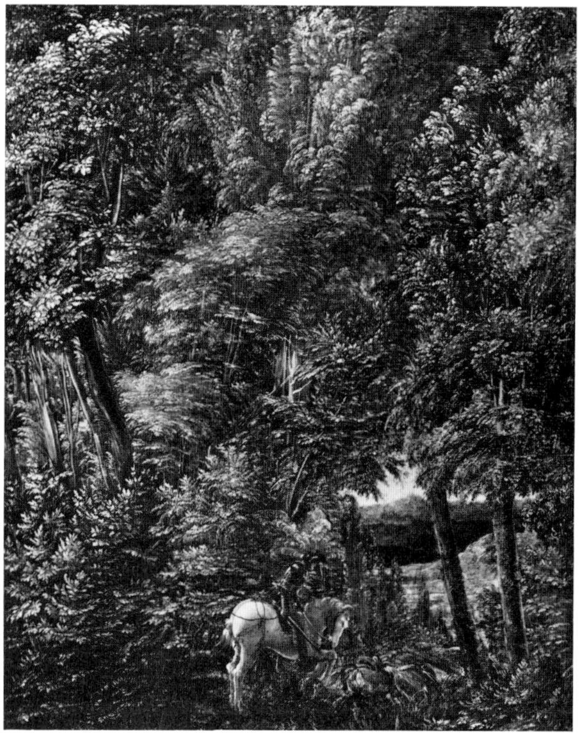

Altdorfer, *Laubwald mit Hl. Georg*

Und nun sollte er auf einer hölzernen Tafel, die größer war als jede andere, die er zuvor in Angriff genommen hatte, ein Thema darstellen, das bei Hofe im Zentrum der intellektuellen Hinwendung zu der klassischen Antike stand. Und darüber hinaus war es ein Thema, das bei den Zeitgenossen öffentliches Interesse beanspruchen konnte. Bei Issus in Syrien hatte Alexander die Macht der Perser gebrochen, der Macht der Barbaren, die in sein Heimatland, das griechische Mazedonien, einzudringen drohten. Während Altdorfer noch an diesem historischen Bild malte, kulminierte 1529 die Bedrohung durch die Invasion der zeitgenössischen Barbaren – nämlich der Türken – in ihrer Belagerung Wiens, das ja gar nicht so weit entfernt ebenfalls an der Donau lag. Um die Historie richtig darzustellen, brauchte er also gar nicht so weit zu schauen.

Für die Wahl des Themas hatte der Herzog Wilhelm wahrscheinlich seinen Hofhistoriker, den klassischen Gelehrten Johann Aventinus, herangezogen. 1528 ließ sich Aventinus in Regensburg nieder, und er muß Altdorfer sehr ausführlich in die Geschichte der Schlacht eingeführt haben, wie sie der römische Historiker

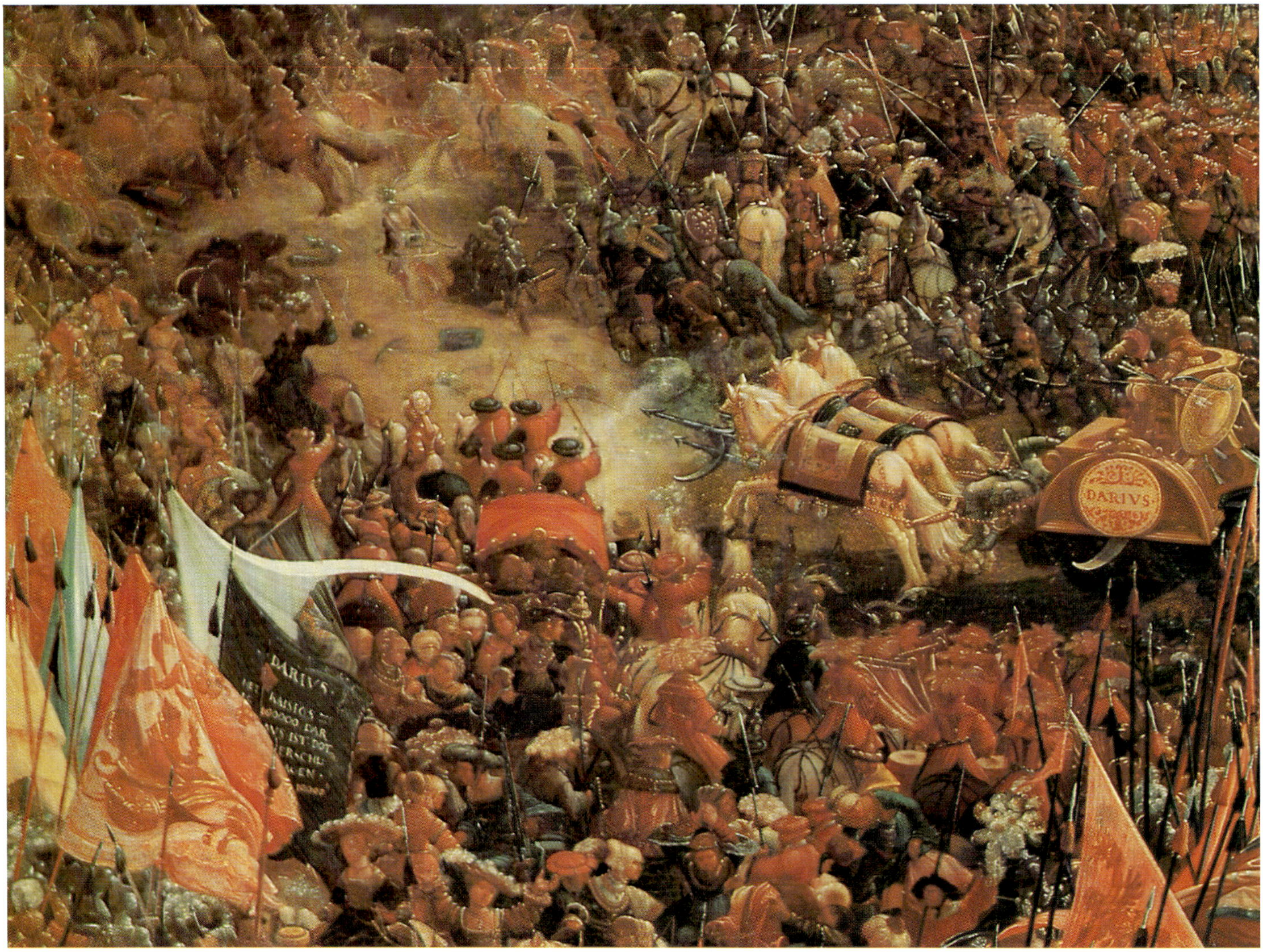

Darius' Kampfwagen, Ausschnitt aus *Die Alexanderschlacht*

Quintus Curtius in seiner *Geschichte Alexanders* wiedergibt. Hier fand sich die Beschreibung des Schauplatzes an den Ausläufern des Gebirges zum Mittelmeer hin und am Fluß Pinarus, der Kavallerie-Einheiten und der Fußtruppen und die Beschreibung des auf seinem Wagen fliehenden Darius, den Alexander verfolgte. Und schließlich die Beschreibung der Damen am persischen Hof, die von Darius dort untergebracht waren, wo er sie am sichersten glaubte, nämlich in der Mitte seiner Armee.

Darüber Bescheid zu wissen, was geschehen war, bedeutete freilich nur die Hälfte der Schlacht. Offen blieb die Frage, wie dies alles zu malen sei. Dafür lagen bereits einige Lösungen als Vorbild bereit. Die Schlacht von Pavia in Italien, die 1525 kurz vorher stattgefunden hatte, war weniger in anekdotischem als in quasi dokumentarischem Stil gemalt worden. Kleine Schilder überall im Bild gaben genau an, wer dort zu sehen war.

Aber dies war malerischer Journalismus. Eine Kunst, die sich inzwischen ihres Status vollkommen bewußt war, bedurfte eines übergeordneten ästhetischen Prinzips.

Eine andere Darstellung der Schlacht von Pavia (gemalt von einem Nachfolger des Flamen Patinir) zeigte eine mögliche Lösung

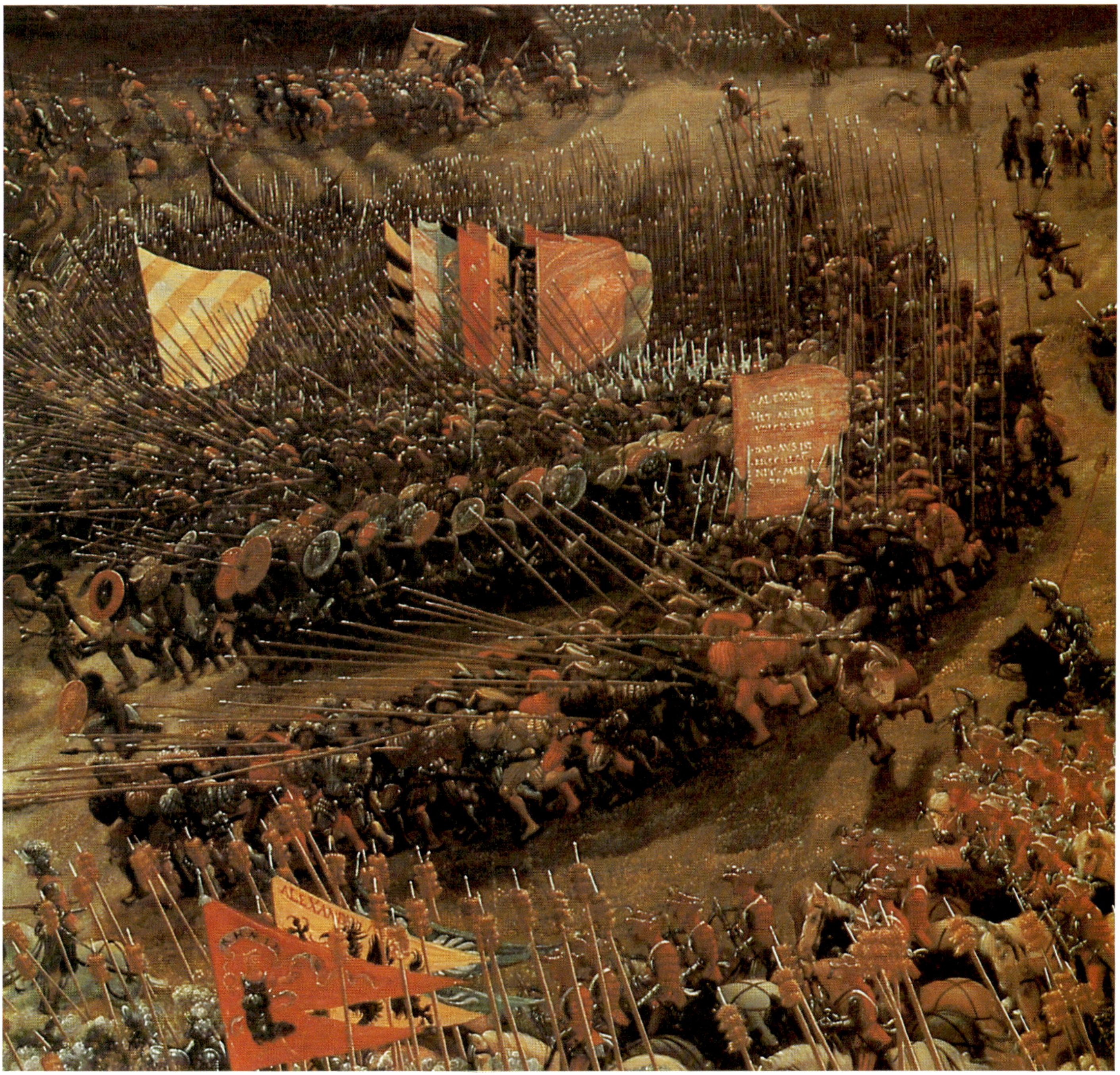

Soldaten, Ausschnitt aus *Die Alexanderschlacht*

in dieser Richtung: eine Landschaft zu malen und in sie die Handlung hineinzusetzen. Eine zweite Lösung bestand darin, daß man eine einzelne Episode herausgriff, so daß die Krieger in heroischem Maßstab und so modisch wie möglich – als Akte nämlich – gezeigt wurden. Diese Wahl traf Tizian fast genau zur gleichen Zeit, als Altdorfer seine *Alexanderschlacht* zu malen begann *(Schlacht bei Cadore)*. Aber es gab noch eine weitere Lösung. Man konnte wie der Zeitgenosse Albrecht Dürer verfahren, mit dem Altdorfer zusammen gearbeitet hatte, und das wesentlich Anonyme am Krieg dadurch zum Ausdruck bringen, daß die ganze Geschichte auf ein Diagramm von winzigen Gestalten reduziert wurde.

Altdorfer verwarf die Möglichkeit der Episodendarstellung und damit den Akt. Aber vielleicht, weil er als Miniaturist ausgebildet war, wählte er das Diagramm als eine Form, das Durcheinander des Krieges auf einen Wirbel von bewegten Mustern zu reduzieren – Mustern von Menschen, Fahnen und glänzenden Waffen. Dieses Diagramm wurde derart kompliziert und zugleich so dicht, daß ein Maler unserer eigenen Zeit – Oskar Kokoschka – sich an eine späte Fuge Beethovens erinnert fühlte.

Altdorfers Entscheidung, ein Panorama zur Darstellung der großen Schlacht zu wählen, mag zum Teil auch auf die Angabe des

Alexander an der Spitze seiner Reiter, Ausschnitt aus *Die Alexanderschlacht*

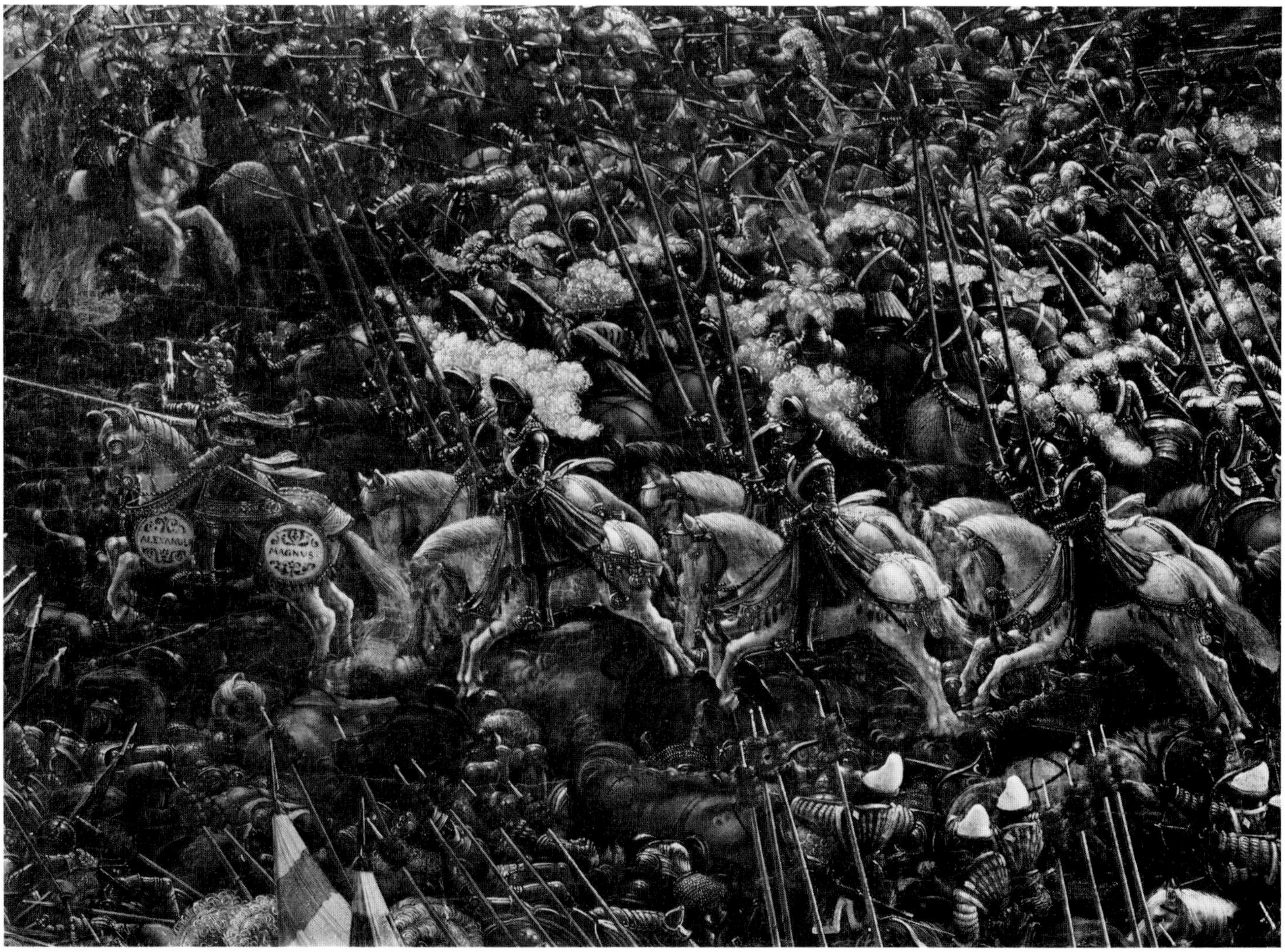

Quintus Curtius zurückzuführen sein, daß Alexander die Schlacht geplant hatte, nachdem er auf den Gipfel eines hohen Berges gestiegen war. Eine ähnliche Vorstellung suggeriert Alexanders Rede, mit der er seine Mannen anfeuerte und versprach, daß ihnen die Schätze des Orients zu Füßen liegen würden, wenn sie siegten. Wenn dies vielleicht auch Anregungen waren, so bedurfte es doch der Könnerschaft eines Altdorfer als Landschaftsmaler, der in einer außerordentlichen Anstrengung des Willens, Gedächtnisses und der Einbildungskraft seine Kenntnis von Wald, Klippe und Flußufern mit sich hinauf in die Lüfte nahm und von diesem Blickpunkt aus seine grenzenlose visionäre Szene malte, in der die Winde die Wolken jagen und die Sonne hinter den Bergen versinkt und dabei das Meer zum Strahlen bringt. Wie in der Natur herrscht endloser Kampf. Aber muß das bei den Menschen auch so sein?

Wenn sich uns diese Frage nicht aufdrängte, stünden wir wohl nicht vor einem Meisterwerk. Als die Franzosen im Jahre 1800 in München die Sammlung der Wittelsbacher plünderten und dreiundsiebzig der besten Gemälde mit nach Paris nahmen, wählte Napoleon ein einziges für seinen privaten Gebrauch, während der Rest zur Belehrung und Erbauung seiner Untertanen in das Musée Napoléon wanderte. Den Altdorfer hängte er in sein Badezimmer in St. Cloud. Hier vor diesem Bild mag er im Geiste Schlachten geschlagen und sein Imperium erweitert haben, und seine Gedanken mögen dem Weg Alexanders gefolgt sein bis zur Eroberung der prächtigsten aller Trophäen, des fernen Indien. In der Alexanderschlacht von Altdorfer liegt das Nahe und das Ferne nebeneinander in der gleichen Klarheit des unbegrenzt Möglichen. Napoleon konnte vollbringen, was Alexander begonnen hatte.

Über allem, hoch über Alexanders Standpunkt, aber auch über unserem eigenen, beleuchtet von einem Licht, das weder Sonne noch Mond ist, schwebt die Inschrift. Die Worte sind dem Quintus Curtius entnommen: „Alexander der Große besiegt den letzten Darius. Er schlägt 100.000 Fußsoldaten und 10.000 Reiter der Perser. Die Mutter, die Frau und die Kinder des Königs Darius sowie 1.000 fliehende Reiter wurden gefangen genommen.“

Aber die Schrifttafel, die dort oben hängt, die frei im Raum schwebt, von den Winden umspielt, nimmt mehr auf als nur diese eine Inschrift. Sie beschreibt hier die Schlacht von Issus; aber sie verweist schon auf die von Pavia und dann die von Waterloo. Die Kunde wird einst die Schützengräben der Somme betreffen oder Hiroshima. Die Schicksalstafel schwebt immer über uns. Wir wissen nicht, was über uns auf ihr geschrieben steht.

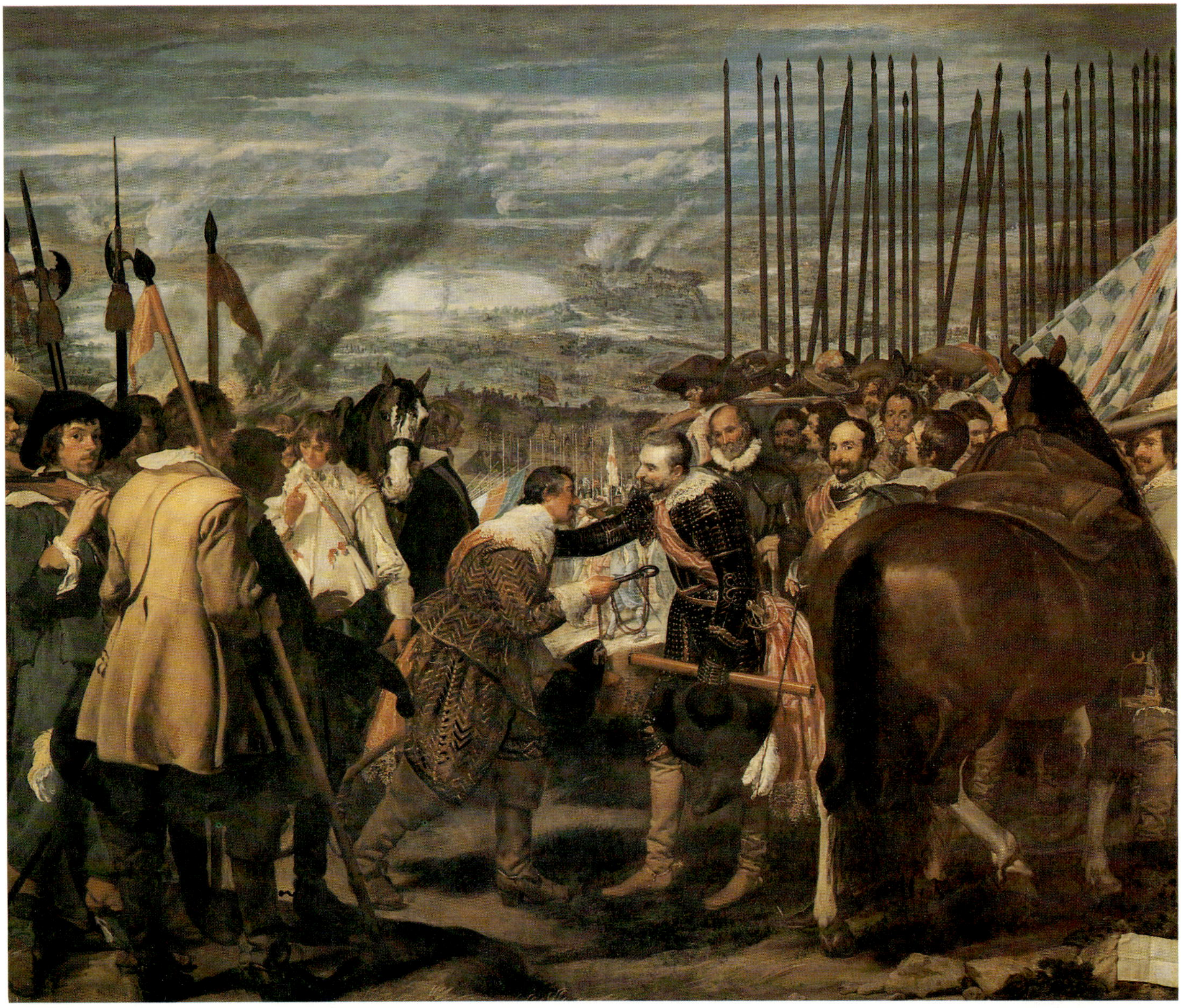

MADRID, MUSEO DEL PRADO

EDWIN MULLINS

Velazquez (1599-1660)

Die Übergabe von Breda (1634)

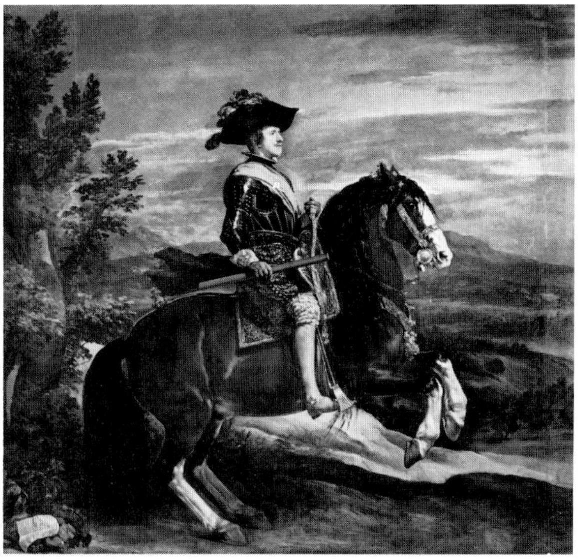

Velazquez, *Philipp IV. zu Pferde*

Sieht man die Reiterbildnisse von Philipp IV. von Spanien und dem Herzog von Olivares, die Velazquez malte, so drängt sich der Eindruck auf, daß zwei derart strahlende Gestalten in ihren Rüstungen gerade die halbe Welt erobert haben. Tatsächlich aber haben die beiden es geschafft, sie zu verlieren; und wenn auch nicht die halbe Welt, so doch ein gut Teil davon. Übrigens hat sich keiner von beiden je in die Nähe eines Schlachtfeldes begeben. König Philipp IV. bescherte als Herrscher Spaniens dem Land ab 1621 die vierundvierzig furchtbarsten Jahre seiner Geschichte; und sein Premierminister, der ihn den größten Teil dieser Zeit begleitete – der Herzog von Olivares –, zeichnete für die meisten dieser Desaster verantwortlich.

Olivares regierte das Land für Philipp, der es bestenfalls besaß. Und als Einübung in Propaganda und Selbsterhöhung baute er für seinen Monarchen einen prächtigen neuen Palast außerhalb von Madrid und hängte ihn voll von monumentalen Gemälden, die er in Auftrag gab und deren jedes einen militärischen Triumph aus Philipps Regierungszeit zu verherrlichen hatte. Allzu viele solcher Triumphe gab es allerdings nicht. Denn unter seiner Regierung verlor Spanien Portugal, die Spanischen Niederlande und den größten Teil seiner überseeischen Besitzungen. So war diese Idee im Grunde völlig unsinnig. Dennoch ist auf diese Weise ein Kunstwerk auf uns gekommen, das mühelos aller politischen Schmeichelei überlegen ist. Es ist das riesige Schlachtengemälde *Die Übergabe von Breda* von Velazquez, und es hängt heute im Prado von Madrid.

Das Bild berichtet von einem der letzten Siege, die die spanische Armee im Dreißigjährigen Krieg über die Niederlande errang. Die befestigte Stadt Breda in der Nähe von Antwerpen wurde von den Niederländern gehalten, die um ihre Unabhängigkeit kämpften, und sie galt als uneinnehmbar. Also schickte Spanien seinen größten General, um die Stadt zu belagern. Es war Ambrosio Spínola, der aus Genua stammte. Breda hielt fast ein ganzes Jahr lang stand, obgleich der gesamte Nachschub an Lebensmitteln und Munition durch Feuer und ausgedehnte Überflutungen abgeschnitten war, die die Spanier durch Deichzerstörungen bewirkt hatten. Am 2. Juni 1625 mußten die Niederländer sich schließlich

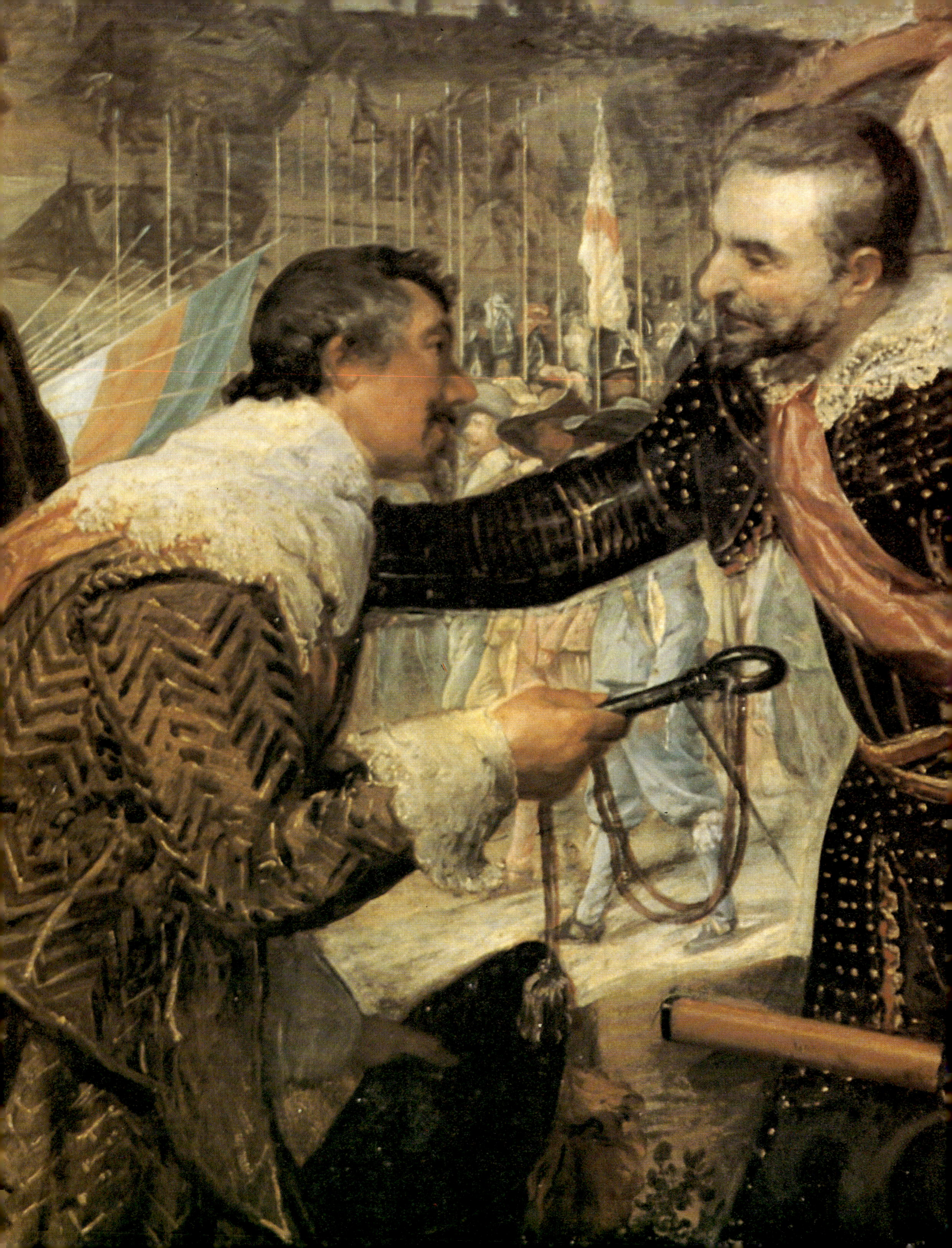

ergeben. General Spínola ehrte die heroische Verteidigung, indem er seinen Gegner und dessen Armee mit äußerster Großherzigkeit behandelte. Er gestattete ihnen freien Abzug, und Breda wurde nicht geplündert.

Selbst wenn wir die Ritterlichkeit des spanischen Generals nicht erwähnt hätten, würde aus dem Bild ganz klar ersichtlich, was Velazquez an der Geschichte von der Übergabe von Breda bewegte. Er wählte den Augenblick, in dem der geschlagene Befehlshaber – Justinus von Nassau – die Schlüssel seiner Stadt an den Eroberer – General Spínola – übergibt; und der Sieger streckt dem Gegner freundschaftlich den Arm entgegen, statt ihn zu erniedrigen.

Velazquez malte dieses Bild zehn Jahre nach der Belagerung. Er hatte die Schlacht nicht beobachtet; er hatte überhaupt nie eine Schlacht unmittelbar erlebt. Er war auch nie in den Niederlanden gewesen. Er kannte Justinus nicht; und Spínola, den er kannte, war damals schon tot. So lag die Szene wirklich in weiter Ferne. Er hatte allerdings Zugang zu einer Radierung des französischen Künstlers Jacques Callot. Callot war ebensowenig Augenzeuge gewesen wie Velazquez; aber als guter Journalist besuchte er die Stätte der Belagerung, studierte das Terrain und befragte so viele Menschen wie möglich über das Ereignis. Er hatte eine Art Karte gezeichnet, in deren Mittelpunkt sich die ummauerte Stadt Breda befand, und auf der die Aufstellung der spanischen Truppen genauestens angegeben war.

Im Vordergrund öffnete sich die Karte zu einer pittoresken Szene, die die Offiziere beim Würfelspiel zeigt, während der siegreiche General mit seinem prächtigen Federhut das Geschehen überschaut. Dies alles ist höchst unpersönlich dargestellt. Für Callot gibt es keine Helden, nur Sieger und Besiegte, und alle sind recht klein und fern. Callot möchte nicht, daß der Gang der Geschichte von Individuen durchkreuzt wird.

Bei Velazquez ist es genau umgekehrt. Er hat Callot für seine Darstellung all der militärischen Dinge benutzt, sie aber konsequent in den Hintergrund verbannt. Das Auge überfliegt die Landschaft nur und erkennt den Rauch der Schlacht, Truppen im Anmarsch, erhobene Banner, die überfluteten Felder und die große Palisade von Lanzen.

Und während man das alles überschaut, wird klar, daß *Die Übergabe von Breda* kein Schlachtengemälde ist. Das eigentliche Thema des Bildes ist die Großzügigkeit im Geiste, die Ehre. Krieg ist nicht dargestellt als entmenschte Schlacht zwischen Söldnern, die zum Kanonenfutter werden. Krieg wird zwischen Menschen geführt. Sehen wir uns diese Gesichter an, diese siegreichen spanischen Offiziere, die hinter ihrem General zusammenstehen. Und die Verlierer, die Niederländer: die Art, wie der junge Offizier mit dem gestickten Wams seinen Finger erhebt, um seinem Nebenmann zu erklären, was geschieht, während der Mann hinter ihm kameradschaftlich eine Hand auf seine Schulter legt, um möglicherweise seiner Rede noch etwas hinzuzufügen. Und dieses freundliche Gesicht, das sich umdreht, um uns anzublicken. Das sind keine Gesichter voller Haß oder Erniedrigung. Dies ist kein

Justinus von Nassau übergibt die Schlüssel von Breda an General Spínola,
Ausschnitte aus *Die Übergabe von Breda*

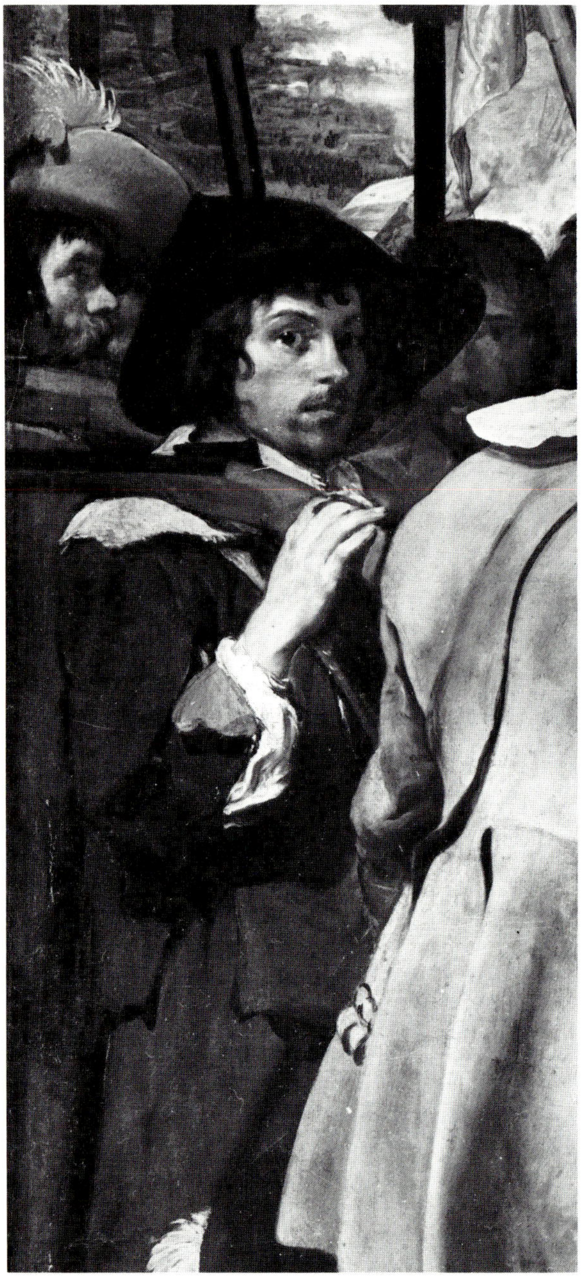

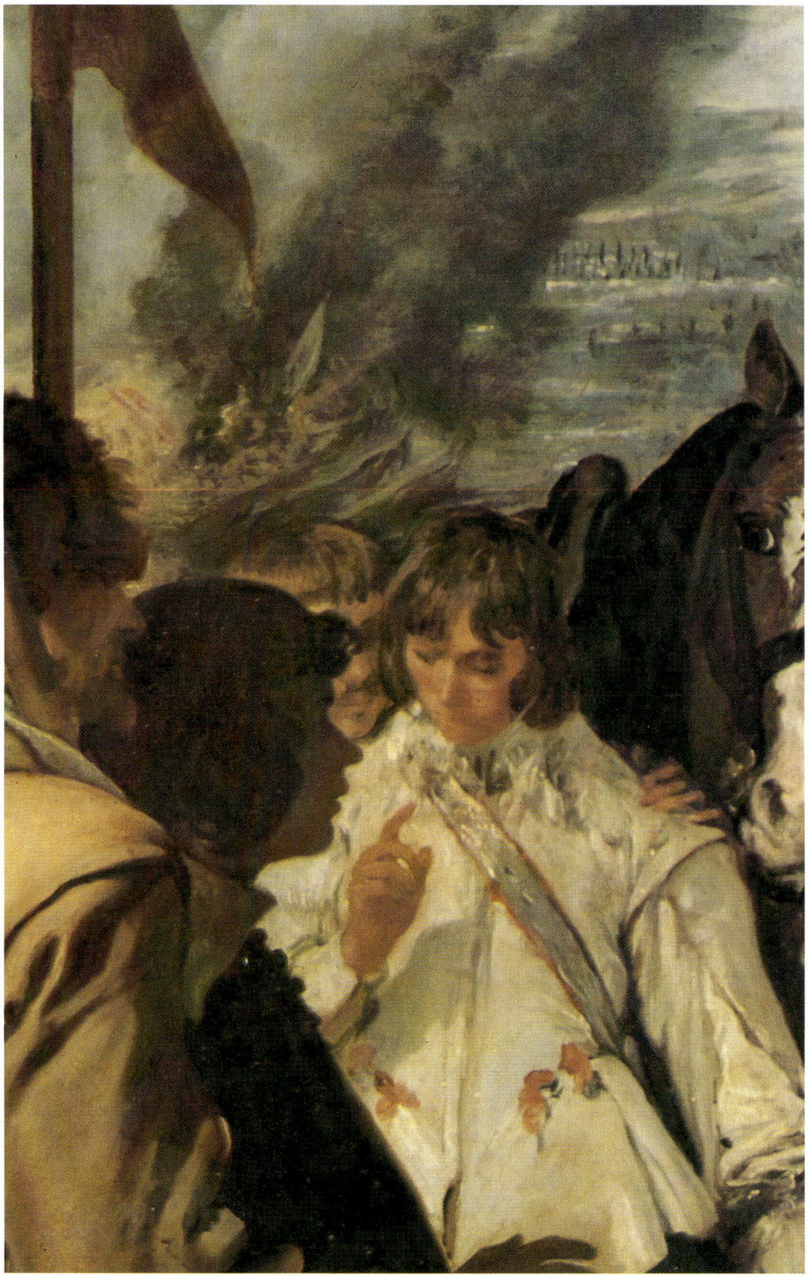

Holländische Soldaten, Ausschnitte aus
Die Übergabe von Breda

Bild von Freunden und Feinden. Sie sind nichts als Menschen, die unsere Bekannten und Freunde sein könnten; und nichts in dem langen Jahr der Besatzung hat ihre Menschlichkeit verringert oder ihre Herzen verhärtet. Die Spannung ist vorbei. Auf beiden Seiten ist man nach der langen Schlacht vor Erschöpfung ruhig geworden. *Die Übergabe von Breda* ist eines der gerechtesten Bilder, die je gemalt wurden.

Velazquez wußte sehr wohl, wie man schmeichelt, wenn es sein mußte. Die Porträts der beiden Männer, denen die Übergabe von Breda gefallen sollte – des Königs Philipp IV. und des Herzogs von Olivares –, zeigen nichts von gleichmachender Gerechtigkeit. Velazquez stellt sie als eitel daherstolzierende Herren dar. Velazquez war schließlich ein Mann des Hofes, einer der beiden großen Hofmaler überhaupt – der andere war Rubens. Die beiden

Herren waren die mächtigsten Männer in Spanien, sie waren seine Auftraggeber. Velazquez hat Philipp und Olivares als Männer mit gottähnlicher Autorität dargestellt, deren Rang sie über die Welt der Menschen erhebt. Aber mit Spínola sind wir wieder zurück auf der Erde. Er ist ein Mensch unter Menschen – wenn auch ein Adliger.

So finden sich das demokratische Ideal und das höfische Ideal in der Kunst des Velazquez Seite an Seite. Sie sind immer aufeinander abgestimmt. Und so sah er sich selbst, als er schließlich zwanzig Jahre später sein berühmtes Bild *Las Meninas* malte. Hier ist er der Hofmaler, der stolz das Kreuz eines der höchsten Orden im Lande trägt, das des Ritters von Santiago. Und zugleich malte er ein

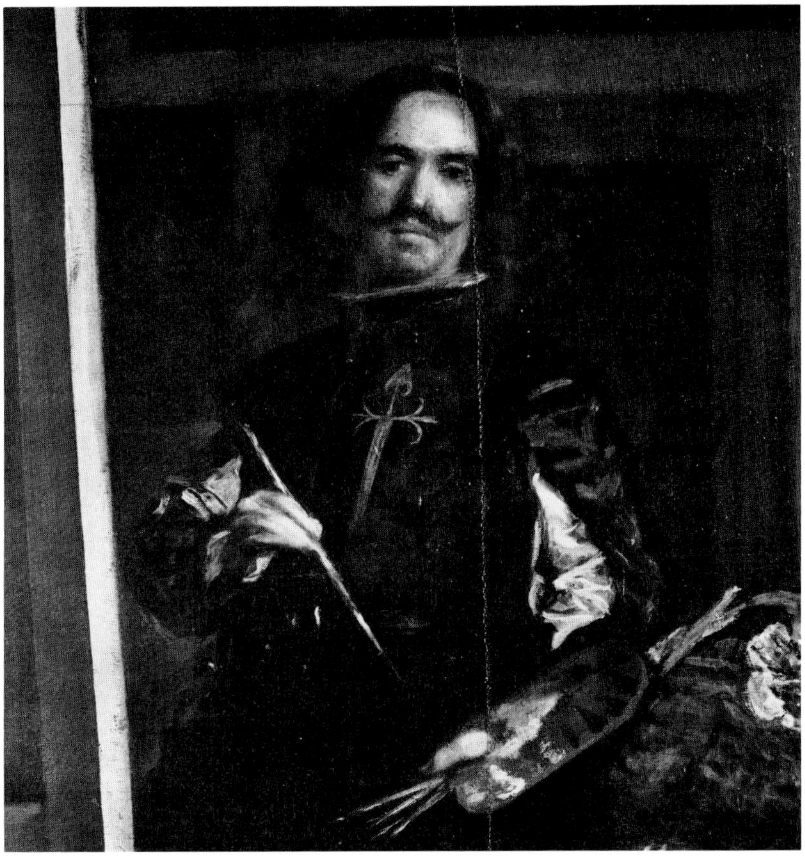

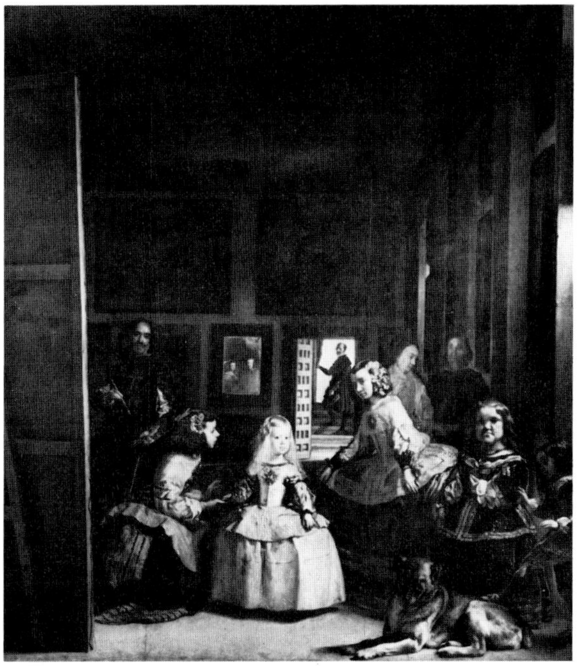

Oben Velazquez, *Las Meninas;*
links Ausschnitt aus *Las Meninas:*
Selbstporträt des Velazquez

Doppelporträt des Königs und der Königin. Die Majestäten sind hier allerdings nur Abglanz in einem Spiegel. Ihre hübsche kleine Tochter hält hof; aber sie ist nicht stärker hervorgehoben als ihre Damen, die Hofzwerge oder der Hund.

Dieser Geist der Gleichheit herrscht auch in dem Bild *Die Übergabe von Breda.* Velazquez erkannte eine ungezwungene Menschenwürde in Königen und Dienern, Eroberern und Besiegten. Er lebte in einer Welt ohne Feinde; und auch seine Bilder brachten ihm nie Feindschaft ein.

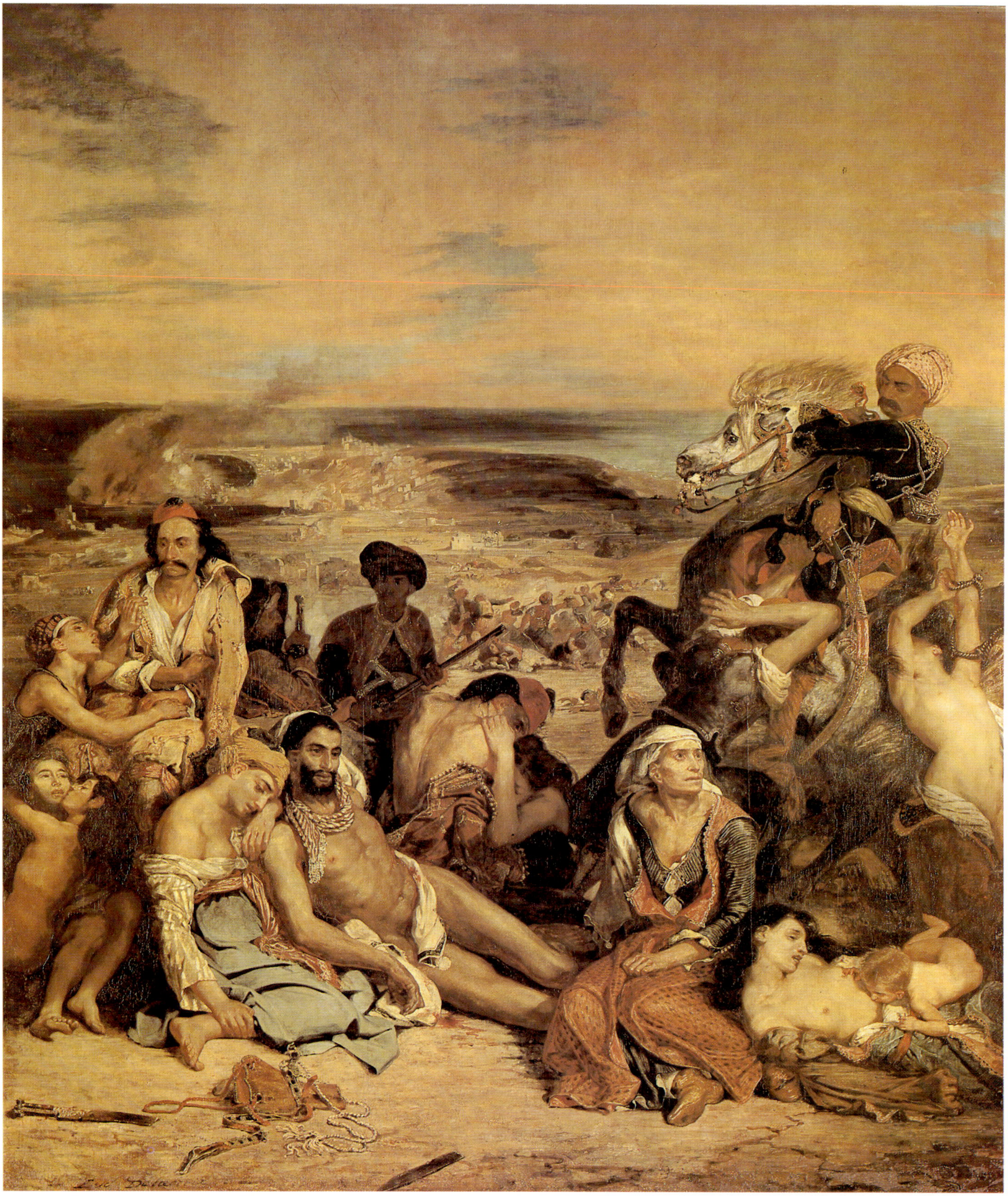

PARIS, LOUVRE

ANITA BROOKNER

Delacroix (1798-1863)

Das Massaker von Chios (1824)

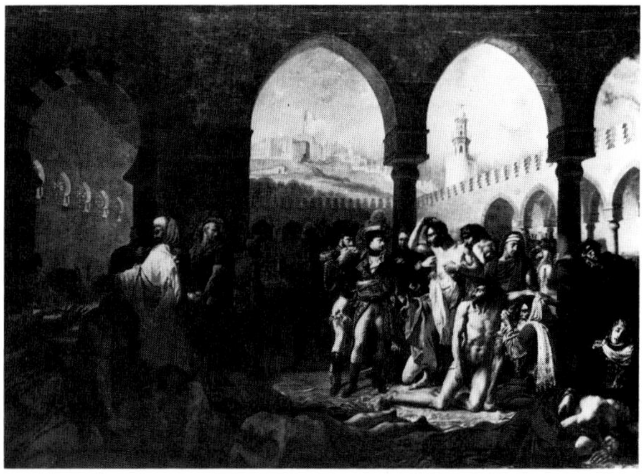

Gros, *Bonaparte bei den Pestkranken von Jaffa*

Wenige Maler ziehen in den Krieg. Und in einer Zeit, in der sich die Konflikte noch nicht weltweit ausbreiteten, hatten die meisten Maler den Krieg weder direkt noch indirekt erfahren. Ihre Bilder vom Krieg waren deshalb oft nicht sehr lebensecht. Als Eugène Delacroix sein großes Bild von dem *Massaker von Chios* im Pariser Salon von 1824 ausstellte, klagte der Romancier und Kritiker Stendhal, der Berufssoldat gewesen war, daß das Leben auf dem Schlachtfeld ein wenig hektischer und chaotischer sei als das, was hier gemalt wurde. Delacroix' Kindheit fiel in eine Zeit der Kriegswirren, die Jahre der Eroberungen und Niederlagen Napoleons auf dem europäischen Festland. Aber die Friedenszeit nach 1815 empfand er wie viele junge Männer als stumpfsinnig. Und schließlich gab es wieder Krieg. Krieg in Griechenland. Die Griechen kämpften um ihre Unabhängigkeit von den Türken. Aber Griechenland war sehr fern, und die Franzosen waren diesmal nicht am Krieg beteiligt.

Im Jahr 1822 hatte Delacroix – ein nervöser, eleganter und wohlerzogener junger Pariser – zwei Hauptprobleme: sein schwindendes Vermögen und seine zunehmende Berühmtheit. Er mußte das Thema für ein Bild finden, das seinen Ruhm im Pariser Salon des Jahres 1824 mehren sollte. Wie viele seiner Zeitgenossen war er ein großer Bewunderer von Lord Byron, der sich im Freiheitskampf der Griechen engagiert hatte und 1824 bei Missolonghi sterben sollte.

Im April 1822 waren auf der Insel Chios zwanzigtausend griechische Zivilisten von den Türken massakriert worden. Im Mai 1823 beschloß Delacroix – wie man in seinem Tagebuch nachlesen kann –, dies zum Thema seines Bildes für den Salon zu machen. Er unterrichtete sich über die Einzelheiten, indem er die Memoiren des französischen Offiziers Vouthier las, der auf seiten der Griechen kämpfte. Und er lieh sich ein paar türkische Kostüme von einem ihm befreundeten Maler. Mit diesen dürftigen Requisiten und Kenntnissen aus zweiter Hand malte Eugène Delacroix im Alter von sechsundzwanzig Jahren die vielleicht gewaltigste Elegie für die Opfer eines Krieges, die je gemalt worden war.

Es ist nicht nur ein großes Bild; es hat auch die innere Kohärenz und die Querverweise einer autonomen Welt. Delacroix war nie aus Frankreich herausgekommen, ja kaum aus seinem Atelier. Sein Bezugssystem waren nicht die europäischen Angelegenheiten, sondern die Werke anderer Künstler; vor allem die Kriegsbilder des Baron Gros. Dieser war 1804 der berühmteste Maler Frankreichs geworden durch ein Bild, das Napoleon beim Besuch des Pest-Hospitals in Jaffa darstellte. Delacroix liebte dieses Bild. Er liebte das maßlose Pathos des großen pestkranken nackten Mannes, die Würde der arabischen Sanitäter und den verlorenen Blick des jungen französischen Arztes, der angesteckt worden war und für den es keine Hoffnung mehr gab. Delacroix erinnerte sich dieser Figuren, als er daranging, sein Bild zu malen.

Aber eines ließ er weg: die Figur des Helden. Auf Delacroix' Schlachtfeld gewinnt niemand. Dem türkischen Feind gibt er einen seltsam introvertierten Blick, als ob er mit sich selbst zu kämpfen

Unten türkischer Soldat;
gegenüber Mutter der sterbenden Frau,
Ausschnitte aus *Das Massaker von Chios*

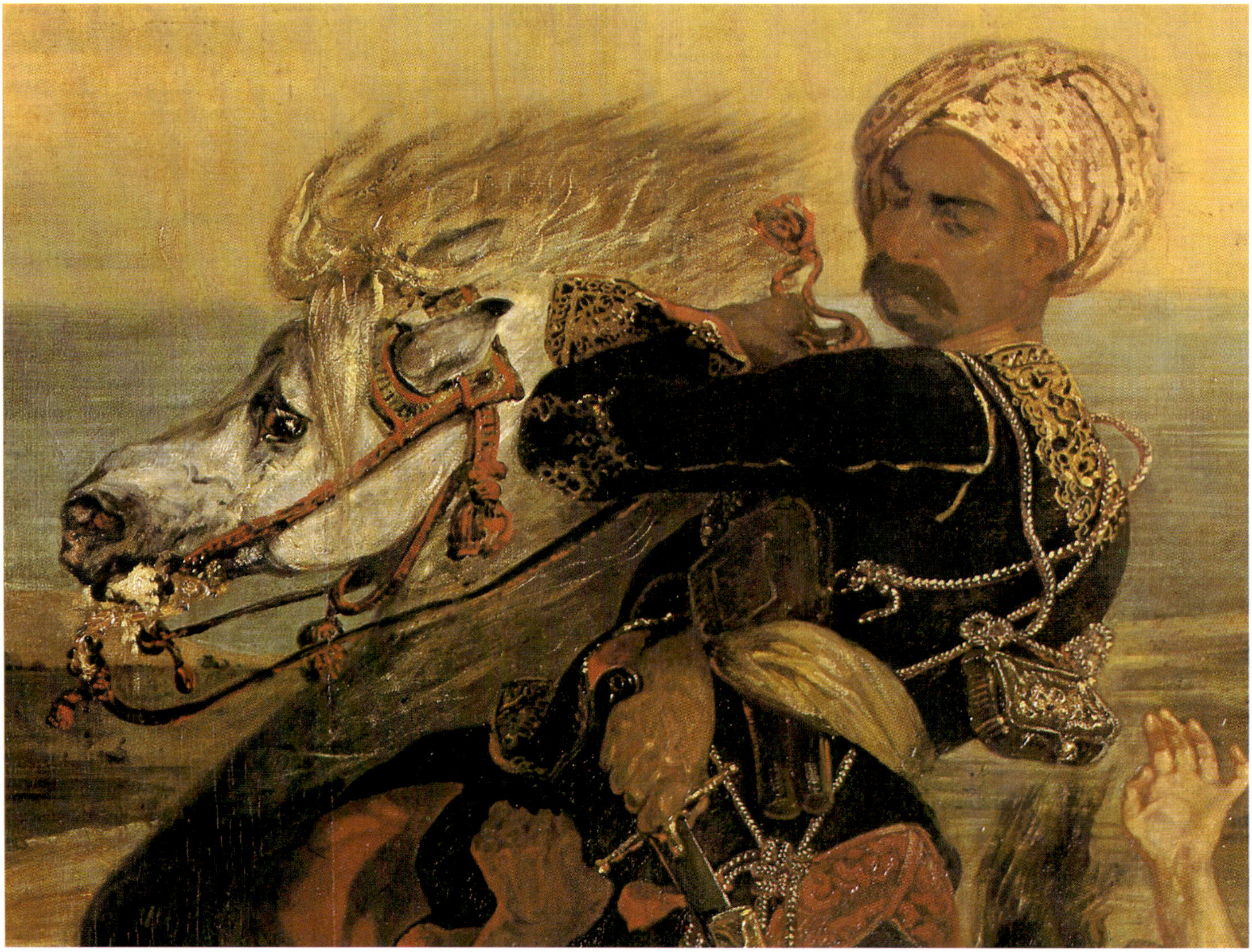

hätte. Ein anderer Türke ist im Schatten zu erkennen, gegen das Licht. In mittlerer Ferne ein weiterer, der dasteht wie eine Marionette. In den reifen Jahren des romantischen Bewußtseins ist dies die neue Wahrheit über den Krieg: jeder, der in ihn verwickelt ist, ist ein Opfer.

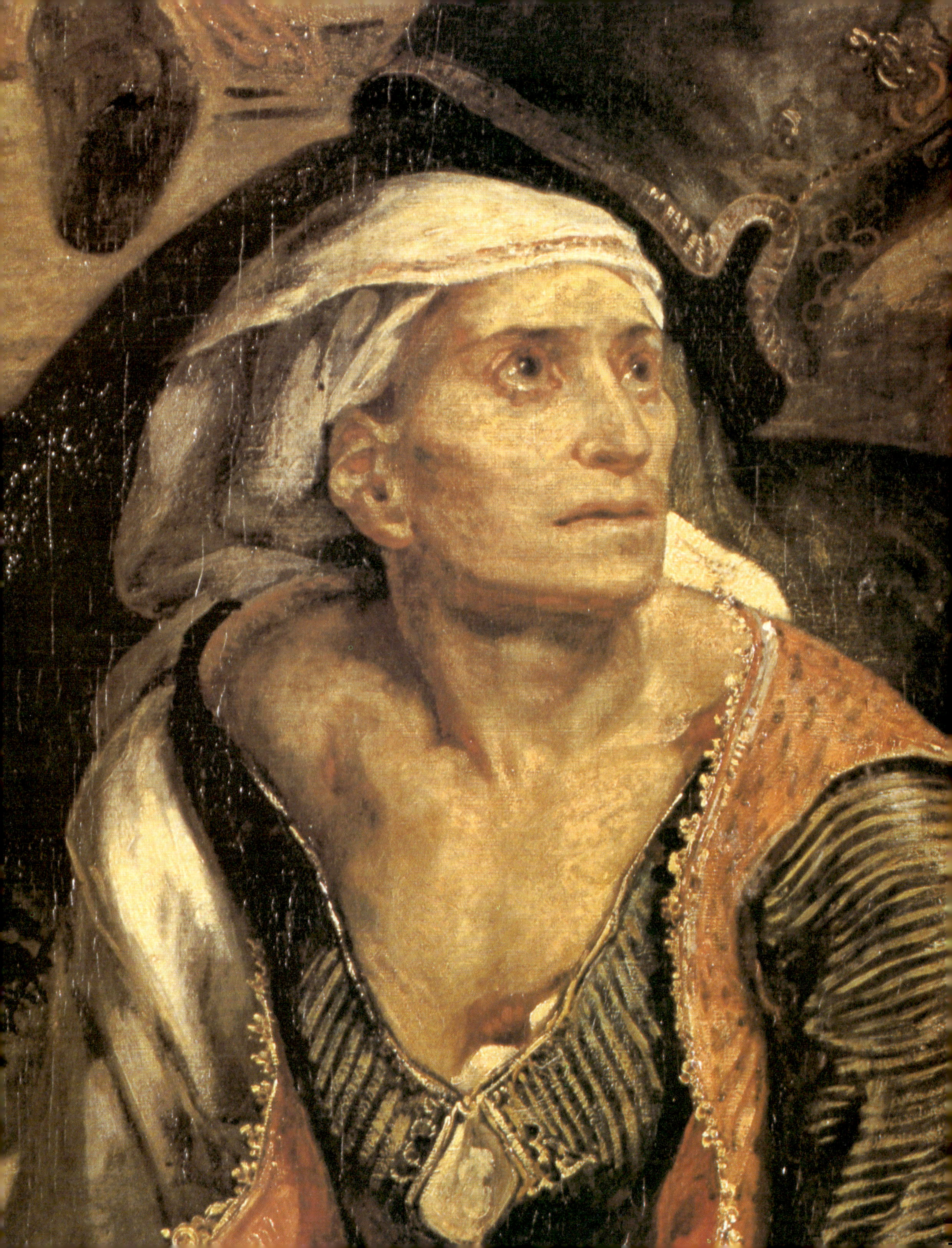

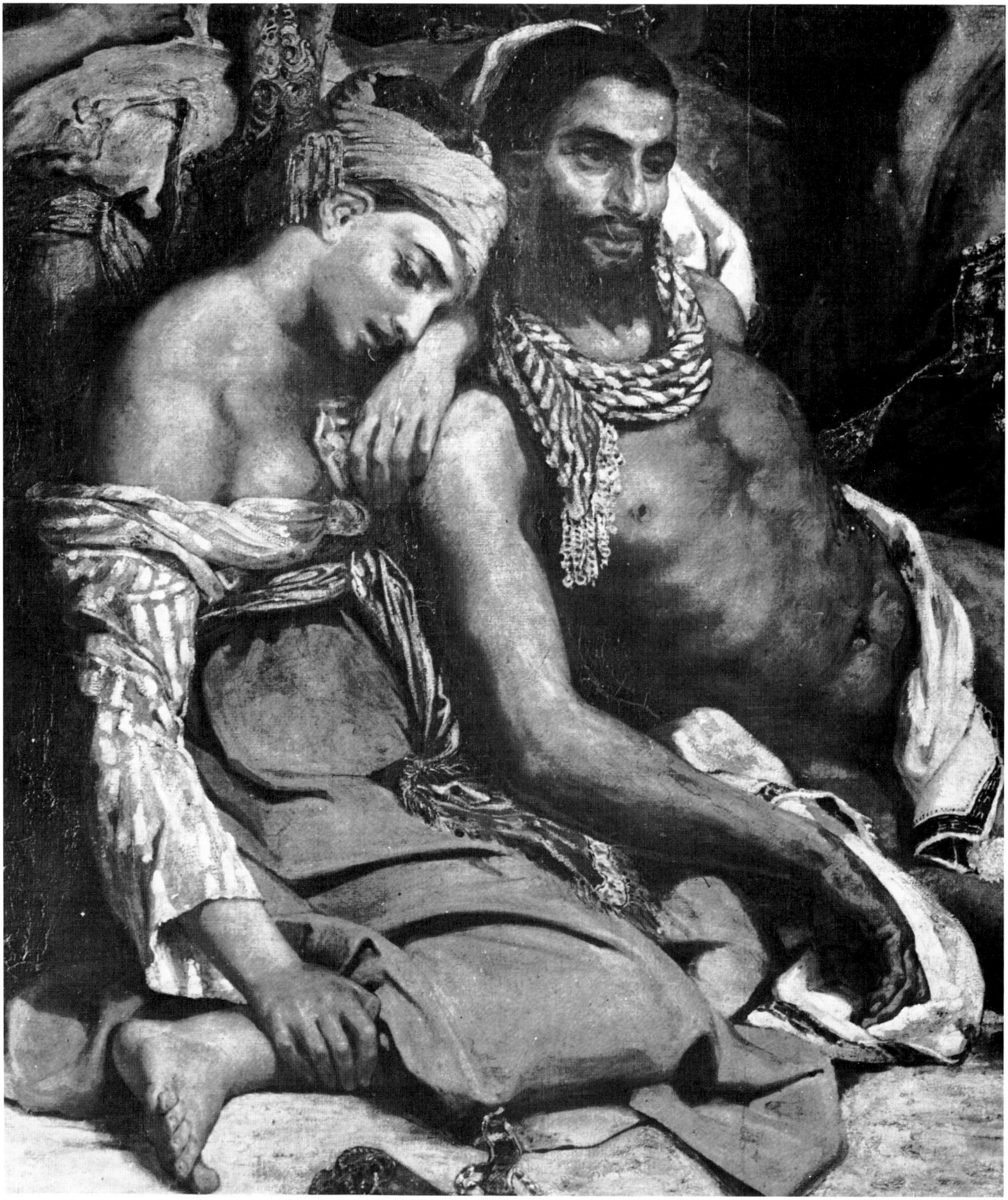

Verwundeter Mann und weinendes Mädchen,
Ausschnitt aus *Das Massaker von Chios*

Der vollständige Titel des Bildes lautet *Szenen aus dem Massaker von Chios.* Es zeigt nur Ausschnitte. Die strenge Struktur zweier sich überlappender Dreiecke bindet eine Anzahl in sich abgeschlossener Dramen zusammen. Auf der rechten Seite bahnt sich eine wilde Vergewaltigung an. Im Vordergrund starrt eine sterbende Frau verzweifelt auf ihr hungriges Kind. Ihre Mutter schaut an uns vorbei aus dem Bild heraus, als ob sie ihre Umgebung nicht mehr wahrnähme. An zwei Stellen umarmen sich Bruder und Schwester. Ein Mädchen erwartet umsonst Trost von ihrem mit sich beschäftigten Vater. Im Vordergrund liegt ein Paar, dessen Scham und Verzweiflung man nur ahnen kann, so furchtbar und geheimnisvoll wirken sie. Wie die nackte Gestalt in dem Bild des Baron Gros, tragen die Züge des Mannes den Anflug eines rätselhaften Lächelns. Aus seinem Körper strömt Blut.

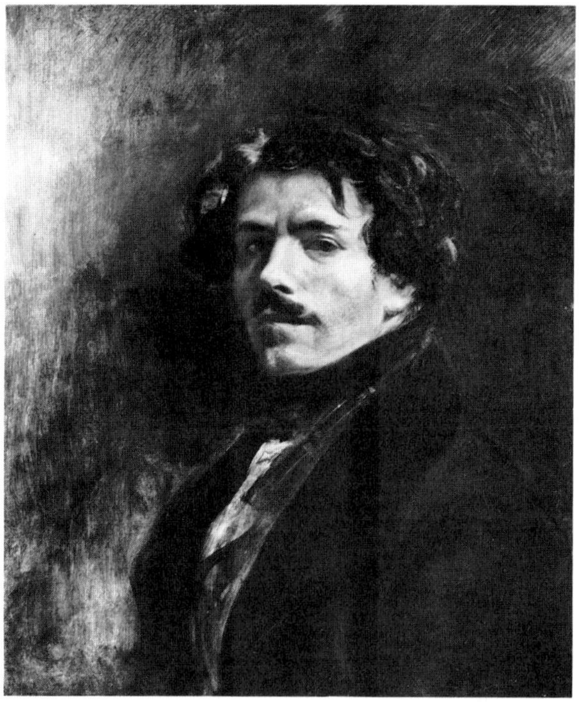

Delacroix, *Selbstporträt*

All diese Menschen schauen weder einander noch den Betrachter an. Ihre Gefühlsbewegung ist zu tief, zu persönlich; sie sind untröstlich. Welch eine Leistung des Malers Delacroix, wenn man bedenkt, daß all diese Gestalten anderen Bildern entlehnt sind. Sie scheinen trotzdem direkt aus dem Herzen des Malers hervorgegangen zu sein. Doch Malerei ist ein erlernbarer Beruf, und Delacroix war ein besonders gelehriger Maler. Er übernahm die Vergewaltigungszene von Rubens, sein weinendes Mädchen aus Davids *Schwur der Horatier* und – am kühnsten – seinen tragischen Vater mit der Tochter aus Ingres' Bild *Jupiter und Thetis.*

Die Eintragungen in Delacroix' Tagebuch, die sich auf das Bild von dem Massaker beziehen, zeigen, wie genau er kalkulierte.

Natürlich können diese Gestalten, die wir als wirkliche Familien, als echte Gemeinschaft empfinden, nicht einfach nur aus älteren Kunstwerken übernommen sein. Nein, das können sie nicht. Sie werden belebt durch das wunderbare Phänomen der romantischen Vorstellungskraft, die nicht einfach Einbildungskraft, sondern eine Art höheren Bewußtseins ist.

Wir wollen nicht im einzelnen auf die Farben dieses Gemäldes eingehen oder uns über die Anekdote auslassen, daß Delacroix Teile des Himmels noch einmal malte, nachdem er Bilder von Constable gesehen hatte. Wir erkennen Delacroix' hohes Können pauschal an. Wenn wir dieses Bild in uns aufgenommen haben, fühlen wir uns sicher in den Händen eines hochintelligenten Mannes, der über seine Kunst und seine Gefühle gebieten kann. Und dabei ist er erst sechsundzwanzig Jahre alt! Er wird auch später noch Kriegsszenen malen; doch seine Haltung gegenüber dem Leiden, das er darstellt, wandelt sich.

Noch ist der Maler kein Stoiker. Der griechische Krieg ist für ihn nicht der Vorwand für ein fatalistisches Schulterzucken. Hier scheint Delacroix zu sagen, daß all jene, die sich auf einen Krieg einlassen – sei es zu Recht oder zu unrecht, als Angreifer oder Angegriffene –, Opfer sind. Sie werden sich alle zerstören. Delacroix gemahnt uns mit diesem Bild, das voller Phantasie, aber auch mit einer ungeheuren Erzählkraft furchtbares Leid darstellt, an die Sinnlosigkeit des Krieges.

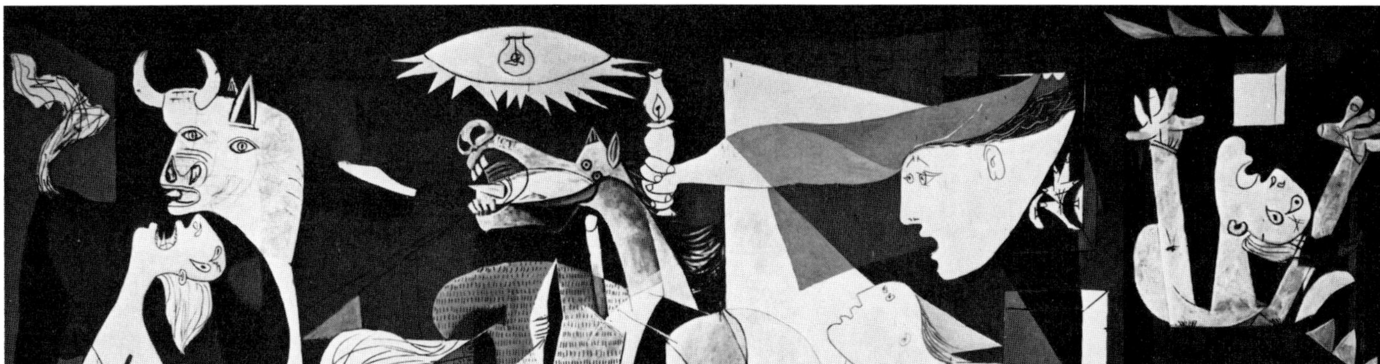

MADRID, MUSEO DEL PRADO

MILTON BROWN

Picasso (1881-1973)

Guernica (1937)

Guernica von Pablo Picasso ist vielleicht das bedeutendste Bild des zwanzigsten Jahrhunderts. Gewiß ist es das berühmteste. Mehr als ein Kunstwerk, mehr als ein historisches Dokument und eine politische Aussage, ist es zu einer Legende geworden, zu einer Art Ikone unserer Zeit. Es kam kurz vor Ausbruch des Zweiten Weltkriegs in das Museum of Modern Art in New York und wurde dort nach dem Willen Picassos bis zur Wiederherstellung demokratischer Verhältnisse in Spanien aufbewahrt. Es wurde zu Picassos hundertstem Geburtstag 1981 in den Prado von Madrid gebracht. Als „Bild im Exil", als weltweiter Hinweis hat es in den gut vierzig Jahren seit seiner Entstehung ständig an Bedeutung gewonnen.

Picasso malte dieses Bild ursprünglich als Protest gegen das skrupellose Bombardement einer ungeschützten Zivilbevölkerung. Es war ein angstvoller Schrei gegen die Aggression. Und dieser Schrei tönt auch in unseren Tagen immer noch lauter und klarer durch die Geschichte, in der seit dem Spanischen Bürgerkrieg Krieg, Gewalt und Massenmord zugenommen haben – mit dem Zweiten Weltkrieg, dem Holocaust, Hiroshima, Korea, Vietnam, Kambodscha, Laos, Afrika, dem Mittleren Osten.

Am 26. April 1937 wurde, nach dem Bericht der Londoner *Times*, „Guernica, die älteste Stadt des Baskenlandes und das Zentrum seiner kulturellen Tradition durch einen Luftangriff der Rebellen völlig zerstört. Der Bombenabwurf auf die Stadt, die weit hinter der Kampflinie lag, dauerte genau drei und eine viertel Stunde, während der ein mächtiges Geschwader von Junkers- und Heinkel-Bombern und Heinkel-Kampfflugzeugen nicht aufhörte, Bomben auf die Stadt zu werfen... Man hat errechnet, daß es mehr als 3.000 Brandbomben gewesen sein müssen. Die Kampfflugzeuge stießen gleichzeitig im Tiefflug auf die Stadt hinunter, um mit Maschinengewehren die Zivilbevölkerung zu verfolgen, die in die Felder geflohen war."

Die ersten Fotos von der zerstörten Stadt erschienen in der Pariser Presse am 28. April. Am 1. Mai begann Picasso, der von dem Ereignis ganz offensichtlich tief getroffen war, an dem Bild für den spanischen Pavillon bei der Pariser Weltausstellung zu malen. Den Auftrag hatte er im Januar erhalten, bisher aber noch nichts

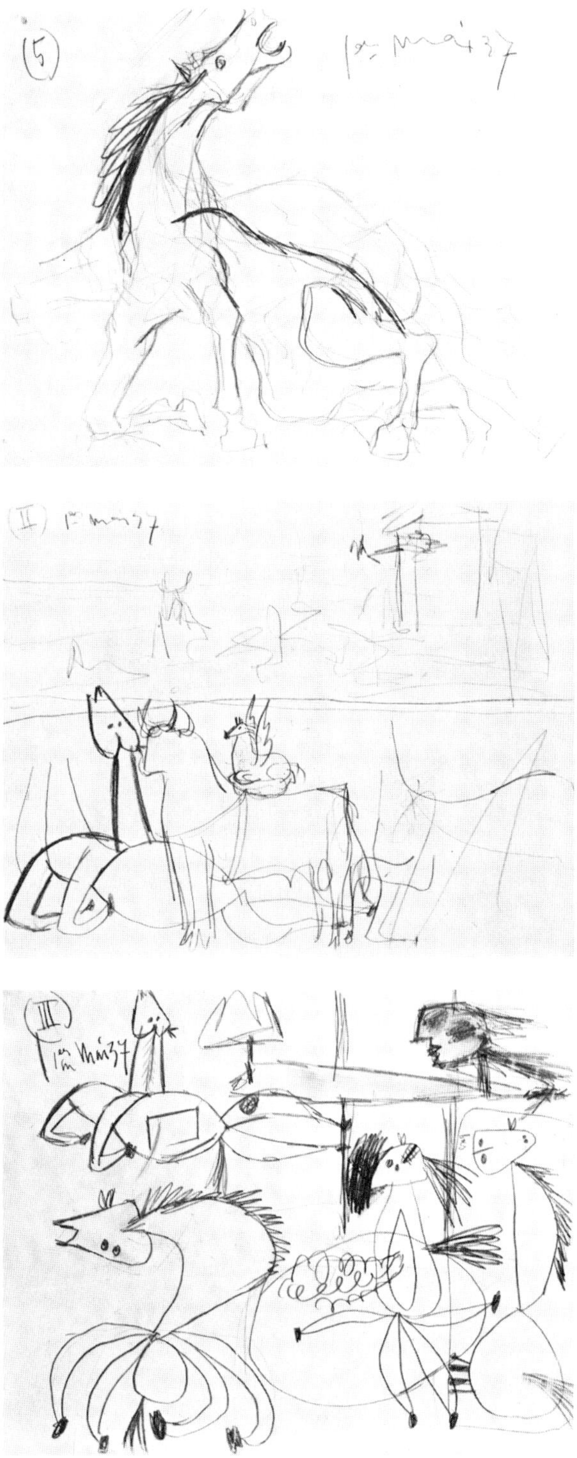

Picasso, Studien für *Guernica: oben* Pferd; *Mitte* und *unten* Kompositions-Studien

getan. *Guernica* war Angang Juli fertig und wurde im spanischen Pavillon angebracht.

Die Wirkung des Bildes damals ist schwer zu beschreiben. Seine Bedeutungsschichten, die daran geknüpften Assoziationen waren äußerst komplex. Es war ja nur ein Bild, und die spanische Republik schien am Ende. Aber *Guernica* war ein Trompetenstoß, ein Aufruf zum Widerstand, ein Schrei der Wut. Irgendwie hatte das Bild auch eine positive Aussage; nicht optimistisch, nicht propagandistisch, sondern positiv, wenn nicht für die gesamte Menschheit, so doch zumindest für die Kunst. Der größte lebende Künstler, der Wegbereiter der Avantgarde, ein zurückgezogener Esoteriker, der sich bis dahin im Elfenbeinturm gehalten hatte, malte plötzlich ein riesiges politisches Bild.

Es ist ein mehrdeutiges Bild. Zur Interpretation von *Guernica* gibt es inzwischen eine Literatur so reich wie Disputationen über mittelalterliche religiöse Probleme oder Renaissance-Allegorien. Das ästhetische Rüstzeug, das Picasso bis dahin in seinem Leben gesammelt hatte, war nicht besonders geeignet für die Kommunikation mit einem breiten Publikum. Die Fotos von dem Ereignis waren so eindeutig erschreckend, daß eine figürliche oder realistische Behandlung des Themas, zu der Picasso sicherlich fähig gewesen wäre, nicht infrage kam. Auf der anderen Seite gab es keine verbindliche Symbolsprache, auf die er hätte zurückgreifen können, außer dem verbrauchten Katalog von Propagandaklischees. Picasso suchte intuitiv – wie jeder große Künstler – das Universale in sich selbst, in der Hoffnung, daß der Betrachter die Bedeutung irgendwie erfühlen würde.

Guernica stellt ein Gemetzel dar. In der Dunkelheit, die nur durch eine einzige elektrische Birne erleuchtet ist, liegen ein sterbendes Pferd, eine zerbrochene Statue. Eine Frau fällt in Flammen von einem brennenden Haus, während eine andere in Panik flieht. Eine schreiende Frau hält ein totes Kind in ihren Armen. Hinter ihr steht ein Stier. Eine andere Frau mit einem Windlicht sieht die Szene von einem offenen Fenster aus.

Der Bombenangriff fand im hellen Tageslicht an einem sonnigen Tag statt. Die Dunkelheit des Gemäldes steht offensichtlich symbolisch für die Tat. Doch warum ist das Bild in Schwarzweiß gemalt? Ist es das Schwarzweiß der Zeitungen, die über das Ereignis berichteten? Wird uns die Wahrheit in Schwarz und Weiß gesagt? Fürchtete Picasso, daß Farbe von den bloßen brutalen Tatsachen ablenken und sie mildern könnte? Sind wir drinnen oder draußen? Spielt das wirklich eine Rolle, wenn die Katastrophe doch überall ist?

Ist die Frau mit dem klassischen Profil, die ihr Licht in die Mitte der Komposition stößt, das Symbol der Wahrheit, entsetzt über das, was sie entdeckt? Und sie entdeckt neben den ganz wirklichen Hinweisen auf Tod und Zerstörung das symbolische Drama des Stiers und des Pferdes, dargestellt in der Bildsprache der Corrida, des Stierkampfes; eine Bildwelt, die dem spanischen Denken tief eingeprägt ist, die schon in den frühesten Kindheitszeichnungen Picassos und durch sein ganzes Lebenswerk immer wieder erscheint.

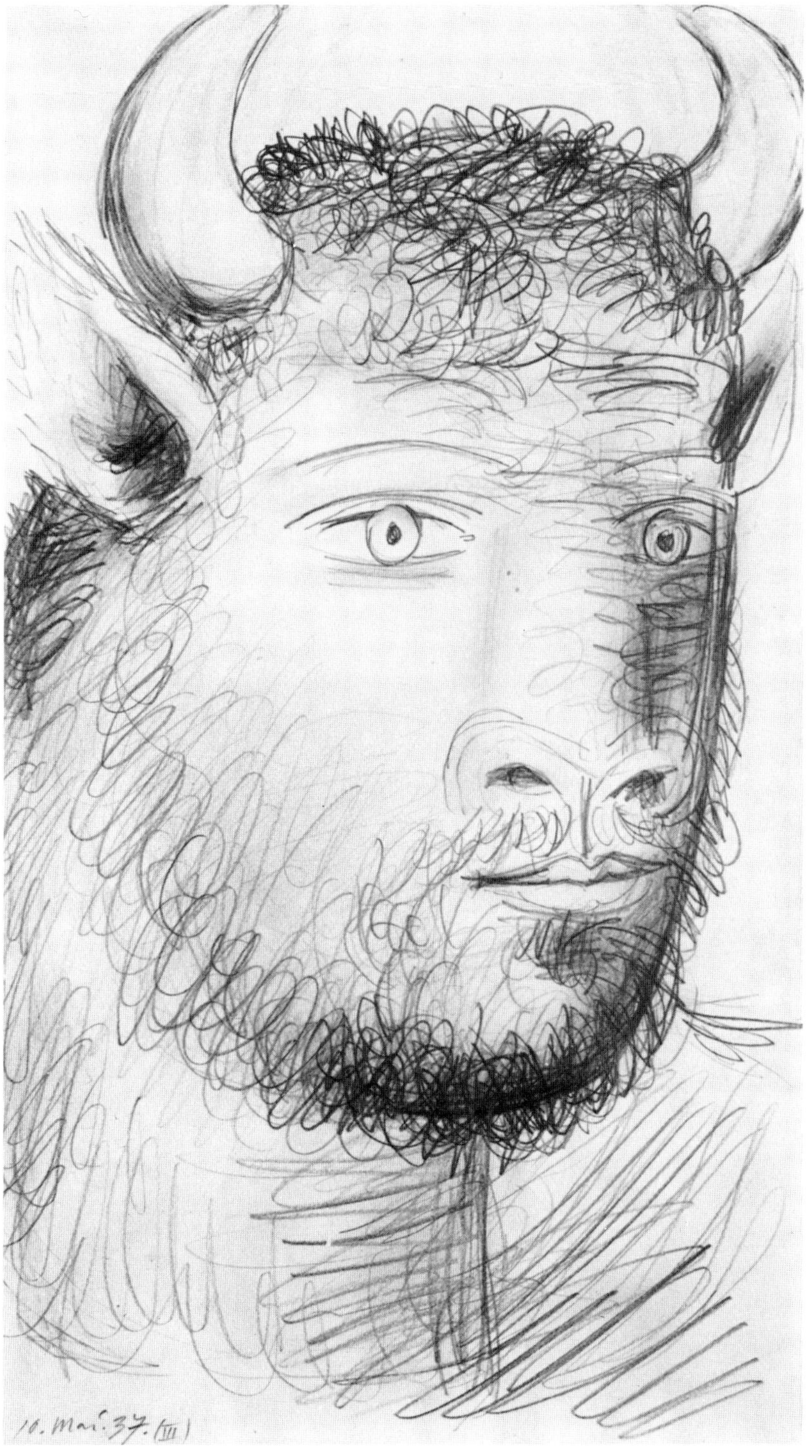

Picasso, Studien für *Guernica:*
Stierkopf mit menschlichem Antlitz

Da wir Picassos politische Sympathien kennen, muß das verwundete Pferd, das vor Schmerz schreit, die hilflose Zivilbevölkerung von Guernica, die vom Faschismus aufgewühlte spanische Republik symbolisieren; die zerbrochene Statue eines Kriegers, vielleicht ein Symbol der Vergangenheit und der spanischen Kultur, wird zugleich zerstört. Der Stier steht vor der Verwüstung; doch wendet er seinen Kopf von der Szene ab, als sei sie zu schrecklich anzusehen. Alle anderen wenden sich zu dem Stier hin, schauen ihn an oder bewegen sich auf ihn zu, als flehten sie ihn an.

Der Stier ist kein Zerstörer, sondern ein Beschützer. Er ist Spanien, vielleicht sogar Picasso, denn in einer frühen Studie erscheint er mit einem menschlichen Gesicht. Sein Echo antwortet den verängstigten Schreien des Pferdes und der Frau mit dem toten Kind. Aber er bleibt bei aller Würde und allem Mut selbst äußerst hilflos; denn dies ist Verderben, nicht Sieg. Und er scheint hinauszuschauen, vielleicht zur übrigen Welt, um eine Antwort auf den Hilfeschrei zu erhalten. Hoffnung lebt nur in der einsamen Blume, die aus Hand und Schwert des Kriegers wächst, und in dem Vogel, der sich emporschwingt, der Seele des sterbenden Pferdes.

Da Picasso sich weigerte, die Symbole zu erklären, muß *Guernica* immer vieldeutig bleiben. Das Bild ist dafür kritisiert worden, daß es nicht klar, offen, geradeheraus und in seiner Botschaft eindeutig sei. Diese Kritik wendete sich auch gegen seinen stilistischen Formalismus. Picasso, der sich 1937 dem Surrealismus genähert hatte, kehrte in dem Bild *Guernica* zu kubistischen Stilformen zurück. Er ahnte wohl, daß der komplexe, sehr persönliche poetische Realismus der berühmten Radierfolge der *Tauromachie* von 1935 sich nicht für das geforderte große Bild für den spanischen Pavillon eignete. Der Stil des *Guernica*-Bildes ist geprägt von expressionistischen Verzerrungen, brutal genug, um die Schrecken der Realität darzustellen, ein Stil, der seinen Zorn ausdrücken und das Unsagbare sagen konnte, der die Weltöffentlichkeit zwang hinzuhören.

Und selbst, wenn die Welt das Bild nicht in allen Einzelheiten entziffern kann, so ist *Guernica* doch eine zeitlose Aussage über die Schrecken des Krieges und die Leiden der Unschuldigen.

Städte

Bestimmte Städte sehen wir in einem Licht, das wir von den Bildern her kennen, die Maler von diesen Städten gemalt haben. Das Charakteristische einer Stadt zu erfassen, zu beschreiben, wie man sich dort fühlt, darüber läßt sich leichter sprechen als es sichtbar zu machen und dabei das Klischee zu vermeiden. Künstler setzen anstelle der Postkartenansicht ihre eigene Vision einer Stadt, und wir machen uns diese Vision zu eigen, weil sie uns überzeugt. Wir leihen uns den Blick der Künstler.

Es ist fraglich, ob irgend jemand die spanische Stadt Toledo je so gesehen hätte, wie El Greco sie zu Ende des sechzehnten Jahrhunderts sah, hätte er uns nicht seinen *Blick auf Toledo* hinterlassen. Seine dramatische Vision der alten spanischen Hauptstadt ist ein derart unvergeßliches Bild, daß der Gedanke an diesen Ort spannungsgeladener Größe, der geisterhaft und leuchtend unter einem heraufziehenden Gewitter liegt, für immer in unserem Gedächtnis haftet.

Vermeer malte seinen *Blick auf Delft* etwa fünfzig Jahre später, und auch hier ist eine Stadt in ein wundersames Licht getaucht. Aber bei Vermeer hüllt das Licht die Stadt in absolute Ruhe und Stille. Wie El Greco reizt Vermeer die Verbindung von Regen und Sommerlicht; doch bei ihm ist es nicht eine dramatische Vision, sondern der genaue Bericht eines besonderen Augenblicks – es ist zehn Minuten nach sieben Uhr morgens.

Turner malte Venedig fast genauso oft wie Canaletto. Doch während es für Canaletto, der dort lebte, dieselbe Stadt blieb, sah Turner sie bei jedem seiner drei Besuche mit anderen Augen. *Venedig, La Dogana und Santa Maria della Salute* malte er aus dem Gedächtnis mehrere Jahre nach seinem letzten Aufenthalt; die topographischen Details der Stadt Venedig verschmelzen zu einem allgemeinen Eindruck. Die Stadt wird fast immateriell, ein magisch schimmerndes Licht in einer Hülle von Dunst.

Die letzten beiden Bilder sind eher Szenen aus dem Stadtleben, als Stadtansichten. Van Goghs *Caféterrasse bei Nacht* entstand in jener erstaunlich fruchtbaren Periode des Künstlers, als er 1888 von Paris in die Provence gegangen war. Und Macke malte den *Hutladen* in Deutschland kurz vor dem Ausbruch des Ersten Weltkrieges; in wenigen Zügen ist die moderne Stadt charakterisiert – ein Schaufenster mit grellfarbigen Hüten, eine Frau, die sie ansieht, und in der Mitte eine Glasfläche, die das Licht reflektiert. Das ist alles; und es gibt kaum ein besseres Beispiel dafür, wie ein Künstler aus fast nichts etwas Freudvolles schafft.

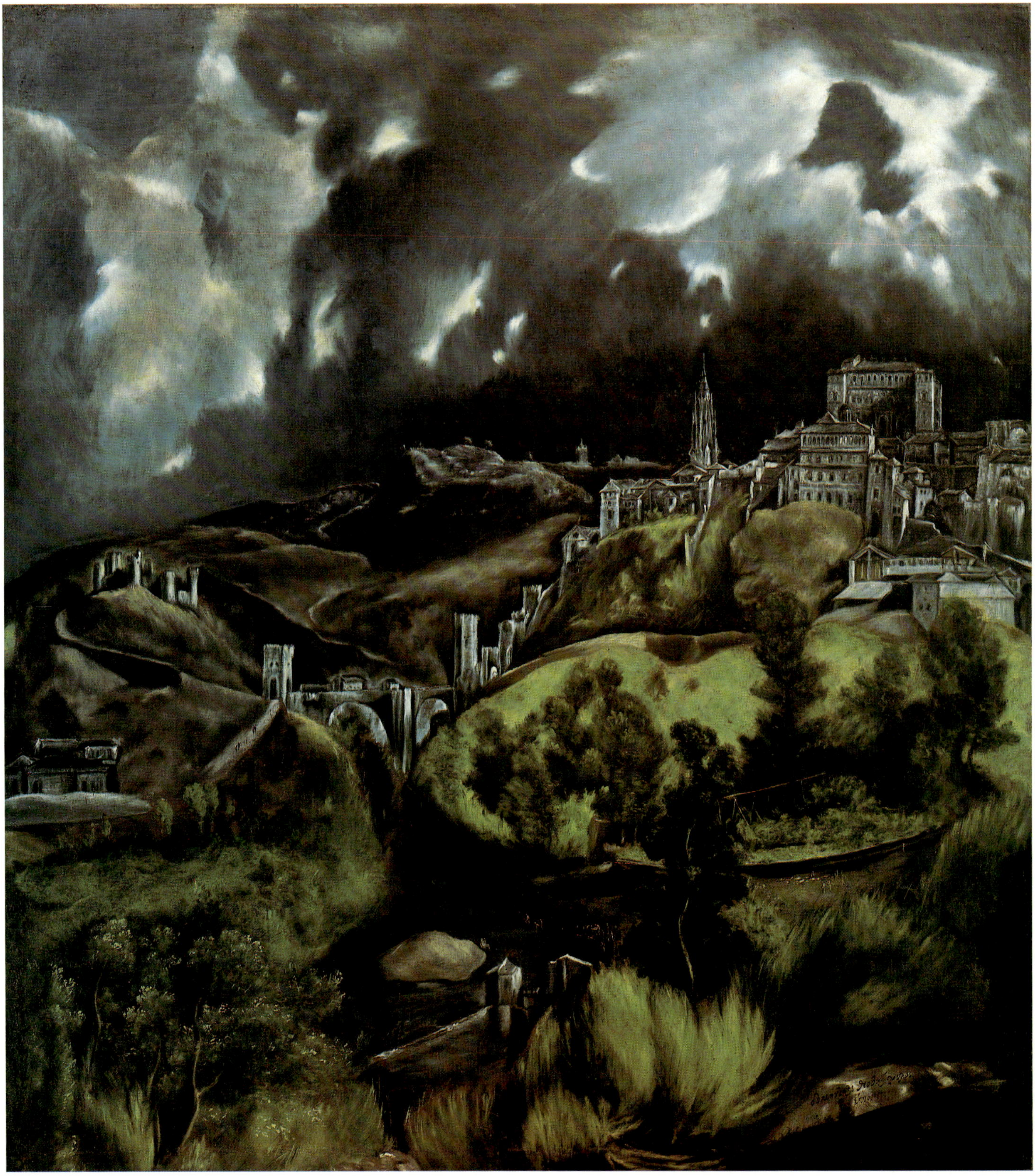

NEW YORK, METROPOLITAN MUSEUM OF ART

EDWIN MULLINS

El Greco (1541-1614)

Blick auf Toledo (1600-1610)

Im Metropolitan Museum of Art in New York hängt El Grecos *Blick auf Toledo.* Das Bild erscheint wie die Vision einer Stadt. Fast scheint es, als habe El Greco sie nur ein einziges Mal in einem dramatischen Gewitter gesehen und als habe dieser Augenblick sich für immer in ihm festgesetzt. Doch so war es keineswegs. Er hatte mehr als zwanzig Jahre in Toledo gelebt, bevor er dieses Bild malte, und es scheint, als hätte er es ganz für sich selbst gemalt. Toledo war seine Heimatstadt, oder besser die Stadt, die El Greco zu seiner Heimat gemacht hatte. Er war zuvor jahrelang gewandert, hatte zuerst in Venedig und dann in Rom gearbeitet; doch seine eigentliche Heimat war Kreta.

Die Szene ist überflutet von jenem dunklen, unnatürlich scheinenden Sonnenlicht, das man manchmal erlebt, wenn ein Gewitter heraufzieht. Der Vordergrund ist strahlend und sommerlich; eine Landschaft mit Felsen, Wasser und kleinen Weideflächen. Auf den ersten Blick meint man, das Land sei völlig ohne Menschen. Doch dann entdeckt man winzige Figuren auf der Straße, ein Mann auf einem weißen Pferd reitet durch den Fluß. In der Nähe stehen drei andere Männer und fischen, und hinter ihnen ist eine Gruppe von Gestalten, die Wäsche im Wasser waschen. Sie könnten kaum skizzenhafter wiedergegeben sein. Knappe Kürzel für menschliches Leben, nicht wichtiger als Ameisen. Von dem Naturschauspiel, das über ihren Köpfen vorgeht, scheinen sie nichts wahrzunehmen.

Dabei braut sich ein fürchterliches Gewitter über den Hügeln hinter Toledo zusammen. Es schwärzt den Horizont und nähert sich wie nächtliche Armeen den geisterhaften Bauten der Stadt, die im unwirklichen Licht wie Phosphor leuchten. Toledo scheint unter der Drohung einer solchen Naturkraft zu beben, die dem Gewitter in Shakespeares King Lear gleicht (einem Drama, das fast zur gleichen Zeit entstand).

Dieses Gefühl, daß die Stadt belagert ist, gibt der großen Festung über der Stadt – dem Alcazar – eine zusätzliche Bedeutung und auch der Burg San Servando außerhalb der Mauern, links im Bild. Diese Festung war errichtet worden, um Toledo gegen Invasionen zu schützen, genau wie die befestigte Alcantara-Brücke, die über die Schlucht des Tajo zu einer Reihe von Beobachtungstürmen führt, die die Stadt einfassen.

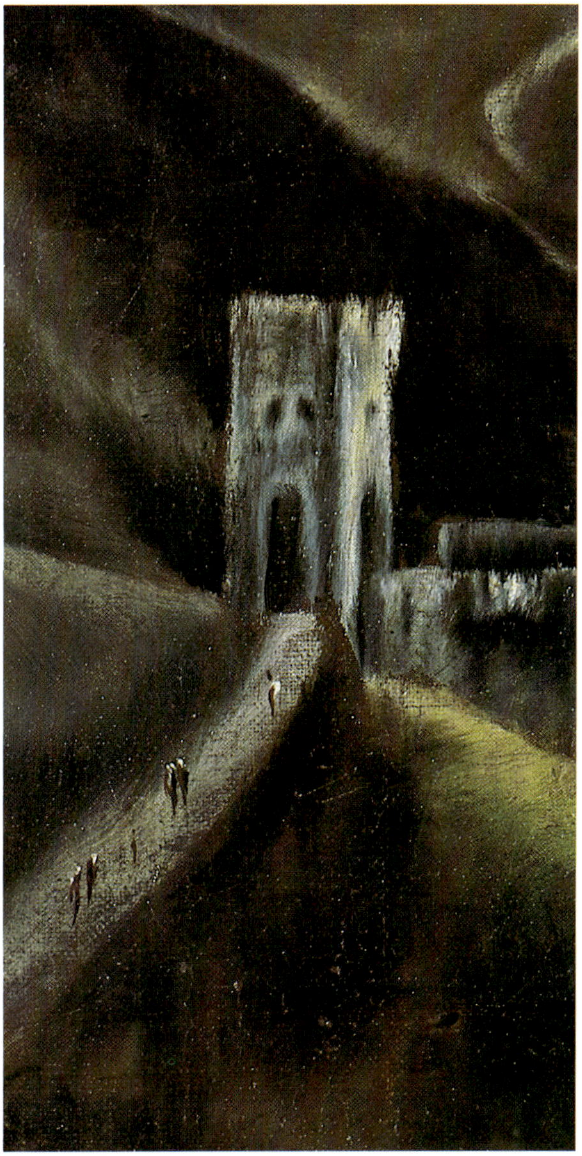

Gestalten auf dem Weg, Ausschnitt aus *Blick auf Toledo*

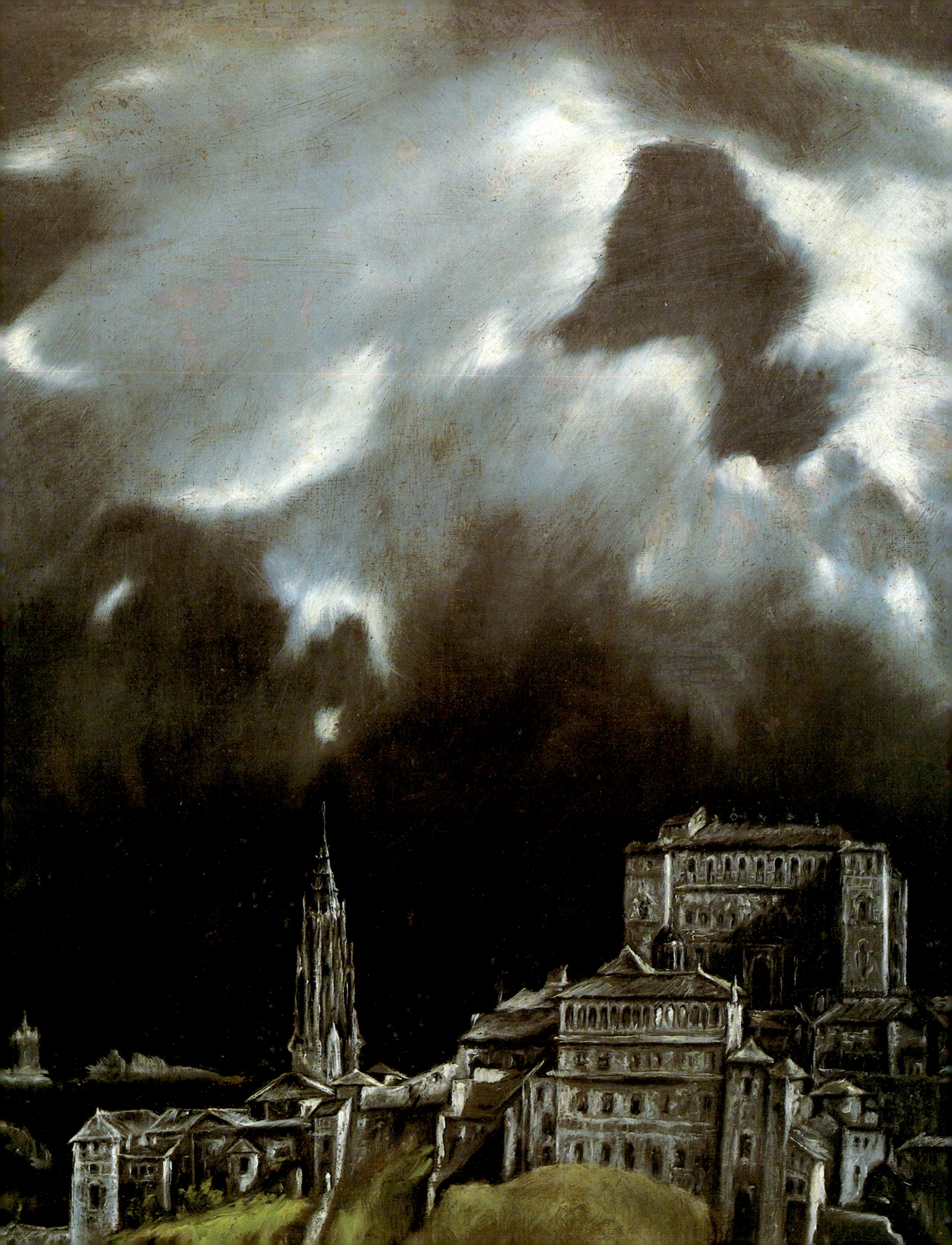

Gewitterwolken über der Stadt, Ausschnitt aus *Blick auf Toledo*

Dieses übernatürliche Gewitter gibt auch dem gotischen Turm der Kathedrale von Toledo noch mehr Sinn. Er ragt in den schwarzen Himmel wie ein Symbol der Hoffnung, ein Symbol der Geistigkeit des Menschen, die sich über die irdischen Dinge erhebt. Denn Toledo war und ist heute noch der Sitz des Primas von Spanien. Zur Zeit El Grecos war es der Mittelpunkt des religiösen Lebens in Spanien. Das war für ihn der Hauptgrund, sich hier niederzulassen. Gold aus der Neuen Welt floß in die Schatztruhen der Kirchen. Toledo war eine der reichsten Städte Europas. Klöster und Kirchen wurden gebaut und mit großem Reichtum ausgestattet, und El Greco kam dieser Nachfrage sehr geschickt entgegen, indem er alle Arten religiöser Bilder lieferte. Darunter eine *Entkleidung Christi* für den Hochaltar der Kathedrale. Das Bild ist immer noch dort. Und eine *Heilige Familie* für das neuerbaute Hospital Tavera, wobei seine Frau – so heißt es wenigstens – als Modell für die Jungfrau Maria saß. Das berühmteste aller Bilder El Grecos in den Kirchen von Toledo aber ist *Das Begräbnis des Grafen von Orgaz*, das er für seine eigene Pfarrkirche, San Tomé, malte.

So kann man sich also vorstellen, daß dieses Bild von Toledo als Tribut an El Grecos eigenes Werk gedacht war. Und nicht zufällig wählte er gerade diejenige Seite der Stadt, die den Renaissancepalast, in dem er selbst lebte, in voller Größe erscheinen ließ. Genauso wenig ist es wohl ein Zufall, daß er einen Kirchturm in das Bild brachte, der in Wirklichkeit in der zwanzig Meilen entfernten Nachbarstadt Illescas stand. Fünf Gemälde von El Greco hängen noch heute in dem zur Kirche gehörigen Hospital. Während das Bild entstand, war El Greco in einen langwierigen Prozeß mit den kirchlichen Autoritäten von Illescas wegen der Bezahlung seiner Arbeiten verwickelt. Man mag sich denken, daß El Greco nicht umsonst Illescas genau unter Gottes Donner plazierte.

El Greco hatte sicher die Absicht, daß dieses Unwetter als „Gottesgewitter" empfunden und der *Blick auf Toledo* als religiöses Bild angesehen würde. Dies wird noch klarer, wenn man es im Zusammenhang mit anderen Bildern sieht, auf denen El Greco diese Stadt abgebildet hat. *Ansicht und Plan von Toledo* erscheint zunächst als rein topographischer Bericht; sieht man von der allegorischen Figur zur Linken ab, die den Fluß Tajo darstellt, und von einer Figurengruppe mit der Jungfrau Maria, die von den Wolken herniedersteigt. Doch es ist keineswegs topographisch akkurat. Das Gebäude auf einer Wolke im Vordergrund ist nämlich nichts anderes als das Hospital Tavera, von dem der Künstler den Auftrag erhielt, die *Heilige Familie* und andere Altarbilder zu malen; und er hat das Hospital auf eine Wolke gesetzt, damit er die Fassade dem Betrachter zukehren konnte. Das Bild ist halb Karte, halb Vision. Ebenfalls Vision, und zwar die der Stadt Jerusalem, wird Toledo in *Hl. Joseph mit dem Jesusknaben.* Gewitterwolken kündigen hier die Kreuzigung an, während sie den Untergang der Stadt Troja auf dem Bild *Laokoon* andeuten, zu deren Darstellung ebenfalls Toledo das Modell war. Auf dem Bild *Golgatha* erhebt sich Toledo im Hintergrund der Kreuzigung unter einem Himmel, der nun fast ganz schwarz ist. Das einzige Licht ist göttliches Licht.

El Greco, *Blick auf Toledo*

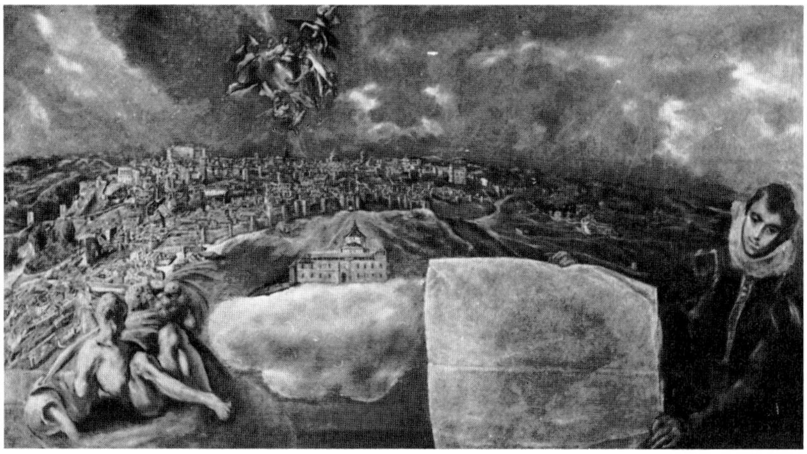

Es scheint schwach auf die Kathedrale von Toledo und auf El Grecos Palast. Aber es scheint voll auf die Figur Christi und auf die Wolkenfetzen, die die allgemeine Schwärze durchziehen.

In all diesen Bildern geht es um dasselbe: Schwärze ist des Menschen Schicksal auf Erden; wir leben im Schatten unserer Sünden. Über uns rollt Gottes Donner. Sogar Toledo, jene strahlende Stadt, ist schließlich nicht so strahlend. Das Licht, das auf sie fällt, ist nur ein schwacher Widerschein des himmlischen Lichtes. Toledo ist dem Untergang geweiht, wie Troja, wie die ganze Menschheit.

El Greco hat hier etwas in der Kunst sehr Seltenes vollbracht, nämlich die tragische Vision einer Landschaft. So ist dies nicht so sehr ein Bild von Toledo, sondern ein Bild des Lebens, allerdings ein recht schwarzes, ein deprimierendes, in dem der Mensch klein und unbedeutend erscheint. Es gibt keine Wärme, keine Liebe für den Menschen oder seine Werke. Und doch hat das Bild eine unvergeßliche tragische Größe. Es ist furchtbar, aber zugleich aufregend. Es ist ungeheuerlich. Es läßt einen erzittern. Ist dies der Zorn Gottes, so können wir nur in Ehrfurcht verweilen.

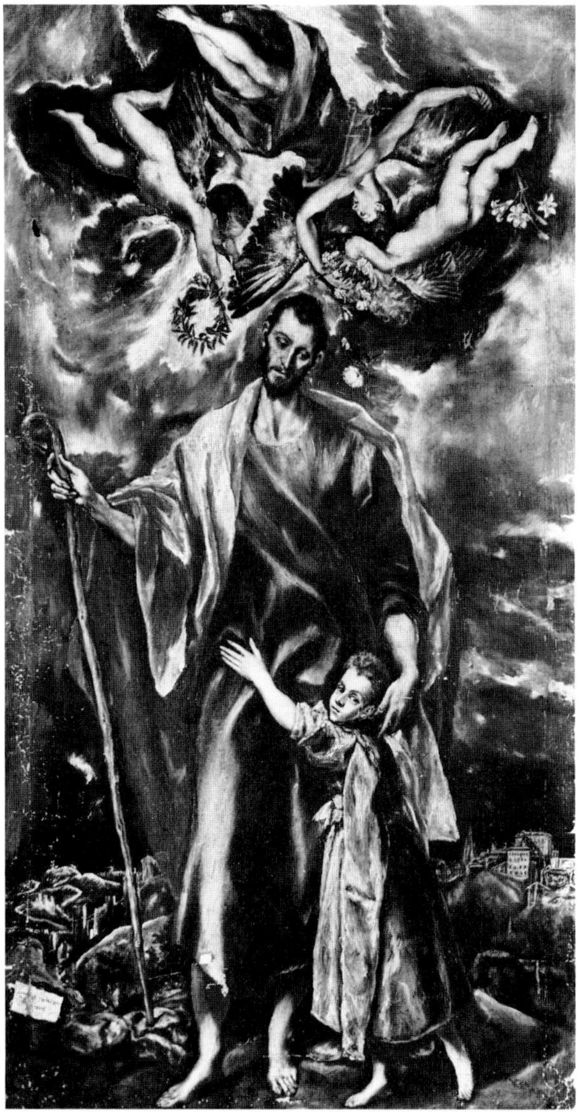

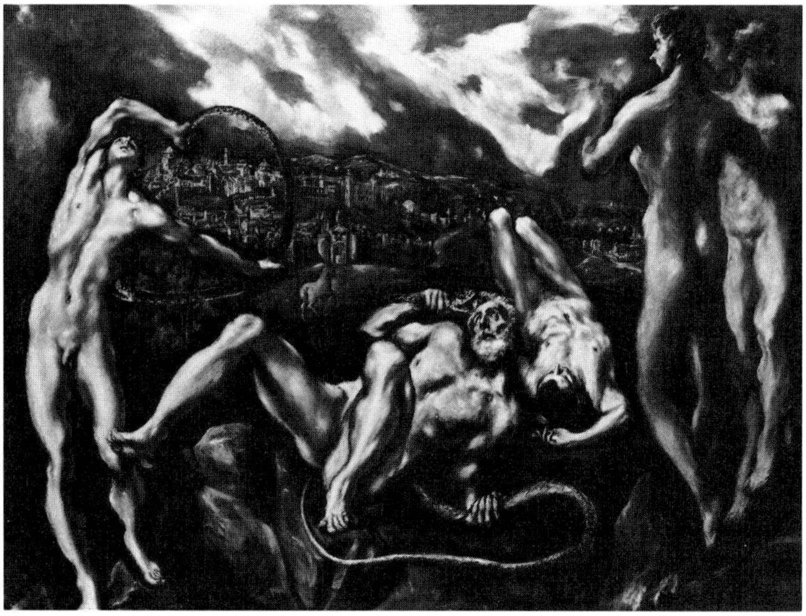

Oben El Greco, *Hl. Joseph mit dem Jesusknaben; rechts* El Greco, *Laokoon*

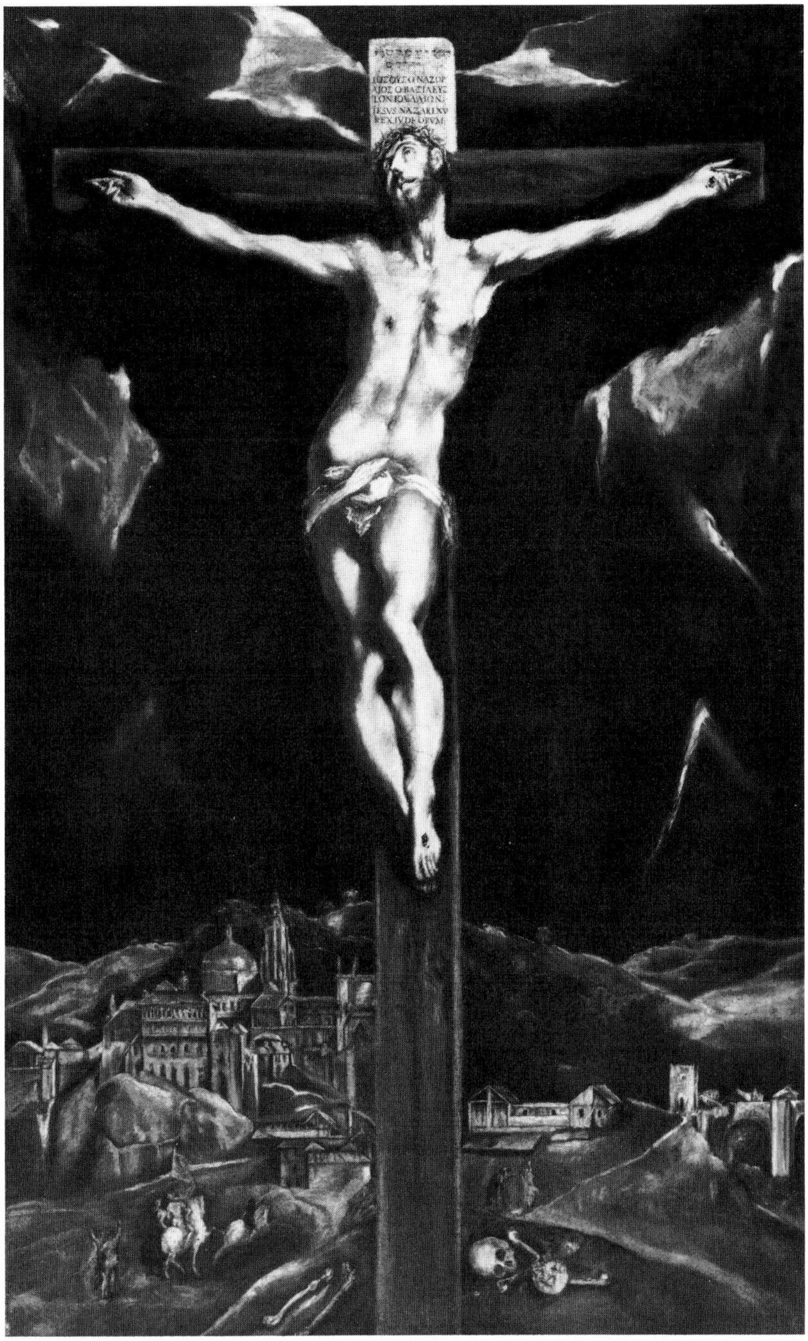

El Greco, *Golgatha*

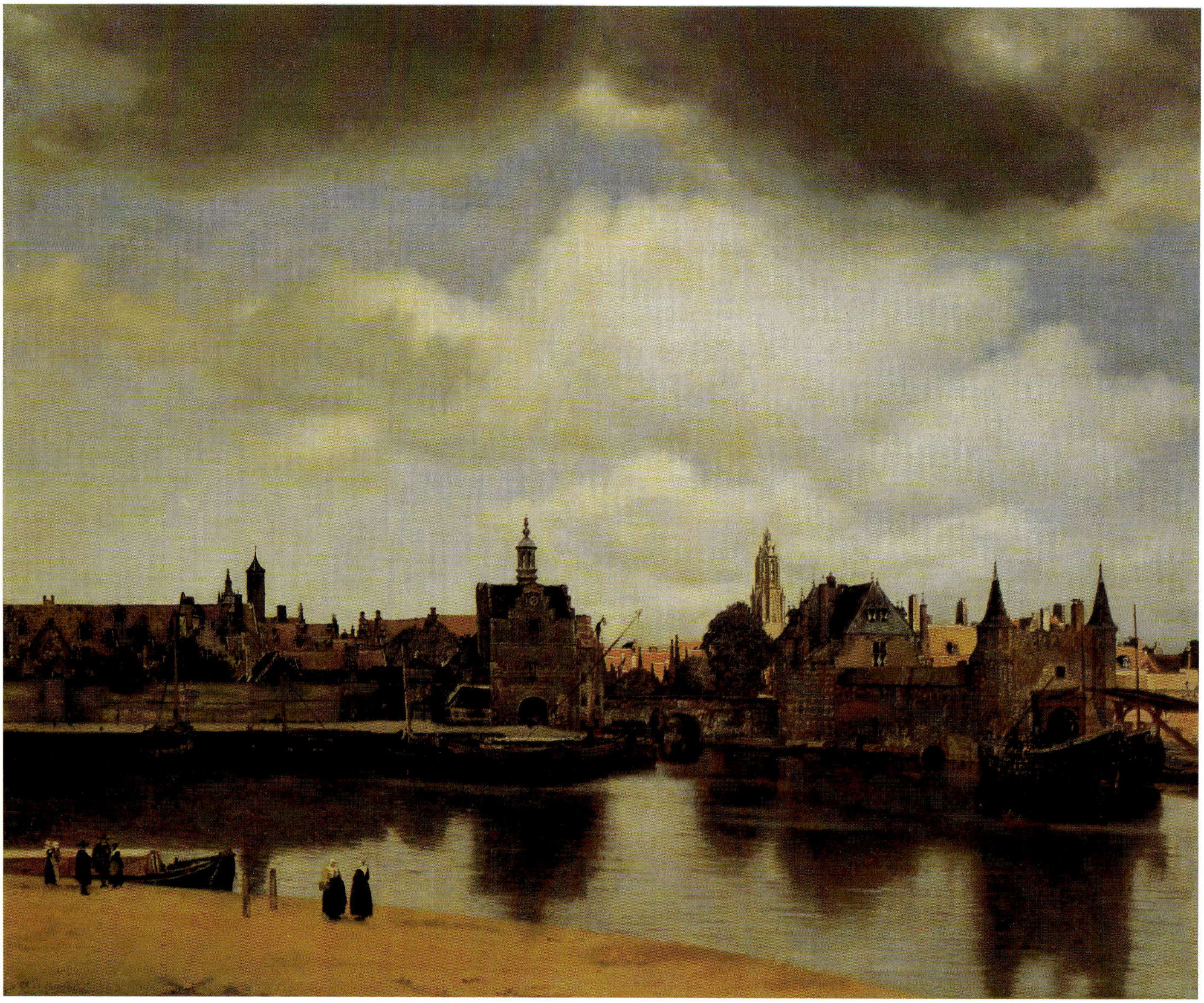

DEN HAAG, MAURITSHUIS

DAVID PIPER

Vermeer (1632-1675)

Blick auf Delft (um 1660)

Das Mauritshuis in Den Haag hat eine bedeutende Sammlung der beiden großen Meister des siebzehnten Jahrhunderts, des Goldenen Zeitalters der niederländischen Malerei: Rembrandts, des Malers der leidenden Menschheit, und seines Gegenspielers Vermeer, des kühlsten, ruhigsten und distanziertesten Malers, den es je gab. Jan Vermeer ist nicht weit von Den Haag in der kleinen Stadt Delft geboren. In Delft lebte er sein nicht besonders auffälliges Leben, und dort starb er auch 1675, erst dreiundvierzig Jahre alt.

Für Vermeersche Verhältnisse ist der *Blick auf Delft* ein großes Bild, fast ein Meter zwanzig breit. Auch das Thema ist ungewöhnlich. Es ist nicht einer jener Innenräume, erfüllt von Licht und der Stille unhörbarer Musik, an die man beim Namen Vermeer denkt. Dies Bild erscheint eher nüchtern. Sieht man es in einer Schwarzweiß-Reproduktion, könnte man meinen, es sei ein Foto der Stadt.

Und tatsächlich läßt es sich als eine genaue Wiedergabe entziffern. Man kann die lokalen Sehenswürdigkeiten identifizieren. Von links nach rechts: die typisch steilen holländischen roten Ziegeldächer gucken über die alte Stadtmauer, die scharfen Kanten der Treppengiebel, ein paar Türme ragen knapp über die Dächer, die Alte Kirche, in der Vermeer begraben ist. Dann eins der Stadttore mit Treppengiebeln und kleinem Kuppeltürmchen – es heißt Schiedam-Tor – und hinter der Brücke über den Kanal eine Baumgruppe und der Turm der Neuen Kirche, in der Vermeer getauft wurde. Schließlich kommt man zu einem zweiten Stadttor, dem Rotterdam-Tor.

Die ganze Fassade der Stadt liegt im Schatten, oder besser, in einem wolkengefilterten Licht, während die Sonne woanders scheint. Im Mittelgrund hebt sie das klare Gelb und Rot der Gebäude heraus, der Turm der Neuen Kirche wird so zur beherrschenden Vertikalen.

So steht die Stadt zwischen Himmel und Erde, oder besser, Himmel und Wasser. Das Blau des hohen Himmels steht voller Wolken, die sich kaum ausgeregnet haben, ganz oben hängt der Regen noch dick und grau – und dort hätte wohl in einem anderen Bildtyp ein barocker Maler aus Vermeers Zeit einen gerafften

Vorhang hingemalt. Im Vordergrund ist das grauschimmernde Wasser von einem Luftzug leicht bewegt, das Spiegelbild der Fassade der Stadt leicht gestört. Und ganz vorn links am sandigen Ufer des Wassers – es ist der Rotterdam-Kanal – stehen Leute bei einem angetäuten Boot. Sie bewegen sich nicht, sie stehen da, klein, ausdruckslos wie die beiden Poller daneben. Und doch sind sie notwendig wie Anker für die Stabilität des ganzen Bildes. Die beiden Frauen rechts in ihren schwarzen Gewändern antworten mit ihren weißen Hauben auf die sonnenbeschienene Senkrechte der Neuen Kirche.

Es ist ein ganz bestimmter Augenblick dargestellt, eine genaue Zeit und ein besonderes Wetter. Das Glitzern und die Klarheit lassen vermuten, daß gerade ein Schauer niedergegangen ist. Die Luft ist sehr frisch, es ist noch früher Morgen. Wir wissen nicht genau, in welchem Jahr das Bild gemalt wurde; um 1660, ein Jahr

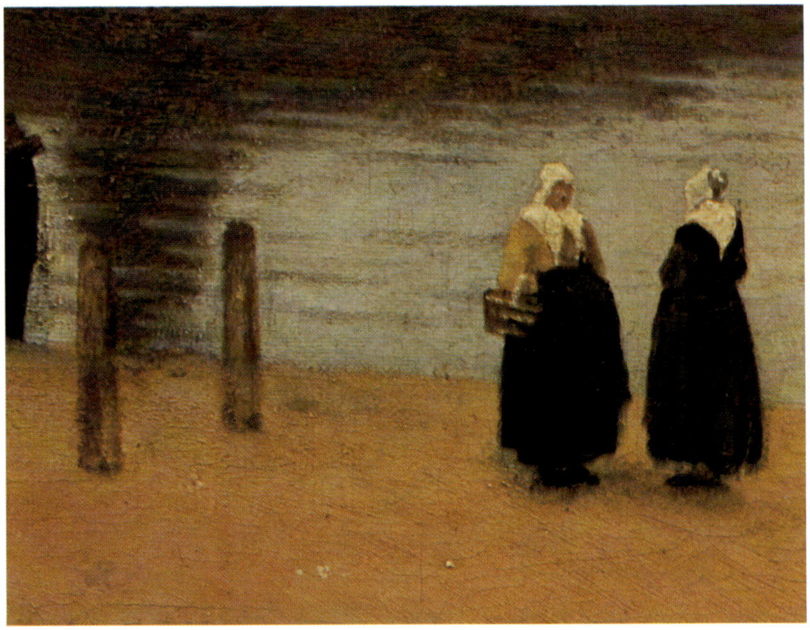

Zwei Frauen und Poller, Ausschnitt aus *Blick auf Delft*

davor oder ein Jahr danach. Aber es ist deutlich ein typisch holländischer schauerreicher Sommertag. Die Bäume stehen voll im Laub. Es ist zehn nach sieben am Morgen – das zeigt die Uhr an. Morgen eher als Abend, denn man schaut auf die Südseite der Stadt, und die Sonne steht noch recht niedrig auf der rechten Seite, und das heißt im Osten.

Die Landschaftsmalerei, insbesondere die Darstellung der heimischen Umgebung, gehört zu den großen Eigenheiten der niederländischen Kunst des siebzehnten Jahrhunderts. Vermeer war in diesem Zusammenhang ein Nachzügler. Und dennoch nimmt sein Stadtbild von Delft einen ganz einzigartigen Platz ein, nicht nur in seinem Werk, sondern auch in der Entwicklung der holländischen Landschaftsmalerei. Natürlich hatten ihre großen Begründer auch Städte gemalt, aber immer nur als Teile eines Ganzen. Vermeer malte eines der ersten Bilder, in denen eine Stadt gleichsam um ihrer selbst willen porträtiert wird.

Cuyps Ansicht von Nijmegen entstand in den 1650er Jahren und ist ein gutes Beispiel dafür, wie Künstler gewöhnlich bestimmte Orte behandelten. Nijmegen ist eine sehr pittoreske Stadt, die viele Maler anzog. Doch alle schmolzen sie in ihren eigenen Stil ein, Cuyp machte daraus einen typischen Cuyp, das heißt, in erster Linie eine Idylle von sonnenbeschienener Heiterkeit und Ruhe.

Es gibt einen frühen Vorläufer von Vermeers Delfter Bild, einen sehr erstaunlichen, nicht nur, weil das Bild vierzig Jahre vor diesem (1618) entstand, sondern weil diese *Ansicht von Zieriksee* die ganze Anlage von Vermeers Delft-Bild genau vorausnimmt, sogar die kleine Gruppe im Vordergrund links. Esaias van de Velde war ein außerordentlich phantasievoller und einflußreicher Pionier der Landschaftsschule. Obgleich sein Bild in gedämpften Braun- und Grüntönen gemalt ist, als tauche es allmählich in den Blautönen einer dahinschwindenden Dämmerung unter, ist es recht realistisch. Im Vergleich mit dem Vermeer jedoch erscheint der Entwurf eher künstlich durch die stark betonten Diagonalen

Links van de Velde, *Blick auf Zieriksee; unten* Vermeer, *Die kleine Straße*

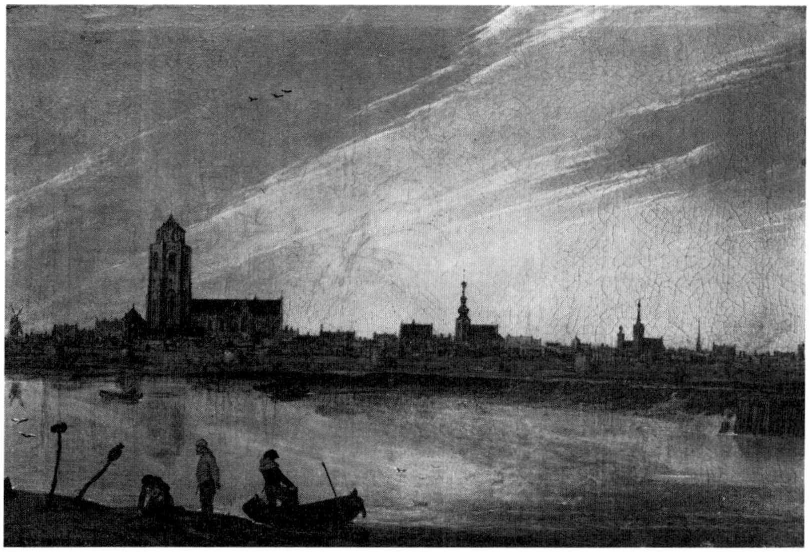

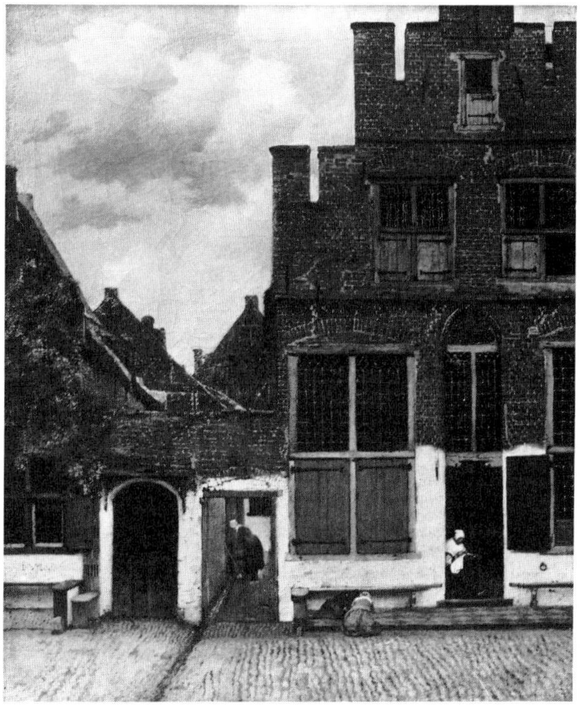

der streifigen Wolken. Die genaue Wiedergabe der Stadt ist eigentlich zweitrangig. Abgesehen davon ist es gleichsam ein Miniaturformat, knapp dreißig Zentimeter hoch.

Wir wissen nicht, warum Vermeer dieses Delft-Bild malte. Vielleicht war es ein Auftrag. Einzig verwandt in seinem Werk ist vielleicht die kleine Straßenszene aus Delft, die ein wenig früher entstand und möglicherweise von Pieter de Hooch beeinflußt ist, der gleichzeitig in Delft arbeitete. Bei diesem jedoch ist die Anekdote die Hauptsache, ein erzählerisches Interesse, das bei Vermeer ganz fehlt. Seine Figuren sind anonym, gesichtslos und hier sogar ein wenig kleiner im Maßstab, als die übrigen Proportionen in dem Bild es gefordert hätten. Ruhe und Stille: es herrscht eine Atmosphäre wie in Vermeers Innenräumen – ein Innenraum im Freien. Der Beobachter ist völlig losgelöst, er gibt keine Erklärung, noch fordert er zu einer auf.

So auch in der *Ansicht von Delft:* der Blick von innen weitet sich aus, gleitet mit derselben Sicherheit über die Fassade einer ganzen Stadt. Die Kühle, der Abstand schaffende, unüberbrückbare Raum zwischen der Stadt und dem Betrachter, all das wird spürbar, je länger man hinschaut. Die Distanz ist Bild geworden in dem

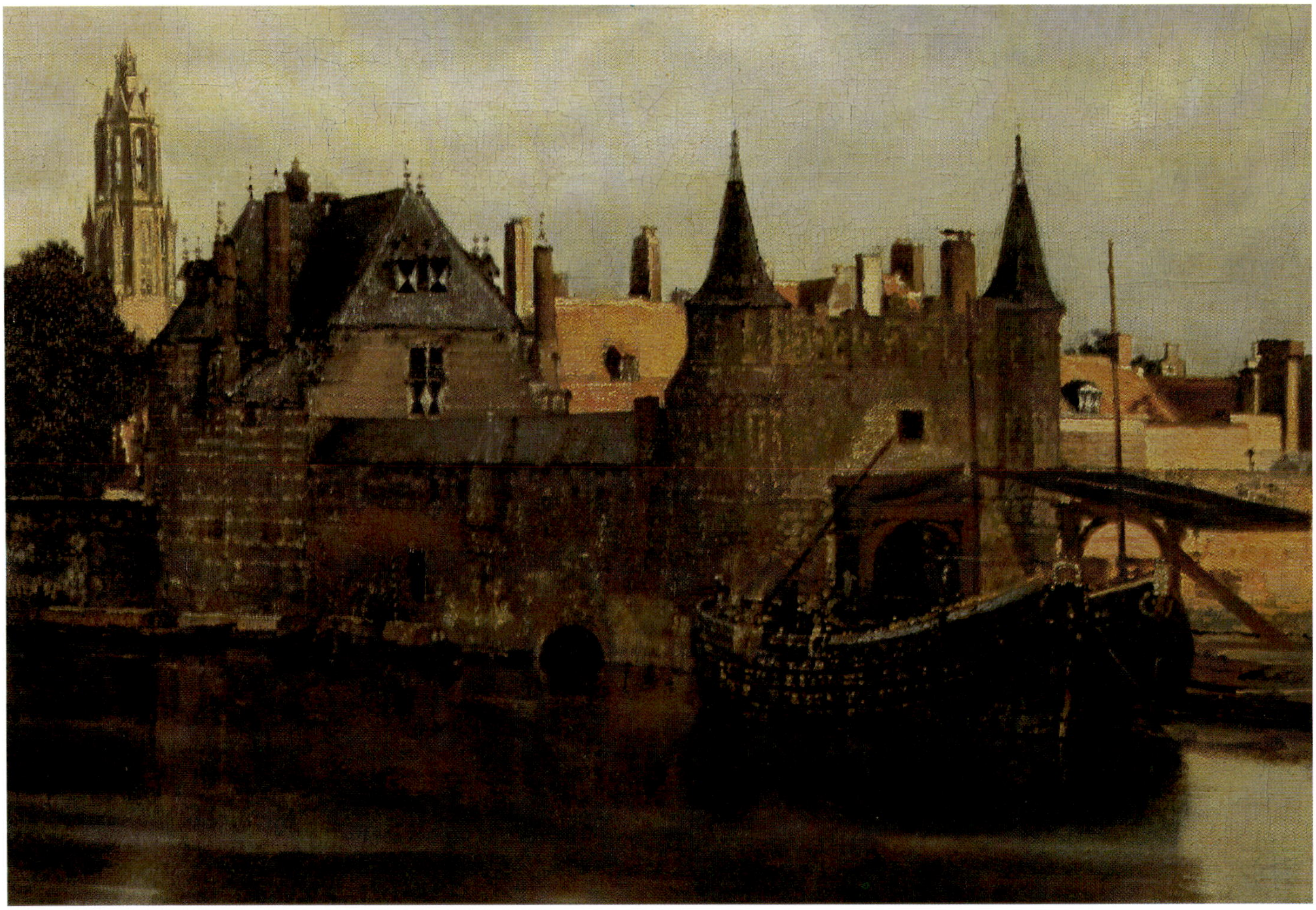

Rotterdam-Tor und verankertes Schiff, Ausschnitt aus *Blick auf Delft*

brückenlosen Wasser, das zwischen uns und der Stadt liegt. Die Schatten auf dem Wasser, sie laden nicht ein. Alle Boote sind fest vertäut. Doch der technische Apparat, der diese absolute Objektivität möglich machte, ist nicht sichtbar: Es war mit Sicherheit eine Form von *Camera obscura,* eine frühe Form der Kamera, die man noch hin und wieder in Badeorten findet. Durch ein einfaches Loch in der Vorderseite eines im übrigen lichtdichten Kastens projiziert sie ein Bild auf die Fläche der Rückwand des Kastens. Ist der Kasten groß genug, daß ein Mensch darin Platz findet, kann die Rückwand mit einer Leinwand bespannt werden, auf die der Maler – sagt man es einmal ganz hart – einfach sein Bild über das projizierte Bild malt. So simpel ist Vermeer mit Sicherheit nicht vorgegangen. Und dennoch geht ein bedeutender Teil dieser durchgehenden Gleichmäßigkeit des Dargestellten gewiß auf den Gebrauch der *Camera obscura* zurück. Ein Interesse an optischen Experimenten dieser Art hatte auch schon der Maler Carel Fabritius (der vielleicht der Lehrer Vermeers war) in seiner *Ansicht von Delft* bewiesen. Wie er war Vermeer offenbar fasziniert vom Wechselspiel zwischen Realität und Illusion.

Denn letztlich liegt in dem Paradox zwischen dem intensiven Realismus und der daraus resultierenden Illusion eine der wichtigsten Qualitäten dieses Bildes. Erscheint es auf den ersten Blick vielleicht wie die Vergrößerung einer Farbfotografie, so wird man sich bei längerem Hinsehen der wunderbar ausbalancierten Komposition bewußt. Und wenn man näher an das Bild herantritt, erkennt man, daß es nicht um die Gegenstände geht, die das Licht sichtbar macht, sondern um das Licht selbst; daß die Gegenstände dem Maler nur ein Vorwand dafür sind, dem Licht Form zu geben. Man findet kaum scharf konturierte Linien auf dem Bild. Vincent van Gogh notierte, als er es sah: „Wenn wir nahe herantreten, können wir unseren Augen kaum glauben. Es ist in ganz

Fabritius, *Blick auf Delft*

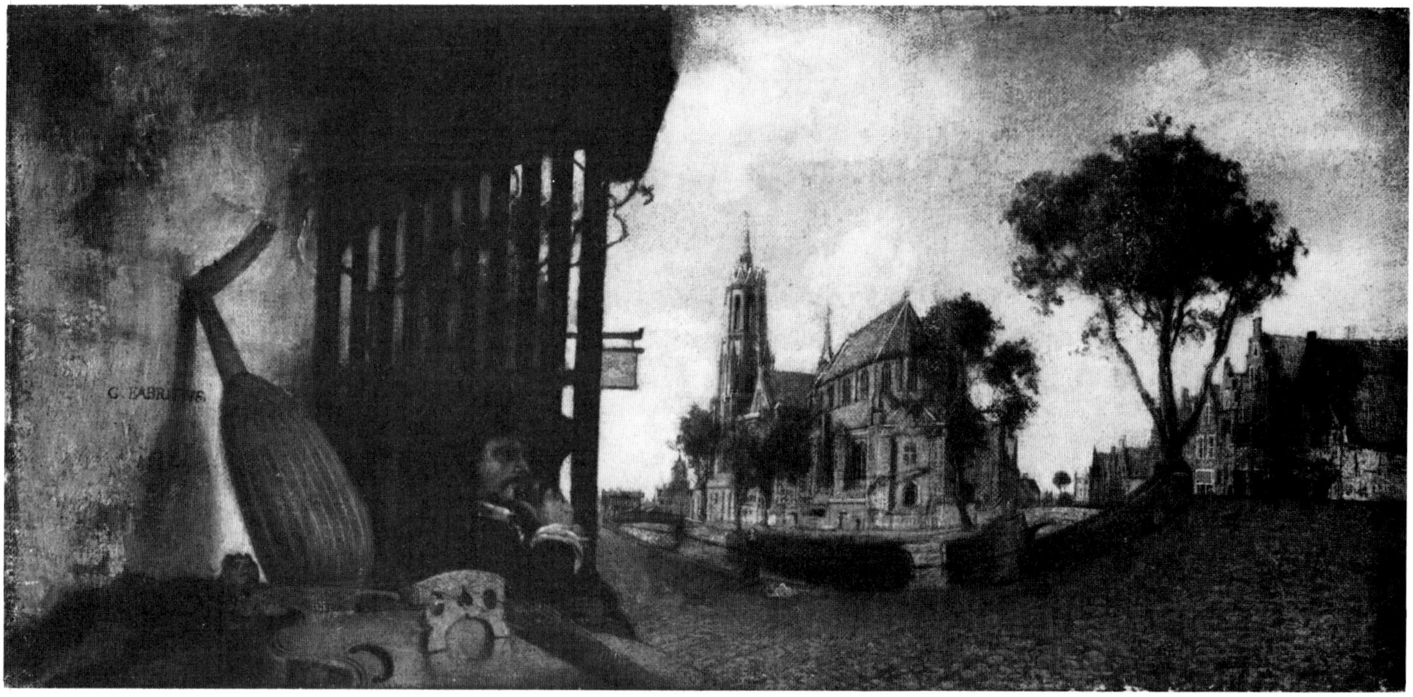

anderen Farben gemalt als denen, die wir aus der Entfernung sahen."

Es war die Generation der Impressionisten, die Generation eines Marcel Proust, die Vermeer nach zwei Jahrhunderten völligen Vergessens wiederentdeckten. Für Marcel Proust, der eine seiner Romanfiguren in einem Begeisterungstaumel vor diesem Vermeer sterben läßt, war diese *Ansicht von Delft* das schönste Bild der Welt. Er verlieh ihm eine zweite Unsterblichkeit.

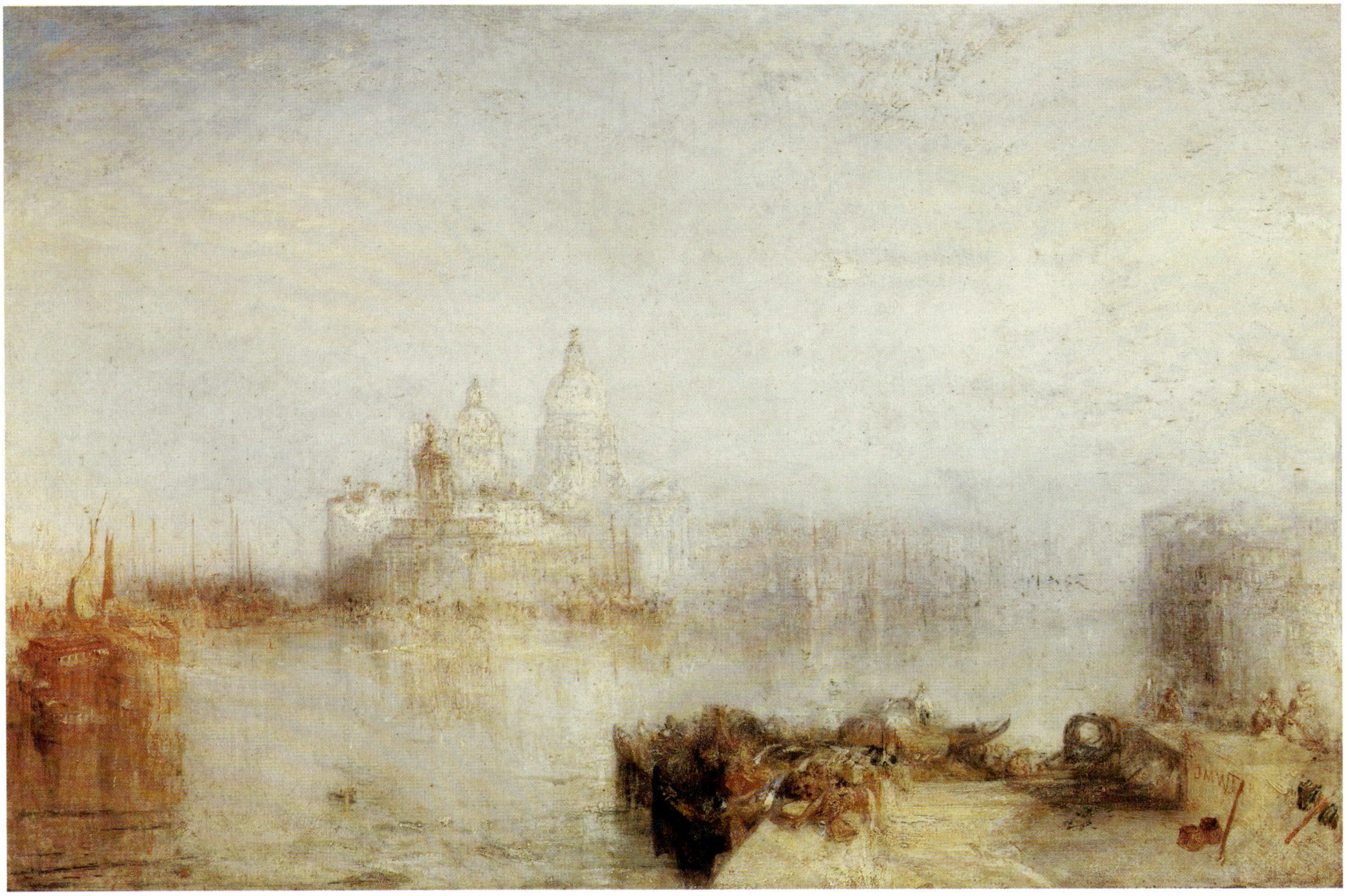

WASHINGTON D. C., NATIONAL GALLERY OF ART

EDWIN MULLINS

Turner (1775-1851)

Venedig – La Dogana und Santa Maria della Salute (1843)

Das hier reproduzierte Bild von S. W. Parrott zeigt Englands größten Maler: der kleine Mann in Gehrock und Zylinder mit einer Handvoll Pinsel ist Joseph Mallord William Turner. Die Szene spielt ungefähr 1846 in der Royal Academy in London, der Königlichen Akademie der Künste, und der einundsiebzigjährige Künstler gibt, wie in jedem Jahr am *Varnishing Day* (dem Tag der Vernissage) seine gefeierte Vorstellung. An diesem Tag, kurz vor der Eröffnung der Sommerausstellung, legten Künstler letzte Hand an ihre Werke. Doch für Turner ging es um mehr als die letzten Retuschen: oft malte er ein ganzes Bild in wenigen Stunden um.

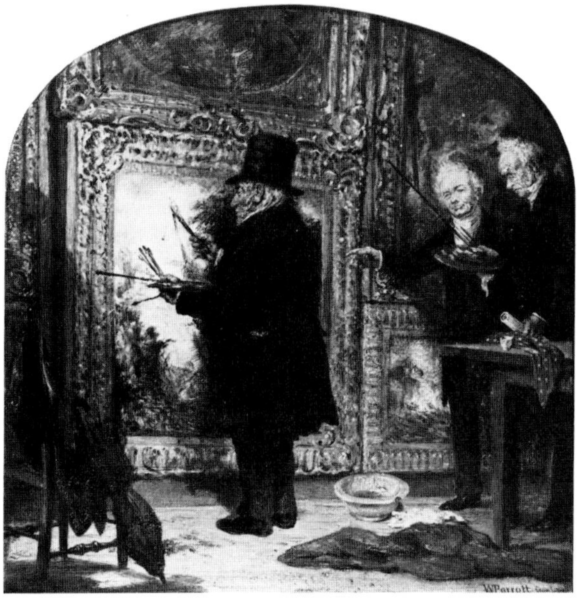

Parrott, *Turner am „Varnishing Day"*

Diese Arbeitsweise mag exzentrisch gewesen sein; sie war jedoch nicht zur Schau gestellt. Turner durchlebte hier die Schlüsselszene seines Schaffensprozesses, besonders gegen Ende seines Lebens. Er arbeitete auf einen Termin zu, wartete, bis das Adrenalin in seinem Körper wie Quecksilber strömte, und dann verwandelte er es in einen Sturzbach von Farbe. Er gehörte nicht zu den Künstlern, die ein Bild langsam und peinlich genau aufbauen wie ein Möbelstück, es entstand vielmehr in einem erregten Dialog zwischen dem Künstler und seiner Leinwand. Diese Art der Konfrontation gehört so sehr zur Grammatik der modernen Malerei, daß wir uns heute sehr viel besser vorstellen können, was Turner versuchte, als seine Zeitgenossen, die darauf einfach nicht vorbereitet waren.

Turner zeigte diese Ansicht von Venedig 1843 in der Royal Academy. Sie stellt das Zollhaus und die berühmte weiße Kirche Santa Maria della Salute dar, von jenseits der Einfahrt zum Canal Grande gesehen. Wir wissen nicht, in welchem Zustand das Bild in der Royal Academy ankam; aber es zeigt alle Anzeichen genau dieser sprunghaften Inspiration der letzten Minute. Direkt aus der Tube ist die Farbe in dicken Klecksen und dämpfenden Strichen auf die Leinwand gedrückt, manchmal mit Fingern oder Spachteln geformt. Dann wieder ist die gemalte Fläche heftig mit dem Pinselstiel ausgehöhlt oder mit dem Daumennagel, den Turner zu diesem Zweck zu einer Adlerklaue wachsen ließ. Bestimmte Passagen sind mit einem öligen Lappen und weiß der Himmel womit noch hingestrichen und ausgewischt, um diesen magischen Dunst hervorzubringen, der aus der Nähe nach gar nichts aussieht und doch die ganze Stimmung ausmacht.

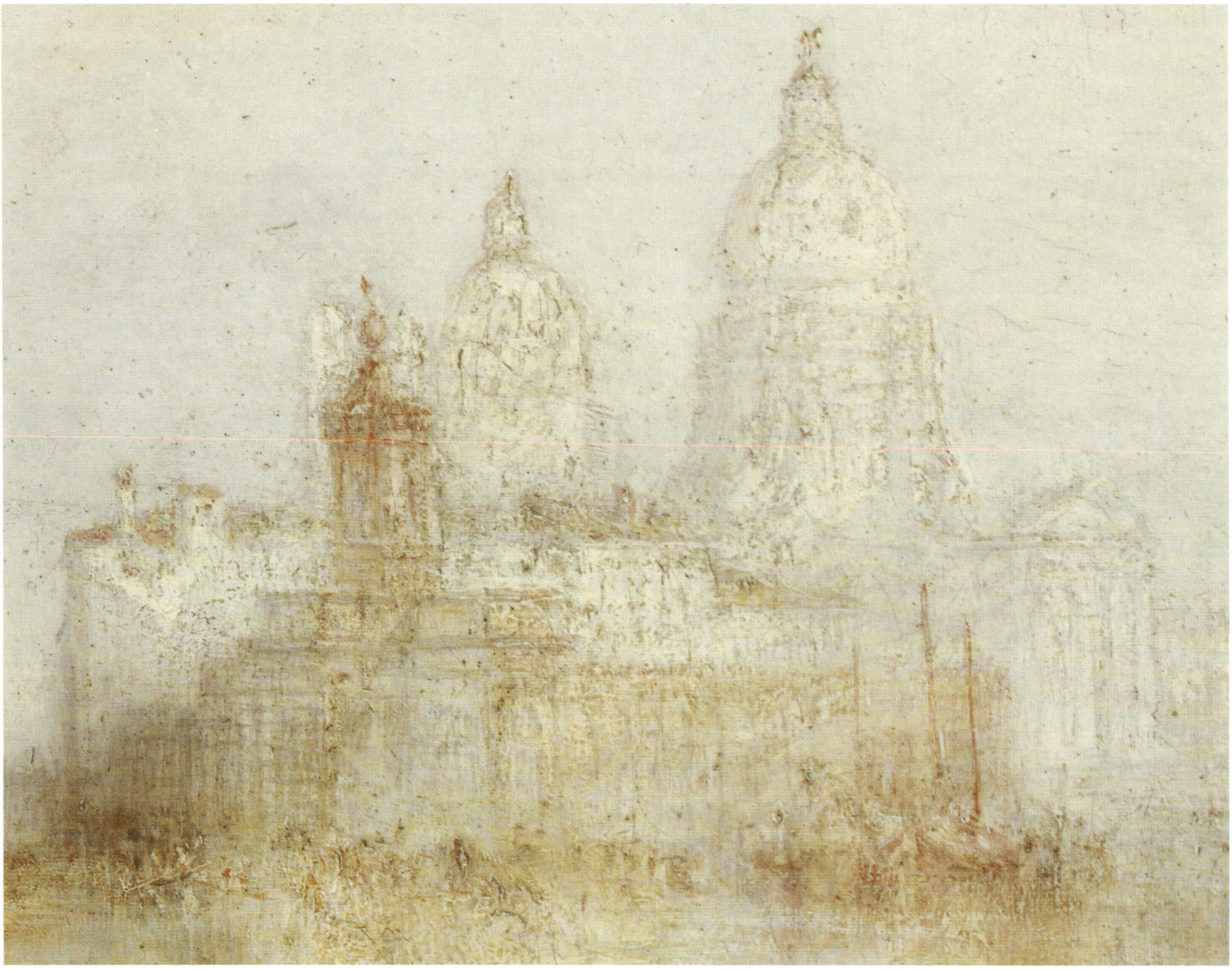

Zollhaus und die Kirche Santa Maria, Ausschnitt aus *Venedig, La Dogana und Santa Maria della Salute*

Dies ist keine dokumentarische Wiedergabe von Venedig; es ist eher eine Erinnerung, die im Dialog zwischen dem Künstler und seiner Leinwand auflebt. Die wesentliche Qualität dieses Bildes ist die wiedererinnerte Erfahrung, denn es sind drei Jahre vergangen, seit Turner in Venedig gewesen war, und so beschwört er keine Details herauf, sondern nur die hervorstechenden Merkmale. Der Rest sind vage Impressionen von Gebäuden in ihrer Beziehung zu Wasser und Raum, Durchblicke, Farbflecke, das geschäftige Treiben in einem Hafen und die Stimmung am Ort. Das Wichtigste jedoch war für Turner in seinen späten Jahren die Wirkung des Lichts. Turner hatte nämlich die bedeutende Entdeckung gemacht, daß Licht die Körperformen nicht immer verschärft, sondern sie eher verschwimmen läßt. Er hat gleichsam mit halbgeschlossenen Augen die Erinnerung an Venedig wieder aufgenommen und dabei etwas zustandegebracht, was niemand vor ihm festgehalten hatte. Unter diesem Zauber malte er sein wahrscheinlich schönstes Bild von Venedig.

Turners Art, ein Ölbild fertigzustellen, indem er sich auf die Inspiration des Augenblicks verließ, hängt mit der Weise zusam-

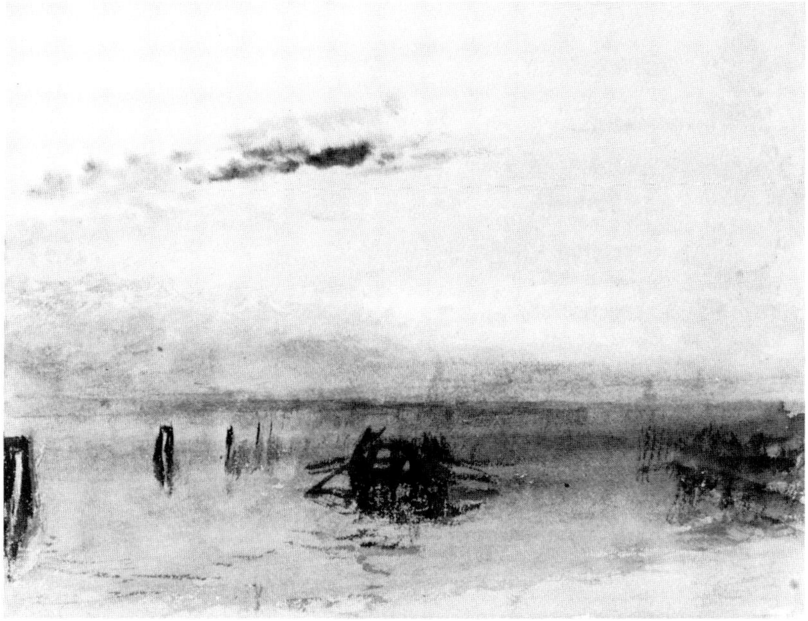

Turner, Aquarelle von Venedig aus den Skizzenbüchern

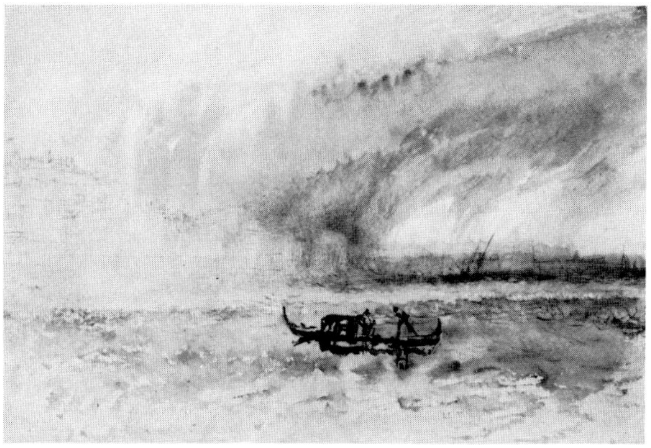

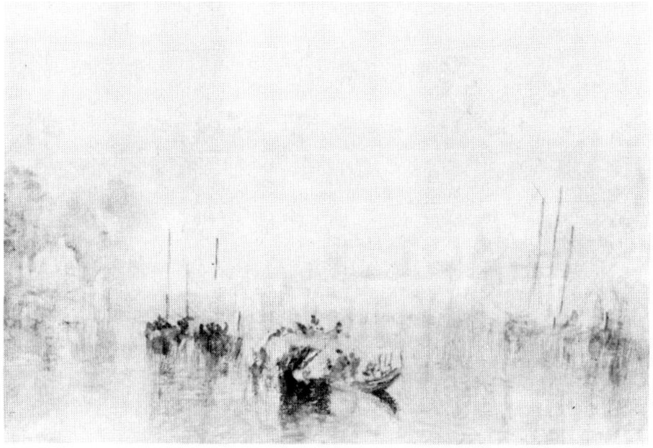

men, in der er am Ort seine ersten Eindrücke mit Aquarellfarben festhielt. Er füllte Skizzenblöcke damit: es sind Notizen, Gedächtnisstützen, Ansichten von Venedig, die er in einem Augenblick hinwarf, als wäre die Stadt ein Farbfleck auf Wasser und Himmel, ein Farbfleck auf dem Papier.

Alles weist darauf hin, daß Turner es gegen Ende seines Lebens aufgegeben hatte, von dem breiten Publikum verstanden zu werden. Er war berühmt gewesen, als er jung war, Mitglied der Königlichen Akademie mit sechsundzwanzig, Professor mit zweiunddreißig, er hatte ein Vermögen gemacht und konnte nun seinen eigenen Weg gehen. Das bezeugt auch die Tatsache, daß diese Ansicht von Venedig eines der relativ wenigen Bilder seines Spätstils ist, die er überhaupt ausstellte.

Dieser Mangel an Verständnis seiner Zeitgenossen ist wiederum eine Quelle von Mißverständnis, weil es den Betrachter aufzufordern scheint, ein Bild wie dieses mit Bezug auf spätere Künstler zu sehen, die auch mißverstanden wurden – besonders an die französischen Impressionisten. Schließlich hat auch Monet Venedig gemalt. Doch dieses Bild hat mit dem Impressionismus überhaupt nichts zu tun, um so mehr jedoch mit seinem eigenen anerkannten Frühwerk. Daran läßt sich ablesen, daß der Geschmack der viktorianischen Zeit sich rückwärts wandte, während Turners Phantasie vorauseilte.

Es lohnt sich, darüber nachzudenken, was Turner 1819 in erster Linie nach Italien lockte. Das Motiv war genau dasselbe wie bei jedem anderen ehrgeizigen Künstler des frühen neunzehnten Jahrhunderts. Er begab sich auf die Suche nach den Relikten des Goldenen Zeitalters, Roms und der Renaissance, auf die Suche nach den Wurzeln unserer Kultur. Turner ging nach Italien, um Historie lebendig zu erfahren und um Szenerien zu entdecken, in denen er die erhebenden Taten und Ideale der Menschheit darstellen könnte. Denn nur darum ging es ja in der hohen Kunst. Nicht zufällig brachte Turner in dem größten Bild, das er je malte *(Rom*

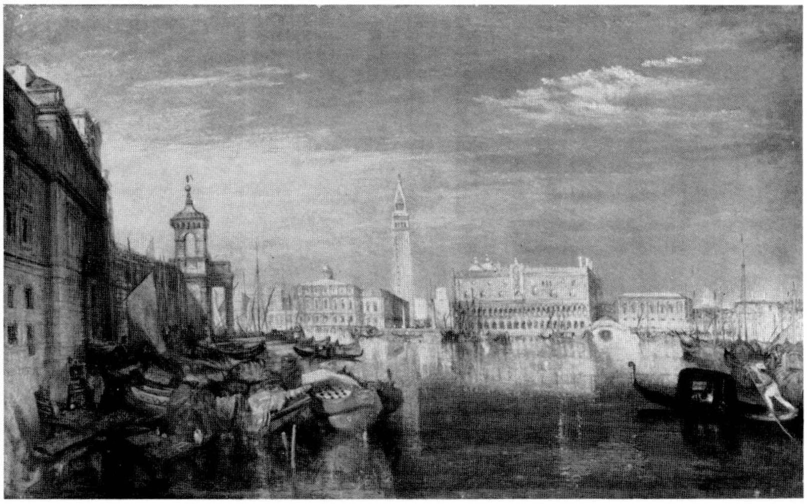

Turner, *Die Seufzerbrücke* (1833)

und der Vatikan), eine Studie Raffaels unter, der in den Augen des neunzehnten Jahrhunderts jene erhabenen Ideale am vollkommensten ausgedrückt hatte.

Turner war eigentlich ein recht altmodischer Maler. Er glaubte nämlich, daß die Kunst sich um das Heroische und das Sublime zu bemühen habe. Traditionsgemäß suchten die Künstler diese epische Qualität in den großen Ereignissen der Geschichte und in den Taten der Helden aus Mythologie und Bibel, was aber voraussetzte, daß der Betrachter die Ereignisse kennen mußte, da das Bild sonst keinen Sinn hatte. Möglicherweise hat dies Turner dazu geführt, dramatische Momente in den Gewalten der Natur zu suchen, die aus sich selbst heraus sublim waren, ohne daß man eine Geschichte zu kennen brauchte. Er begeisterte sich für Stürme, er liebte die tobende See und die Kulissen der Gebirge, großartige Architektur und Ruinen. Schließlich ging er noch einen Schritt weiter: Er war besessen von dem, worin er die Quelle all dieser heroischen Kraft in der Natur erkannte – der Sonne. Ob Turner auf dem Totenbett wirklich sagte, „die Sonne ist Gott", weiß niemand genau. Aber wenn er es nicht gesagt haben sollte, so hat er doch als geeignetes Epitaph eins seiner letzten Bilder hinterlassen: *Ein Engel steht in der Sonne.*

Bei seinem dritten und letzten Besuch in Venedig im Jahr 1840 änderte sich Turners Vision der Stadt. Er malte in diesem Jahr einen Blick auf Venedig von der Giudecca aus. Schon verschwimmen die edlen Paläste und Türme in weißem Dunst, und die Kuppel der Salute beginnt unwirklich auszusehen. Das Licht selbst wird zu einer Substanz, die dichter und solider ist als Ziegelstein und Marmor.

Drei Jahre später – und damit kommen wir wieder zu dem ersten Bild zurück – hat Venedig kaum noch eigene materielle Substanz. Da ist nur noch das Licht, materialisiert als Malerei, als Farbe. Venedig als die erhabenste Schöpfung der Sonne.

Man ist versucht, Turners Vision einzigartig zu nennen. Sie ist so persönlich, daß man sich schwer vorstellen kann, wie irgend jemand ihm auf diesem Weg nachfolgen sollte.

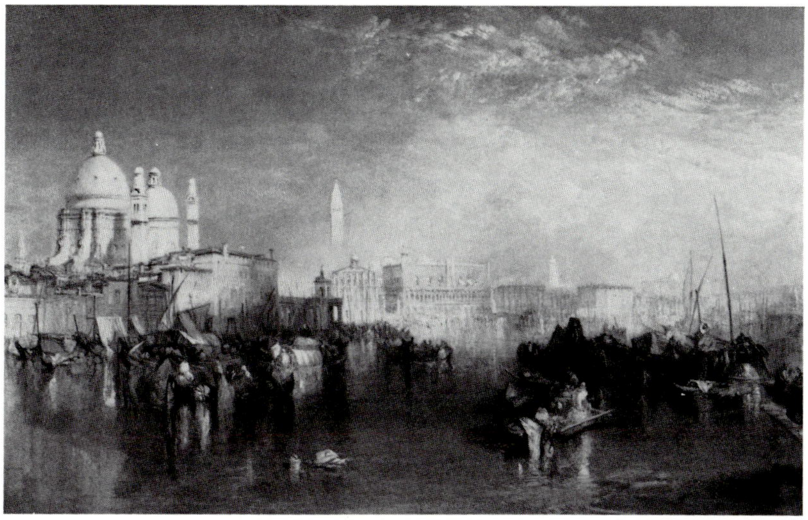

Turner, *Blick auf Venedig von der Giudecca* (1840)

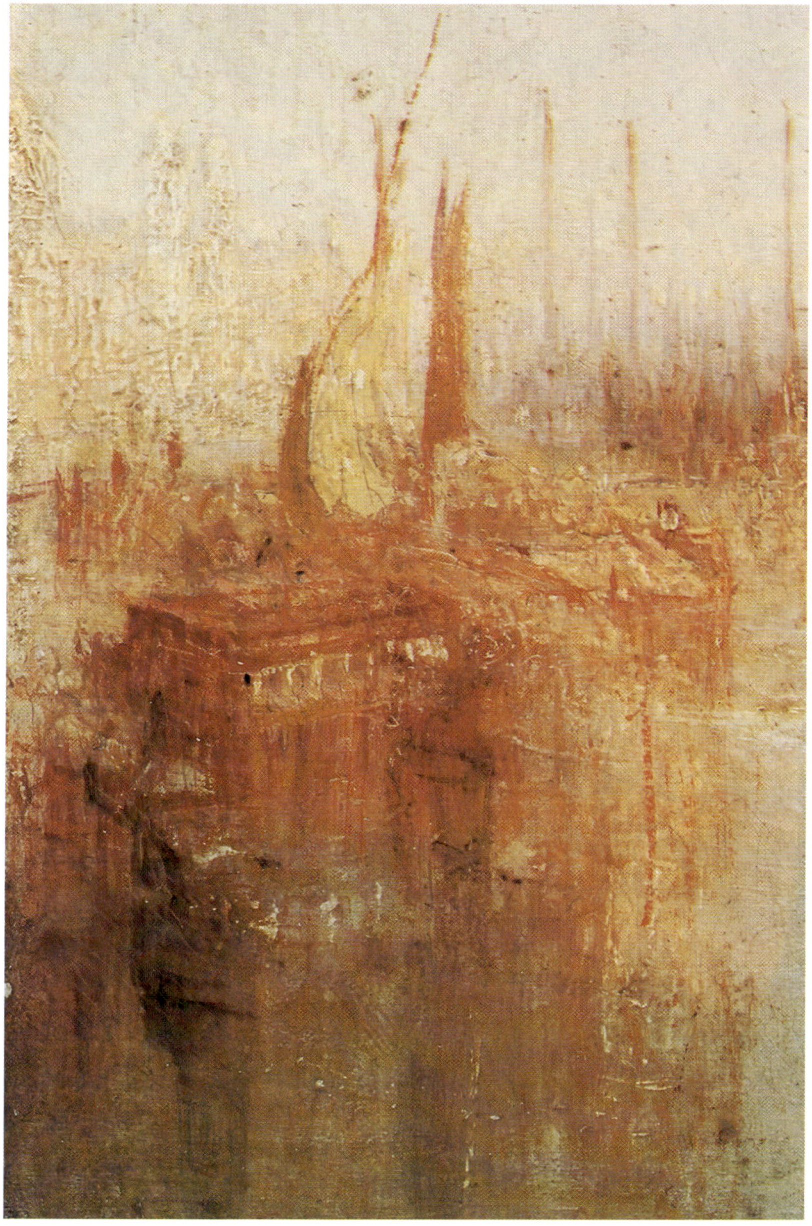

Schiff im Canal Grande, Ausschnitt aus
Venedig, La Dogana und Santa Maria della Salute

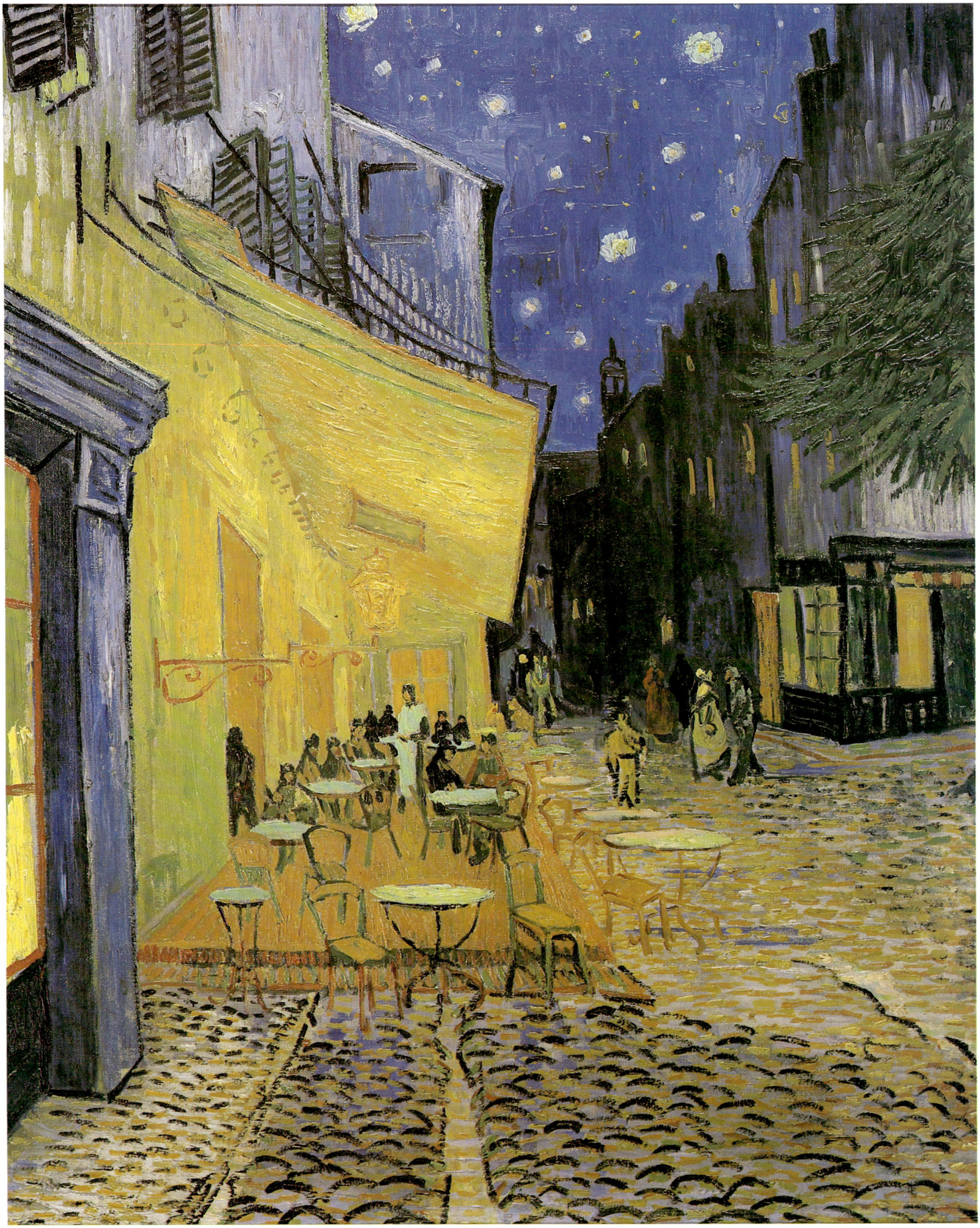

OTTERLO, RIJKSMUSEUM KRÖLLER MÜLLER

DAVID HOCKNEY

van Gogh (1853-1890)

Caféterrasse bei Nacht (1888)

Wahrscheinlich war es Toulouse-Lautrec, der Vincent van Gogh vorschlug, nach Arles zu fahren. Im Februar 1888 stieg er einfach in den Zug und fuhr los. Als er in Arles ankam, malte er alles – und zwar in einer Art, wie das ein Franzose sicher nie getan hätte. Er malte Felder, er malte Stilleben, er malte das Zimmer, in dem er wohnte, er malte Dinge bei Tag und bei Nacht.

Obgleich van Gogh der Sonne und des Lichtes wegen in die Provence gekommen war, ließ er sich seltsamerweise sehr bald vom künstlichen Licht der kleinen südlichen Stadt bei Nacht gefangennehmen. Lebhaft und detailreich beschreibt er in seinen Briefen die Farben, die er nachts sah und daß er die Dinge dann sogar bunter sah. Und als er im September desselben Jahres 1888 dieses Café zu malen begann, befestigte er ein paar kleine Kerzen an seinem Hut, mit denen er seine Leinwand beleuchtete, während er auf dem kleinen Platz in Arles stand oder saß und diese Szene malte.

Es ist ganz ungewöhnlich, Nachtszenen zu malen. Technisch ist es außerordentlich schwierig. Schon ein Fotograf hat eine Menge Probleme, wenn er nachts etwas aufnehmen will. Beim Filmen wird oft künstlich nachgeholfen. *Caféterrasse bei Nacht* ist auf zwei kontrastierenden Grundfarben aufgebaut, Gelb und Blau, wodurch die Wirkung des künstlichen Lichts nach Einbruch der Dunkelheit wunderbar wiedergegeben wird. Es ist nicht dieselbe Wirkung, die entsteht, wenn man die Szene fotografiert. Es wäre 1888 auch außerordentlich schwierig gewesen, mit den unempfindlichen Filmen, die es damals gab, überhaupt diese Wirkung zu erzielen.

Unter dem hellen Licht der Lampe malt van Gogh die Tischplatten in einem herrlich blassen Smaragdgrün. Das Grün neutralisiert nun, wenn es mit Gelb kombiniert wird, dieses Gelb ein wenig: Es dürften vier oder fünf verschiedene Gelbs und drei oder vier verschiedene Grün-Gelbs sein, aus denen sich diese Szene zusammensetzt. Van Gogh hat hier ein sehr subtiles Verfahren gefunden, diese Wirkung durch Farbe zu erzielen, das Grün so einzusetzen, daß es im Ton heller wirkt als das Gelb. Der Effekt ist erstaunlich. Wahrscheinlich gelang er ihm ganz intuitiv. Das Licht fällt auf die Gestalten im Café, und die Bewegung der Leute auf

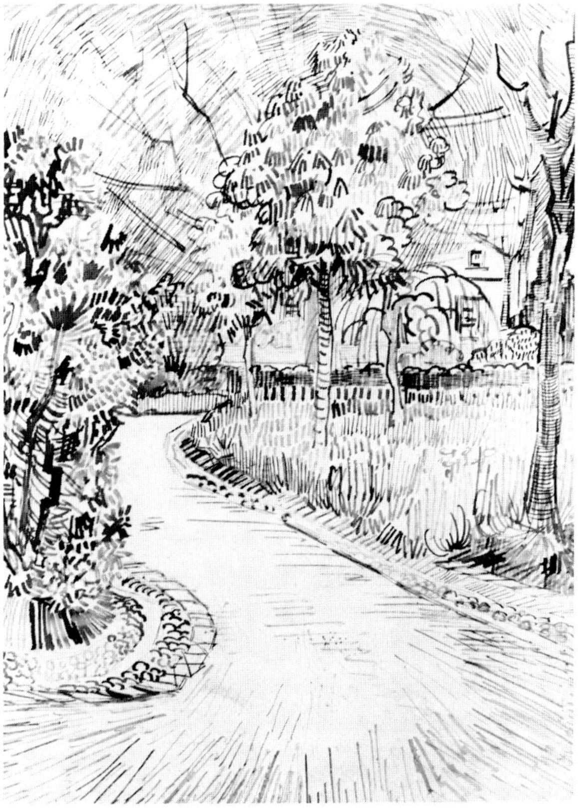

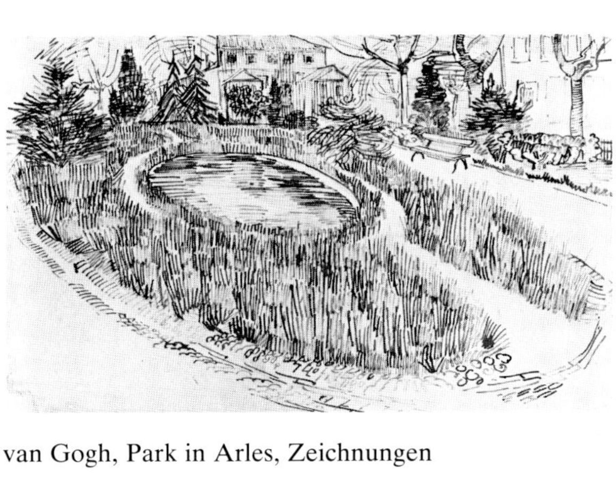

van Gogh, Park in Arles, Zeichnungen

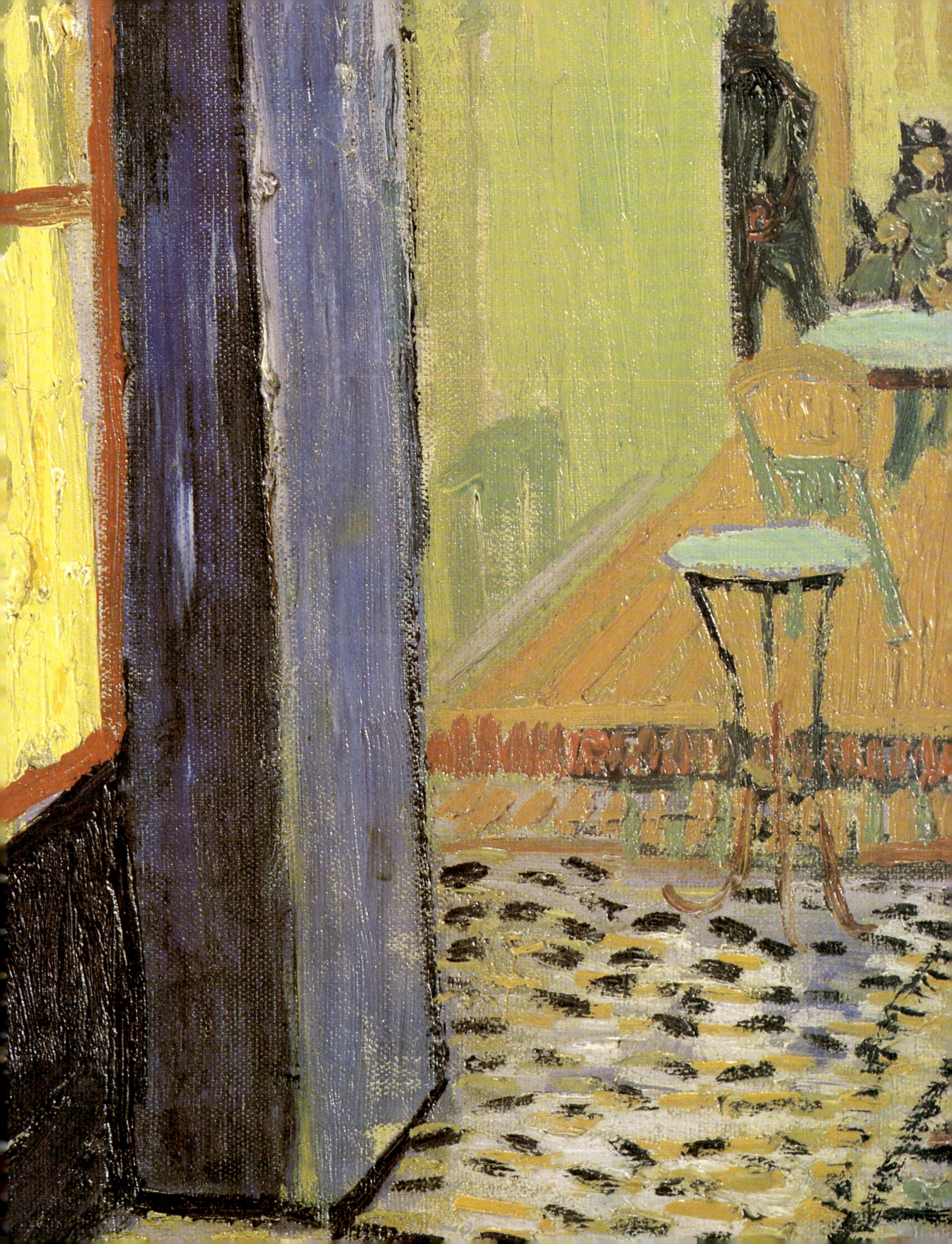

der Straße ist gerade nur angedeutet dadurch, daß etwas Licht auf sie fällt.

Die Leute, die weggehen oder auch die Menschen, die an den Tischen sitzen, sind nur mit ein paar Pinselstrichen hingesetzt – aus nur vier oder fünf Strichen entsteht eine Figur. Und dann die Pflastersteine: stellt man sich das Licht vor, das auf das Pflaster fällt, so käme es ja von oben und die Schatten lägen darunter – van Gogh findet eine wunderbare grafische Methode, diese Schatten anzudeuten, ohne dabei kleinlich zu sein. Er setzt Schatten mit schwarzen Linien; eine Methode, die durchaus glaubwürdig wirkt. Die Linien drängen sich nicht als grafisches Muster auf, sondern ordnen sich ganz richtig ein.

Außerdem verwendet van Gogh eine geniale Perspektive, die man so schnell gar nicht erkennt. Starke Diagonalen laufen quer durch das gesamte Bild, und die untere Hälfte ist auf ein ganz gewöhnliches Dreieck gegründet. Es ist eine überaus symmetrische Perspektive, und es fällt einem zunächst gar nicht auf, daß sie durch diesen herrlichen Komplex gelber Flecke in der Bildmitte gebrochen ist. Sie sind so lebhaft, daß sie sie einfach immer wieder durchbrechen. Erst wenn man das Bild sehr lange angeschaut hat, erkennt man, wie symmetrisch es aufgeteilt ist.

Fragt man sich, wie lange van Gogh wohl an dem Bild gemalt hat, so gibt es einen oder zwei Hinweise. Zum einen hat das Bild sehr wenige Risse. Die meisten Bilder van Goghs haben nach hundert Jahren noch kaum Risse. Der Grund liegt darin, daß sie sehr schnell – in einem Zuge gleichsam – gemalt wurden. Ölfarbe bekommt Risse, wenn man nasse Farbe auf halbgetrocknete Farbe setzt, so daß die verschiedenen Bildschichten zu verschiedenen Zeiten trocken werden. In diesem Bild ist fast kein Riß, nicht mal dort, wo die Farbe sehr dick aufgetragen ist. Ich weiß nicht genau, wie er gearbeitet hat; aber ich könnte mir denken, daß er das ganze Bild in zwei bis drei Stunden fertigmalte. Es gibt Zeichnungen der Szene, die er wahrscheinlich vorher angefertigt hatte; aber er könnte die Zeichnungen auch hinterher gemacht haben. Die Kunsthistoriker meinen zwar immer, die Zeichnungen entstehen vorher; aber das trifft nicht immer zu.

Noch etwas anderes ist bemerkenswert an van Gogh: Wir wissen über die letzten acht Jahre seines Lebens mehr als über das irgendeines anderen Menschen im neunzehnten Jahrhundert. Er malte achthundert Bilder in zehn Jahren! Achthundert Bilder, das sind mehr als achtzig im Jahr, fast zwei in der Woche. Außerdem fertigte er Tausende von Zeichnungen an. Schließlich schrieb er zahllose Briefe, so daß die vierundzwanzig Stunden eines Tages aus diesen Jahren fast lückenlos überliefert sind. Er stand morgens früh auf, ging hinaus zum Malen. Er kam zurück, er aß mit ein paar Freunden in dem Café, wusch seine Pinsel und schrieb seine Briefe. Danach ging er wahrscheinlich schlafen. Sehr wenige Menschen haben in dieser Weise über ihre Erfahrung Rechenschaft abgelegt. Van Gogh hinterließ uns ein sehr lebendiges Bild seiner selbst, und er tat das in sehr lebendiger und großzügiger Weise.

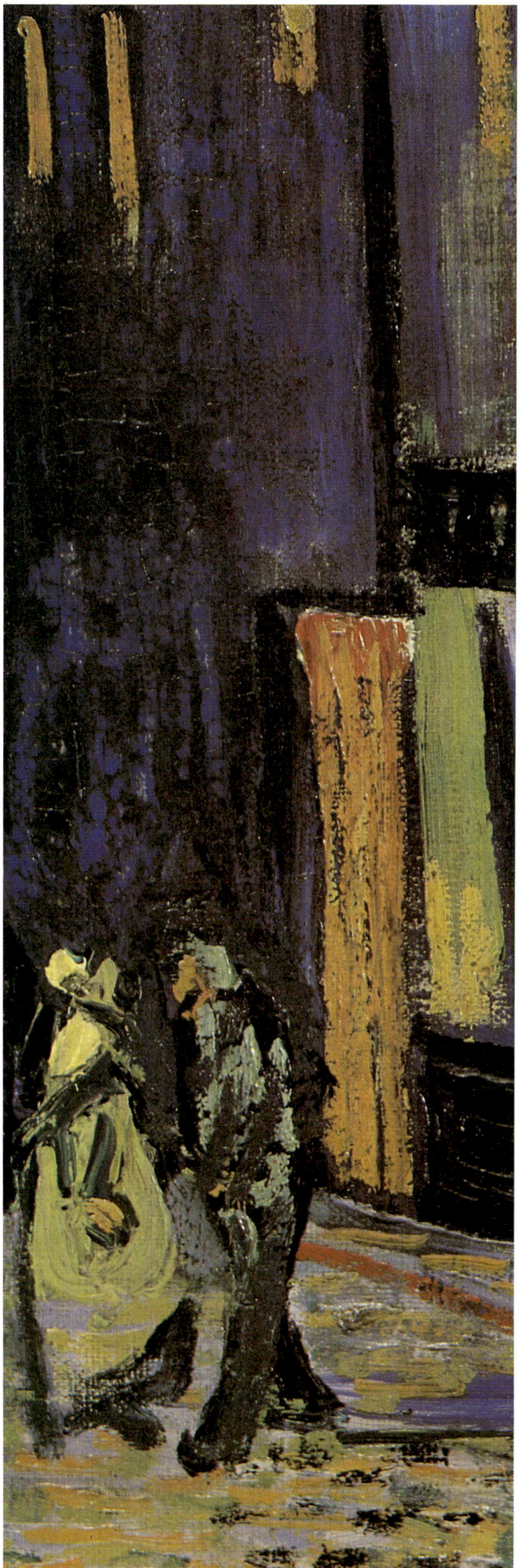

Ausschnitte aus *Caféterrasse bei Nacht*

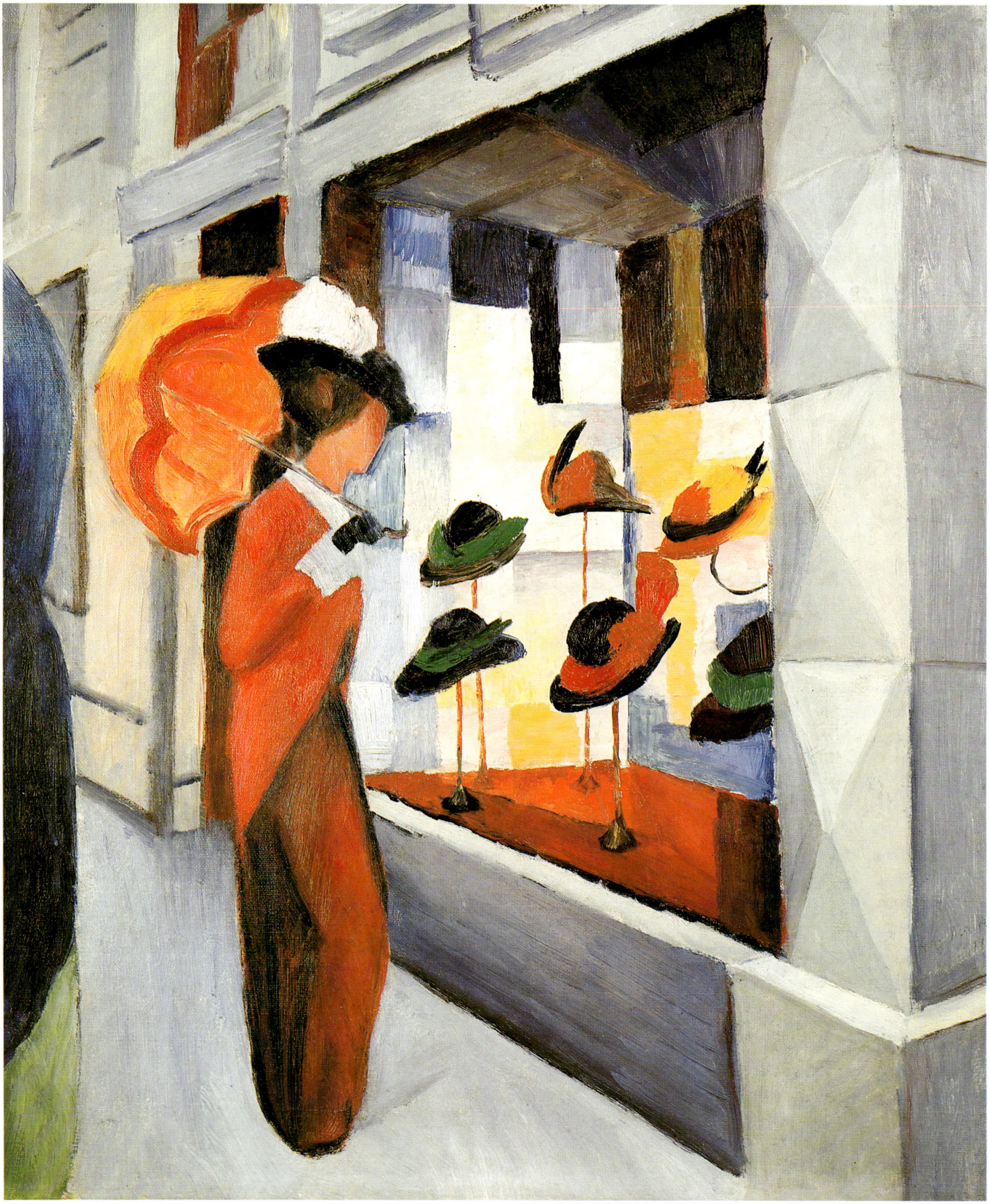

ESSEN, MUSEUM FOLKWANG

JOHN JACOB

Macke (1887-1914)

Der Hutladen (1914)

Gegenüber dem Folkwang-Museum in Essen befindet sich ein Hutladen; eines dieser altmodischen Geschäfte – in dieser hochmodernen Stadt –, in denen die Hüte im Schaufenster auf verschieden hohen Stäben ausgestellt sind. Das Schaufenster ist zum Laden hin nur durch eine halbhohe Wand getrennt, über die man sich beugen und Hüte aus dem Schaufenster nehmen kann. An beiden Seiten befinden sich hohe Spiegel, die die Hüte aus verschiedenen Blickwinkeln zeigen.

Eine Frau vor einem solchen Hutladen ist das Thema eines der beliebtesten Bilder im Folkwang-Museum. Es ist ein relativ kleines Bild von August Macke, einem der Hauptvertreter und Initiatoren des Rheinischen Expressionismus. Er stand der Künstlergruppe „Der Blaue Reiter" nahe, die sich in den Jahren unmittelbar vor dem Ersten Weltkrieg in München zusammengefunden hatte. Ihre Werke sind vom modernen Geist durchdrungen. Die Gruppenmitglieder waren sich einig, daß sie die Farbe nicht realistisch einsetzen wollten. Statt dessen verwandten sie die Farbe zeitweise sehr frei, um starke Gefühle und Gemütsbewegungen zum Ausdruck zu bringen.

Stadtbilder stellt man sich meist als dunkle, dramatische Darstellung großer Gebäude unter rauchschwarzem Himmel vor. Doch Mackes Bilder sind ganz anders. Sie strahlen in leuchtenden Farben und scheinen eine Feier des Stadtlebens zu sein, in der die dargestellten Gestalten – wie die elegante, aber ganz entspannte Dame hier – sich in einer idyllischen Umgebung bewegen.

Mackes reiches Werk aus Ölbildern, Aquarellen und Zeichnungen entstand in gut sieben Jahren, zwischen 1907 und 1914. Unter Hitler wurden seine Bilder als entartet verfemt. August Macke wurde 1887 in Meschede im Sauerland geboren. Er war der Sohn eines Ingenieurs und Bauunternehmers, der mehrmals am Rande des Bankrotts stand. Er hatte fünf ältere Schwestern, und er schaute zu seiner Mutter, die Zimmer vermietete, als der Retterin der Familie auf. Mackes Familie war im Jahr 1900 nach Bonn übersiedelt. Von 1904 bis 1906 studierte er an der Kunstakademie und der Kunstgewerbeschule in Düsseldorf. Schon 1899 hatte er zu zeichnen begonnen, um einem kranken Schulfreund, Hans Thuar, Gesellschaft zu leisten. Sechzehnjährig begegnete August Macke

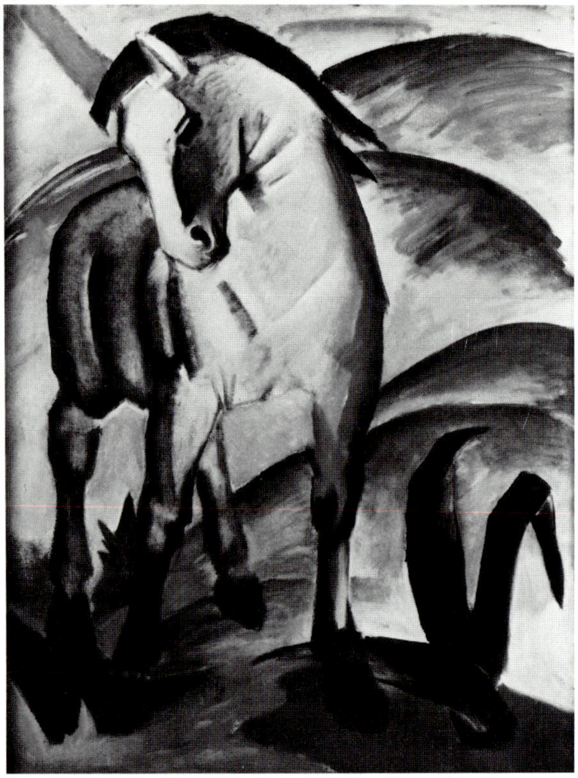

Elisabeth Gerhardt, der Nichte des wohlhabenden Bernhard Koehler, der bald ein Freund des Künstlers und sein Mäzen wurde. Koehler war ein großer Sammler der Werke deutscher Expressionisten. Macke besuchte mit Koehler und seiner künftigen Frau in den Jahren 1907 und 1908 Paris, wo er Bilder der Impressionisten im Original kennenlernte. Besonders beeindruckt war er von den Arbeiten van Goghs, Cézannes und Seurats. Nach dem Militärdienst heiratete er 1909 in Bonn Elisabeth Gerhardt.

Im Januar 1910 begegnete August Macke in München Franz Marc, dessen *Blaues Pferd* er bereits gesehen hatte. Die beiden wurden Freunde, und Marc brachte Macke auch mit Wassily Kandinsky und anderen Künstlern der Neuen Künstlervereinigung, wie Jawlensky zusammen. Doch der größte Einfluß ging in diesem Jahr von einer Matisse-Ausstellung in München aus, die

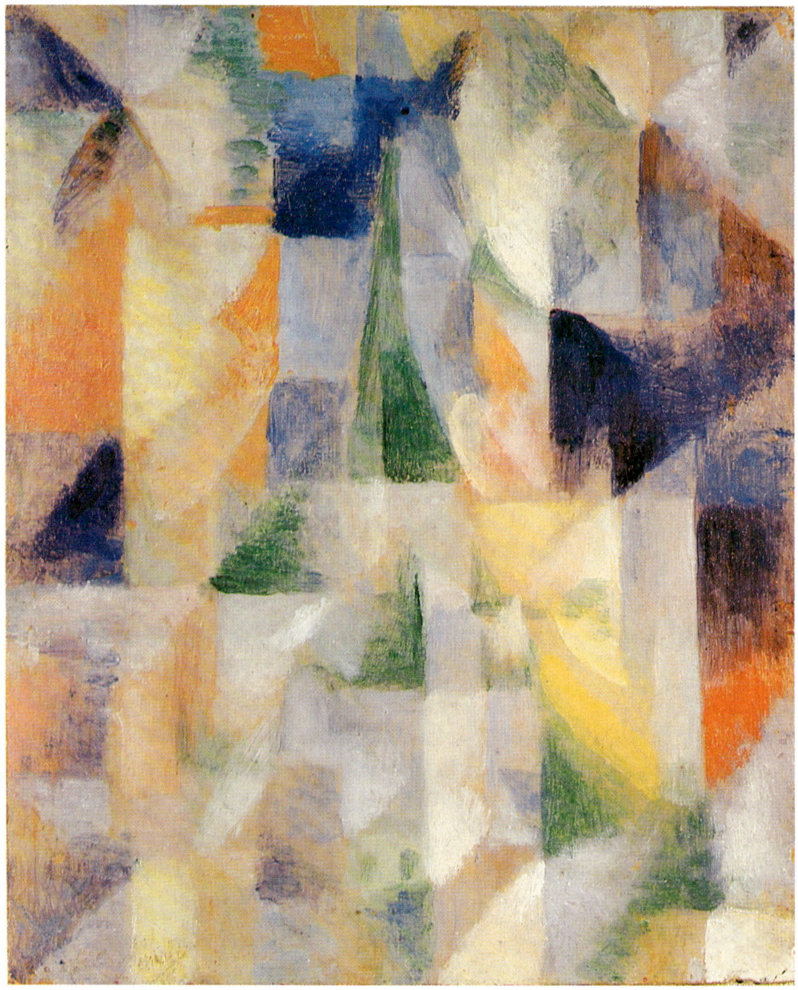

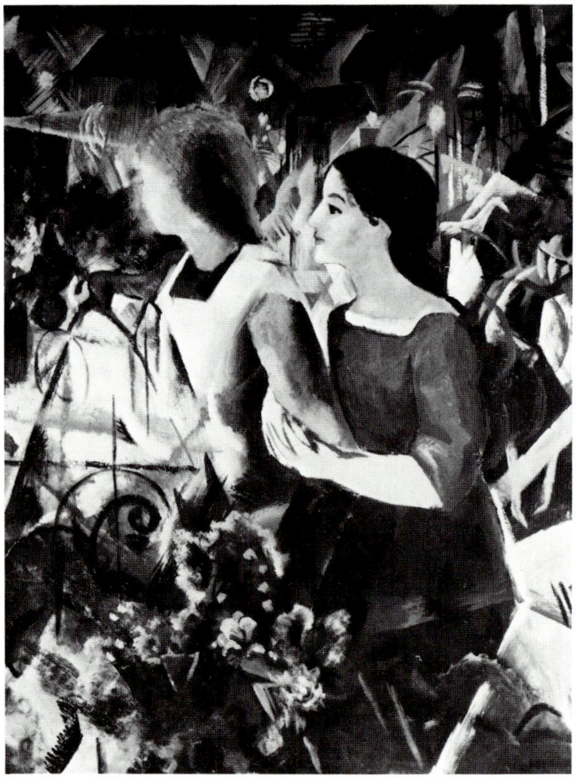

Oben Marc, *Das Blaue Pferd;*
unten links Macke, *Zwei Mädchen;*
unten rechts Delaunay, *Fenster zur Stadt*

eine Wende in Mackes Kunst herbeiführte. Bereits weitgehend eigenständig, setzte sich Macke zu dieser Zeit auch mit Anregungen des französischen Kubismus und des italienischen Futurismus auseinander, die er in seine eigene Bildsprache übersetzte. Zwischen Melancholie und Euphorie entstanden Bilder mit verhaltenem Charme wie zum Beispiel *Zwei junge Mädchen,* 1912, in dem die monumentalen Formen der beiden Mädchen mit all ihrer einfachen Freundlichkeit und Unschuld gegen den Hintergrund geschäftigen Stadtlebens gesetzt sind.

Im Herbst 1912 kehrte Macke zum vierten Mal – diesmal in Begleitung von Marc – nach Paris zurück und traf dort Robert Delaunay. Delaunays Fensterbilder, seine Bilder des Eiffelturms und seine Farbtheorien, die Guillaume Apollinaire „Orphismus" nannte, hatten eine starke Wirkung auf ihn. Sie zeigt sich in Mackes Schaufensterbildern wie zum Beispiel dem *Großen Schaufenster* von 1912. Dies sollte ein Lieblingsthema Mackes werden: eine Frau sieht in ein modisch dekoriertes Schaufenster. Dabei ergeben sich viele Möglichkeiten, die spitzwinkligen Reflexionen und Lichtbrechungen zu untersuchen, die Macke aus Delaunays Kunst ableitete.

Der Hutladen jedoch, das Essener Bild, ist Mackes Meisterwerk dieser Periode. Es entstand in dem folgenschweren Jahr 1914. In

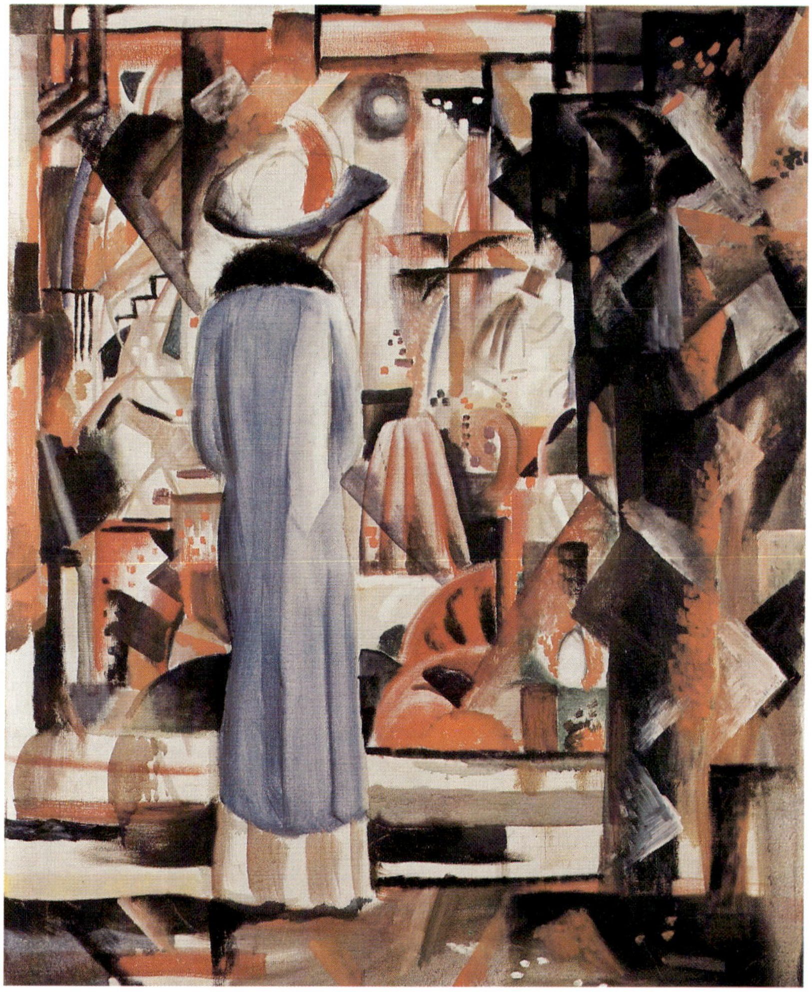

Macke, *Großes Schaufenster*

ihm kommt das Gefühl für eine psychologisch mehrdeutige Situation mit einer gelungenen formalen Komposition zusammen. Das Bild ist in seiner Struktur klarer als die früheren Variationen dieses Themas, einfacher und nicht so stark von Delaunays zersplitterter Perspektive geprägt. Die Farbwirkungen sind meisterlich. Durch den langen blaugrünen Streifen gelingt es Macke, die Grüns und Rots im Schaufenster um so stärker leuchten zu lassen, und die vertikalen Reflexionen im Spiegelglas bieten einen Kontrapunkt zu der Neigung der Hüte im Fenster. Von dem Bild geht eine starke und zugleich gedämpfte Atmosphäre aus.

Macke malt hier eine poetische Stimmung, ein Bild von hoher Musikalität. In Briefen an seine Frau hat er sich über die seltsame Verwandtschaft geäußert, die er zwischen Musik und Malerei empfand: „Das, was die Musik so geheimnisvoll verzaubern läßt, stimmt auch für die Malerei. Aber es bedarf einer übernatürlichen Stärke, Farben wie Noten zu koordinieren."

Hier in diesem Bild können wir sehen, wie ihm das mit großem Erfolg gelingt. Die rote Jacke und der braune Rock der Frau kontrastieren mit dem gelben Sonnenschirm so stark, daß es fast wehtut. Das reflektierte Licht im Schaufenster explodiert mit einer Energie, die nun nicht mehr die eines Delaunay ist, sondern Mackes ganz eigene. In den wenigen Jahren vor dem Ersten Welt-

Macke, *Abschied*

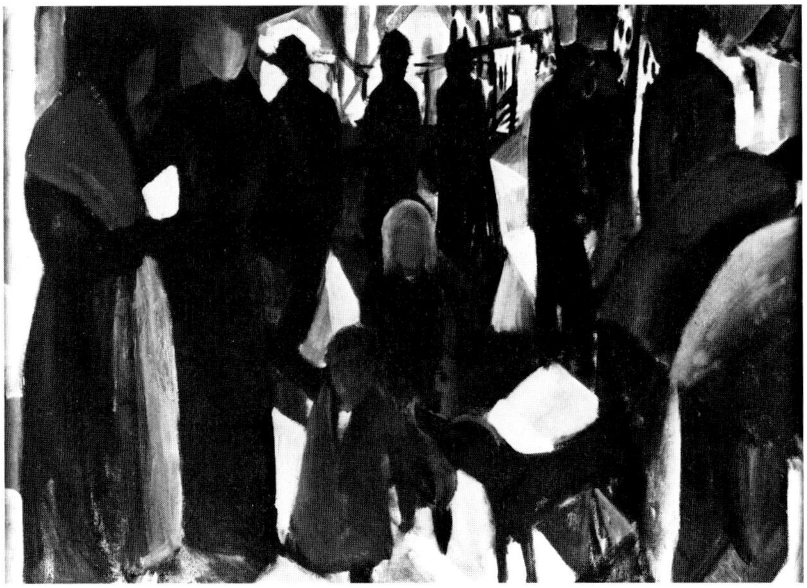

krieg wurde Macke ganz er selbst. Er gelangte zu einer völlig eigenen Sicht des Lebens seiner Zeit.

Noch einen Schritt weiter sollte er gelangen, bevor er in den Schützengräben fiel. Im April 1914 unternahm er mit Louis Moillet und Paul Klee die berühmte Reise nach Tunesien. Die Aquarelle, die Macke und Klee zurückbrachten, sind in der Intensität ihrer Farben faszinierend. Nach der Rückkehr von dieser Reise machte Macke sich mit einem Eifer an seine Malerei, der sogar für ihn ungewöhnlich war. In Bonn vollendete er zahlreiche bedeutende Bilder, die er vor der Reise begonnen hatte. Sein letztes Bild trägt den Titel *Abschied.* Es zeigt die Mobilmachung. Frauen und Kinder warten auf Männer, die ihre Papiere unterschreiben.

Bei Kriegsausbruch am 8. August 1914 wurde Macke an die Westfront eingezogen. Am 26. September 1914 fiel er bei Perthes in der Champagne. Franz Marc schrieb in seinem Nachruf: „Macke malte in lichteren und strahlenderen Farben als irgendeiner von uns. So licht und strahlend, wie er selbst war."

Berührung

Der Augenblick körperlicher Berührung zweier Menschen geht meist in der weitergleitenden Zeit und in der Häufung der Ereignisse unter. Doch gelegentlich hält ein Kunstwerk ihn fest und lädt uns ein, ihn nachzuempfinden und über seine Bedeutung nachzudenken.

In den folgenden fünf Bildern geht es um eine Art von Liebe. Das früheste, *Christus heilt einen Blinden,* malte Duccio vor fast siebenhundert Jahren als Teil eines riesigen Altars für die Kathedrale von Siena. Das Bild beschreibt ein Wunder in zwei Phasen: Christus berührt mit seinen Fingern die Augen des Blinden, und gleich darauf kann dieser zum ersten Mal sehen.

Tintoretto malte *Ariadne, Bacchus und Venus* in Venedig in den 1570er Jahren nach einer Erzählung des römischen Autors Ovid. Es ist der Legende folgend die Darstellung einer Eheschließung mit Venus als Mittlerin; da das Bild seinen Platz aber im Dogenpalast im Vorraum des Audienzsaales des Dogen hatte, war der Künstler gehalten, ein kaum verhülltes Stück politischer Propaganda zu liefern.

Georges de la Tours *Traum des Heiligen Joseph* enthält solche Untertöne nicht. Wie Duccio beschreibt der Maler ein Wunder: dem schlafenden Joseph erscheint ein Engel, der ihn wissen läßt, daß seine Frau Maria den Sohn Gottes gebären wird. Die Subtilität dieses Augenblicks aus dem Neuen Testament gibt der Maler durch eine zarte Geste wieder, mit der des Engels Finger das Handgelenk des alten Mannes berühren.

Rembrandt hat wohl nie eine intimere Studie menschlicher Beziehungen gemalt als die sogenannte *Judenbraut* – „sogenannt", weil niemand sicher ist, wer diese beiden Gestalten sind und was die Geste des Bräutigams genau bedeuten mag. Doch muß man das wirklich wissen? In dieser einfachen Geste liegt ein vollkommener Ausdruck durchgeistigter Liebe. Das Rätsel löst sich, sobald man es nur anschaut. Und vielleicht läßt sich dasselbe von dem Meisterwerk des zwanzigsten Jahrhunderts sagen, für das es ebenfalls keine endgültige Auslegung gibt. Picassos *La Vie* entstand 1903/4 während der Blauen Periode des Künstlers. Paare berühren sich, kauern aneinander, strahlen eine sanfte Melancholie, fast Verzweiflung aus. Die Bedeutung ist dunkel, die Stimmung ist klar: es ist eine der anrührendsten Elegien Picassos über die tragische Erfahrung junger Liebe.

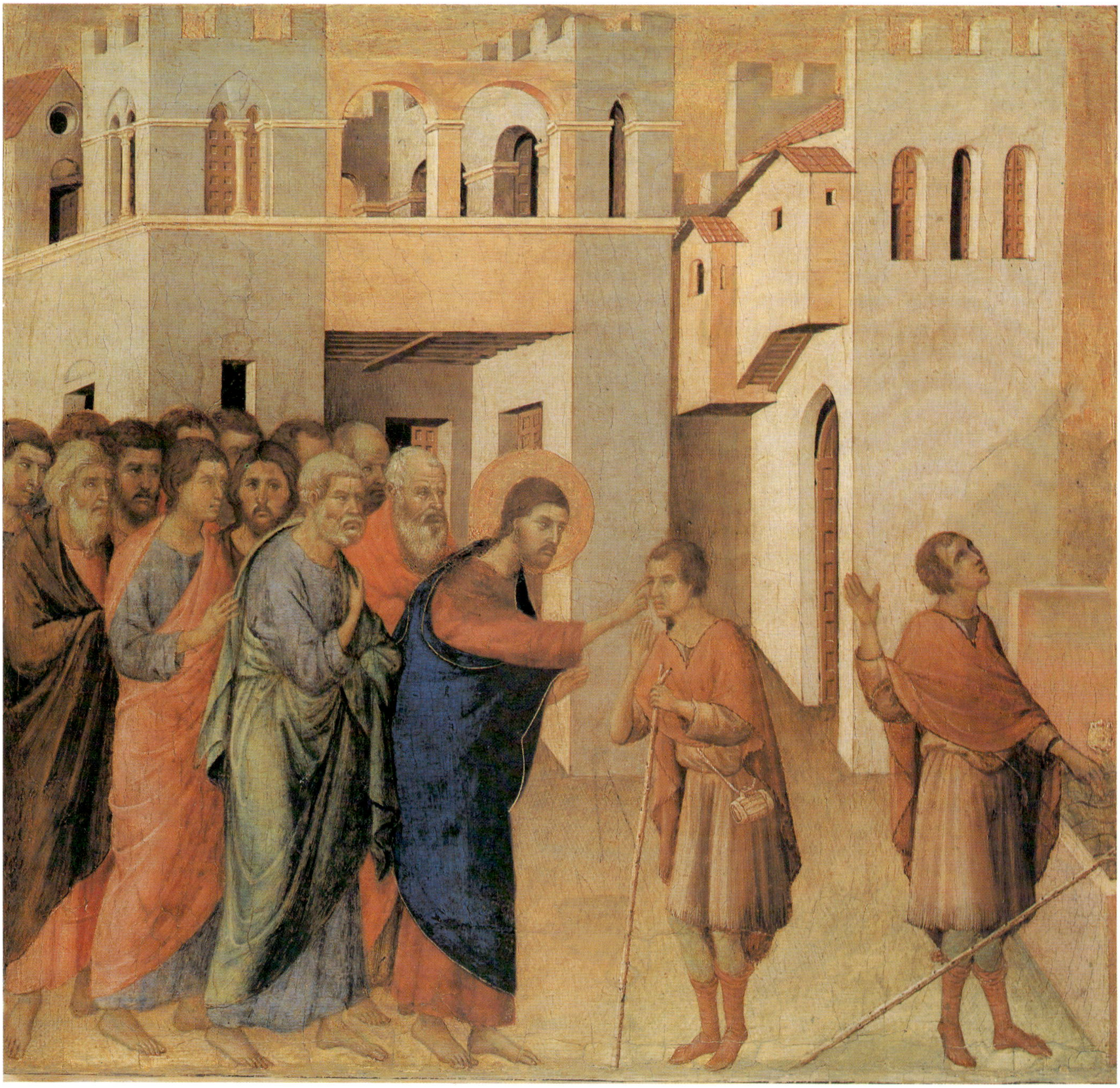

LONDON, NATIONAL GALLERY

ALISTAIR SMITH

Duccio (um 1255-1319)

Christus heilt einen Blinden (1308-1310)

An einem Sommertag des Jahres 1311 wurde ein großes Bild aus dem Atelier eines Künstlers durch die gewundenen Straßen einer Bergstadt in Mittelitalien getragen. Es sollte als Altarbild in der Kathedrale seinen Platz einnehmen. Es war eine langsame feierliche Prozession. Das Bild wurde von Würdenträgern, Laien wie Klerikern, begleitet. Viele von ihnen trugen Kerzen, Musik ertönte und die Kirchenglocken läuteten. Ein feierlicher Tag. Die Szene fand in Siena statt. Heute ist diese Stadt eher ruhig, wenn nicht gar provinziell. Doch im vierzehnten Jahrhundert hatte sie gut hunderttausend Einwohner. Es war eine reiche Stadt, es war eine kriegerische Stadt, und sie rivalisierte mit Florenz, das etwa hundert Kilometer nördlich liegt. Siena konnte sich die besten Maler der Zeit holen – und konnte sie sich leisten.

Als Duccio di Buoninsegna beauftragt wurde, den Hauptaltar für die Kathedrale von Siena zu malen, war er einer der beiden wichtigsten Maler Italiens, zu vergleichen nur noch mit Giotto. Fast drei Jahre widmete er seine ungeteilte Aufmerksamkeit der Fertigstellung des Altars, und das kostete die Sieneser Autoritäten mehr als dreitausend Florentiner Gulden. Eine kolossale Summe – für ein kolossales Bild. Fünf Meter breit, zeigt es auf der Vorderseite die Jungfrau mit dem Kind. Von ihr erhielt das Gesamtbild seinen Namen, *La Maestà* – was zugleich auch ein Ausdruck für seine Größe und Bedeutung ist. Die Rückseite des Altarbildes war mit über vierzig Szenen aus dem Leben Christi bedeckt.

Wie vielen großen Bildern, hat man auch diesem übel mitgespielt. Schon 1505 wurde es vom Hochaltar entfernt und irgendwo an anderer Stelle in der Kathedrale aufgestellt. 1771 wurde es schließlich in Stücke geschnitten. Man trennte die vordere Seite von der Rückseite und machte zwei Altarbilder daraus. Erst in den 1950er Jahren wurden beide Seiten wieder zusammengefügt und der Altar in dem Kathedralmuseum von Siena aufgestellt. Dieser Vorgang hat länger gedauert als die ursprüngliche Herstellung des Bildes. In der langen Zeit, die dazwischenlag, sind verschiedene kleine Tafeln von dem Hauptteil abgelöst worden, und drei davon gelangten in die National Gallery in London. Verglichen mit dem ungeheuren Panorama des Hauptaltars wirken diese Tafeln besonders rührend, wie Kinder in der Fremde. Das persönlichste Bild

Rechts, oben und unten Duccio, Maestà (Rekonstruktion von Professor John White);
links oben Duccio, *Verklärung Christi;*
links unten Verkündigung (Teile aus *Maestà*)

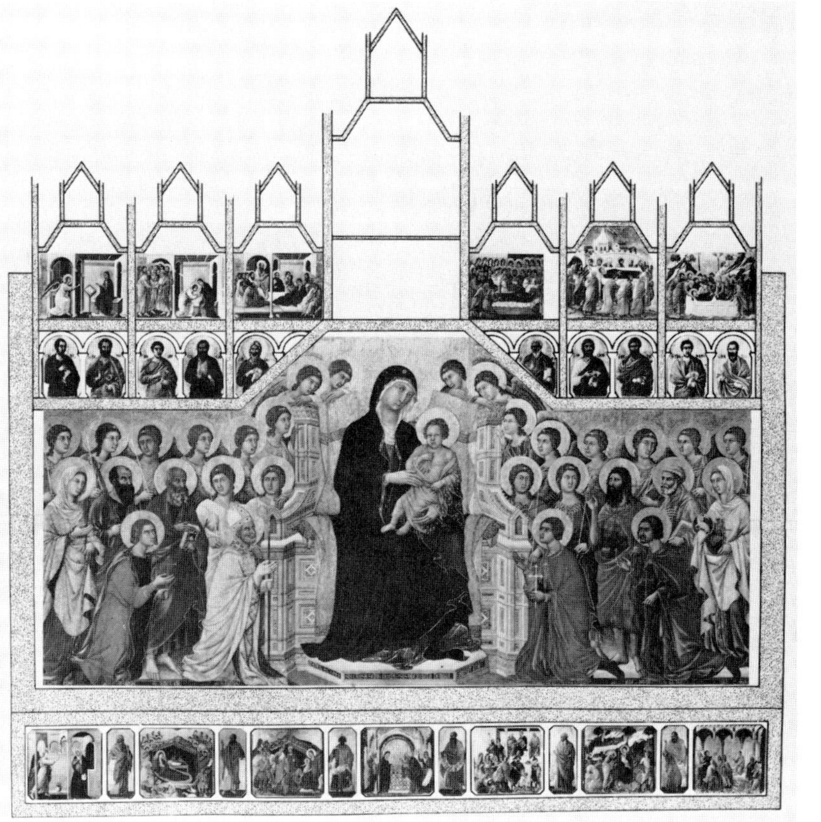

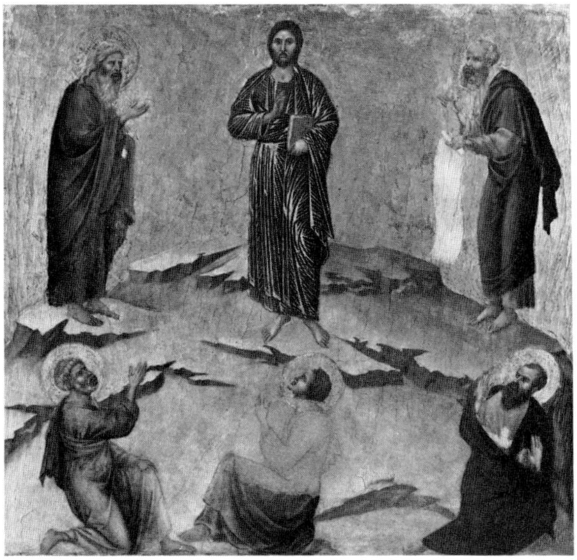

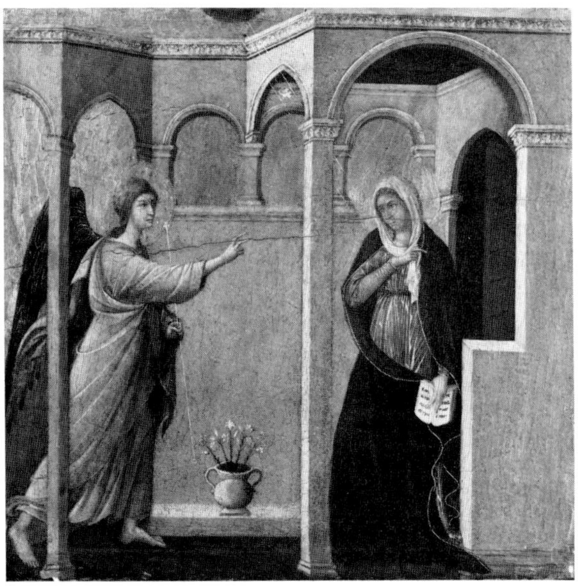

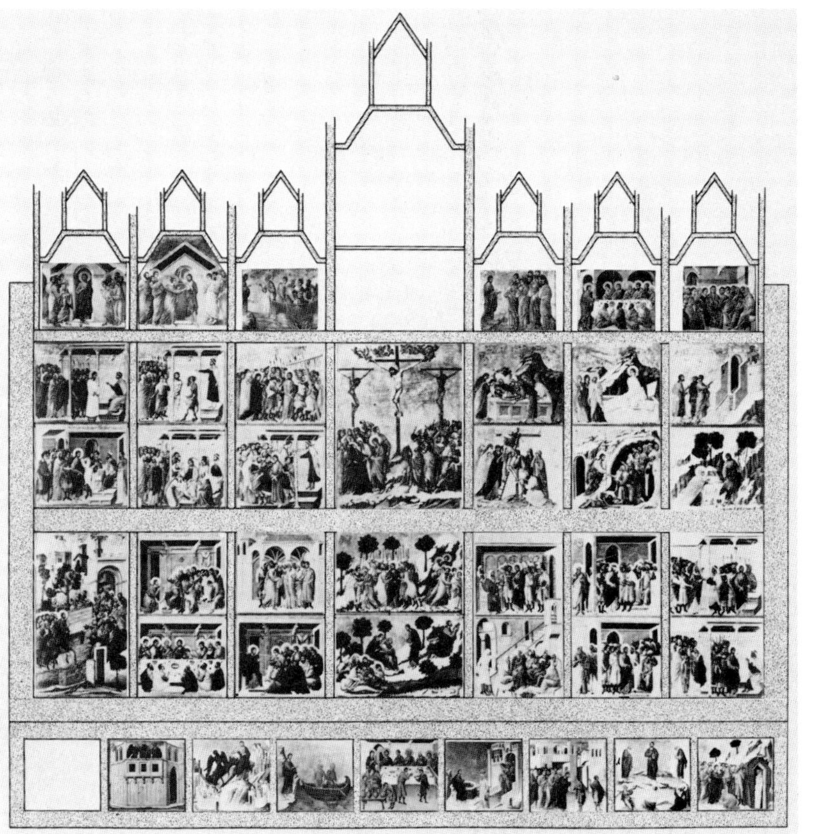

dieser Reihe ist vielleicht eines, dessen Thema die beiden Sinne sind, von denen die Malkunst abhängt, und auf die Duccio selbst sich verlassen mußte, um leben und arbeiten zu können: der Blick, mit dem der Maler die Welt wahrnimmt, und die Hand, mit der er seine Vision auf die Bildfläche überträgt. Für jeden Maler sind seine Augen eine Quelle von Stolz und Sorge zugleich und seine Hand ist ihm ebenso viel wert wie sein Auge.

Im neunten Kapitel des Johannes-Evangeliums findet sich eine Stelle, die eine besondere Bedeutung für alle bildenden Künstler hat.

„Als er seines Weges ging, sah Jesus einen Mann, der von Geburt an blind war. Seine Jünger fragten ihn: Meister, wer hat gesündigt, er oder seine Eltern, daß er blind geboren wurde? Jesus antwortete: Weder er noch seine Eltern haben gesündigt, vielmehr sollen die Werke Gottes an ihm offenbar werden...Nach diesen Worten spie er auf die Erde, machte mit dem Speichel einen Teig, strich dem Blinden den Teig auf die Augen und sprach zu ihm: Geh und wasche Dich in dem Teiche Siloeh...Er ging hin, wusch sich und kam sehend zurück."
Duccio zeigt das Wunder auf der rechten Seite des Bildes. Der Mann wäscht sich in etwas, das mehr einem Pferdetrog als einem Teich gleicht, und er schaut auf und sieht den Himmel zum ersten Mal.

Um die Authentizität der Erzählung zu betonen, hat Duccio die beiden Episoden praktisch Seite an Seite auf ein Bild gemalt. So können die Jünger beide Vorgänge beobachten und das Wunder bezeugen. Ihr nachdrücklich prüfender Blick steht in schärfstem Kontrast zu den geschlossenen Lidern des Blinden. Einer von ihnen schaut aus dem Bild heraus, so wie wir hineinschauen. Er sagt etwa: „Du kannst es genauso gut sehen wie ich."

Der Himmel, den diese zum erstenmal geöffneten Augen schauen, sieht nicht aus wie der, den man in Duccios Italien oder in Jerusalem erwarten würde. Er ist golden und nicht blau, symbolisch und nicht realistisch, und er gemahnt uns daran, daß dieses kleine Bild voller Bedeutung ist. Seine einfache Geschichte ist in sich selbst symbolisch. Physische Blindheit steht für geistige Blindheit, und die Heilung von der Blindheit entspricht der Erleuchtung der Seele.

Die Geschichte handelt wörtlich davon, das Licht zu erblicken. Duccio hat die Erfahrung des Sehens sichtbar gemacht. Die Stadt strahlt wie frisch gebadet im Sonnenlicht. Die zarten Farben, die Frische der Szene, die Reinheit und Harmonie der Konstruktion, all dies ist zugleich das Ergebnis einer vollkommenen Einsicht, wie auch eine Quelle des Vergnügens daran.

Die Mängel in der perspektivischen Darstellung erinnern uns daran, daß Duccio und seine Zeitgenossen die exakte mathematische Perspektive noch nicht beherrschten. Zu Duccios Zeit gab es keine Kunstgriffe, um Kunst herzustellen. Man konnte sich unmöglich vorstellen, daß die Fertigkeiten eines Malers durch Vernunft oder harte Arbeit zustandekämen. Sie waren sein von Geburt an – seine Fähigkeit, zu sehen, sowohl im Physischen wie im Geistigen, war gottgegeben. Und genau das stellt diese Szene

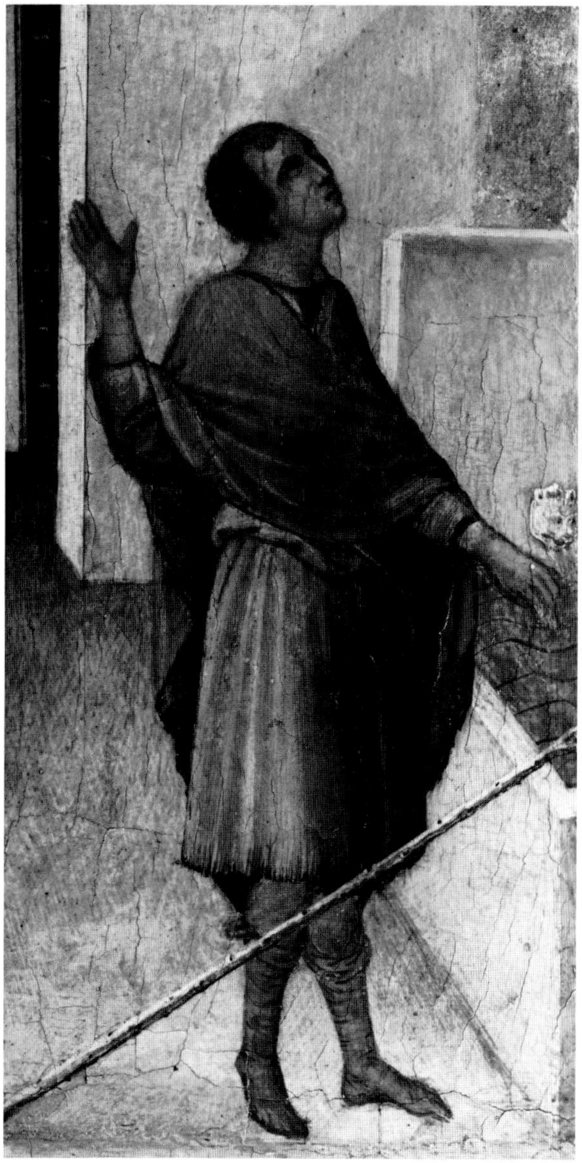

Oben Der Blinde sieht; *gegenüber* Berührung durch Christus, Ausschnitte aus *Christus heilt einen Blinden*

dar; und darum hat sie eine besondere Bedeutung für den Künstler. Man könnte sich vorstellen, daß der Kopf des Blinden einen Künstler darstellt, den Duccio kannte. Vielleicht ist es sogar ein Selbstbildnis.

Überhaupt kann man annehmen, daß Duccio dieser Szene eine ganz besondere Aufmerksamkeit innerhalb des großen Altarwerkes gewidmet hat. In ihr scheint seine Kunst einen Höhepunkt zu erreichen. Strenge und Eleganz vereinigen sich hier schöner als irgendwo sonst. Es liegt eine hohe Kunst darin, wie Duccio uns überzeugt, daß der Bettler arm ist, obwohl er ihn in einen Mantel kleidet, der in feinen Falten liegt, und er die subtilste Farbzusammenstellung für ihn erfindet, ein warmes Grau neben einem Rosa. Seine Strümpfe sind in komplimentärem blassem Grün gehalten.

Christus ist natürlich in reichere Farben gekleidet als die anderen. So hervorgehoben, wird er zum dynamischen Mittelpunkt des Bildes. Seine Geste, so einfach sie sein mag, birgt vielfache Assoziationen. Es ist ein Segensgestus, der sich hier besonders auf die Augen bezieht. Er gleicht der Bewegung, mit der man die Augen der Toten schließt. Und durch diesen Vergleich wird die Geste um so wirkungsvoller, denn sie öffnet diese Augen zum Leben.

Zwar heißt es, daß Christus einen Teig auf die Augenlider des Mannes gestrichen habe, doch Duccio läßt es so erscheinen, als berühre er sie nur mit seinem Zeigefinger. Er wollte ganz eindeutig zeigen, daß das Wesentliche an dem Wunder die Gegenwart Christi ist, und daß seine Kraft schon durch Berührung mit der Fingerspitze übermittelt werden kann. Das einfache Mittel, das die Heilung bewirkt, ist durch Duccios zurückhaltenden Stil vollkommen wiedergegeben. Keine Theatralik, keine überschwengliche Darstellung von Gefühlen. Die Betonung liegt auf Klarheit und Authentizität. Die Wahrheit tritt dadurch in Erscheinung, daß sie in harmonischen Farben dargestellt wird, deren hoher Wert – das Gold und das Blau für das Gewand Christi waren äußerst kostbar – der einmaligen Gelegenheit angemessen war. Und wenn das Bild ein Wunder darstellt, dann ist das Bild selbst auch eines.

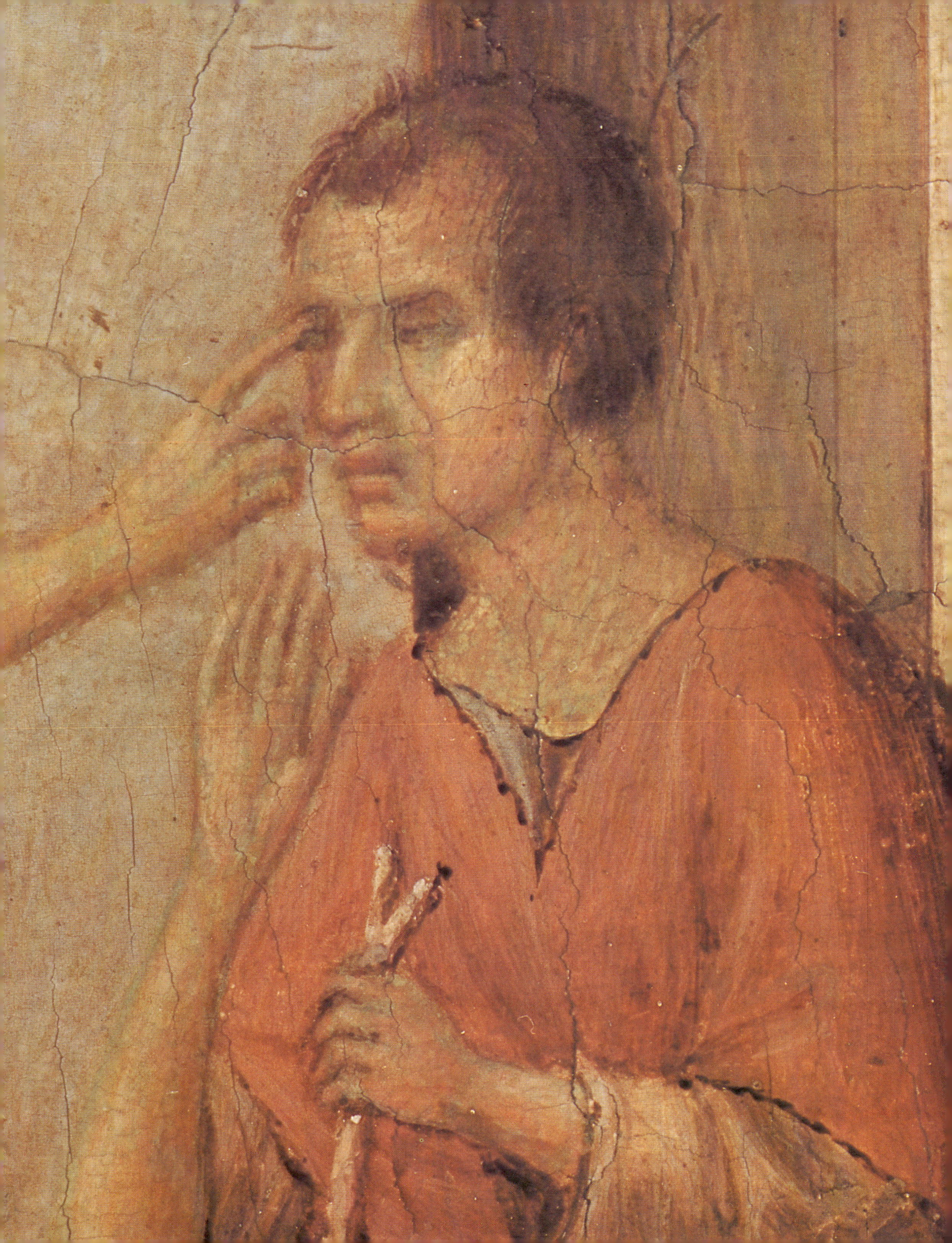

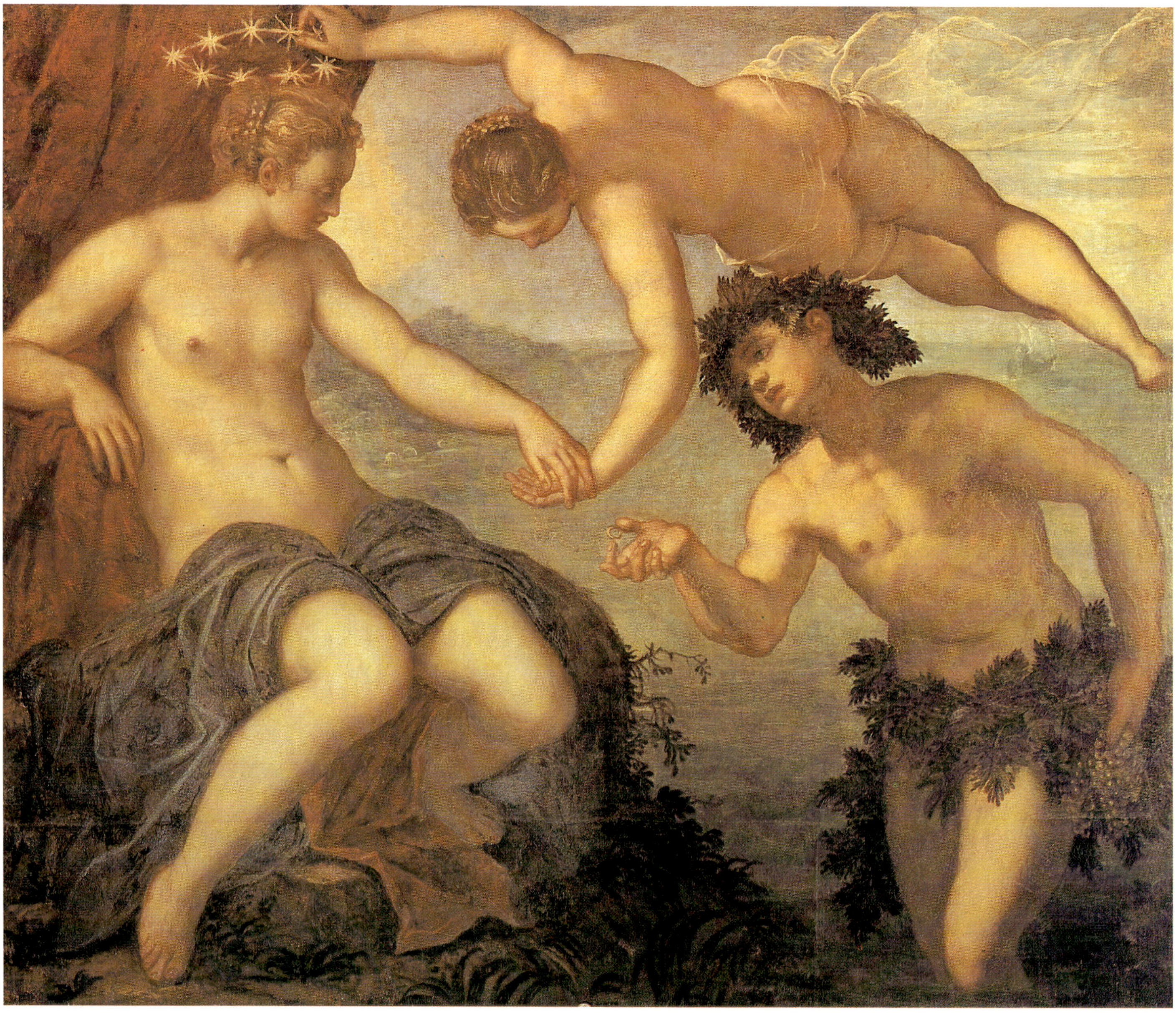
VENEZIA, PALAZZO DUCALE

ALISTAIR SMITH

Tintoretto (1518-1594)

Ariadne, Bacchus und Venus (nach 1570)

Viele Bilder und Skulpturen, die wir heute als „Kunstwerke" beschreiben, waren ursprünglich als Propaganda gemeint. Das mag überraschen; denn das ästhetische Interesse überwiegt jetzt bei weitem den ursprünglichen Zweck. Dieses Bild, das Jacopo Robusti, genannt Tintoretto, in den späten fünfzehnhundertsiebziger Jahren malte, ist ein besonders interessanter Fall dieser Art.

Es ist ein üppiges Thema. Ein junger Mann kommt mit einem Ehering zu einer jener Frauen, die die Bilder der venezianischen Renaissance bevölkern (oder vielleicht wäre es besser zu sagen, füllen). Sie scheint zu zögern, den Ring anzunehmen, obgleich ihre Bekleidung nicht gerade darauf schließen läßt, daß sie schüchtern ist. Vielleicht empfindet sie seine Annäherung eher als bürgerlich. Auf jeden Fall wird der annehmenden Geste ihrer Hand von einem anderen Wesen ein wenig nachgeholfen. Zugleich krönt diese schwebende weibliche Gestalt die zukünftigte Braut mit einem Sternenkranz.

Man würde heute vielleicht annehmen, daß das intime Thema und seine sinnenfrohe Behandlung das Bild für ein Schlafzimmer oder zumindest für irgendeinen privaten Raum prädestiniert hätte. Tatsächlich hängt es in der Sala dell' Anticollegio des Dogenpalastes, dem Raum, in dem die Gesandten zu warten hatten, wenn sie zum Dogen von Venedig vorgelassen werden wollten. Tintorettos Bild hat eine zweite Bedeutungsebene, die seine Gegenwart an diesem Platz im Dogenpalast durchaus logisch macht. Wissen muß man freilich auch, daß es erst 1716, also hundertfünfzig Jahre nach seiner Entstehung, in diesen Raum gebracht wurde und daß es ursprünglich Teil einer größeren Dekoration mit speziellem politischen Inhalt war.

Die Geschichte beginnt mit einem Unglück – einem jener großen Feuer, die die Kunsthistoriker bis zum heutigen Tage bedauern. Denn es verschlang eine ganze Anzahl von Bildern in dem Palast, darunter auch Tizians berühmte *Schlacht von Cadore.* Immerhin entstand damit auch die Möglichkeit, eine neue Dekoration zu schaffen, die eine besondere Art der Selbstdarstellung beförderte, und daran war man besonders interessiert, denn die venezianische Republik befand sich in jenen Tagen zunehmend im Niedergang. Der Doge Girolamo Priuli und seine Ratsherren

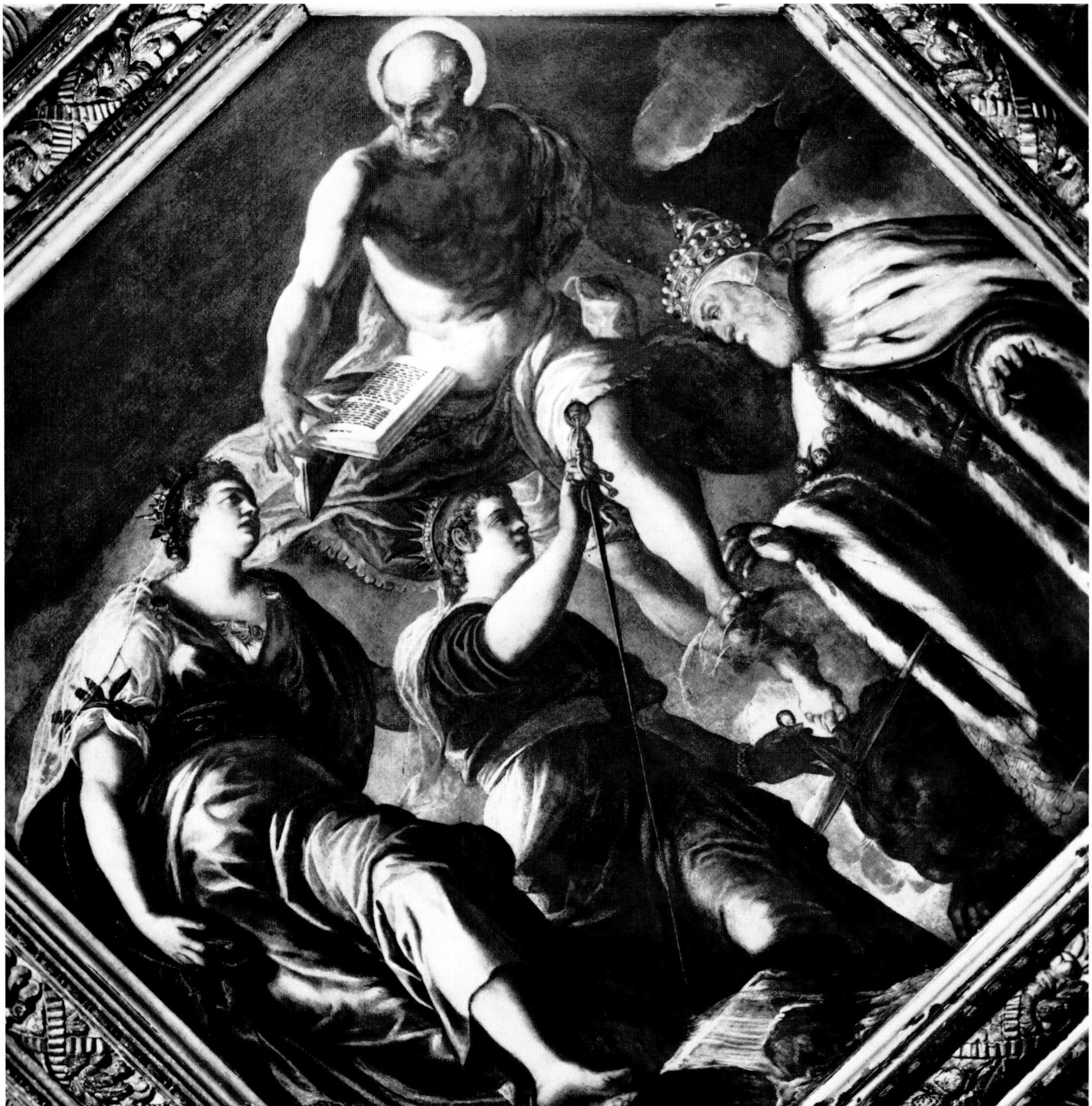

Tintoretto, *Doge Priuli erhält das Schwert der Justitia,* Deckengemälde in der Sala Quadrata

entwickelten ein Dekorationsschema für die Sala Quadrata, das nicht nur der Ehre Venedigs dienen, sondern auch seinen persönlichen Ruhm verbreiten sollte. Es zeigt den Bombast der Unsicherheit. Priuli hat sich selbstbewußt im Zentrum des Deckengemäldes darstellen lassen. In Begleitung seines Schutzherren, des Heiligen Hieronymus, steht er zwei Damen gegenüber. Sie stellen Gerechtigkeit und Überfluß dar, zwei Tugenden, nach denen jeder Doge trachtete.

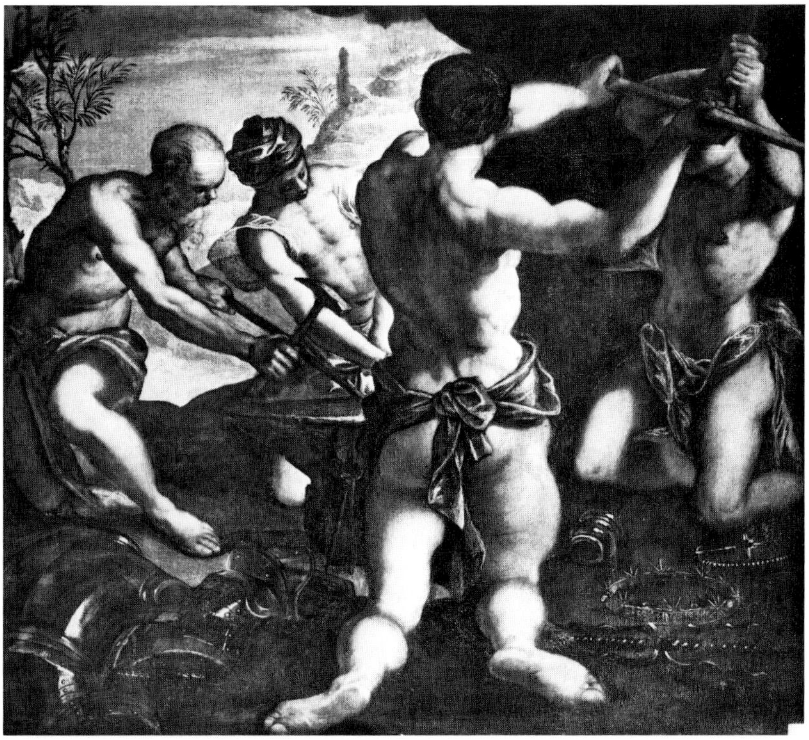

Tintoretto, *Die Schmiede des Vulkan,* in der Sala dell' Anticollegio

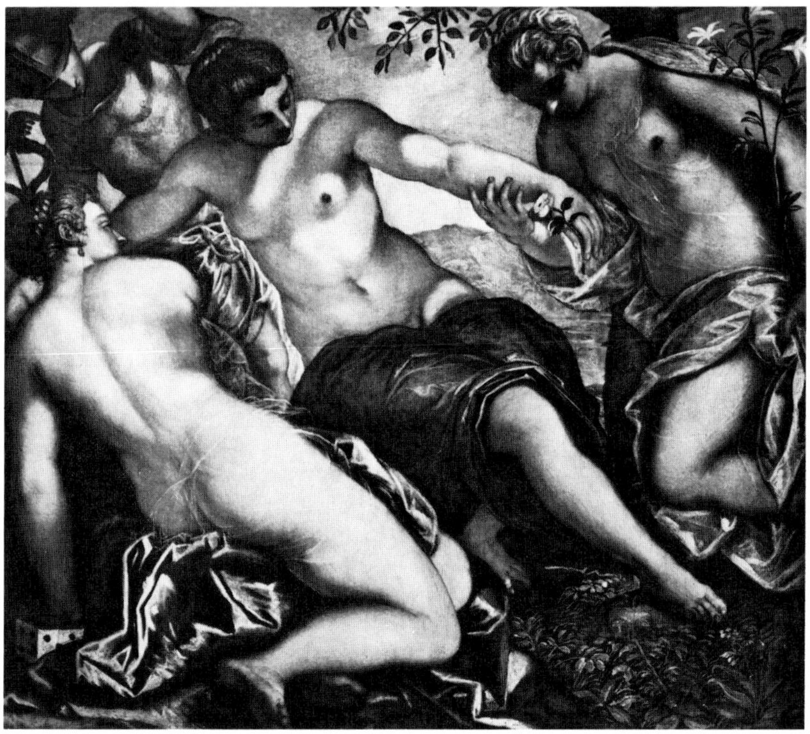

Tintoretto, *Merkur und die Drei Grazien,* in der Sala dell' Anticollegio

Priuli und seine Ratsherren gaben Tintoretto den Auftrag, die Dekoration mit vier großen Bildern abzuschließen. Dafür wurden ihm im November 1578 zweihundertsiebzehn Dukaten gezahlt. Ursprünglich hingen die Bilder an den Seitenwänden der Sala Quadrata; jetzt befinden sie sich aber im Anticollegio. Die gewählten Themen waren reich an symbolischer Bedeutung. Eines jedoch ist allen gemeinsam: Es wird in ihnen eine Vereinigung dargestellt, die Gutes hervorbringt. Vulkan vereinigt sich mit den Zyklopen;

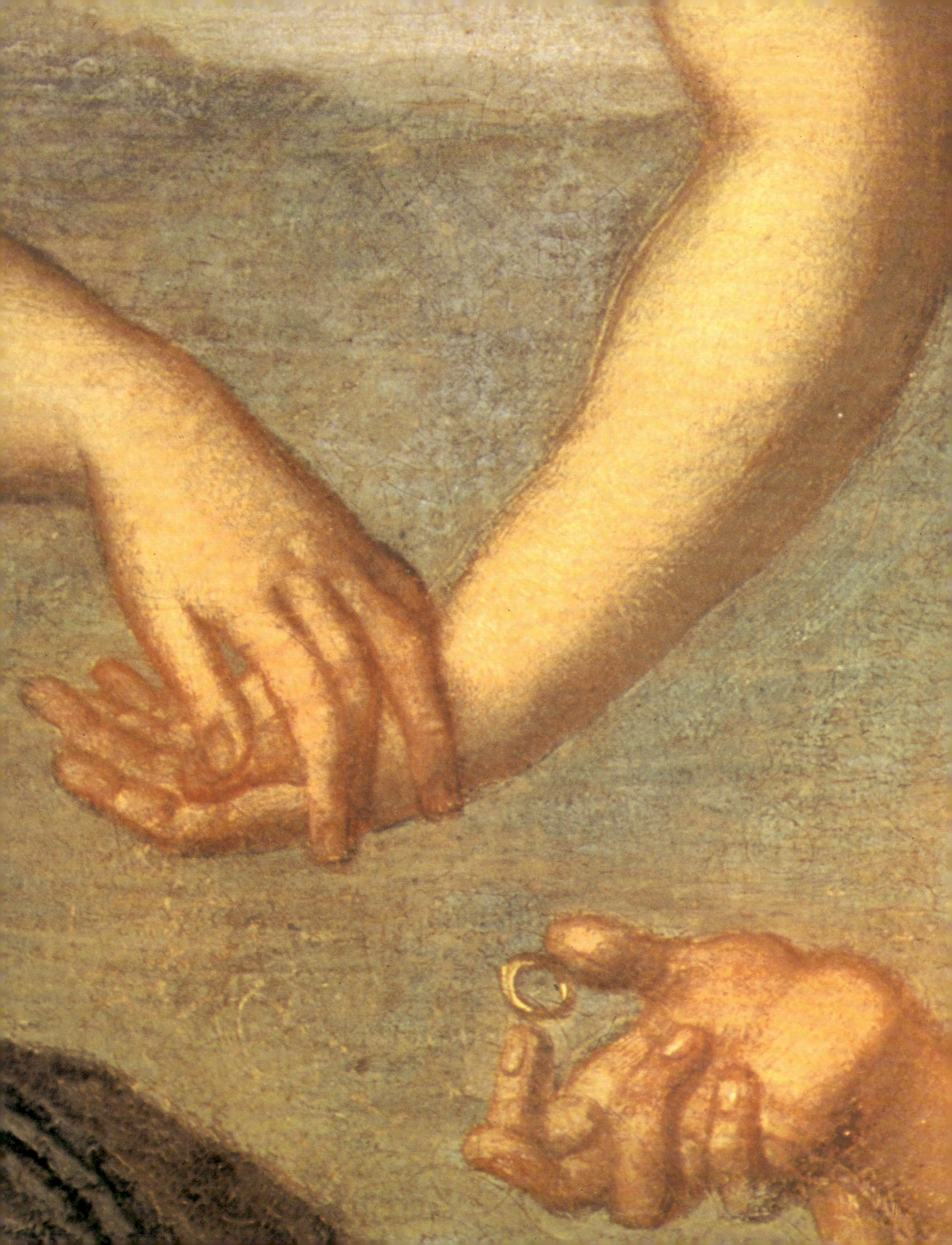

gemeinsam stellen sie Waffen her – ein Symbol für die militärische Stärke Venedigs. Die Weisheit vereinigt sich mit dem Frieden, und gemeinsam weisen sie den Krieg in die Schranken. Auch Liebe und Schönheit werden von der Weisheit unterstützt, und so kann der Zufall überwunden werden.

Nur ein Bild weist über die allegorische Form hinaus, als sei dies das einzige Thema gewesen, das den Ästheten in Tintoretto genauso stark wie den Propagandisten in ihm ansprach.

Die Geschichte unseres Bildes stammt von Ovid, aber sie wird hier recht frei interpretiert. Ein Mädchen – Ariadne – ist von ihrem Geliebten – Theseus – verlassen worden, dessen Schiff man noch am Horizont entschwinden sieht. Die Verlassene wird von Bacchus entdeckt, der mit einer Handvoll Trauben daherkommt und reich mit Weinlaub bekleidet ist. Venus, die Göttin der Liebe, bringt sie zusammen. Ovid erzählt, daß Bacchus Ariadne bei der Heirat versprach, daß ihre Krone nach ihrem Tode als Sternbild ständig am Nachthimmel zu sehen sein werde.

Schon früh haben Interpreten dieses Bildes die Beziehung zu Venedig betont. Ariadne hat man sich als Venedig selbst vorzustellen, als die Stadt, die am Meer liegt, gekrönt mit einem Diadem der Freiheit und dazu bestimmt, auf ewig zu regieren. Bacchus symbolisiert die Früchte der Erde, die sich die Republik Venedig als Seemacht aus ihren Kolonien heranholen kann.

In üppige Formen übersetzt Tintoretto den nüchternen Kern venezianischer Ideologie – die Überzeugung, daß die Republik eine magische Beziehung zum Meer unterhielt. Jedes Jahr am Himmelfahrtstag wurde eine symbolische Hochzeit gefeiert, und der Doge zelebrierte die Vermählung Venedigs mit der Adria. Dabei warf er von seiner prächtig ausgestatteten Gondel einen Ring ins Meer. Das war ein feierlicher Augenblick. Tintoretto jedoch nimmt der Szene allen Pomp, streift die Kostüme ab und gibt ihr die Intimität eines privaten Augenblicks. Bacchus ist eher ein verliebter Jüngling als ein Gott; seine Augen blicken erwartungsvoll, daß sie seinen Ring annehmen möge. Ariadnes Augen sind gesenkt, ihr Ausdruck der Bescheidenheit so nahe, wie ihr Kostüm erlaubt – ein witziger Widerspruch, der auch dem zeitgenössischen Betrachter nicht entgangen sein wird. Über beiden Gestalten schwebt die Liebe.

An der ursprünglichen Stelle unter der Decke des Priuli-Saals wäre die allegorische Bedeutung eines solchen Bildes sofort erkennbar gewesen. An dem neuen Platz kommen Pracht und Witz um so mehr zum Vorschein: Leuchtende Körper, die in ständigem Sonnenlicht baden; der zögernde Freier und seine zaghafte Geste. Man erinnere sich, daß in diesem Raum Gesandte warteten, die Venedig Angebote machen wollten.

Die überdauernde Qualität dieses Bildes liegt offen zutage. Es mag wohl eine politische Botschaft zum Inhalt haben, doch die Darstellung von Liebe, Lust und Wohlleben ist sicher ein wirkungsvolleres Aushängeschild für Venedig gewesen als jeder Hinweis auf seine Seemacht und militärische Stärke.

gegenüber Übergabe des Rings, Ausschnitt aus *Ariadne, Bacchus und Venus*

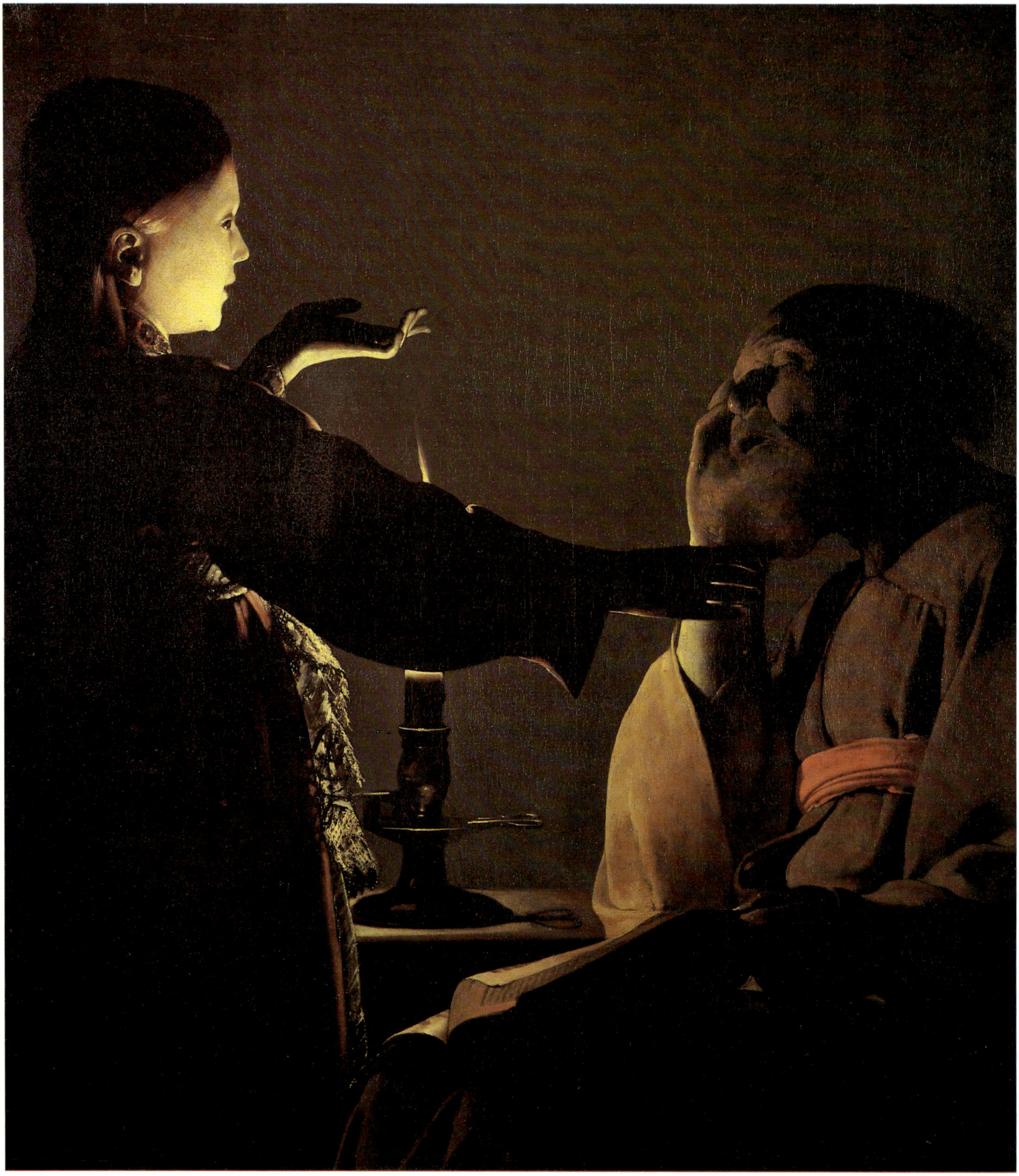
NANTES, MUSEE DES BEAUX-ARTS

EDWIN MULLINS

Georges de la Tour (1593-1652)

Der Traum des Heiligen Joseph (um 1640)

Die Kunstsammlung der französischen Stadt Nantes beherbergt eine Reihe bemerkenswerter Gemälde, die sie 1810 von einem Diplomaten Napoleons erhielt. Unter den Prachtstücken dieser Sammlung ist eine Anzahl Bilder von dem französischen Maler des siebzehnten Jahrhunderts Georges de la Tour, von dem wir relativ wenige Werke kennen. Eines der drei Bilder stellt *Die Verleugnung Petri* dar, ein anderes einen *Blinden Leierkastenspieler;* und das dritte Bild wird gewöhnlich als *Der Traum des Heiligen Joseph* bezeichnet.

Als diese Bilder der Stadt Nantes übergeben wurden, wußte man nichts von der Existenz eines Georges de la Tour. Erst hundert Jahre später – während des Ersten Weltkriegs – begann man, seine Identität zu klären und fand allmählich immer mehr Bilder von ihm. Heute kennt man achtunddreißig. Georges de la Tour ist ein bedeutender Maler, dem wir einige der bewegendsten Bilder verdanken.

Der Traum des Heiligen Joseph ist signiert G. de la Tour, schwach, aber recht deutlich. Jahrhundertelang hat sich wohl niemand die Mühe gemacht, die Signatur zu lesen. Man schrieb das Bild verschiedenen anderen Malern zu – und man gab ihm auch verschiedene Deutungen.

Ein alter Mann hat bei Kerzenschein in einem Buch gelesen und ist eingeschlafen. Ein Kind – ein wunderschönes Kind – hat sich genähert und berührt sein Handgelenk, um ihn aufzuwecken. Seine Augen beginnen sich gerade zu öffnen und auch sein Mund, als ob er irgendetwas Unzusammenhängendes murmelte.

Es ist nicht klar, was das Kind zu ihm sagt, wenn auch der strahlende Gesichtsausdruck darauf hinweist, daß es eine gute Nachricht ist. Seine elegante Hand scheint zu winken oder etwas anzubieten. Vielleicht sagt das Kind ganz einfach: „Wach auf, Großvater, es ist Zeit zum Abendessen.“ Auf dieser Ebene „funktioniert“ das Bild vollkommen. Sogenannte Genrebilder von häuslichen Szenen waren im Frankreich des siebzehnten Jahrhunderts in Mode. Aber dieses Bild ist so intensiv, in ihm konzentrieren sich die Gefühle auf so wunderbare Weise, daß es unangemessen erscheint, nur eine Aufforderung zum Essen darin zu vermuten.

Die Szene läßt sich leichter deuten, wenn man ein Bild aus Paris heranzieht, das ebenfalls als eines von Georges de la Tour identifiziert

de la Tour, *Joseph als Zimmermann*

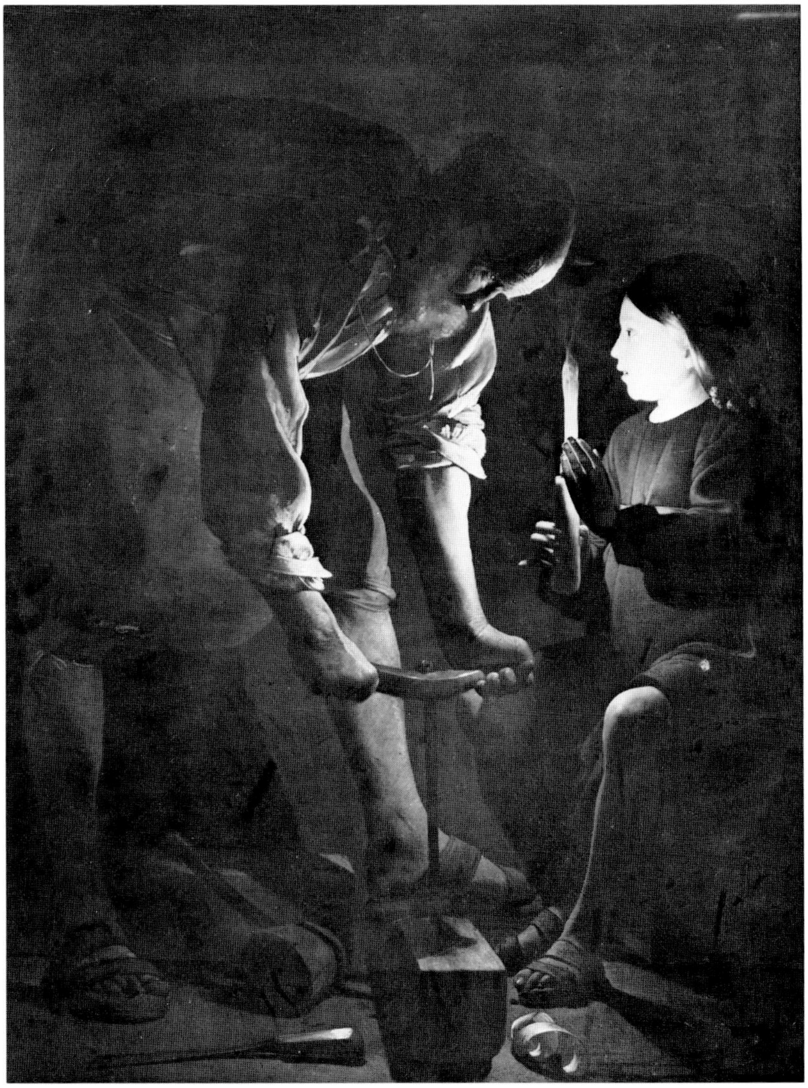

de la Tour, *Anbetung der Hirten*

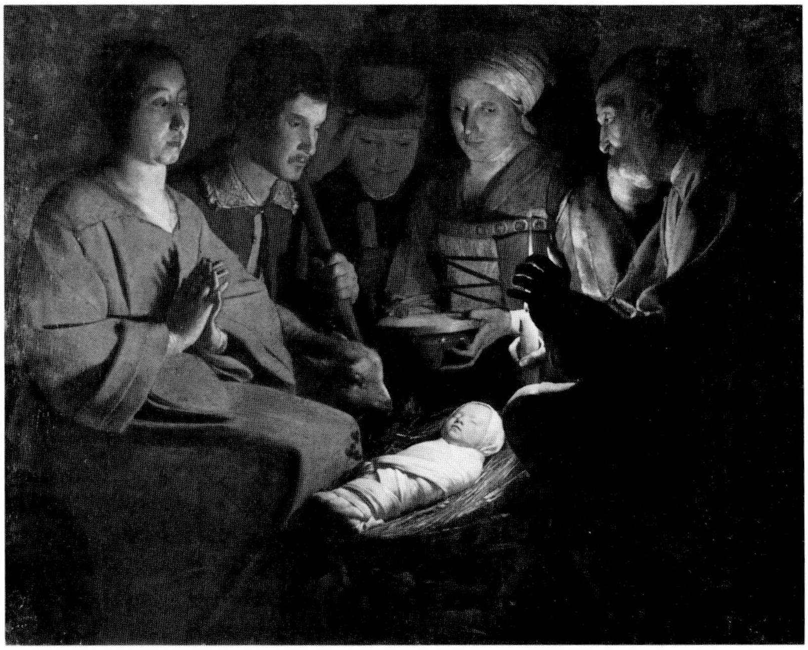

ist und zu dem der Künstler offensichtlich dieselben beiden Modelle benutzt hat. Dieses Bild ist eindeutig betitelt: *Der Heilige Joseph als Zimmermann.* Darüber hinaus gibt es in Paris einen weiteren de la Tour, der unzweifelhaft *Die Anbetung der Hirten* darstellt. Und wieder erkennt man denselben alten Mann als Joseph.

Wir können also in dem Alten in Nantes ebenfalls einen Joseph sehen. Und wenn er schläft und anscheinend träumt, so kann der einzige Traum, der in die freudig-feierliche Stimmung paßt, die Erscheinung des Engels sein, der ihm verkündet, daß seine Frau Maria den Sohn Gottes gebären wird, wie es im Evangelium des Matthäus steht. Man erinnere sich, daß Matthäus zuvor gerade beschrieben hatte, wie Joseph Maria verlassen wollte, weil sie ein Kind erwartete, das nicht von ihm war. Es ist also eine freudige Nachricht für den tief unglücklichen Mann.

Bei Georges de la Tour ist es nicht sehr viel anders als bei seinem Zeitgenossen Rembrandt: Religiöse und weltliche Bildthemen sind schwer voneinander zu trennen. Und das ist Absicht. Wir sind angehalten, dieses Bild auf zwei Ebenen zu lesen und zu empfinden, wie eine Bedeutung die andere steigert. So ist dies ein Engel, aber auch ein sehr geliebtes Kind, wahrscheinlich sogar de la Tours eigenes Kind. Wir wissen, daß er viele Kinder hatte. Vielleicht wird mancher Betrachter durch die Erfahrung der Liebe zu seinen eigenen Kindern von diesem Bild ganz besonders angezogen; wie auch die vertraute Beziehung zwischen Großeltern und Enkeln durch die Zartheit des Bildes vergegenwärtigt wird. Der Zauber dieses Bildes liegt in der Art, wie de la Tour sein Thema behandelt. Man sieht zum Beispiel beide – Joseph und den Engel – mit geöffnetem Mund, als ob sie gerade sprächen. Vor einem Bild kann man natürlich nicht hören, was die dargestellten Menschen sagen; aber manchmal kann man es wissen, ahnen oder gar von ihren Lippen ablesen. Doch hier kann man es nicht, denn de la Tour hat einen Augenblick der Stille gewählt, der Stille vor oder gleich nach dem Sprechen.

So drückt sich die Aussage über diese Beziehung ganz allein in der Geste der Berührung aus. Ein ganz feiner Lichtstrahl scheint die Botschaft des Engels an seinem Arm entlang durch die Finger zu Josephs Handgelenk zu tragen, zu seiner Hand, seinem Gesicht, das darin ruht, zu seinem Gehirn; so daß er in seinem Traum über die Kerze hinwegschaut und jene andere Hand sieht, die stärker beleuchtet ist und ihm mit ihrer Geste bedeutet, sich zu erheben und zu seiner Frau Maria zu gehen. Die Botschaft des Bildes drückt sich in den Gesten und den Gesichtern aus, die im dunklen Raum wie auf einer dunklen Bühne von einer einzigen halb versteckten Kerze beleuchtet sind.

Die abgeschirmte Kerze ist ein Lieblingsmotiv von Georges de la Tour. Das Auge sieht nicht in die nackte Flamme, sondern wird auf das hingelenkt, was die Flamme beleuchtet. Die Kerze ist der Sucher im Dunkeln. Licht überflutet das Gesicht des Engels, der selbst Licht ist: er ist die Wahrheit. Und aus Gründen desselben Symbolismus ist Joseph nur halb beleuchtet. In seinem Traum wird er von der Unwissenheit zur Wahrheit hingeführt.

Schauen wir noch einmal diese bezaubernde Hand an. Auffallend fein und elegant ist sie, und doch – je länger man sie betrachtet –

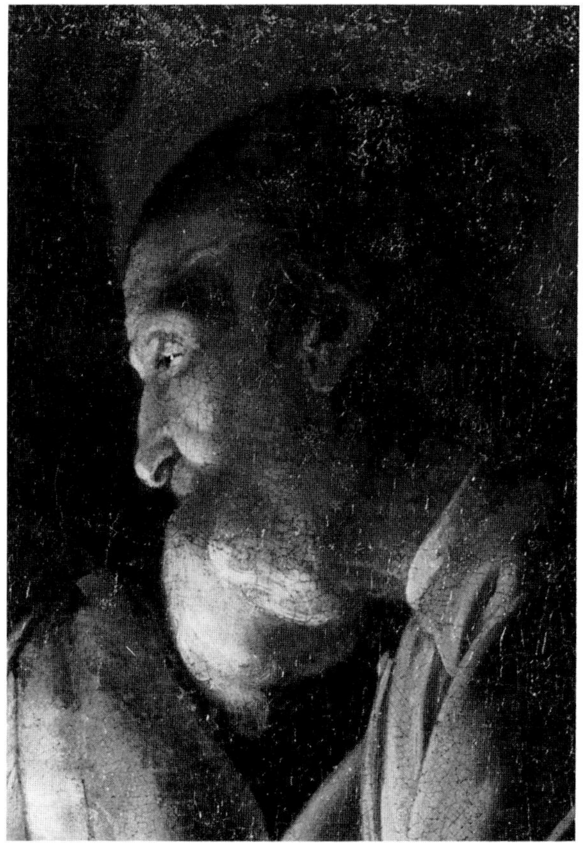

Joseph's Kopf
Ausschnitt aus *Anbetung der Hirten*

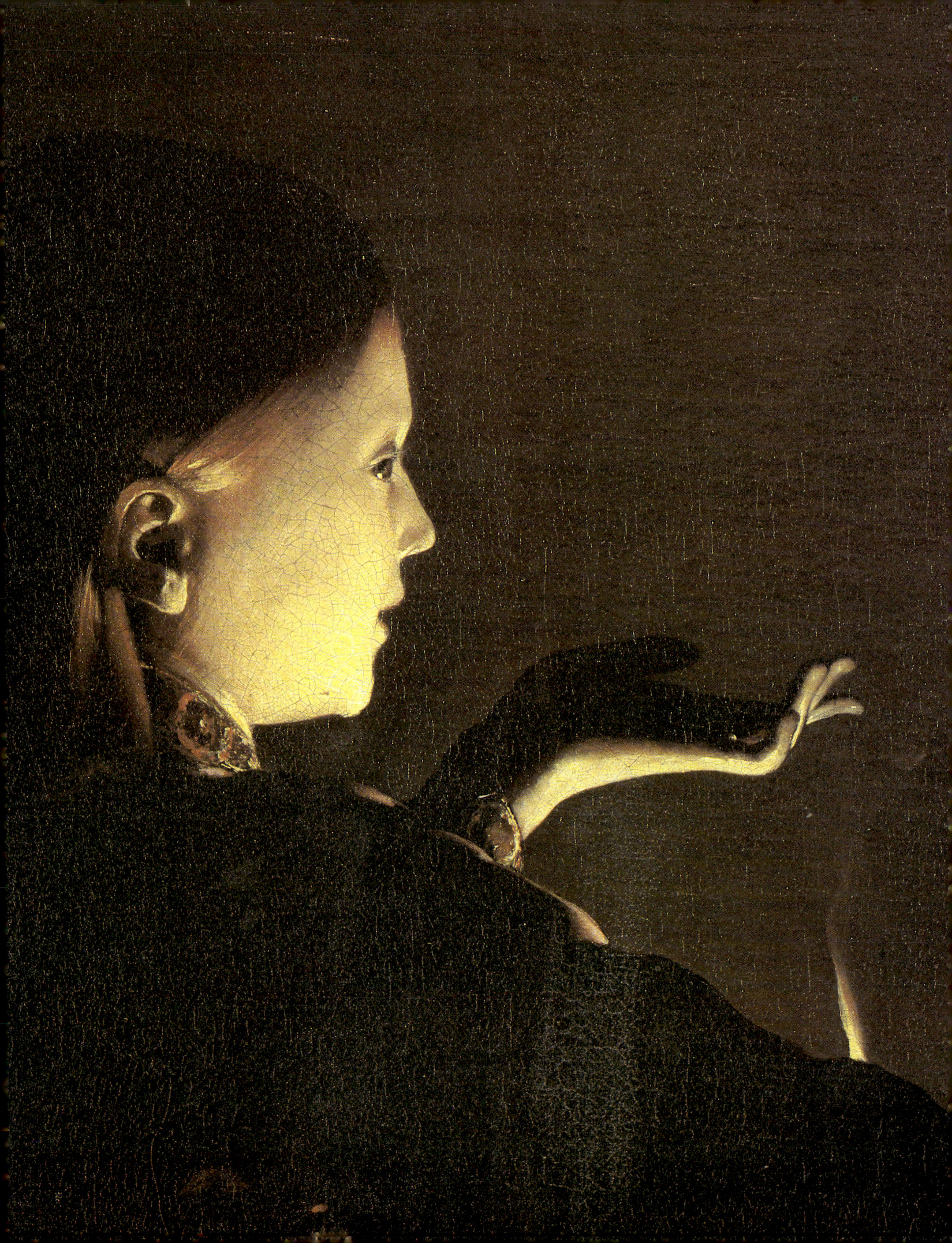

desto weniger scheint sie aus Fleisch und Blut zu sein, sondern vielmehr eine Geste, die aus Licht und Schatten entsteht. Erst durch die Kerze erhält die Hand Leben, genau wie der Schal des Engels in einer Kaskade goldener Tropfen – wie Vermeer sie dann zwanzig Jahre später malen sollte – zum Leben erwacht ist. Das Buch, das Joseph gelesen hat, ist von Licht durchdrungen wie ein Fenster aus farbigem Glas. Auch die Lichtputzschere glänzt; ihr Schatten auf dem Tisch ist genauso wesentlich wie der Gegenstand selbst. Der reiche goldene Ärmel des Joseph könnte aus Alabaster gemeißelt sein. Und dann das strahlend rote Band gegen den Mantel aus gebrannter Siena: Georges de la Tour hatte ein wunderbares Gespür für die Textur und die Farbe der Gegenstände.

Ein gewöhnlicher Stilleben-Maler gibt sich damit zufrieden, Dinge so real wie möglich wiederzugeben. Und das ist alles. Aber ein großer Stilleben-Maler – und deren gibt es nicht sehr viele – versteht die Beziehung zwischen den Gegenständen und den Menschen, die sie benutzen. Ein Mann, der ein Buch hält, oder ein Kind mit einer Kerze werden in einem Bild ebenso zu Gegenständen wie die Dinge, die sie halten – während die Gegenstände von ihnen belebt werden. Und dies ist eine andere Facette der Zauberkunst des Georges de la Tour. Er gibt nicht einen Schnappschuß wieder, einen im Zufall erstarrten Augenblick – er benutzt das Licht außerordentlich sorgfältig, um jedes Detail mit den anderen zu einer Harmonie zu führen, als sei jedes einzelne ein Instrument in einem Orchester.

Man kann sich fragen, weshalb es so lange gedauert hat, bis Georges de la Tour entdeckt wurde. Vielleicht hat das Zeitalter der Elektrizität kommen müssen, um uns darauf aufmerksam zu machen, wie intim Kerzenlicht sein kann. Als alles noch von Kerzen beleuchtet wurde, hat sich niemand darüber Gedanken gemacht. Hinzu kommt, daß die Kunst des zwanzigsten Jahrhunderts uns gelehrt hat, auch darauf zu achten, welche Gefühle ein Bild anrührt, anstatt nur darüber nachzudenken, wofür es steht. Und so haben wir gelernt, auf ein so einfaches Motiv wie die Berührung auf diesem Bild einzugehen.

Gegenüber Engel, Ausschnitt aus *Der Traum des Hl. Joseph*

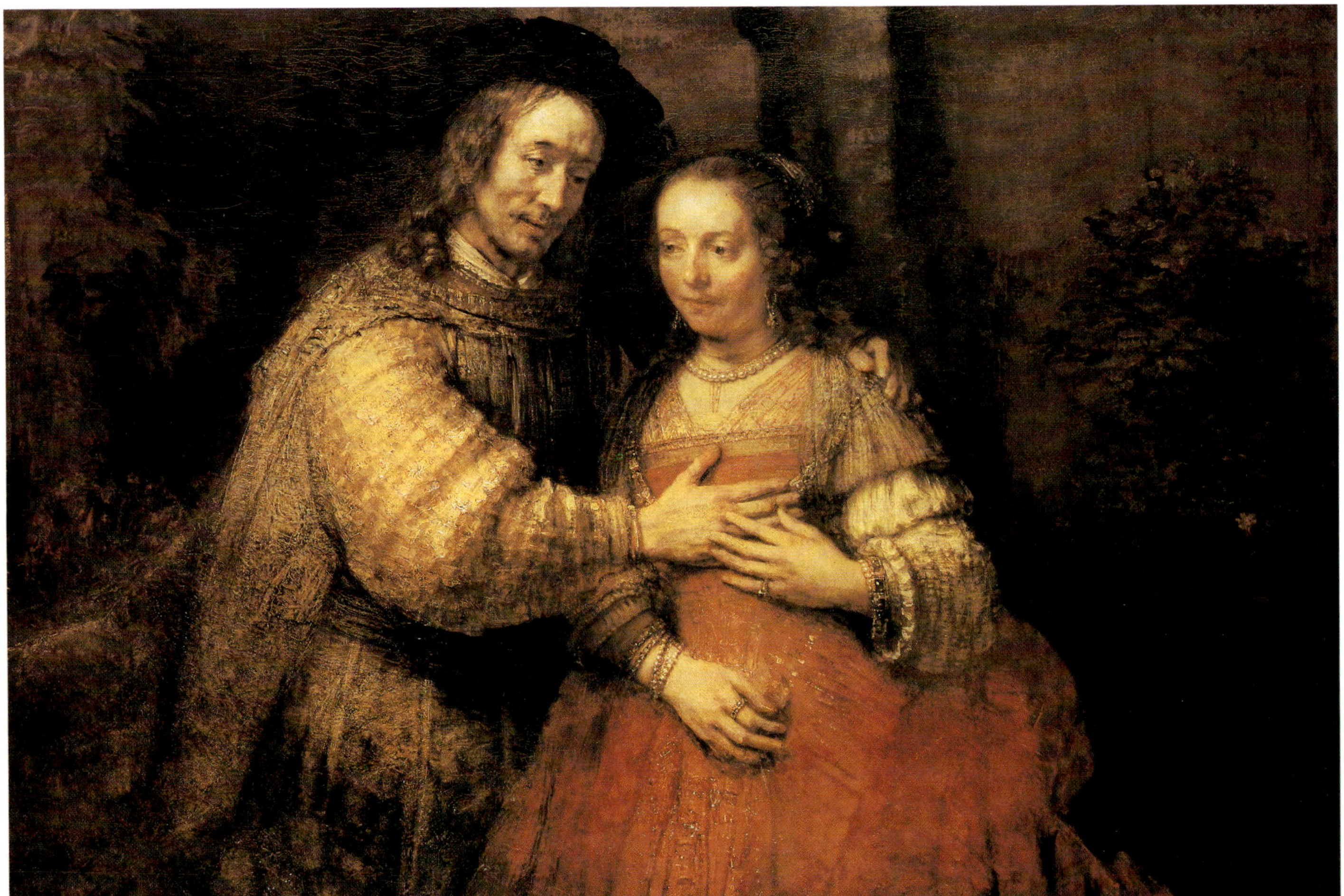

AMSTERDAM, RIJKSMUSEUM

DAVID PIPER

Rembrandt (1606-1669)

Die Judenbraut (1666)

Mit den späten Bildern Rembrandts, die im letzten Jahrzehnt seines Lebens nach 1660 entstanden, beginnt sich das späte zwanzigste Jahrhundert immer stärker zu beschäftigen. Dem viel glatteren Geschmack in Holland zu Rembrandts Lebzeiten gefielen sie wahrscheinlich nicht so sehr. Diese unruhige Oberfläche, wieder und wieder übermalte Farbe, diese Krusten und Ungenauigkeiten geben den Bildern oft ein unfertiges Aussehen. Das Rätsel aber, das Geheimnis fasziniert uns heute. Dieses Bild hat eine sehr starke magische Ausstrahlung. Offiziell heißt es jetzt wohl *Das Liebespaar;* aber besser bekannt ist es unter dem Titel *Die Judenbraut.* Es ist auch als das größte Meisterwerk der Welt bezeichnet worden; dem mag man sich in mancher Stimmung wohl anschließen.

Im Grunde ist es ein ganz einfaches Bild. Es ist darauf wirklich ein Liebespaar zu sehen. Ein Mann und eine Frau „umarmen" einander. Doch das ist ein viel zu vages Wort. Und obgleich es eigentlich kein unfreundliches Wort ist, ist es zu grob für diese Annäherung.

Sieht man *Die Judenbraut* genau an, so findet man die Farbe licht, obgleich sie nicht hell ist. Das Licht scheint aus der Farbe zu dringen – eine Glut, ein Strahlen, das bis in den Hintergrund reicht und fast lodert in dem leuchtenden Rot des Kleides. Das Olivgrün vom Ärmel des Mannes wird zu flüssigem Gold.

Das Interesse konzentriert sich auf einen Kreis ein wenig links vom Mittelpunkt des Bildes. Die beiden Gesichter, den Ärmel, das Kleid und vor allem die drei Hände, die so sprechend auf dem Körper der Frau liegen. Und dabei sind es nicht einmal besonders elegante oder zarte oder feine Hände. Die Hände des Mädchens, ihre Rechte jedenfalls, scheinen fast plump. Seine rechte Hand liegt ganz leicht auf ihrer Brust. Die Fingerspitzen ihrer linken Hand berühren seine Hand nur gerade eben; und diese Geste ist so fein und dabei eine derart elementare Geste menschlichen Empfindens, daß kein Maler sie je so hat ausdrücken können. Man kann Menschen vor diesem Bild seufzen hören.

Ein Brautpaar; das scheint eindeutig. Im neunzehnten Jahrhundert allerdings meinte man, in dem Bild einen Brautvater sehen zu sollen, der seine Tochter mit einer Kette schmückt. Wahrscheinlich war der alte Firnis derart stark nachgedunkelt – und dennoch! Blickt man die Gesichter an, so sind es junge Leute. Der Maler schmeichelt ihnen nicht; sie sind nicht besonders hübsch in irgendeinem modischen Sinne, aber jung. Der Mann ist wohl ein wenig älter als sie. Aber das wäre ganz normal. Ihr Ausdruck ist Liebe, Geben und Nehmen, die Ruhe vollkommenen Vertrauens, in der Melancholie und innigste Freude zusammenfließen. Sie blicken einander nicht an. Sie brauchen es nicht.

Sie sind beieinander in einer geheimnisvollen Welt glühender Farbe. Möglicherweise stehen sie auf einer Terrasse. Man erkennt einen blühenden Busch, der ein wenig geisterhaft auf der rechten Seite steht. Das kann man für symbolisch halten oder auch nicht. Und obgleich der Mann eindeutig nicht ihr Vater ist, hat er sie mit Juwelen geschmückt, mit einer goldenen Kette. Die Juwelen sind außerordentlich schön. Große leuchtende Kugeln bilden ihre Halskette. Außerdem trägt sie reiche Ohrringe, Ringe an den Fingern und Armbänder. Selbst wenn man nicht Experte der Kostümgeschichte des siebzehnten Jahrhunderts ist, erkennt man, daß die Kleidung der beiden nicht alltäglich, sondern eher phantastisch ist. Alles hat den Anschein von etwas Exotischem, ja

Paar, Ausschnitt aus *Die Judenbraut*

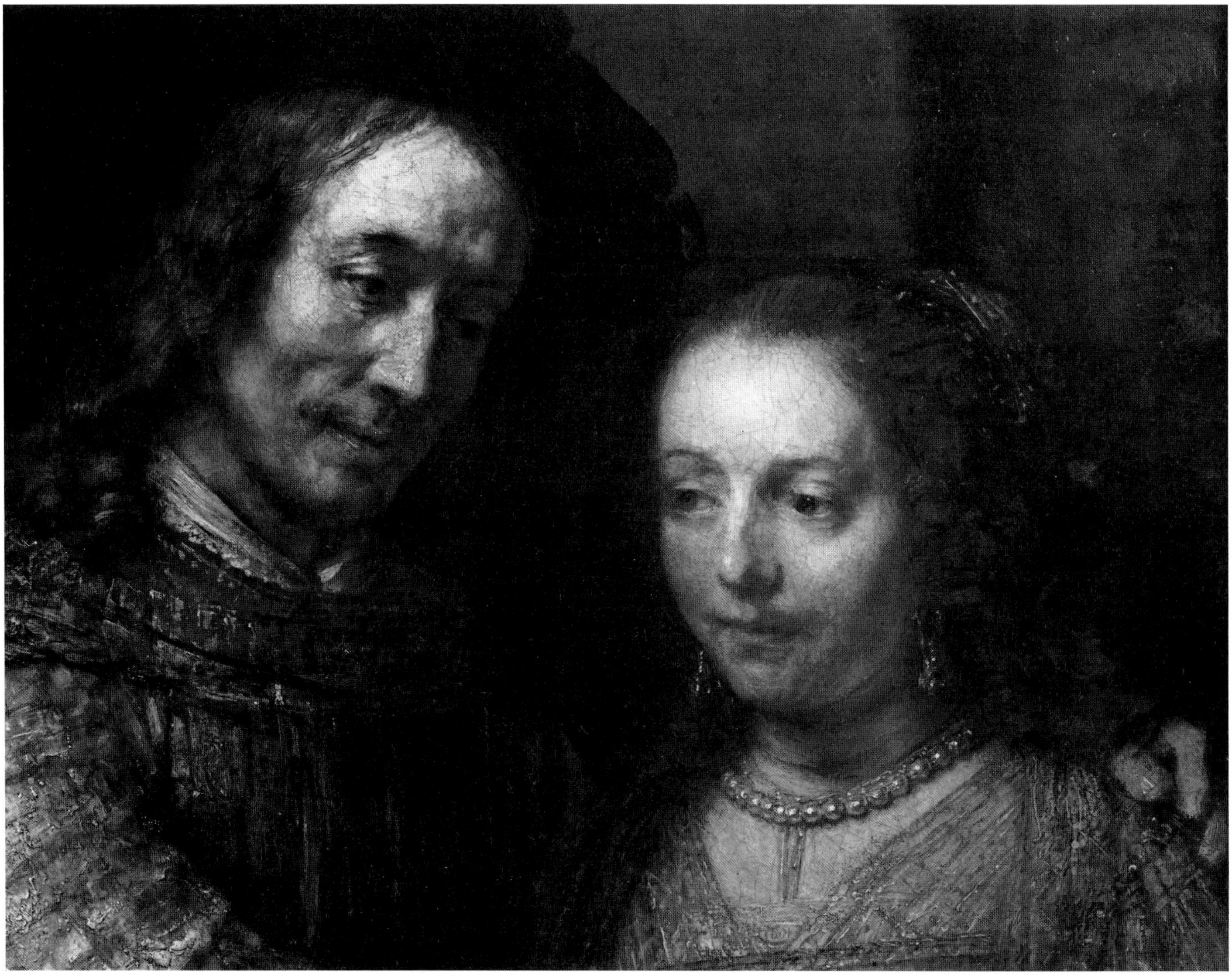

Orientalischem. Das Licht läßt die reichen Stoffe der Gewänder aufleuchten, als seien sie aus Gold. Dies ist ein biblisches Strahlen.

Was tun die beiden eigentlich? Und wer sind sie? Man braucht nur ihre Gesichter anzusehen, um zu wissen, daß sie wirkliche Menschen, Menschen aus dem Leben sind. Sie könnten tatsächlich irgendein junges Paar sein, dessen Namen wir heute nicht mehr kennen, das Rembrandt den Auftrag gab, ein Porträt bei der Hochzeit zu malen: Ein Hochzeitsbild, das auf eine höhere Ebene nicht nur durch die Genialität von Rembrandts Farbe versetzt ist, sondern auch dadurch, daß die Menschen verkleidet sind, wie Rembrandt es sein Leben lang liebte, wobei er selbst sich nicht ausschloß.

Andererseits könnten es auch Modelle sein, die für ein Bild eines bestimmten Themas für einen anderen Auftraggeber sitzen. Man hat verschiedene biblische Themen vorgeschlagen: Ruth und Boaz, Tobias und Sarah, Esther und Ahasver, oder – dies am häufigsten – Isaak und Rebekka. Der bedeutendste Rembrandt-Kenner unserer Zeit, Horst Gerson, nannte das Bild ganz direkt „Isaak und Rebekka".

Im Vatikan stellt ein Bild von Raffael Isaak und Rebekka dar.

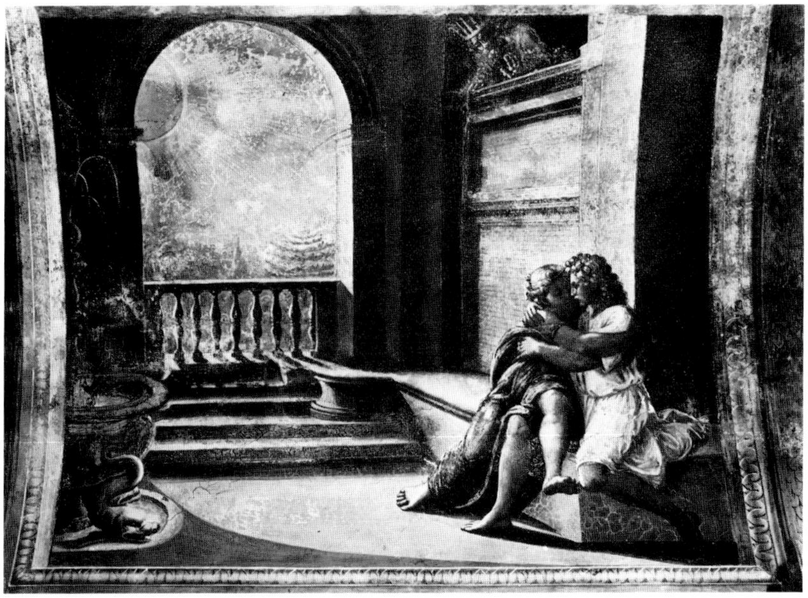

Raffael, *Isaak, Rebekka und Abimelech*

Hier umarmen die beiden sich fester, und Abimelech beobachtet sie von oben. Sie sitzen auf einer Bank, und ein Springbrunnen plätschert. Eine Untersuchung von Rembrandts Bild mit Röntgenstrahlen hat gezeigt, daß auch Rembrandt ursprünglich vorhatte, sein Paar sitzend darzustellen anstatt stehend oder fast schwebend.

Außerdem gibt es eine Rembrandt-Zeichnung, die in einem Zusammenhang mit dem Bild steht und plausibel macht, daß Rembrandt den Raffael möglicherweise durch einen Stich gekannt hat. In der Zeichnung scheint Rembrandt zu probieren, ja fast tastend zu suchen, wie er die Hände darstellen soll. In dem Gewirr der Striche erkennt man, wie er sich zu der schließlich vollendeten Lösung auf dem Bild hintastet. In der Zeichnung ist Abimelech schon fast ganz verschwunden, reduziert auf ein wildes Knäuel über dem Paar, während der Brunnen auf der rechten Seite sich wohl gerade in einen blühenden Busch verwandelt.

van der Goes, *Jakob und Rahel,* Zeichnung

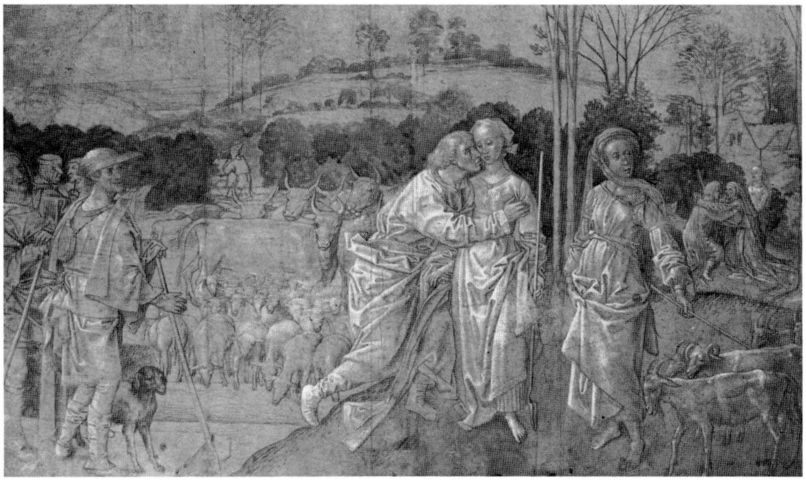

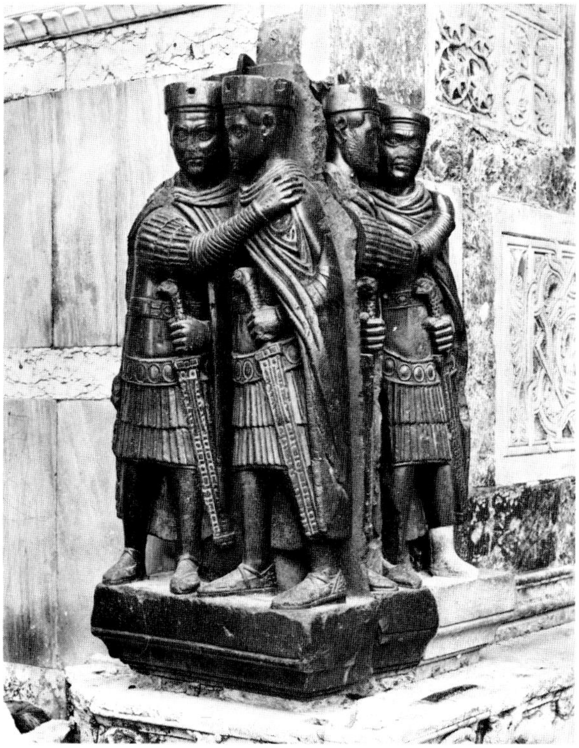

Die Tetrarchen aus San Marco, Venedig (Porphyr); *gegenüber* Ausschnitt aus *Die Judenbraut*

Aber man hat noch andere biblische Paare vorgeschlagen; zum Beispiel Jakob und Rahel. Eine starke ikonographische Tradition ihrer Umarmung geht bis in das fünfzehnte Jahrhundert zurück. Zum Beispiel gibt es in Oxford eine wunderschöne Zeichnung von Hugo van der Goes. Kunsthistoriker vermuten den Ursprung des Themas der sich umarmenden Liebenden in der berühmten Gruppe der Tetrarchen in San Marco in Venedig, die auf 300 v. Chr. datiert wird. Es wird dann in den träumerischen Idyllen eines Giorgione und seiner Nachfolger wieder aufgenommen. Ein Echo aus Venedig also. Auch das Format von Rembrandts Bild, die frontale Dreiviertelansicht, und vor allem das Leuchten der Farben erinnern stark an Venedig.

Aber all das kann nicht im geringsten erklären, was Rembrandt hier vollbracht hat. Schließlich muß man wissen, daß zu dieser Zeit die Maler glatter Gesellschaftsporträts ihre Modelle in mythologische Gewänder, als Götter oder Schäferinnen kleideten und nur darauf bedacht waren, ihren Auftraggebern durch den Vergleich zu schmeicheln. Rembrandt hingegen scheint es fast andersherum gemacht zu haben. Er schmeichelte erdachten Göttern, mythischen Helden oder Gestalten der Bibel, indem er zeigte, daß sie wirkliche Menschen sind.

Dieses Bild ist ein hohes Lob der jungen Liebe. Das Wunder unschuldiger Hingabe ist nie rührender dargestellt worden. Rührend durch diese Geste, wie seine Hand auf ihrer Brust liegt und ihre Finger leicht wie ein Schmetterling seine Hand berühren. Das ist ein Zusammenklang von Sicherheit und Unvertrautheit, von Scheu und vollkommenem Wissen; das Erkennen zweier Menschen voller Ehrfurcht. Kein anderer Maler hat es je vermocht, das Geistige im Physischen so spürbar zu machen. Rembrandt legt sein Bild an als ganz und gar körperliches. Und dann erschafft er in dem groben Medium von Grundpigmenten in Öl mit Pinsel und Spachtel, mit dem stumpfen Ende des Pinsels, mit Fingern und Daumen wenn es sein muß, diesen Körper noch einmal. Er baut ihn auf wie eine farbige Laterne, aus der der Geist leuchtet. Indem er den einzelnen Menschen so getreu porträtiert, transzendiert Rembrandt die Individualität.

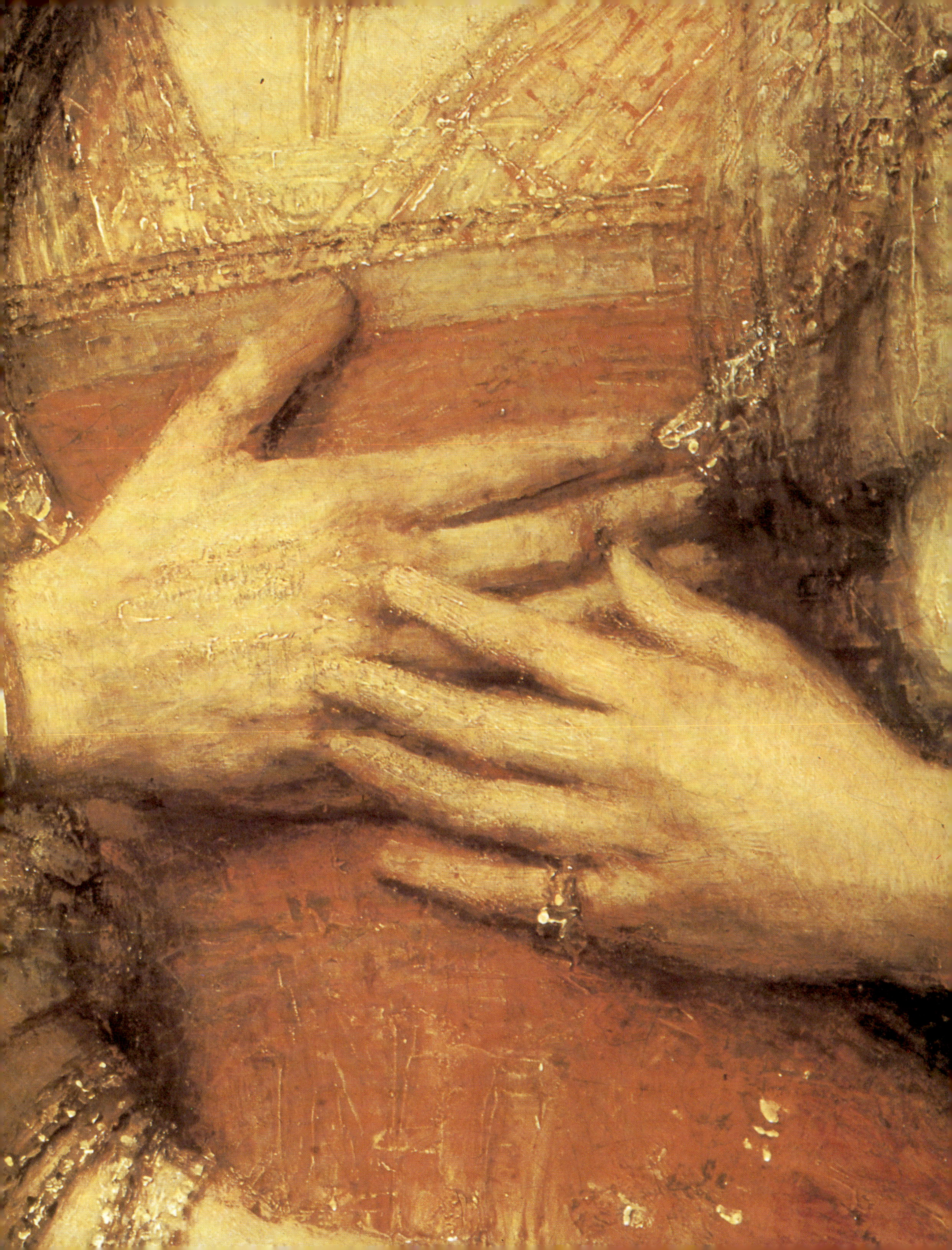

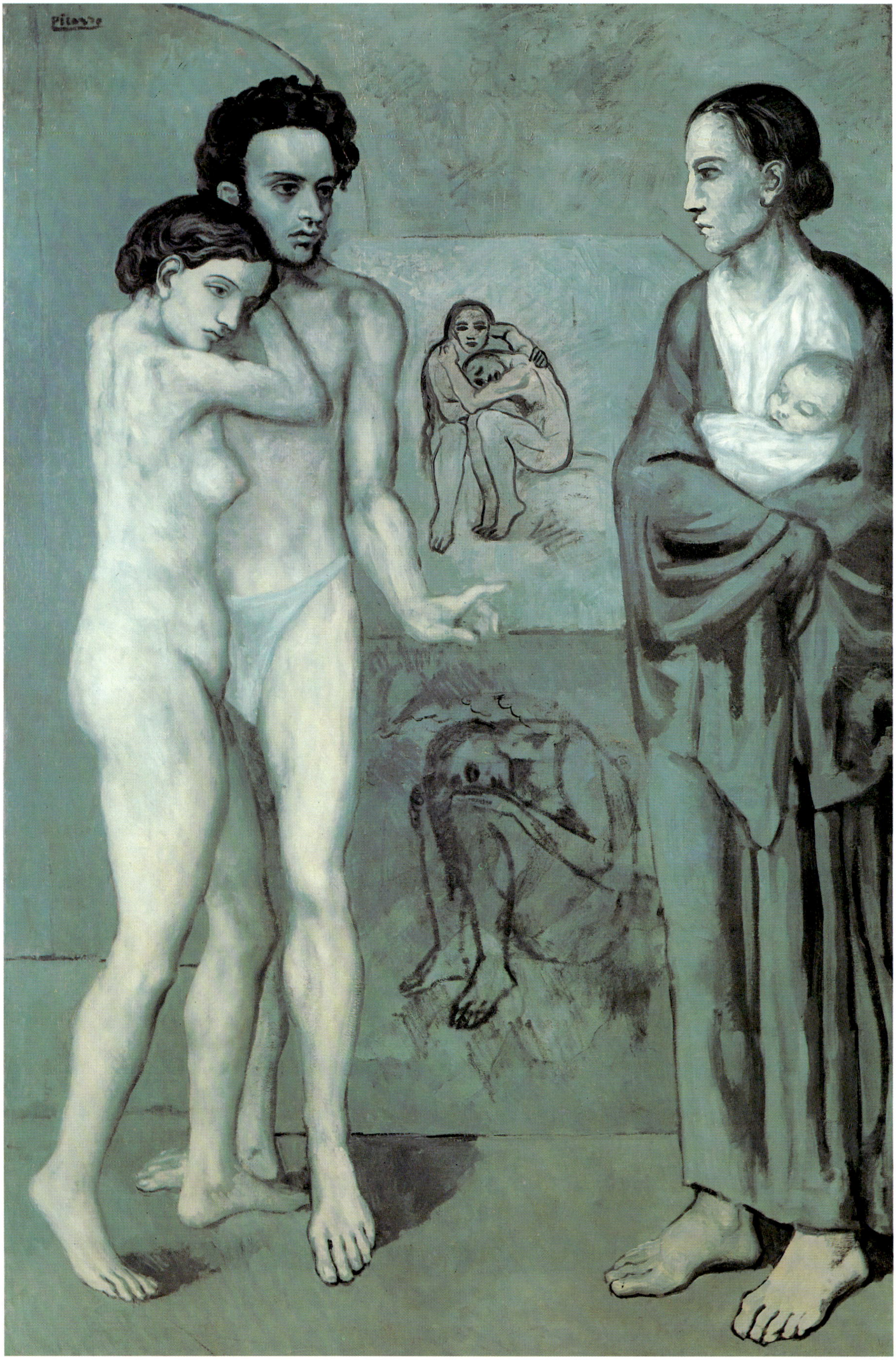
Picasso

MILTON BROWN

Picasso (1881-1973)

La Vie (1903-1904)

La Vie – Das Leben – ist ein Bild, das eine Geschichte erzählt. Es ist zugleich ein Problembild, und dazu ein sehr geheimnisvolles, das sich vielleicht gar nicht ganz entziffern läßt.

La Vie ist ein sehr frühes Bild Picassos, es entstand 1903-04 und ist in vieler Hinsicht das wichtigste und ambitionierteste Werk aus der Blauen Periode, die Ende 1901 begann und der erste identifizierbar persönliche Stil in der langen und reichen Laufbahn dieses Künstlers ist.

Picassos früheste Malweise, die der Blauen Periode voranging, war abgeleitet von den Vorbildern Daumier, Steinlen und Toulouse-Lautrec. Als er im Jahre 1900 als frühreifer Jüngling zum erstenmal nach Paris kam, malte er bereits Themen aus dem städtischen Leben, wie das unter den Malern des späten neunzehnten Jahrhunderts ganz üblich geworden war; eine Mischung aus dem Leben der Bohemiens und der Proletarier in den Straßen, Parks, Cafés und anderen Plätzen, wo man sich öffentlich oder privat die Zeit vertrieb. Das alles war mit hochgemuter Vitalität, beißendem Witz oder unübersehbarem Pathos gemalt.

Doch in kürzester Zeit, Ende 1901, änderte sich Picassos Stil dramatisch, wenn auch nicht ganz ohne Vorwarnung. Er wechselte vom Weltlichen zum Geistigen, vom Erotischen zum Asketischen, vom Realen zum Symbol und vom Zeitgenössischen zum Zeitlosen. Seine grellen Farben wichen einem monochromen Blau. Er war – etwas verspätet – zum Symbolisten geworden, der sich seiner Wurzeln tief in der spanischen Kunst des Mittelalters, besonders aber El Grecos bewußt wurde.

Er wandte sich von den Beschreibungen geselliger Geschäftigkeit des städtischen Lebens ab und malte fortan die resignierte Melancholie der Besitzlosen und Ausgestoßenen, der Heimatlosen und Blinden. Die einzeln oder in Paaren dastehenden Figuren sind weitgehend der Identität entkleidet und existieren in einem zeitlosen Raum. Sie sind Symbole der Armut, des Hungers und der Entfremdung. Picasso hat sie der Realität enthoben und in elegant ausgemergelte Wesen verwandelt, spiritualisierte Bilder menschlichen Elends, zeitweise an der Grenze sentimentaler Morbidität. Der durchdringende Schmerz des *Alten Gitarristen* hat eine große Nähe zu der religiösen Ekstase eines Heiligen von El Greco.

Gegenüber oberes Bild, Ausschnitt aus *La Vie*

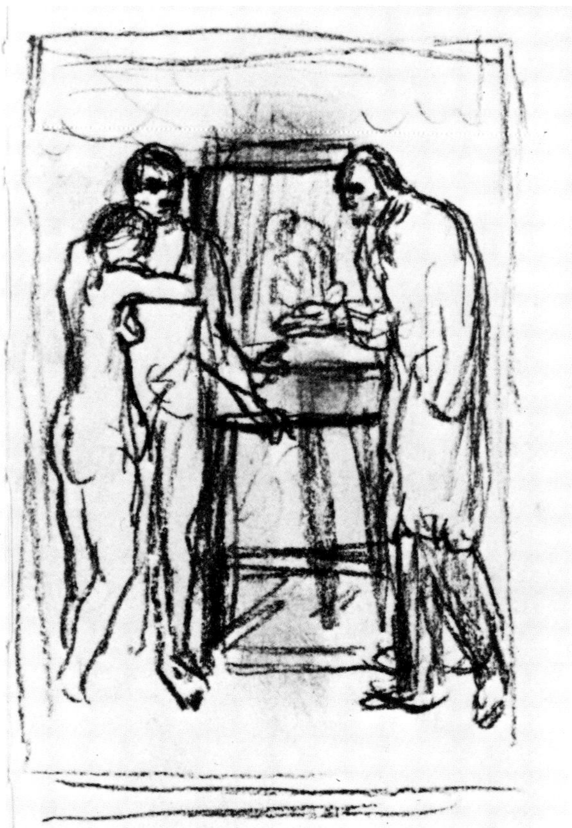

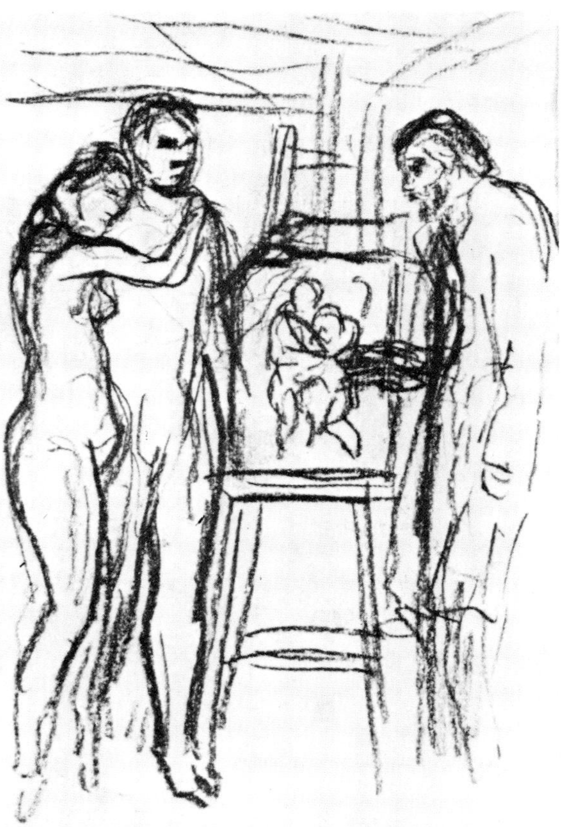

Skizzen für *La Vie*

Picasso mag seine eigenen inneren Kämpfe in die Symbolsprache dieser Bilder übersetzt haben, seine Armut und Ungewißheit, die Ahnung von der Fremdheit des Künstlers in der ihn umgebenden Welt. Diese sehr ernste, strenge und pessimistische Kunst konnte nur der Ausdruck eines sehr jungen Mannes sein. Auch das darin aufscheinende Selbstmitleid zeigt an, wie jung er war.

La Vie entstand zu Ende der Blauen Periode, und in vieler Hinsicht ist es der Höhepunkt dieser Phase, bevor Picasso um 1905 zu der lyrischen und selbstbewußten ästhetischen Rosa Periode überging. Es ist ein komplexes allegorisches Bild und ein sehr persönliches dazu.

Dem Titel nach ist es offensichtlich ein philosophischer Kommentar zum Leben, zu der Beziehung zwischen den Geschlechtern und vielleicht ein Bild über die Liebe. Die Szene zeigt links ein nacktes Paar, die Frau sucht Schutz in der Umarmung des Mannes, der zu einer bekleideten Frau, die ein Kind hält, hinschaut und auf sie deutet. Im Hintergrund sind zwei Bilder von Menschen in tragischen Posen. Das obere stellt zwei nackte Gestalten dar (deren Geschlecht sich nicht bestimmen läßt); sie umarmen einander verzweifelt. Und das untere zeigt eine einzelne nackte Gestalt, die in namenlosem Schmerz vornübergebeugt sitzt. Offenbar handelt es sich um das Atelier eines Künstlers, obgleich – wie in allen Bildern der Blauen Periode – keine weiteren Gegenstände darauf hinweisen. In Vorstudien zu diesem Bild sieht man eines der Bilder auf einer Staffelei stehen. Denkbar ist auch, daß der Mann der Künstler ist, obgleich manche Interpreten gemeint haben, die beiden nackten Figuren seien Modelle. In einer ähnlichen Studie ist jedoch der Kopf des Mannes als Selbstbildnis Picassos erkennbar.

Wer sind die Frauen, und in welcher Beziehung steht der Mann zu ihnen? Das Rätsel bleibt ungelöst.

Symbolistische Künstler interessierten sich nicht für Antworten, sondern für Fragen. Philosophische Gemälde dieser Art waren damals recht häufig. Man denke nur an Gauguin, der 1903 gerade gestorben war, und den Titel seines großen Bildes von 1898 *Woher kommen wir, Was sind wir, Wohin gehen wir?*

Picasso gibt keine Anhaltspunkte, seine Absichten zu entziffern. Er umgibt die Figuren nicht mit hinweisenden Gegenständen. Es hilft auch kaum weiter, daß zwei Figuren nackt sind und die Frau mit dem Kind bekleidet ist, und zwar mit einem undatierbaren Gewand, das keineswegs zeitgenössisch ist, sondern eher (wie auf manchen anderen Bildern der Blauen Periode) an die Madonnendarstellungen in Mittelalter und Renaissance erinnert.

Verwirrend ist auch die Richtung der Blicke. Die nackte Frau schaut ins Leere oder tief in sich selbst hinein. Der Mann deutet auf die bekleidete Frau, scheint aber an ihr vorbeizusehen. Und sie wiederum blickt starr, sogar anklagend, aber auch nicht direkt auf das nackte Paar. Vielleicht hat man sie nicht als Menschen in Lebenssituationen, sondern als Symbole philosophischer Gedanken zu betrachten. Oder ist das Bild ein Beispiel für die Weigerung der Symbolisten gegenüber jeder Eindeutigkeit, wodurch die

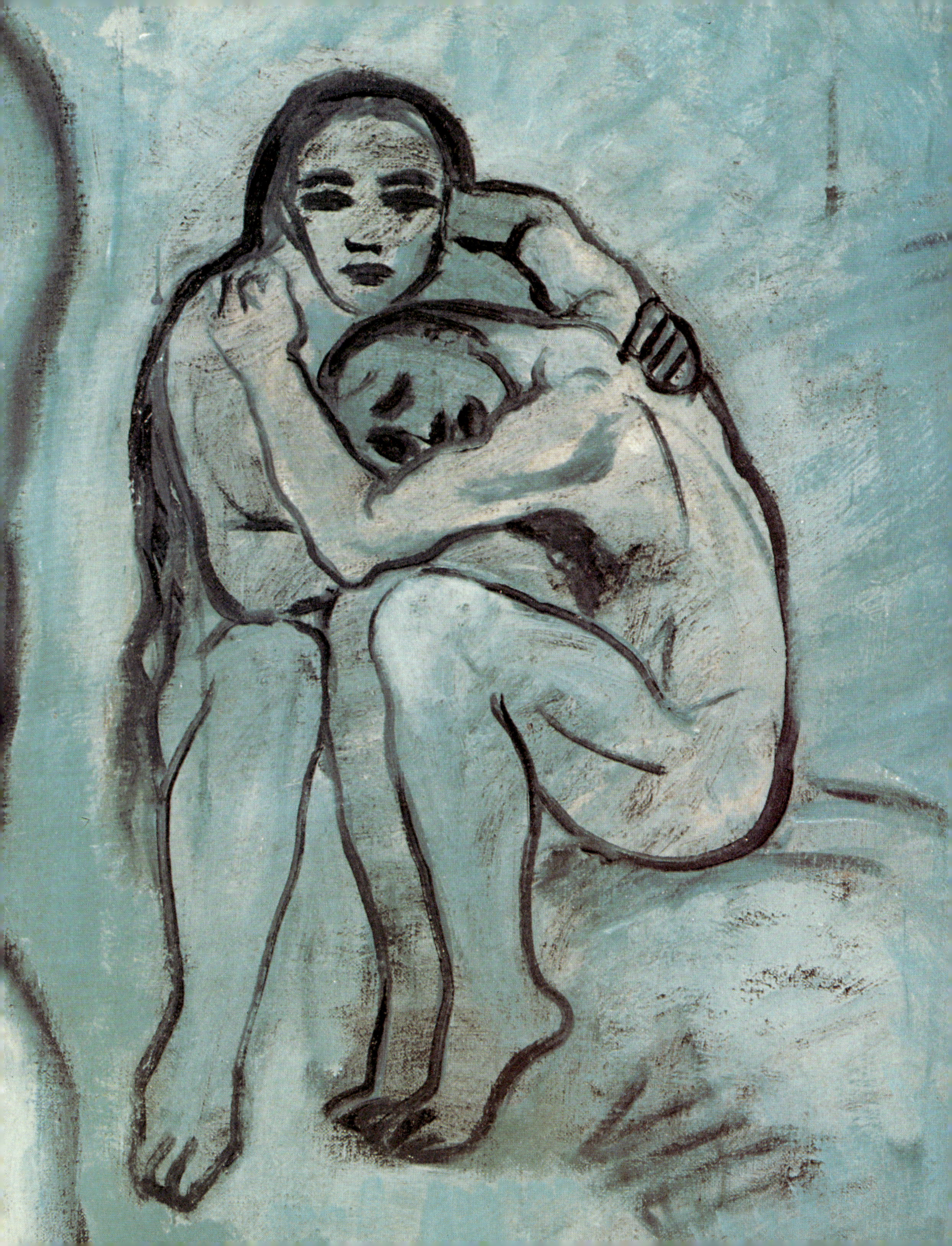

Vorbereitende Zeichnung für *La Vie*

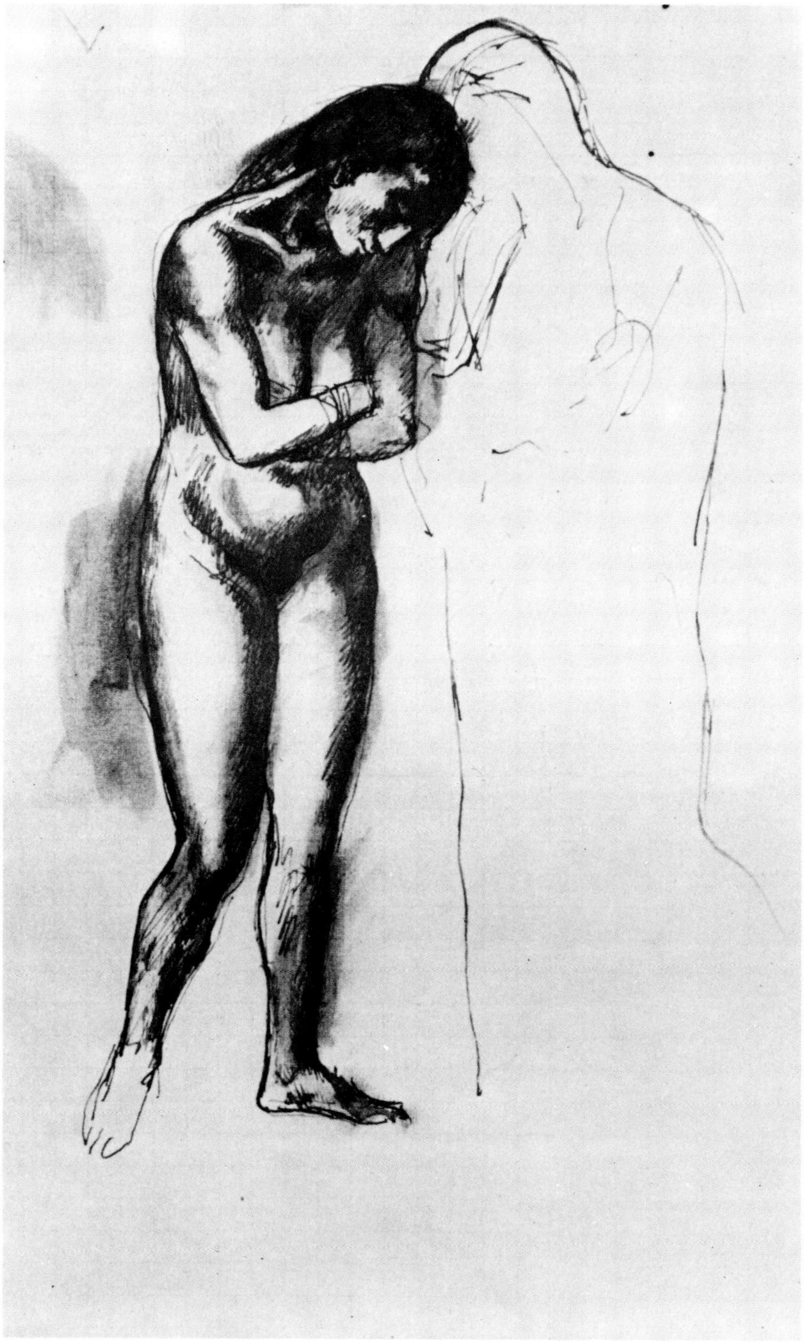

Elemente eines Bildes für jeden Betrachter anders und persönlich interpretierbar werden? Fraglos aber sagt dies Bild, daß das Leben schwer ist, befrachtet mit Tragik, die auf allen Figuren lastet.

Picasso kehrte in *La Vie* zu einem früheren Ereignis in seinem Leben zurück, das ihn offensichtlich immer noch verfolgte. Als er im Oktober 1900 zum erstenmal nach Paris kam, begleitete ihn ein sehr guter Freund, der Maler und Dichter Carlos Casagemas, der das Atelier am Boulevard de Clichy mit ihm teilte. Unglücklicherweise verliebte sich Casagemas mit furchtbaren Folgen, und in tiefer Verzweiflung machte er einen Selbstmordversuch. In einem vergeblichen Versuch, ihm zu helfen, fuhr Picasso mit ihm zu Weihnachten nach Hause. Jedoch Casagemas fuhr allein nach

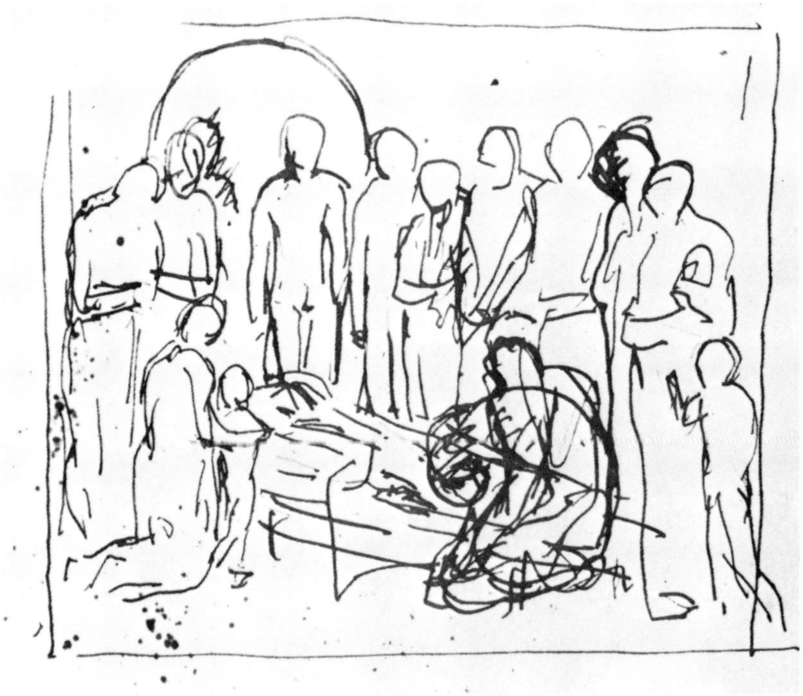

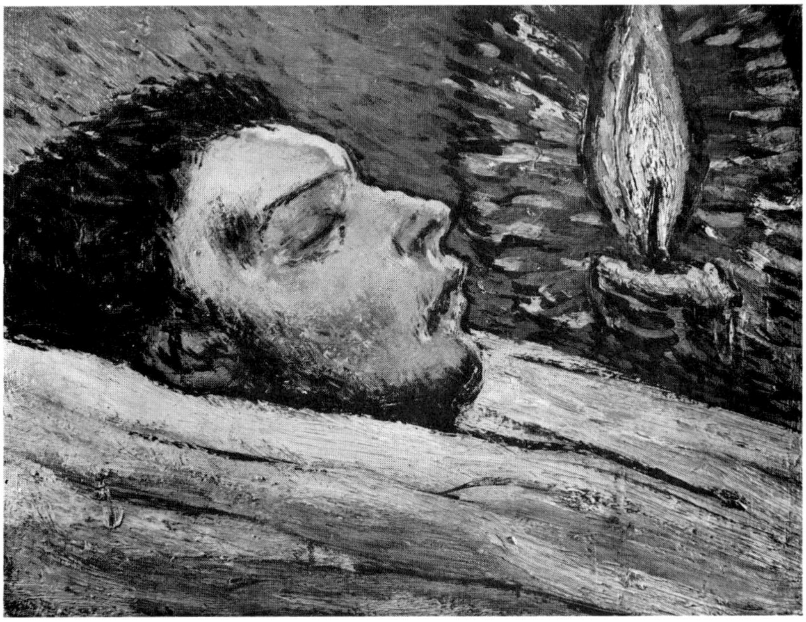

Oben Skizze für *Der Tod des Casagemas; unten Tod des Casagemas*

Paris zurück, versuchte die Frau zu erschießen, was nicht gelang, und tötete sich dann selbst. Picasso erfuhr von der Tragödie, während er noch in Spanien war, und bei seiner Rückkehr nach Paris 1901 beschäftigte er sich derart intensiv mit diesem Ereignis, daß er eine Serie von posthumen Porträts und Studien seines Freundes anfertigte, die in dem großen Bild vom *Begräbnis des Casagemas* ihren Höhepunkt fand. Man könnte meinen, daß dies die Erinnerung an den Freund besänftigt und zumindest jegliche Schuld, die er im Zusammenhang mit diesem Ereignis empfand, getilgt hätte. Aber 1903 dann, als er nach Barcelona in dasselbe Atelier zurückkam, das er einmal mit Casagemas geteilt hatte, begann ihn die Erinnerung an seinen toten Freund wieder zu verfolgen.

Der Kopf des Mannes in *La Vie* ist der von Casagema, obgleich frühere Studien für das Bild zeigen, daß Picasso ursprünglich plante, sich selbst darzustellen.

Fast scheint es, als identifizierte Picasso seine eigenen qualvollen Beziehungen zu Frauen mit der Affäre des Freundes Casagemas, obgleich keine Ähnlichkeit bestand. Zu jener Zeit sah Picasso die Beziehung der Geschlechter als unversöhnliches Dilemma und die Liebe als tragische Erfahrung. *La Vie* ist das jugendliche Meisterwerk eines großen Künstlers, überreizt, schwülstig, nicht ganz überzeugend, jedoch mit so viel Leidenschaft und Überzeugung dargebracht, daß es sich dem Betrachter tief einprägt.

Baden

Durch lange Perioden der abendländischen Malerei haben Geschichten aus der Bibel und aus der klassischen Literatur den Vorwand geliefert, weibliche Formen nackt darzubieten. Bezöge jemand seine Kenntnis der Bibel und der griechischen Mythologie nur aus der Kunst, so könnte er aus ihr schließen, daß die Frauen kaum etwas anderes taten, als zu baden und nackt herumzuliegen. Susanna, Bathseba, die Göttin Diana: sie alle haben durch die Malerei eine Berühmtheit erlangt, die nicht zustandegekommen wäre, wenn die Maler sie bekleidet dargestellt hätten. Allerdings wäre dann auch die europäische Malerei um vieles ärmer.

Die unübertroffene venezianische Tradition dieser Thematik ist hier durch einen ihrer letzten Vertreter im frühen achtzehnten Jahrhundert präsent, durch Sebastiano Ricci. Seine *Bathseba im Bade* ist typisch vor allem durch die Grazie und die Ausstattung des Bildes – durch Qualitäten also, die die schändliche Geschichte aus dem Buch Samuel überhöhen und dadurch sicherstellen, daß sie bei all ihrer Nacktheit unverletzlich bleibt.

Klassische und biblische Vorwürfe blieben bis ins neunzehnte Jahrhundert wirksam, als schließlich Motive aus dem zeitgenössischen Leben allmählich Eingang in die Malerei fanden. Mit seinem *Türkischen Bad* führte Ingres einen neuen Stoff ein; er verschmolz eine exotische Haremsszene mit dem klassischen Thema der Badenden, mit dem er sich mehr als fünfzig Jahre lang beschäftigt hatte.

Der erste große Künstler, der mit allen Bezügen zur klassischen Tradition brach, war Degas zu Ende des neunzehnten Jahrhunderts. Seine *Frau in der Wanne* ist Teil einer wunderbaren Reihe von Bildern, die Frauen bei ihrer Toilette zeigen. Sie sind ganz häuslich dargestellt; sie baden einfach, um ihren Körper zu waschen, nicht um dem Künstler oder Auftraggeber zu gefallen.

Doch die klassische Tradition überlebte den Naturalismus des neunzehnten Jahrhunderts; sie wurde sogar neu belebt. Cézannes *Badende*, die um die Jahrhundertwende entstanden, zeugen von einer neuen Art des Klassizismus, in dem das Schönheitsideal nicht mehr in der Vollkommenheit des einzelnen Körpers, sondern in der architektonischen Harmonie dieser badenden Figuren als Gruppe liegt.

Matisse zeigt sich in seinen *Badenden am Fluß* von 1916/17 praktisch gar nicht mehr an Frauen als Frauen interessiert, seien sie nun idealisiert oder domestiziert. Sie werden zu unpersönlichen Monumenten in einer Landschaft, die sehr stark vereinfacht ist.

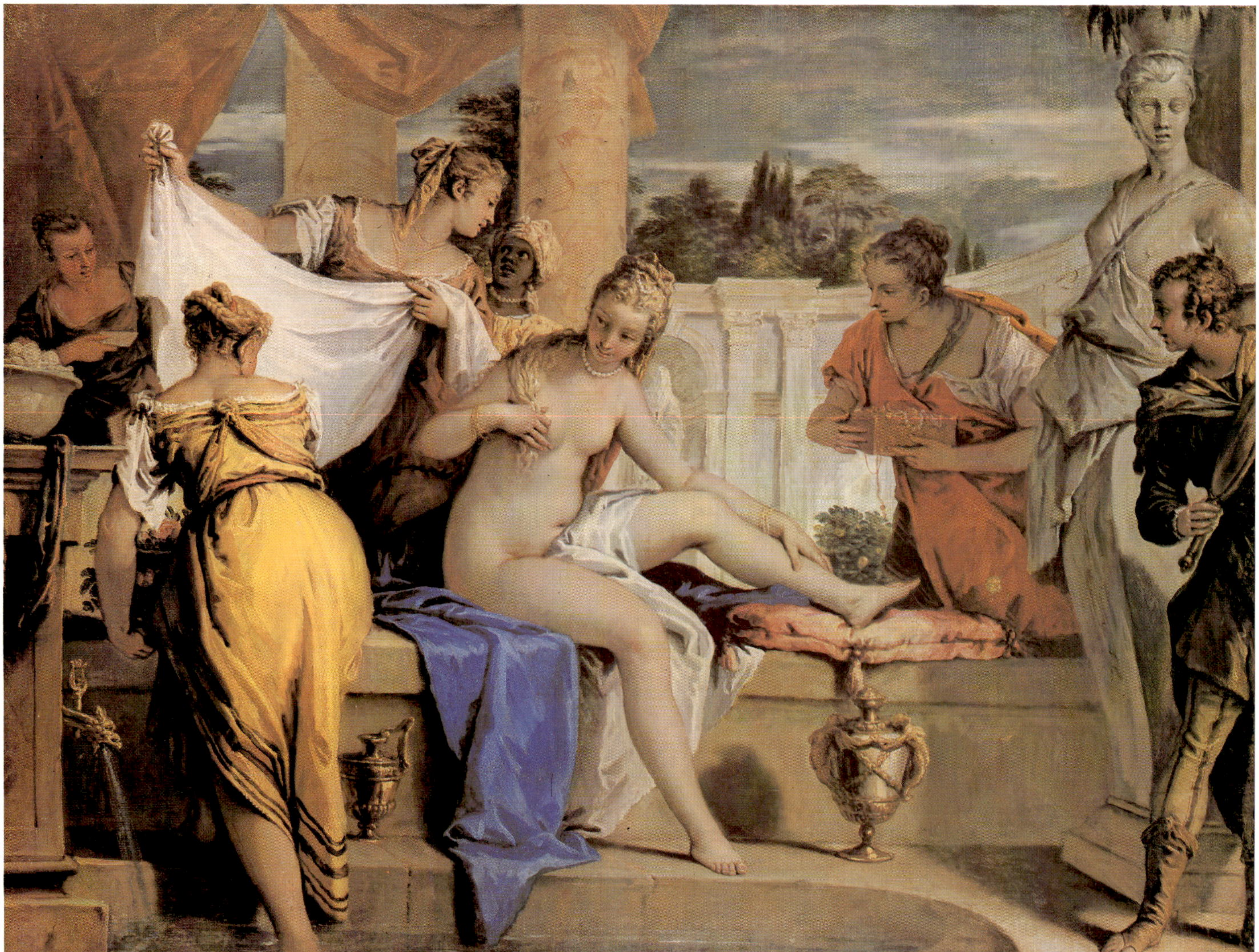

BERLIN, STAATLICHE MUSEEN PREUSSISCHER KULTURBESITZ

JOHN HALE

Ricci (1659-1734)

Bathseba im Bade (um 1720)

Unter allen Vorfahren Christi ist der König Salomon – ein Mann voll des göttlichen Geistes, reich an Weisheit und irdischen Gütern – die eindrucksvollste Gestalt. Doch anstatt diese Säule des biblischen Gebäudes abzubilden, haben die Maler es vorgezogen, seine Mutter zu porträtieren.

Dieses Bild entstand um 1720. Bei seinem Anblick denkt man gewiß nicht an die Bibel, denn Sebastiano Ricci zeigt eine junge Frau, die der Magerkeit der frühen Jugend glückhaft entronnen ist. Sie entsteigt dem Bade und sieht sich vor der köstlichen Aufgabe, jetzt zu entscheiden, was sie anziehen soll und welcher Schmuck dazu am besten paßt. Sie ist eindeutig reich: ehrerbietige Mägde dienen ihr, und in ihrem geräumigen marmorummauerten Garten genießt sie ihr Bad in einem eigens dafür errichteten Säulenpavillon.

Die ganze Szene verbreitet ein Wohlgefühl von Muße, Luxus und kultiviertem Dekor; und genau dies wußten Riccis aristokratische Auftraggeber zu schätzen – sei es nun Lord Burlington in England oder der deutsche Kaiser Joseph. Die Farben glühen im warmen Nachmittagslicht eines herrlichen Spätsommertages. Der Venezianer Ricci schaute zurück in die Renaissance auf seine heimatlichen Vorläufer – und so kam es wohl, daß dieses Bild zeitweise als ein Veronese katalogisiert war –, doch er interpretierte sein Thema mit jenem luftigen Schwung, der einen neuen Stil ankündete, das Rokoko.

Wenn man einzelne Farben isoliert, so scheinen sie fast ungebührlich schreiend: Weiß, Gelb, Blau, Orange. Im Ganzen des Bildes jedoch gehen sie in Passagen ruhiger Grau- und Grüntöne unter, so daß die gesamte Tonalität mild, fast gedämpft ist. Glänzend taktvolle Farbgebung, schöne Menschen, ein Anblick entzückender Bedeutungslosigkeit. Um aber das Bild so vollständig aufnehmen zu können, wie Ricci es von seinen Betrachtern erwarten mußte, sollten wir es noch einmal genauer betrachten. Der Page hält einen Spiegel – das alte Symbol für die Gefahren der Eitelkeit. Das ist ein Hinweis. Mit halbgeöffnetem Mund ist er – genau wie die Mägde – mit der wichtigen Frage beschäftigt, was ihre Herrin anziehen wird. Ihr allein scheint dieses winzige Drama der Toilette gleichgültig zu sein. Sie ist abgelenkt, nachdenklich. Es ist, als ahne sie schon die Ankunft der wichtigsten Gestalt, die noch niemand überhaupt wahrgenommen hat: der Botin mit dem Brief. Und dieser Brief weist darauf hin, daß wir nicht nur aufgefordert sind, zu schauen, sondern uns auch zu erinnern: in ihr nicht nur ein hübsches Mädchen zu sehen, das zufälligerweise Bathseba heißt, sondern die Protagonistin in einem der berühmtesten Dramen des Alten Testaments.

Die Geschichte steht im zweiten Buch Samuel. David hat Goliath besiegt und ist König von Israel geworden. Seine Armee ist zum Kampf ausgezogen. Sein Harem langweilt ihn. Die Zeit hängt schwer über Jerusalem. Eines Abends geht er auf das Dach seines Palastes und schaut hinab. Er entdeckt eine Frau beim Baden und ist entzückt. Doch wer ist sie? Bathseba – sagt man ihm –, verheiratet, aber ihr Mann, Uria, ist mit der Armee im Felde. So schickt er einen Boten, den Boten eines Königs, zu einer Frau, die sich gerade fragt, was sie an einem freien Abend anziehen soll. Sie kommt, sie schläft mit ihm, und etwas später läßt sie ihn wissen, daß sie schwanger ist. David gerät in Panik. Er zitiert Uria unter dem Vorwand herbei, einen Bericht vom Kampf zu verlangen. In Wahrheit aber soll er mit seiner Frau schlafen. Dann kann mit ein wenig Datenpfuscherei alles gut gehen. Doch Uria weigert sich, das Privileg anzunehmen, das seinen Kameraden nicht gegönnt ist. „Die Lade und Israel und Juda bleiben in Zelten, und Joab, mein Herr und meines Herren Knechte liegen zu Felde, und ich sollte in mein Haus gehen, daß ich äße und tränke und bei meinem Weibe läge? So wahr du lebst, und deine Seele lebt, ich tue solches nicht." Verblüfft schickt David den Boten mit einer Depesche an seinen General, Joab, zurück und empfiehlt diesem, Urias Tod in der Schlacht herbeizuführen. „Stellet Uria in den Streit, da er am härtesten ist, und wendet Euch hinter ihm ab, daß er erschlagen werde und sterbe." Und Joab gehorcht. So kann Bathseba Davids Frau werden.

Der atemberaubende Zynismus dieser Geschichte wird zum Schluß aber eingeschränkt; schließlich steht sie ja in der Bibel und nicht bei Balzac. David, dem Gott durch den Propheten Nathan einen Verweis erteilt hat, bereut. Er zahlt für seine Sünde mit dem Tode des Kindes und zeugt mit Bathseba den weisen und mächtigen Salomon. So konnte dann diese Geschichte als die Vorwegnahme der katholischen Glaubensdoktrin gelesen werden: Sünde, Reue, Buße, Vergebung. Oder aber auf einer allgemeineren Ebene, wie es eine andere Version der Geschichte von Ricci nahelegt: als Beweis für die korrumpierende Macht, die die weibliche Sexualität schon ausübt, wenn sie nur von fern erspäht, ja fast gänzlich in der Vorstellung erlebt wird.

Oder sieht man – wie es üblich ist – in Episoden des Alten Testaments Hinweise auf das Neue, so könnte das Bild auch so gelesen werden: Christus (David) naht sich in Liebe der Kirche (Bathseba), welche die Überlieferung seiner Lehre an die Nachwelt sichern wird. Etwas hiervon spürt man in der ersten früheren Darstellung des Themas durch Veronese. Das Baden wird auf ein Benetzen der Fingerspitze reduziert, das Hauptgewicht liegt auf Davids Boten. Der ist hier kein scheues Laufmädchen, sondern ein Mann von prophetenhafter Würde. Wird Bathseba nicht nur einen

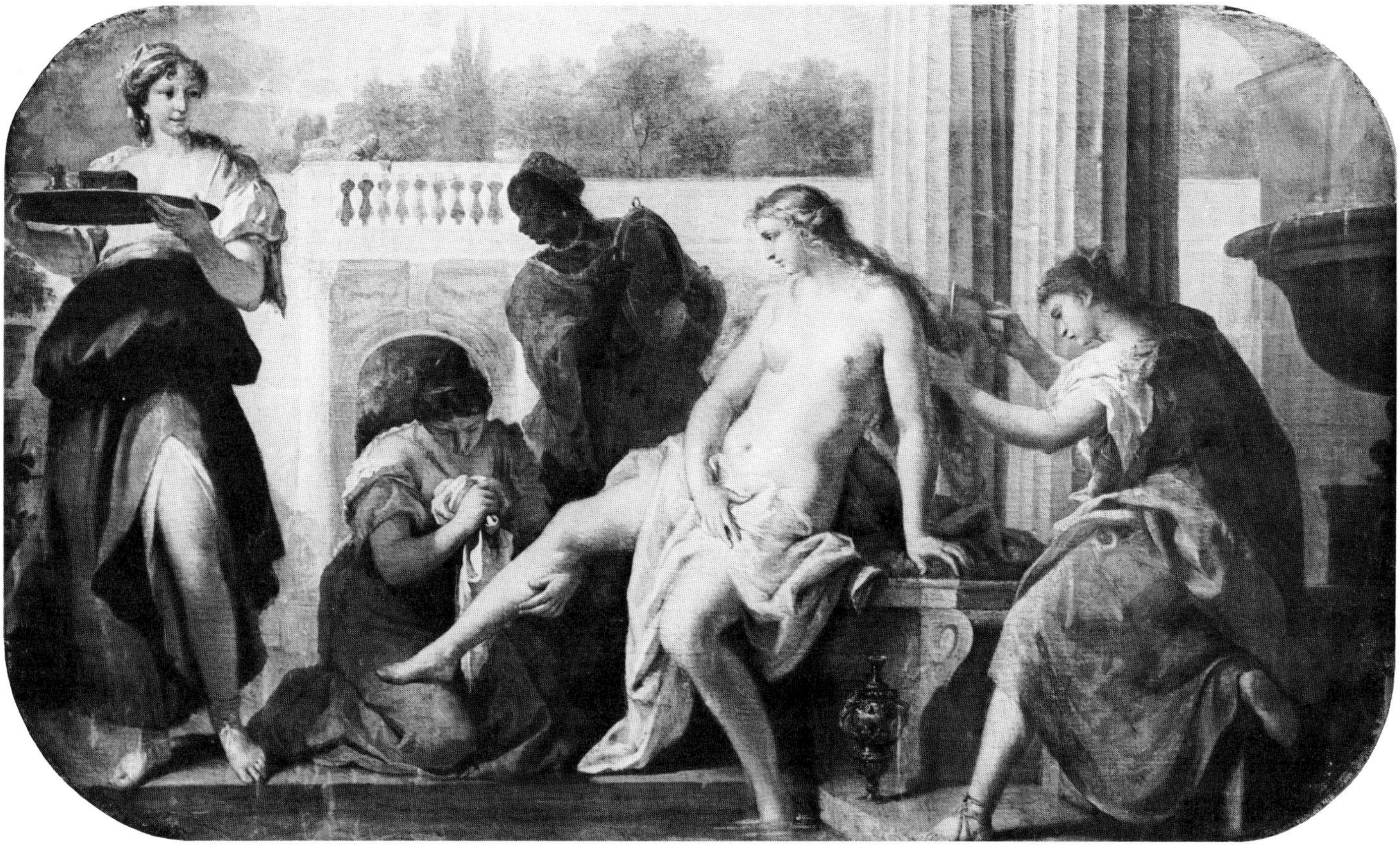

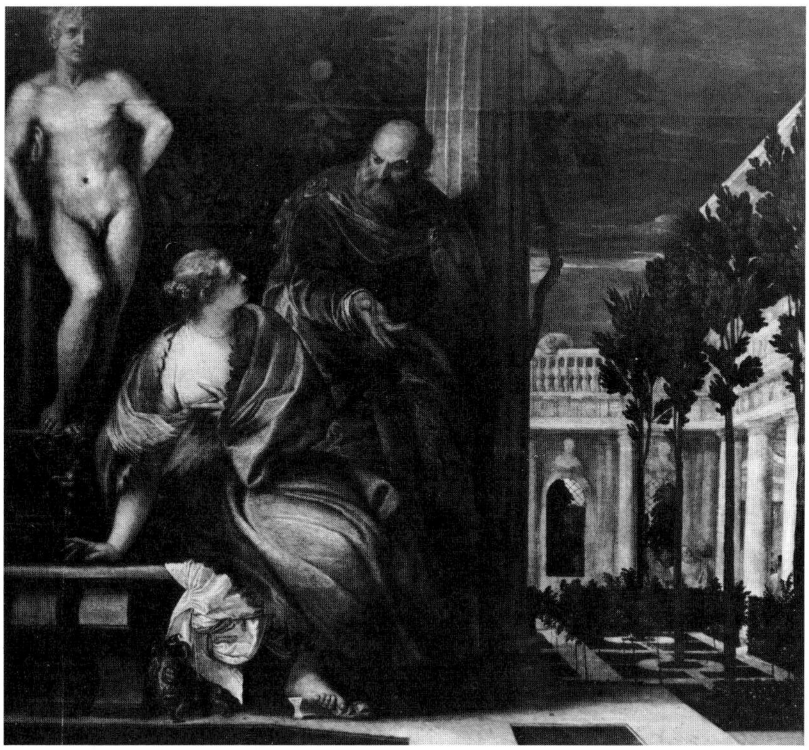

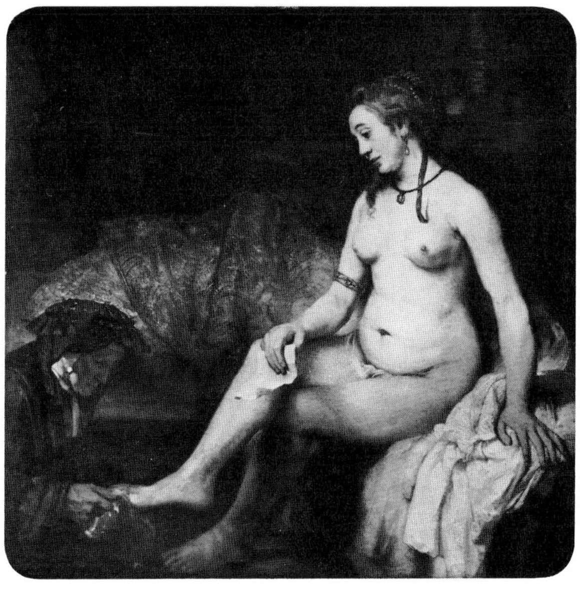

Oben Ricci, *Bathseba;*
links Veronese, *Bathseba im Bade;*
rechts Rembrandt, *Bathseba*

Gatten verlassen, sondern auch das Heidentum, das durch die männliche Statue auf dem Brunnen symbolisiert wird? Wenn sie es tut (und sie wird es tun), dann wird sie nicht nur Davids Konkubine, sondern Ecclesia, die Kirche, die Braut Christi.

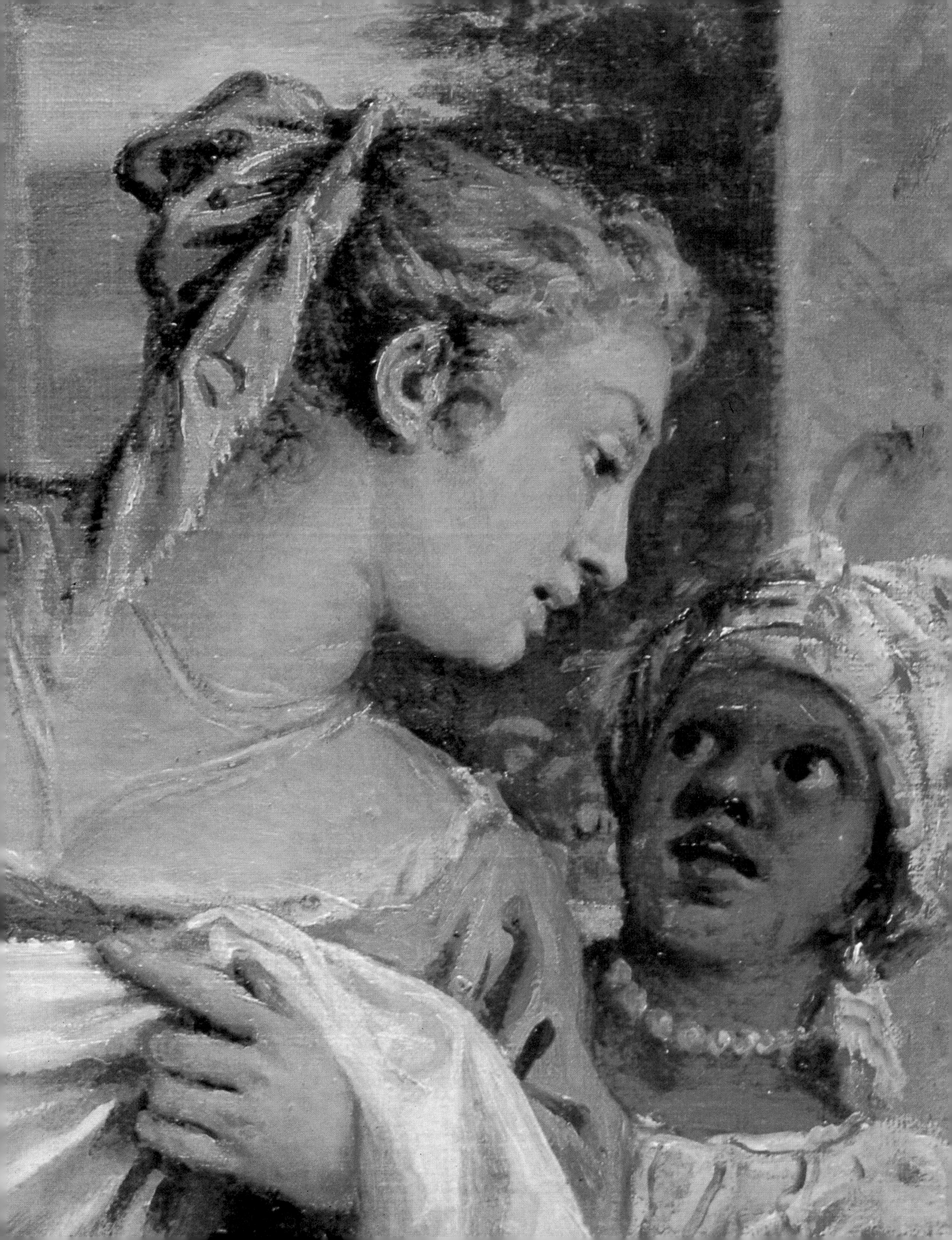

Gegenüber Dienerinnen, Ausschnitt aus *Bathseba im Bade*

Die Säulen, die klassische Einfassung des Gartens, die Verlegung des Hauptgewichts in der Komposition nach links – Ricci muß dieses Bild des Veronese, des Künstlers, den er am meisten verehrte, gekannt haben. Doch er war leichteren Gemüts und zog die Anekdote der Erzählung vor – und einen unverhüllten Körper einer verschleierten Doktrin. Das tat auch Rembrandt, der starb, als Ricci noch ein Knabe war. Er aber hat in einem Bild, an dem alle anderen Darstellungen des Bathseba-Themas gemessen werden müssen, einen anderen Augenblick gewählt. Sie hat dem Boten den Brief abgenommen und ist nun mit einer alten Dienerin allein. Sie weiß – weil Rembrandt und die Betrachter des Bildes es damals wußten –, was ihre Entscheidung nach sich ziehen würde: den heimtückischen Tod ihres eigenen Mannes, aber auch die Möglichkeit, sich jener Linie zuzugesellen, aus deren Blut dann Joseph, der Mann der Jungfrau Maria, hervorgehen sollte. Und sie wägt ab. Auf ihr liegt das Licht so vieler Jahrhunderte des Wissens und der Interpretation, daß es Rembrandts menschlicher Triumph ist, uns auffordern zu können, mit ihrer Wahl zu sympathisieren, sie zu erwarten.

Obgleich Ricci als Maler etwas von einem Dandy an sich hatte, wußte und fühlte er all dies. Denn schließlich malte er für Kirchen ebenso wie für Boudoirs. Außerdem hatte er den Betrug selbst durchgespielt. Bei einer Gelegenheit entging er knapp dem Tode, weil er eine schwangere Mätresse vergiftet hatte. Dennoch sollten wir in dieses Bild nicht mehr Bedeutung hineinlesen, als es tatsächlich transportiert.

Riccis Auftraggeber erwartete eine nackte Dame, um sich an ihr zu erfreuen. Doch die Konvention verlangte, daß solche Wünsche unter der Decke einer mythologischen oder biblischen Rechtfertigung erfüllt würden. Ricci war in seinem Privatleben ein Kenner unbekleideter Damen. Aber sein Wissen von der Bedeutung Bathsebas agierte als Zensor. Daher ist sie bei allem Zauber, der von ihr ausgeht, trotz der Grazie und Zartheit ihres Körpers nicht ein Gegenstand der Lust. Der Maler versucht nicht, sie dazu zu machen. Ricci mag ein Don Juan gewesen sein, sein Auftraggeber ein Wüstling, aber Bathseba, wenngleich zum Greifen nahe, kann kein Opfer sexueller Phantasien werden. Sie ist davor sicher durch den heiligenden Nachhall ihrer Geschichte.

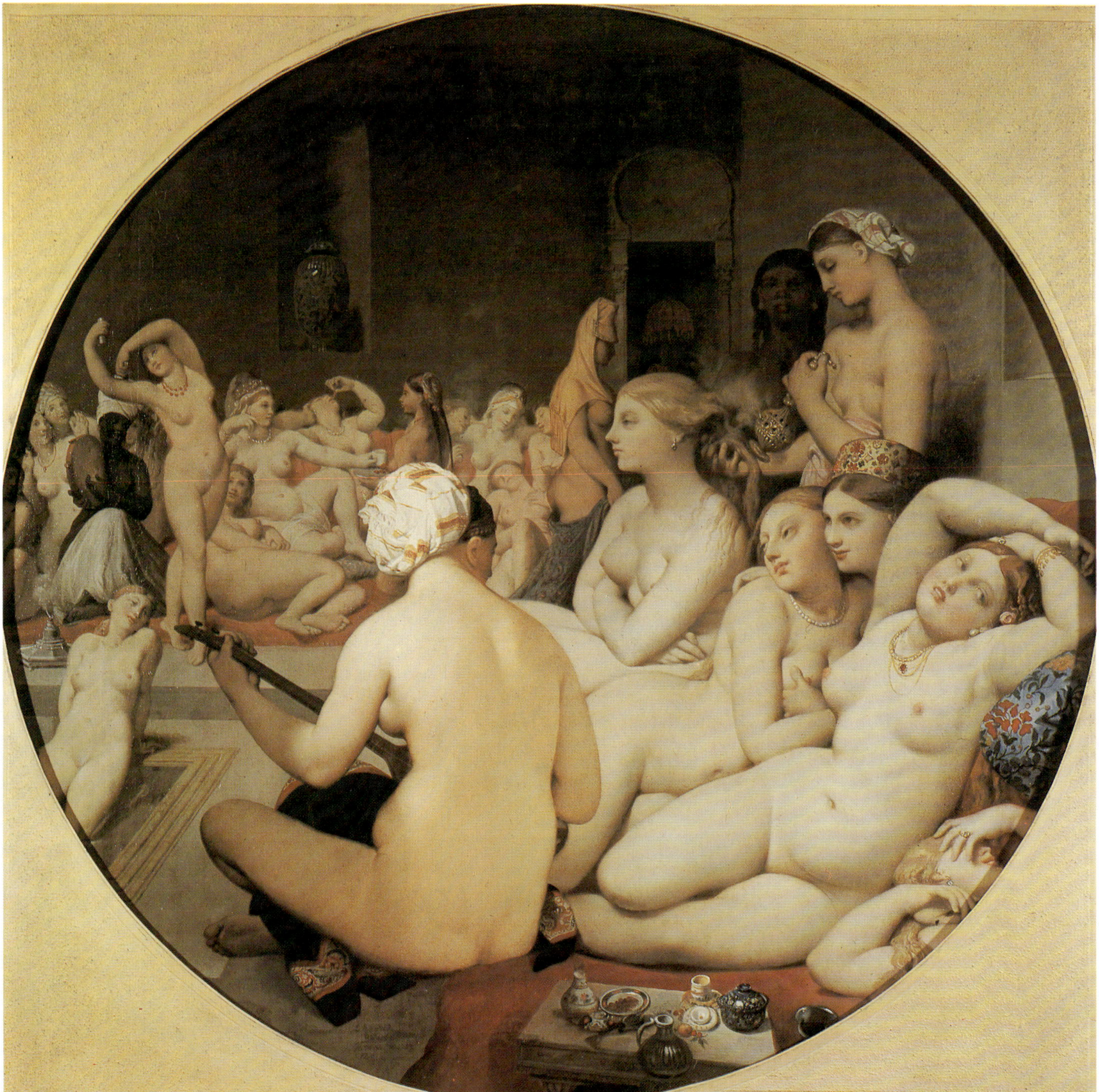

PARIS, LOUVRE

Ingres (1780-1867)
Das türkische Bad (1862)

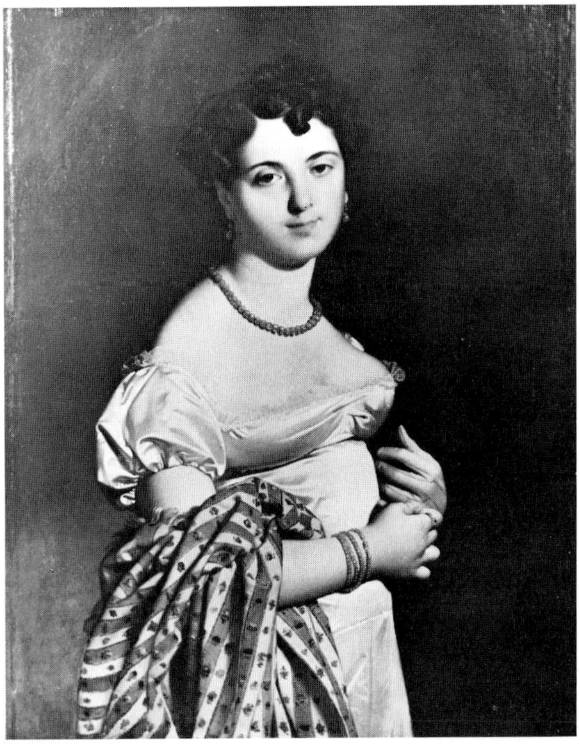

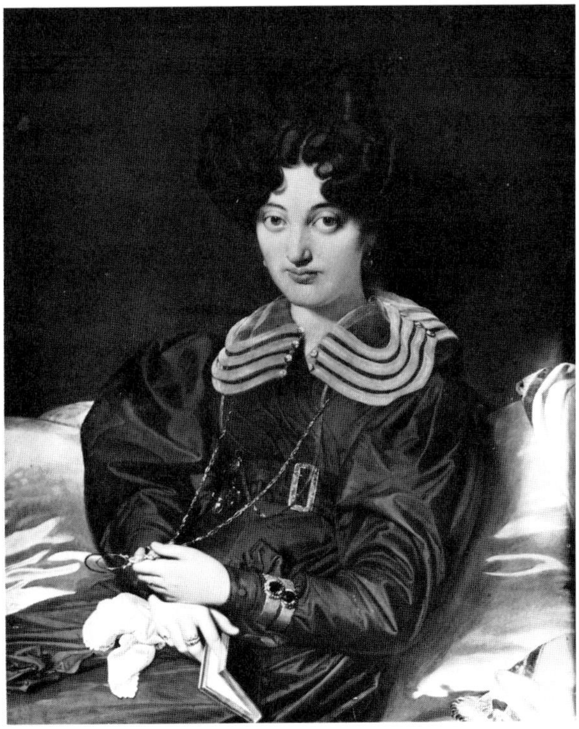

Oben Ingres, *Mme Panckouke;*
unten Ingres, *Mme Marcotte de Sainte Marie*

Ein schamloses Bild. Ein Bild, dazu angetan, sogar die glühendsten Bewunderer des großen wohletablierten Künstlers in Verwirrung zu stürzen, der es 1862 malte: Jean Auguste Dominique Ingres, Professor an der Hochschule für Bildende Künste von Paris, Mitglied des Institut de France, Senator und Träger des Großen Kreuzes der Ehrenlegion.

Dieser bedeutende Mensch hatte seine Phantasien wie jeder andere auch. Wichtiger aber ist, daß er die Frauen liebte, und sexuelle Phantasien sind keineswegs immer auf Liebe gegründet. Sein ganzes Werk beweist eine ernsthafte, ja wohlüberlegte Wertschätzung der weiblichen Erscheinung, ihrer Stimmungen, ihrer Eleganz, ihrer Kultiviertheit und ihrer Zugänglichkeit.

Es paßt auch zu dem letzten großen Repräsentanten der akademischen Tradition der französischen Malerei, daß Ingres einen autoritären Charakter hatte. Das zeigt sich allein schon in den Ratschlägen, die er seinen Schülern gab; und die waren zahlreich. Um sie dazu zu bringen, nicht auf die frühen Florentiner Meister zu schauen, sondern sich auf Raffael zu konzentrieren, formulierte er: „Jene Herren sind in Florenz, und ich bin in Rom. Sie verstehen, meine Herren, ich bin in Rom." Die Leute fürchteten ihn. Die Selbstbewußteren unter seinen Zeitgenossen, wie sein großer Rivale Delacroix, lachten freilich über seine Wichtigtuerei. Delacroix nannte ihn verächtlich „dämlich" und behauptete, seine Malerei sei „der vollkommene Ausdruck einer unvollkommenen Intelligenz".

Das ist falsch. Wichtigtuerisch mag Ingres gewesen sein, wahrscheinlich flößte er sogar Respekt ein. Herrisch war er vielleicht, aber vor allem außerordentlich geschickt. Es war die Art von Geschicklichkeit, die alles mit einem Blick erfaßt und es dann geduldig in eine Komposition umsetzt. Sein *Bildnis der Madame Panckouke* zum Beispiel hat Witz. Man erkennt es an den verschnörkelten Linien und Bewegungen. *Madame Marcotte* ist hypochondrisch. Man sieht es an den stickigen, dunklen Farben, den ausgeklügelten und ermüdenden Konturen von Kleid und Frisur.

Wir sagten schon: dieser Mann ist ein Maler, der Frauen mag, der geschickt mit ihnen umgeht. Außerdem ist er ernst und gewichtig, und er ist noch etwas: er ist unschuldig. Aber wie konnte er

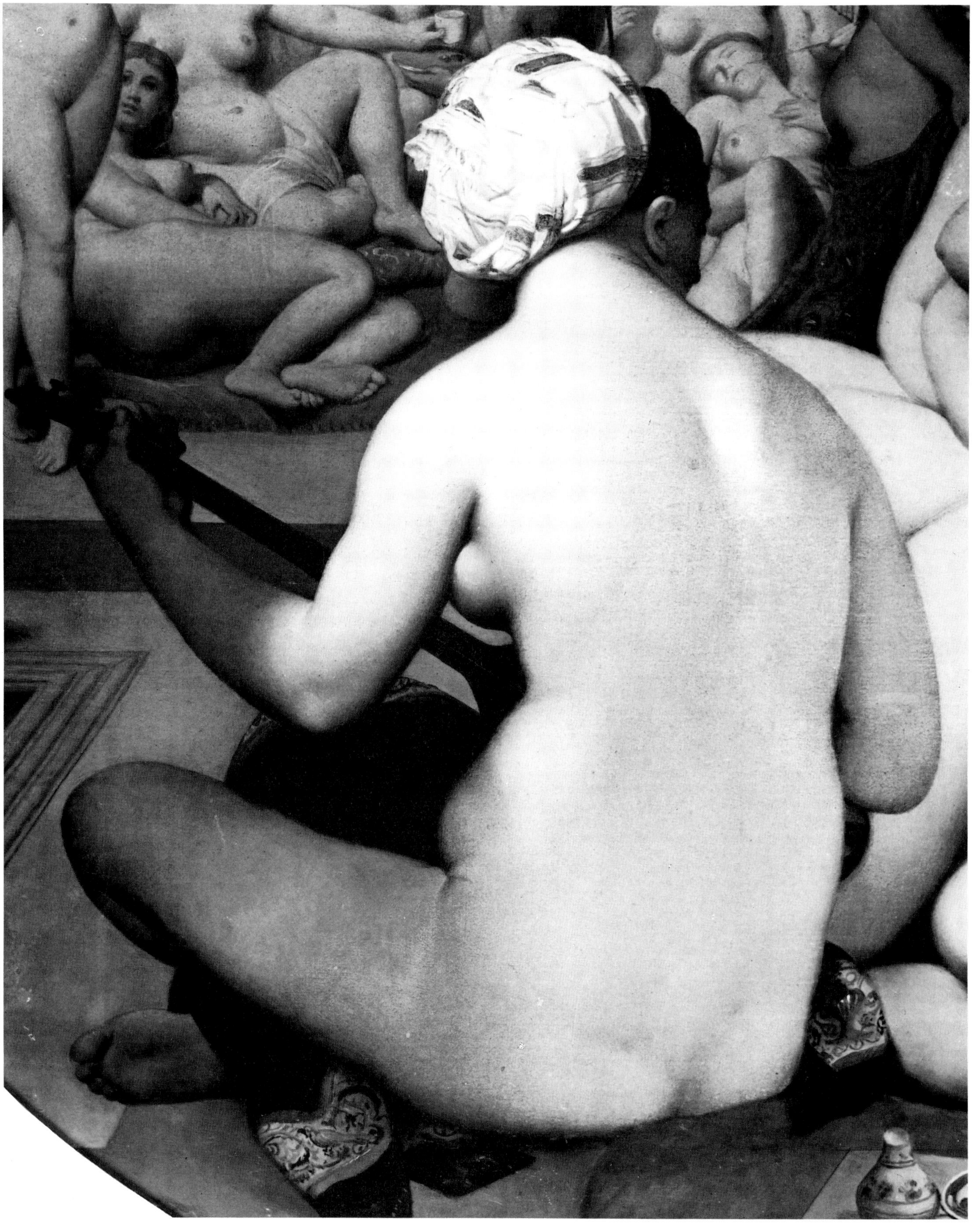

dann im höchst respektablen Alter von zweiundachtzig Jahren ein so schamloses Bild wie *Das türkische Bad* malen?

Natürlich haben einige Kritiker gesagt, daß ihm in diesem Alter nichts anderes übrig blieb, als solche Phantasien zu entwickeln. Aber das trifft die Sache nicht ganz. Solche Gelüste kann man in jedem Alter haben. Und auf jeden Fall ist dies nur ein Teil der Geschichte. Die respektable Seite des Bildes – sein Alibi sozusagen – ist die Tatsache, daß es sich um die Darstellung von badenden Figuren handelt; und die *Baigneuse* ist nicht nur ein Hauptthema der europäischen Malerei, sondern auch eines, das Ingres immer wieder behandelt hat.

Sein erstes Bild zu diesem Thema, *Die Badende von Valpinçon,* entstand 1808, mehr als fünfzig Jahre früher. Offensichtlich war Ingres mit der Formulierung der Figur derart zufrieden, daß er sie als Element in *Das türkische Bad* übernahm.

Mit dem Thema der Badenden ist ein anderes verquickt: der Harem. Wie viele Männer des neunzehnten Jahrhunderts war Ingres fasziniert von der Vorstellung, daß Frauen in ihren Gemächern einfach herumsaßen, bis sie gebraucht wurden. Und genau das hat Ingres gemalt: eine Gruppe von Frauen, die sich badend auf irgendein erotisches Ritual vorbereiten.

Dementsprechend ist es eine dichte, dampfende Gruppe von Figuren; und der Eindruck von feuchtem Fleisch teilt sich sehr lebhaft mit. Es ist ein sehr stilles Bild. Es wird zwar getanzt; man macht Konversation. Doch diese Details heben die schwer lastende Atmosphäre nicht auf. Es gibt Anzeichen dafür, daß der betagte

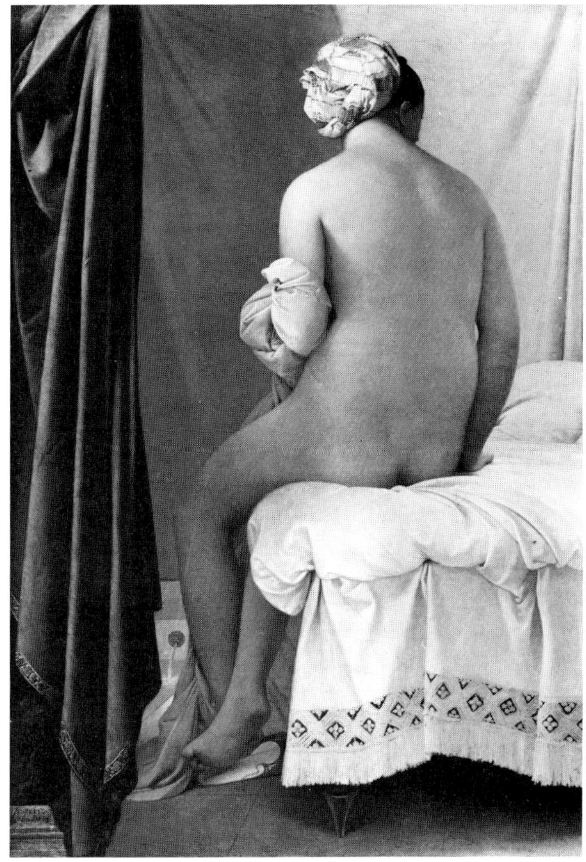

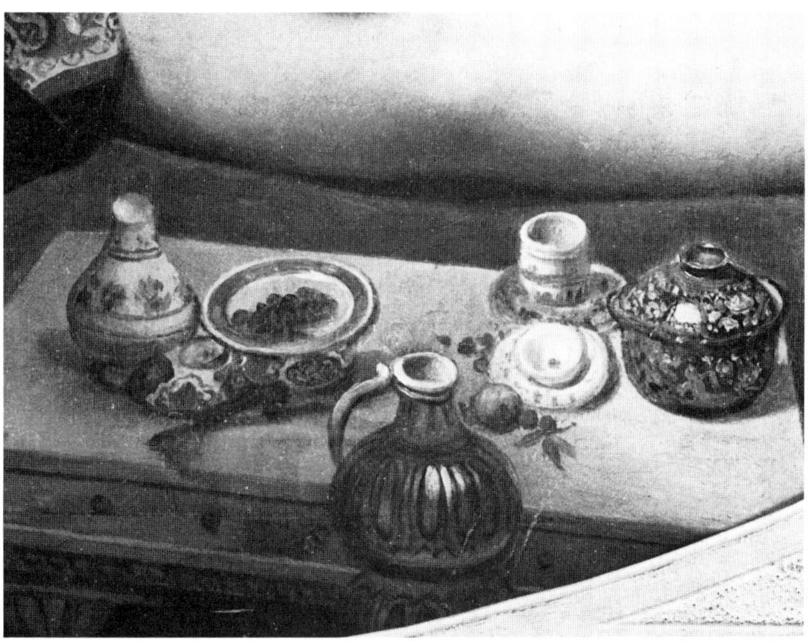

Gegenüber Badende; *links* Stilleben, Ausschnitte aus *Das türkische Bad; oben* Ingres, *Die Badende von Valpinçon*

Maler müde geworden ist. Die Gesichtszüge der Figuren scheinen zu erschlaffen. Das kleine rotblaue Stilleben im Vordergrund ist wacklig, der Krug hängt in der Luft. Vor allem aber ist die auffallendste Figur auf der rechten Seite, die nach einem Modell gemalt ist, nicht in die Gruppe eingebunden. Sie ist das schamloseste Element in der Komposition. Es hätte vielleicht noch eine ähnliche

Gegenüber Badende im Hintergrund, Ausschnitt aus *Das türkische Bad*

Figur gegeben – die abgeschnittene Dame etwa, die in der rechten unteren Ecke erschienen wäre, wenn das Bild, wie ursprünglich geplant, viereckig wäre. Ingres opferte sie, als er 1863 die Leinwand abrundete.

Diese dichte Gruppe unverbundener Akte strömt eigentlich eher etwas Träumerisches aus als ein Gefühl von erotischer Erschöpfung oder Vorfreude. Der Maler weiß, daß die Liebe ein ernstes Geschäft ist und daß schon der Gedanke daran leise Melancholie heraufbeschwören kann. Viele dieser Gesichter sind sehr ernst. Von ihnen geht kein Kitzel aus. Einige haben die Nebelhaftigkeit unsicherer Perspektive. Nur die beiden Figuren im Vordergrund sind wirklich scharf gezeichnet, und sie veranschaulichen die beiden Pole von Unschuld und Erfahrung. Die badende Figur, die dem Betrachter den Rücken zukehrt, ist im Jahr 1862 so unantastbar, wie sie es auf dem ersten Bild von 1808 war. Und der ganz frontal gesehene Akt, die Odaliske rechts, ist aufreizend freimütig und ungeniert.

Was dem Maler so eigenartig abgeht, ist ein Gefühl für die Zeit. Mit zweiundachtzig – sollte man denken – hätte er etwas Passenderes malen können. Die Tatsache, daß er dieses Thema wählt, ist entweder schockierend oder ermutigend – das hängt vom Standpunkt des Betrachters ab. Seine Figuren sind nicht mit ihm zusammen alt geworden. Der Dichter und Kritiker Baudelaire, der 1867 in mittlerem Alter sterben sollte – im selben Jahr, in dem Ingres siebenundachtzigjährig starb –, war entsetzt über diese anscheinend ewige Jugend und Lust. Aber er formulierte scharfsichtig, als er sich über die Sinnlichkeit des Malers äußerte und sie „so robust und nahrhaft wie die Liebe in den Tagen der Antike" nannte. Solch ein Talent ist wenigen gegeben. Es wird auch heutzutage nicht hoch geachtet.

Dennoch hat dieses Bild etwas Ergreifendes. Kehren wir zu dem kleinen Stilleben zurück. Diese Tassen und Untertassen – winzig wie ein Puppengeschirr – machen deutlich, daß die Konzentration des Malers nun schon manchmal aussetzt. Kleine Kissen und farbige Kopfbedeckungen, kaum verarbeitetes Rot und Blau, sind der halbherzige Versuch, der Tendenz zur einförmigen Kolorierung Einhalt zu gebieten. Sogar die vielfältigen Hauttypen bei den verschiedenen Frauen hat Ingres kaum vermerkt.

Das Frauenbad ist für den Maler ein Ort voller Geheimnis. Und dieses Geheimnis will er erforschen. Das letzte Ergebnis all der Vorbereitungen birgt für ihn ganz sicher keinerlei Geheimnis mehr. Aber sein Sinn für das Ritual, für die geschlossene Welt der Frauen, in die Männer nicht eindringen, ist so scharf und quälend wie eh und je. Vielleicht spürt er, daß dieses Ritual unzugänglich bleiben sollte. Vielleicht hat er darum die Szene hinter einem Dunstschleier verborgen. Trotz aller Einwände gegen offenkundige Altersschwächen darf man nicht vergessen, daß er sehr, sehr geschickt war. Das Bild erwarb der türkische Gesandte in Paris, der scharfe Würze zu schätzen wußte. Doch für Ingres war dieses Bild alles andere als das. Er hat es vorgezogen, die Wahrheit so darzustellen, wie er selbst sie sah: eine bedächtige und traumverlorene Vorbereitung für die ernsteste aller Beschäftigungen.

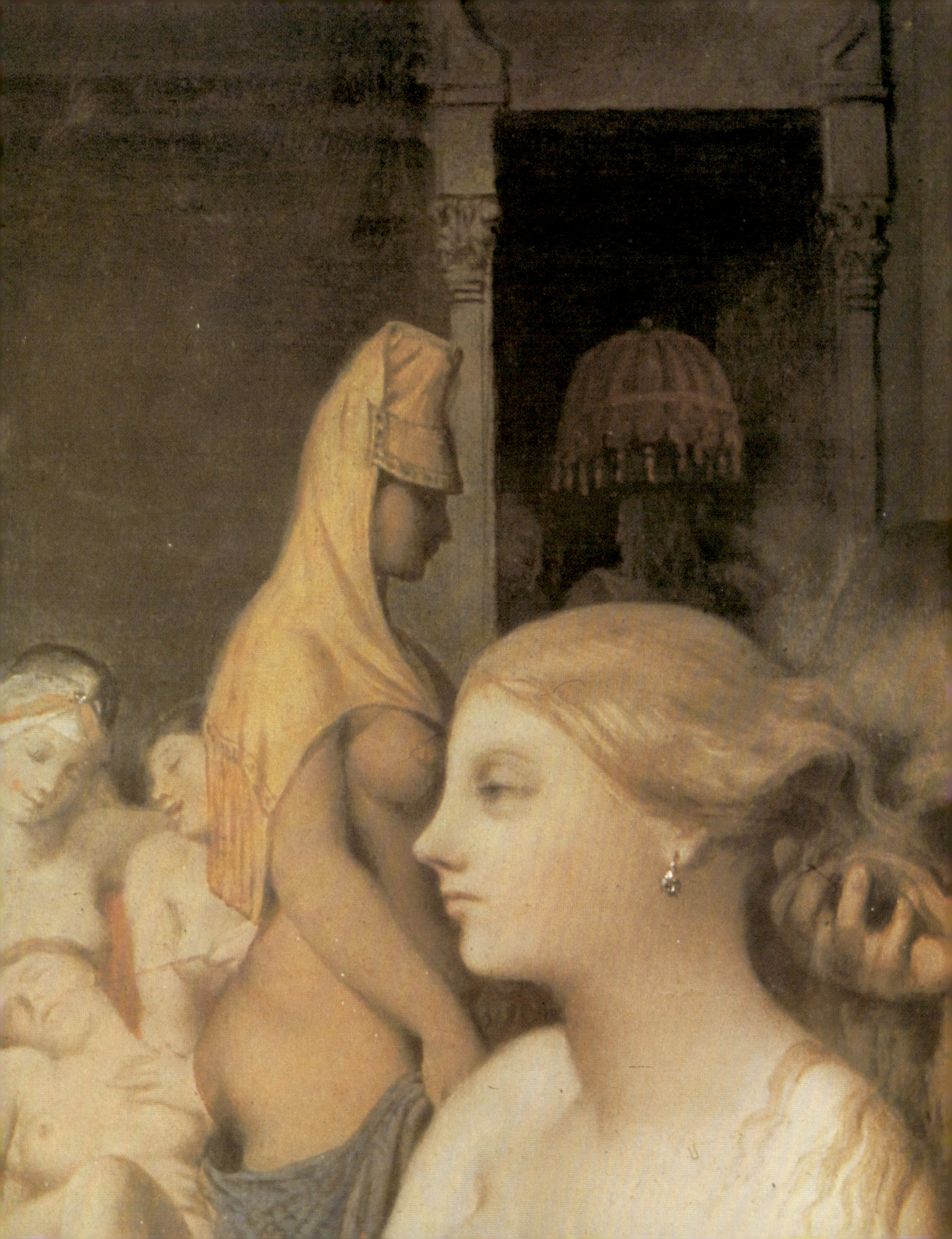

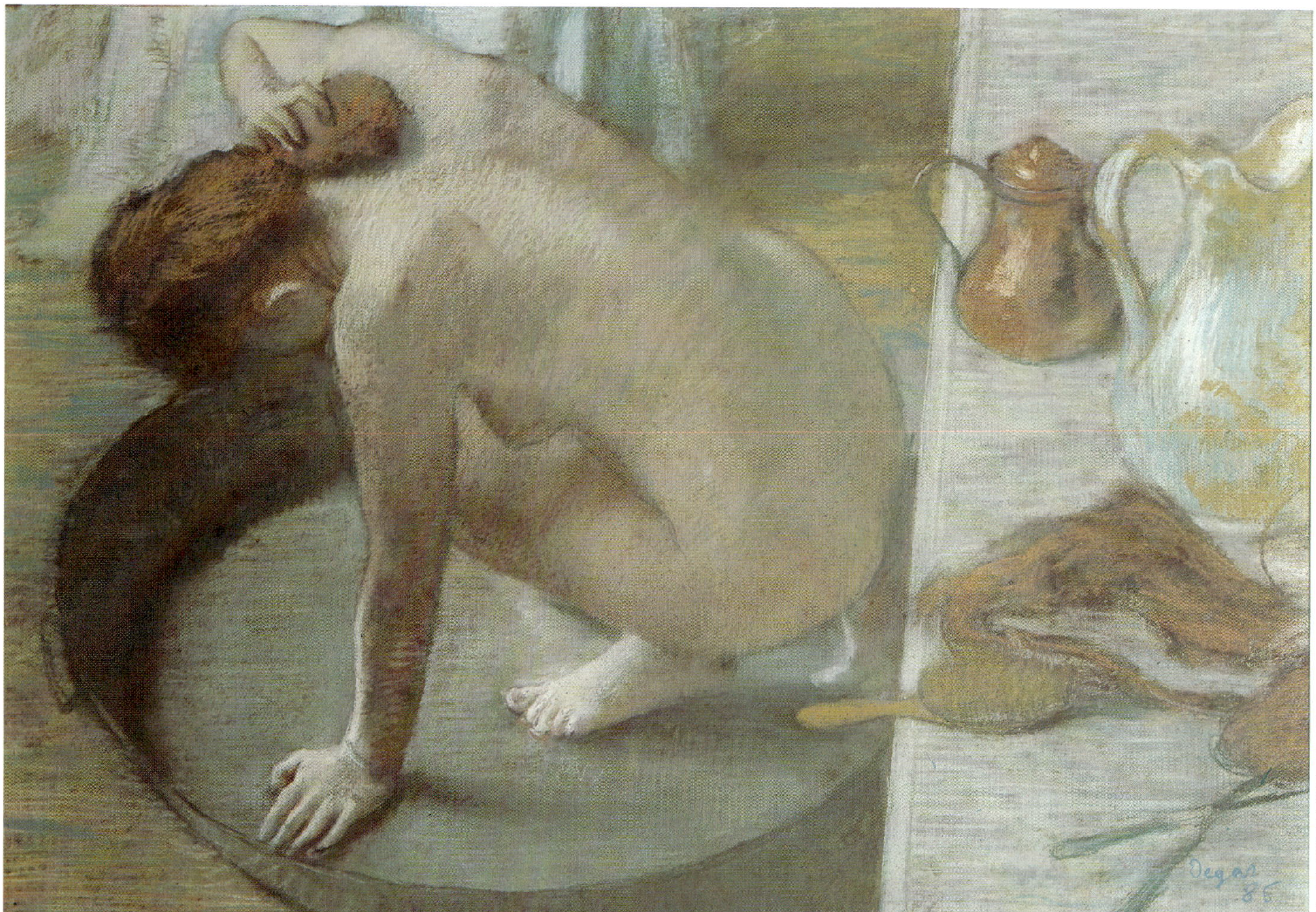

PARIS, MUSEE DU JEU DE PAUME

ALISTAIR SMITH

Degas (1834-1917)

Die Frau in der Wanne (1886)

Dies ist ein sehr privates Bild: Eine Frau kauert in einer flachen Zinkwanne, sie stützt sich mit der einen Hand ab und wäscht sich mit dem Schwamm in der anderen. Dies ist kein Bild vom Luxus des Badens, den viele Maler dargestellt haben; dies ist Hygiene.

An einem beliebigen Tag. Kaffeekanne, Wasserkanne, Lockenzange. Die Bürste liegt auf dem Tisch bereit, das Haarteil daneben, noch halb lebendig. Eine Alltagsszene. Aber so darf es nicht bleiben. Jeder Montagmorgen hat seinen Zauber. Das Mädchen wird unbewußt das Modell für das blasse Sonnenlicht. Ihre Hand, ihr Fuß, ihr ganzer Körper schimmert allmählich wie weicher Marmor. Ihr Haar leuchtet wie Bronze und könnte „tizianrot" genannt werden.

Die Unordnung ist letztlich gar nicht so sorglos. Die beiden Kannen bilden mit ihren verführerischen Kurven einen anmutigen Jugendstil-Rhythmus. Braun und Cremefarbe kontrastieren und harmonieren; reich und rein. Der Mann, der diesen Schatz inmitten der Banalität entdeckte, setzte seinen Namen in einem fein kontrastierenden Blau darunter: *Degas,* und das Datum: *86.*

„Warum ich nie geheiratet habe? Nun, ich fürchtete immer, meine Frau könnte eins meiner Bilder ansehen und sagen, ‚Mm, das ist hübsch' ... Da ist die Liebe und da die Malerei. Und wir haben doch nur ein Herz."

Nichts im Leben erregte Edgar Degas mehr als Bilder. Wenn er nicht selbst malte, durchstöberte er die Läden der Pariser Kunsthändler und versuchte, eins seiner Bilder gegen einen Delacroix zu tauschen oder einen Corot zu ergattern. Bilder, die er einst besaß, schmücken nun die Wände des Louvre, und er hätte sich vielleicht glücklich geschätzt zu wissen, daß auch viele seiner eigenen Bilder dort hängen. Degas liebte den Louvre. Seine Eltern nahmen ihn, als er klein war, sonntags mit dorthin, und er schaute sich die Bilder an, während sein Bruder René über das polierte Parkett schlitterte. Später kopierte er hier zu seinem eigenen Studium Mantegna und Gentile Bellini – und er maß die Zeitgenossen an den Leistungen der Alten Meister.

Degas zog die Kunst dem Leben vor. Dies und seine scharfe Zunge hielt die Welt von ihm fern und isolierte ihn noch wirksamer von den Frauen als von den Männern. Seine einzige vielleicht wirklich gute Freundin war Mary Cassatt, die amerikanische

Malerin, die er im Zeichnen unterrichtete. Sie gingen gern zusammen durch die Galerien des Louvre. Degas war entzückt von „Mademoiselle Cassatt“ (wie er sie nannte) und ihrer Malerei; und dennoch schien er unfähig, eine wirklich intime und beständige Beziehung auch zu dieser Frau herzustellen, die doch seine Liebe zur Malerei teilte. Die Bilder, auf denen er sie, ihren Schirm und ihr gemeinsames Kunststudium darstellte, zeigen sie wie irgendeinen Menschen an einem öffentlichen Ort, und zudem von einer Anstandsdame begleitet. Degas beobachtete sie hinter einer Säule wie ein Fremder.

Was Degas in seinem privaten Bereich fehlte, nahm in seiner Malerei einen um so größeren Raum ein. Verläßt man sich auf die Freudsche Logik, so ist zu erwarten, daß ein Künstler, der ohne weiblichen Partner lebt, dem Aktstudium in seinem Werk einen besonders großen Platz einräumt. Degas zeichnete den weiblichen Körper immer wieder. Wäre nicht absolut klar, daß sein Interesse zuvörderst ein künstlerisches war, so könnte man eine sexuelle Obsession vermuten, ein unstillbares Verlangen, denn er studierte Akte aus jedem Blickwinkel, in jeder Pose und bei jedem Licht – er machte buchstäblich hunderte von Studien.

Dabei springt seine Weigerung, sein Modell zu idealisieren, wie das üblich war, zu allererst ins Auge. Er verwandelte das Mädchen nicht in eine Venus; er malte es nicht am Fluß und nannte das Bild *Die Quelle*. Wasser gab es für sie nur im Krug oder in der Badewanne, und ihre Umgebung waren nicht die Hügel des antiken Griechenland, sondern die Schlafzimmer des Montmartre. Degas schwelgte in unklassischen Eigenschaften dieser Modelle. Es sind kecke Mädchen mit Stupsnasen, die einen Maler wie Ingres hätten zusammenfahren lassen. Er hielt sie fest, nackt oder bekleidet, wie in einem Schnappschuß, gähnend, sich kratzend, in keineswegs gewinnenden Posen. Er zeigte sie in gedankenloser Unbewußtheit, bar jeder Konzentration, in dem traumverlorenen, fast leeren Zustand, der sich einstellt, wenn man allein ist und etwas Banales völlig automatisch tut.

„Es ist das Tier im Menschen, das sich mit sich selbst beschäftigt. Bisher wurde die nackte Figur immer in Posen gezeigt, die einen Beobachter vermuten lassen. Meine Frauen sind einfache Menschen, aber ehrlich; sie beschäftigen sich nur mit ihrem Körper. Diese hier wäscht ihre Füße. Es ist, als schaute man ihr durch ein Schlüsselloch zu.“

Das Erstaunliche dabei ist allerdings, daß Degas während der ganzen Zeit, als er diese Studien machte, wirklich nur sehr wenig durch ein Schlüsselloch sehen konnte. Denn schon in den siebziger Jahren hatten seine Augen begonnen, im Licht zu schmerzen. Sein Zustand verschlimmerte sich allmählich. Manchmal war er bei dem Gedanken einer möglichen Blindheit verzweifelt, dann wieder kämpfte er tapfer gegen das Schwinden seines Augenlichts. Sein Sehvermögen variierte von Zeit zu Zeit; aber mit Beginn der achtziger Jahre scheint sich von der Mitte seines Gesichtsfeldes her ein großer dunkler Fleck ausgebreitet zu haben. Es bedurfte der äußersten Konzentration, das zu zeichnen, was er um die Peripherie dieses Flecks erblicken konnte.

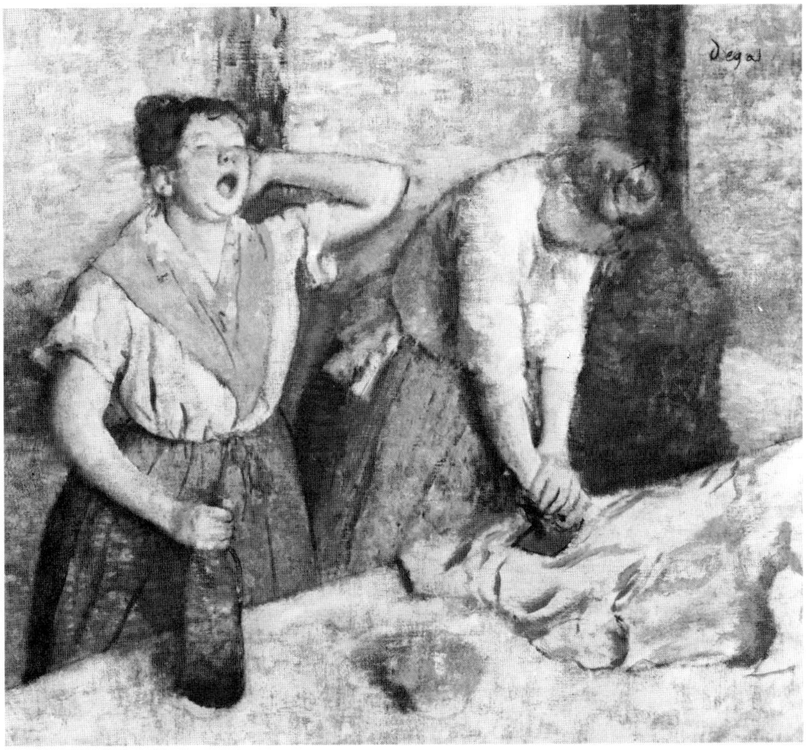

Degas, *Die Büglerinnen*

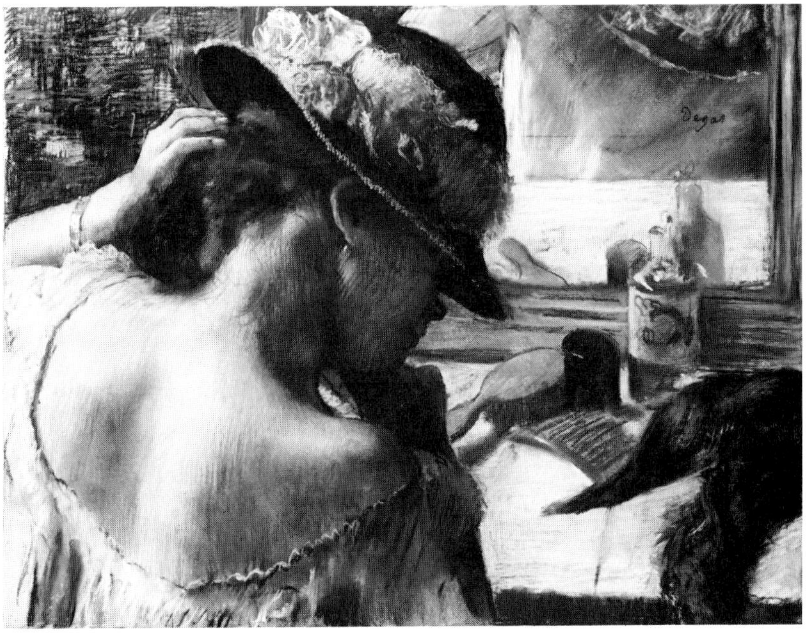

Degas, *Frau mit Hut*

Dieses fortschreitende Erblinden war gewiß auch der Grund dafür, daß Degas von der Ölmalerei zu anderen Techniken überging. In seinen letzten Jahren konnte er sich nur noch auf sein Fühlen verlassen. In dieser Zeit schuf er eine Serie kleiner Wachsfiguren, von denen nach seinem Tode einige in Bronze gegossen wurden. Zwischen den frühen Ölbildern und den späten Skulpturen entstand eine ungeheure Menge von Arbeiten in Pastell, einer Technik, in der sich schneller arbeiten läßt als in Öl. Es ist, als hätte Degas so viele Arbeiten wie möglich vollenden wollen, für den Fall, daß die Dunkelheit ihn plötzlich ganz überfiele. Er entwik-

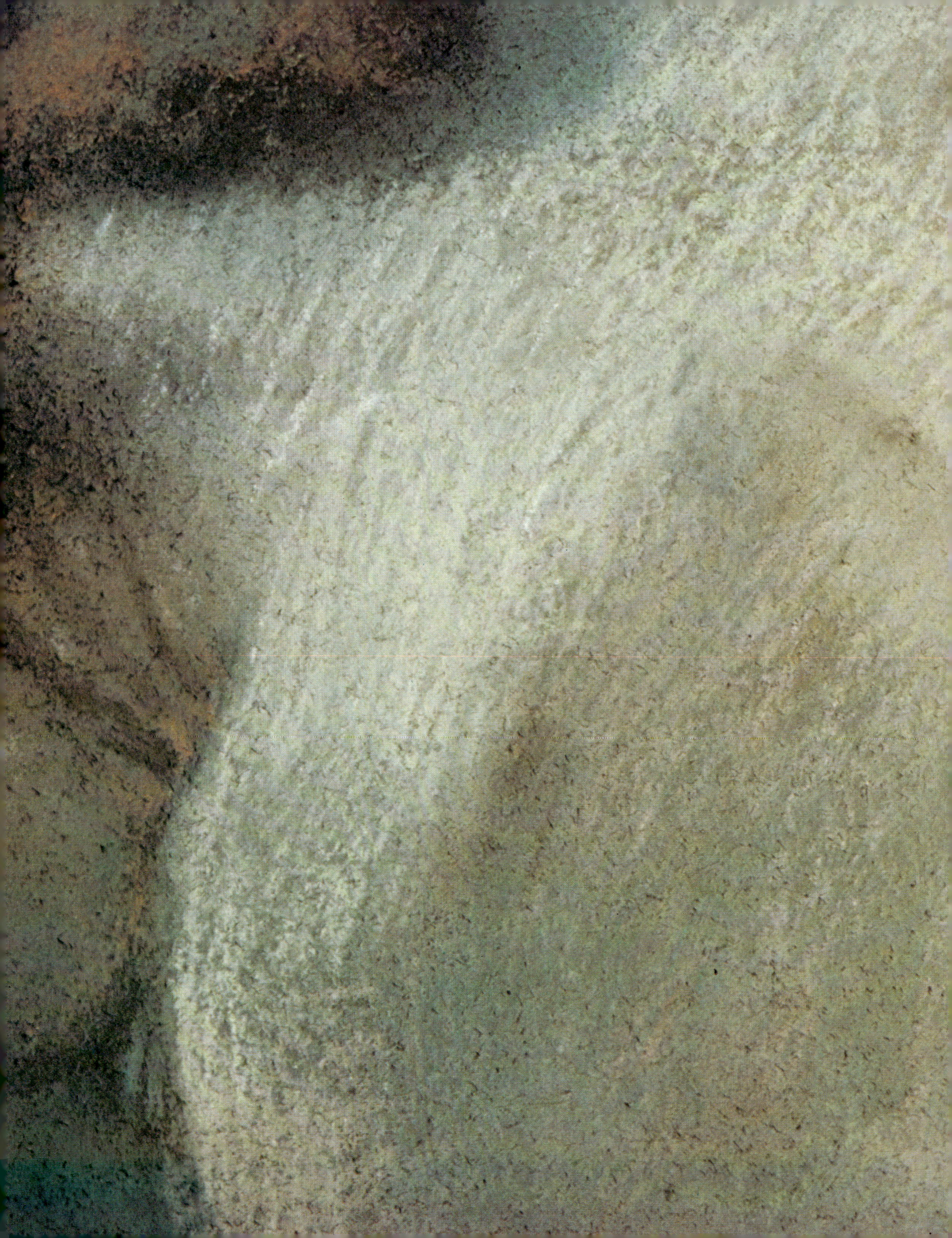

kelte die Pastelltechnik zu virtuosen Höhen. Er setzte meist feine Strichlagen parallel nebeneinander, und die Bewegung der Pastellkreiden erinnert an ein fortwährendes sanftes Streicheln. Diese sensible Technik war für seine Motive sehr geeignet – das diffuse Licht in einem Innenraum und die Rundungen des weiblichen Körpers.

„Hätte ich ein paar Jahre früher gemalt, so wäre es wohl Susanna im Bade gewesen – nun sind es Mädchen in der Wanne." Er beobachtete die Frauen einer neuen Zeit: anonym, sachlich, abgestumpft durch Monotonie. Doch zuweilen überdeckte er die Banalität ihrer Räume mit einer Ordnung und Harmonie, die ihnen fremd waren. Die hart gewordenen jungen Frauen vom Montmartre bewegen sich in graziösem Rhythmus, schlüpfen in Posen, die eine klassische Ruhe, Reinheit und Stille ausströmen. In diesen Arbeiten erreichte Degas das Ziel, das er sich gesetzt hatte, „le mouvement des Grecs – die Bewegung der Griechen".

Edgar Degas starb 1917 dreiundsiebzigjährig. In seinen späten Jahren war er eine torkelnde, tragische Gestalt. Man sah ihn nur noch selten in den Straßen, auf denen er selbst nun nichts mehr sehen konnte. In dieser Zeit blieb Degas meist zu Hause bei seinen ausgedehnten Sammlungen. Eine traurige Vorstellung: dieser alte Mann, ein großer Künstler, der in seinen letzten Jahren ungeheure Mengen von Bildern um sich hortete, die er selbst kaum richtig erkennen konnte und die er anderen zu zeigen sich meist weigerte. Besonders bitter ist der Gedanke daran, daß diese Bilder junger Mädchen zur Wand gekehrt und unsichtbar blieben. Sie halten die intimsten Augenblicke in Degas' Leben fest, und er behielt sie bei sich wie alte Liebesbriefe, geheim und ungelesen, aber ein Trost durch ihre bare Existenz.

Gegenüber Rücken der Badenden, Ausschnitt aus *Die Frau in der Wanne*

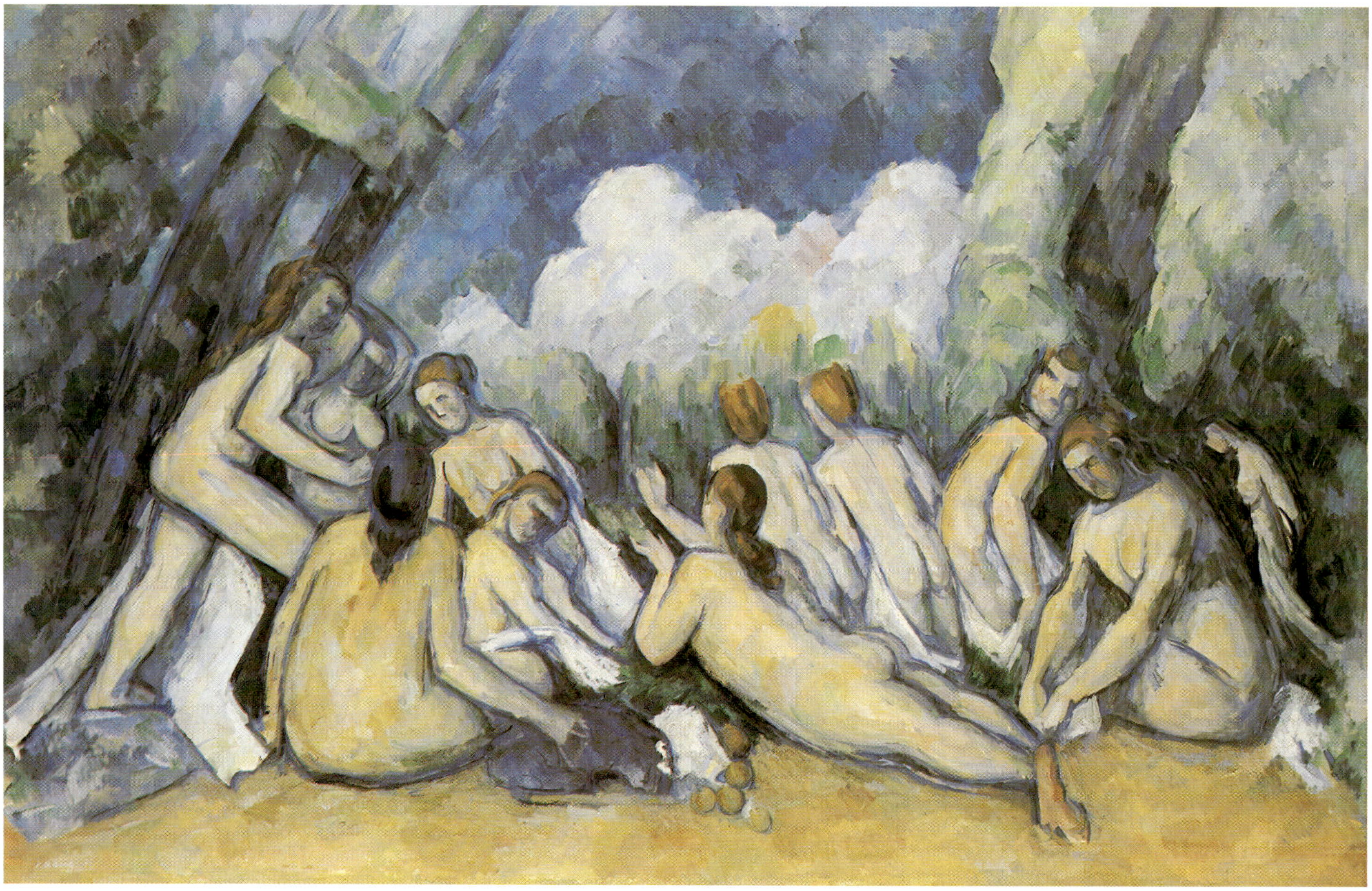

LONDON, NATIONAL GALLERY

ANITA BROOKNER

Cézanne (1839-1906)

Die Badenden (um 1900)

Manchmal hat man den Eindruck, daß Cézanne mehr den Kunsthistorikern gehört als dem allgemeinen Publikum; und das ist auch verständlich. Er ist ein Maler, der versucht, für alles im Leben eine Lösung zu finden, indem er es in Malerei umsetzt. Er sieht das Leben gewissermaßen als eine Abfolge von Bildmotiven. Daher ist es nicht immer einfach, sich an ihm zu erfreuen; seine Bilder bieten sich nicht einfach als Genuß an. Viele Besucher der Pariser Ausstellung des Spätwerks von Cézanne im Jahre 1978 berichteten von Angst, ja sogar Abscheu. Diese Gefühle mögen zutreffen; denn diese Bilder entstanden unter großen Schwierigkeiten, da der Maler versuchte, in ihnen etwas darzustellen, was möglicherweise gar nicht darstellbar ist.

Das Bild *Die Badenden* ist eines der späten Werke Cézannes. Es entstand um 1900, als der Maler fast immer beim ersten Versuch entmutigt war und sich zwang, noch einmal ganz von vorn anzufangen.

Er war damals einundsechzig Jahre alt und hatte noch fünf Jahre zu leben. Dieses Bild ist Teil einer Serie von Versuchen, nackte Figuren in einer Landschaft darzustellen, und zwar – wie Cézanne sagte – in einer Art, die „so dauerhaft wie die Kunst der Museen" sein sollte. Er wollte, daß sein Bild zeitlos sei, dem atmosphärischen Wechsel unzugänglich und vorübergehenden Moden überlegen; kurz: gemacht für einen Platz an der Seite der Werke der Alten Meister. Um diesen Ehrgeiz zu verstehen, muß man sich daran erinnern, daß Cézanne seine lange Laufbahn als Maler in den achtzehnhundertsechziger Jahren begann, als der Impressionismus sich entwickelte. Die impressionistischen Maler hielten es für legitim, die visuelle Information des vorüberfliegenden Augenblicks mit Witz und Logik auf Themen anzuwenden, die die Maler seit der Renaissance beschäftigt hatten.

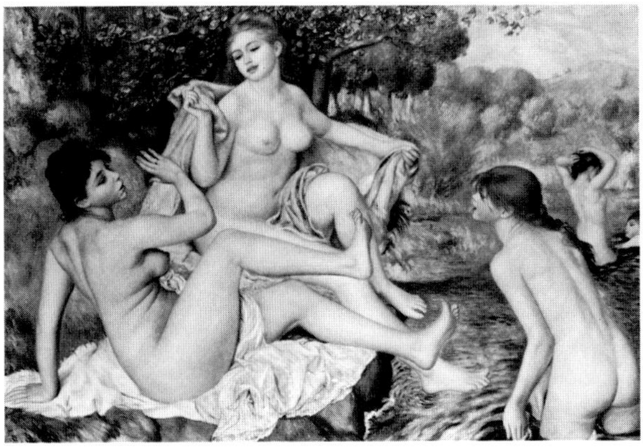

Renoir, *Die Badenden*

Als Manet *Das Frühstück im Freien* malte, brauchten nur sehr wenige Menschen zu wissen, daß er damit ein Thema modernisierte, das Giorgione berühmt gemacht hatte. Man kann dieses Bild um seiner eigenen Wirkung willen bewundern und sich in die offen und bezaubernd erzählte Geschichte hineinversetzen. Als Renoir seine *Badenden* malte, war für den Betrachter das Vergnügen an dem Bild unabhängig davon groß, daß der Maler nach Klassizismus strebte. Als jedoch Cézanne seine *Badenden* malte, war darin nichts von dieser Leichtigkeit. Ganz im Gegenteil: In seinen Bildern liegt Spannung, Trauer und Geheimnis; das Geheimnis von der Aufgabe des Malers und auch das Geheimnis eines Stils, der mit seinem Thema im Streit liegt, und der sich wenige Jahre später der allgemeinen Erfahrung entziehen wird.

Diese Geheimnisse stellen sich auf verschiedenen Stufen der Erfahrung dar. „Das Leben ist furchterregend", pflegte Cézanne zu sagen. Wir können in diesem Bild sehen, wie erschreckend er es fand. Dies sind keine wirklichen Frauen; es sind Abstraktionen, Bildmotive, Gegenstände ohne Inhalt. Sie sehen entrückt, düster und uninteressiert aus. Es ist die Vision eines Einsiedlers oder Eremiten. Das ist die eine Ebene der Erfahrung. Die nächste mag darin bestehen, daß der Maler versucht, belebte Figuren unbelebt darzustellen, so daß sie sich williger in die Architektur des Bildes fügen. Das ist ein schwieriges Unterfangen, denn das Leben ist nicht so dauerhaft wie die Kunst der Museen. Man schaue sich nur

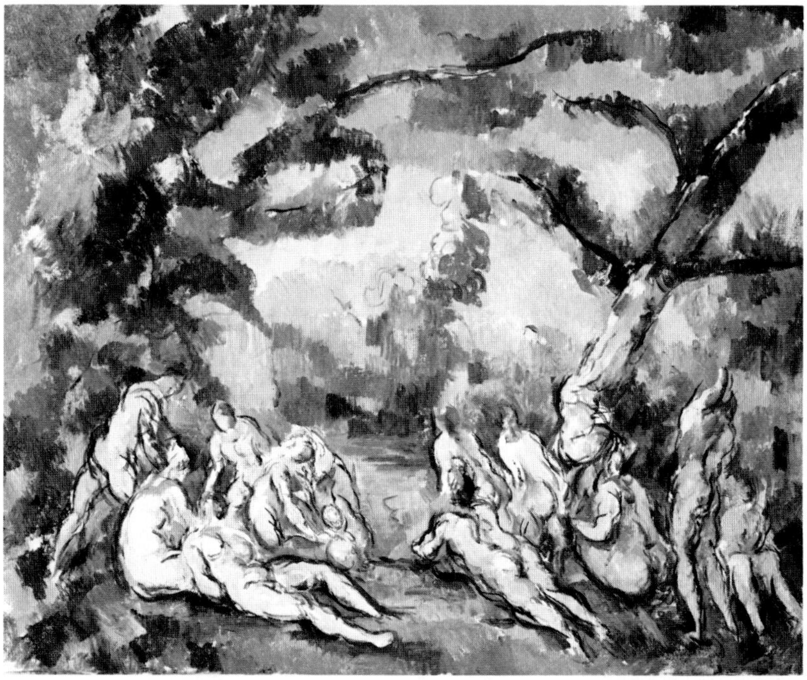

Cézanne, *Die Badenden* um 1890

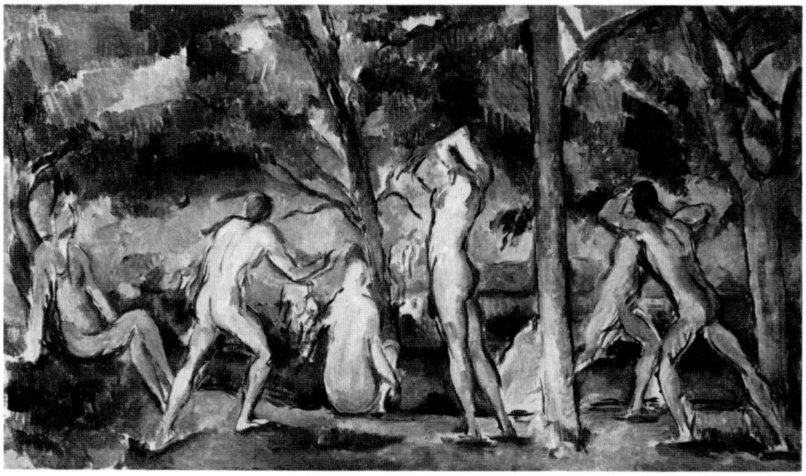

Cézanne, *Die Badenden* um 1895 – 1900

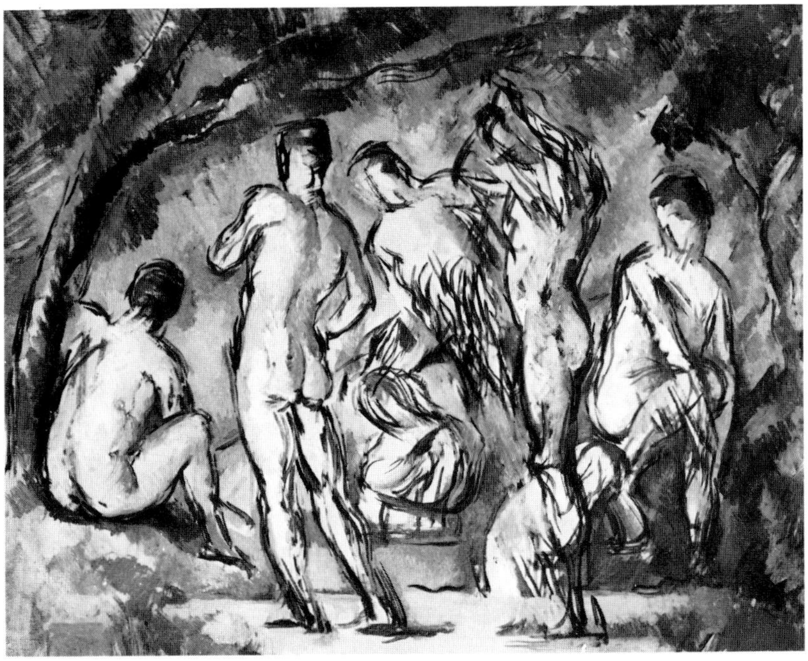

Cézanne, *Sieben Badende* um 1900

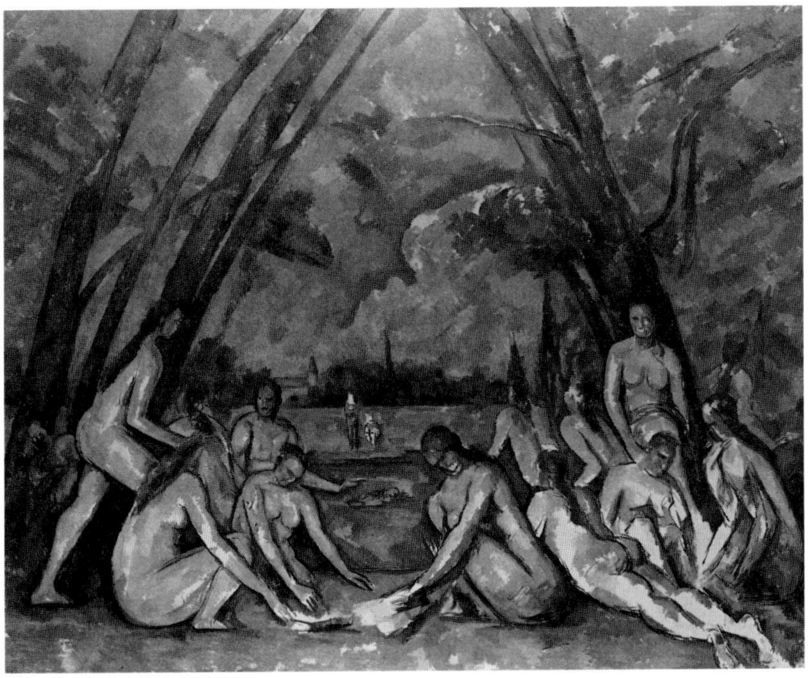

Cézanne, *Die „großen" Badenden* (Philadelphia)

einmal an, wie er den Hund malt, der genau in der Mitte des Bildes liegt: Er ist in dicker Farbe hingesetzt, dazu noch in einem unrealistischen Blauton, leblos wie ein Geröllblock unter der schweren Hand der Badenden. Oder die Unterseite des Fußes der liegenden Figur: Ein Klecks brauner Farbe und zugleich in einen unmöglichen Winkel gedreht, während der andere Fuß vollkommen verschwunden ist. Die Modelle erscheinen anonym, leblos und ins Bild gebracht, nur damit sie den Gesetzen der Struktur gehorchen. Wenn Cézanne ein Stilleben malte, benutzte er oft künstliche Blumen – sie hielten länger. Und wenn er Männer beim Kartenspiel malte, so nahm er ihren Zügen jede Bewegtheit und gab ihnen Gesichter, die eigentlich Masken sind.

Gegenüber Ausschnitt aus *Die Badenden* (National Gallery)

Trotzdem behandelt Cézanne keine geringere Thematik als die Imponderabilien von Zeit und Begehren. Und er versucht, beide miteinander zu versöhnen. Um 1900 allerdings hat er derart vordringliche Beschäftigungen bereits hinter sich gelassen. Sein Leben besteht darin, Vorstellungen von der Natur zu malen, die jetzt nur noch in seinem Kopf existieren. Und weil es gewöhnlich vollkommen unmöglich ist, eine innere Erfahrung zu vergegenständlichen, muß er zwanghaft mehrere Versionen desselben Themas malen, und er verzweifelt dabei immer mehr. Daher die Angst, die seine letzten Werke ausstrahlen. Es gibt viele Badende, viele Kartenspieler und viele Bilder von dem Berg, der seine Heimatstadt Aix-en-Provence überschaut, der Montagne Sainte-Victoire (vgl. Seite 128).

All diese Bilder enthalten ein Element der Verzerrung. Die Badenden in der Version des Themas, die jetzt im Museum von Philadelphia hängt, sind in ein pyramidales Schema gezwängt, das vielleicht sogar ein Echo des Berges ist. Das Bild in der Londoner National Gallery, das etwas später entstand, weist ebenfalls in diese Richtung. Die Struktur des Bildes ist interessanter als seine Bestandteile; denn Cézanne versucht nicht, Leben darzustellen. Er nennt die Kunst eine Harmonie parallel zur Natur. Und dieses Motiv, das gewiß ursprünglich ein heidnisch-mediterranes Spiel der Phantasie war, dient schließlich einer Bekundung von Gleichgültigkeit oder gar Ruhe.

Dieses seltsame Bild ist vor allem deswegen so unvergeßlich, weil sich in ihm eine Willensanstrengung manifestiert, ein Bemühen, den zufälligen Strukturen der natürlichen Welt einen Willen aufzuprägen. Das setzt jedoch eine Gewißheit voraus, die die Natur nicht bieten kann. Während des ganzen neunzehnten Jahrhunderts unterwarfen sich die Maler der Natur, wie Mystiker sich Gott hingeben. Doch Cézanne entschied schließlich für sich, daß er das nicht könnte. Hier hat er der Natur eine Struktur aufgeprägt, wie sie starrer in keiner Akademie hätte gelehrt werden können: eine pyramidale Komposition mit einem zentralen Fluchtpunkt. Er erstrebte nichts Geringeres als die vollkommene Synthese von Kunst und Natur.

Darin ist er gescheitert. Der Versuch, in der Malerei Lösungen für unlösbare Probleme zu finden, muß scheitern. Cézannes Freund Emile Zola war vollkommen sicher, daß Cézanne gescheitert war; aber Zola urteilte von einem Standpunkt moralischer Entrüstung aus, den auch heute noch viele Menschen einnehmen, wenn sie über moderne Kunst urteilen. Doch im Scheitern, wenn es nicht zur Gewohnheit wird, kann sehr viel Interessantes liegen. Mehr noch: ein Scheitern auf dieser Höhe der Bemühung ist absolut faszinierend. Darum ist dies ein so großes Bild. Es ist nicht so wichtig, was für Cézanne den Vorrang hatte – das künstlerische Gewissen oder die Angst vor dem Ende. Beides ist in diesen letzten Bildern enthalten. Die besondere Integrität Cézannes liegt darin, daß er eine bildliche Logik hervorgebracht hat: eine seltsame, traurige und dennoch äußerst gebieterische Vision, die uns an den Wunsch des Künstlers gemahnt, dem Leben Dauer zu verleihen.

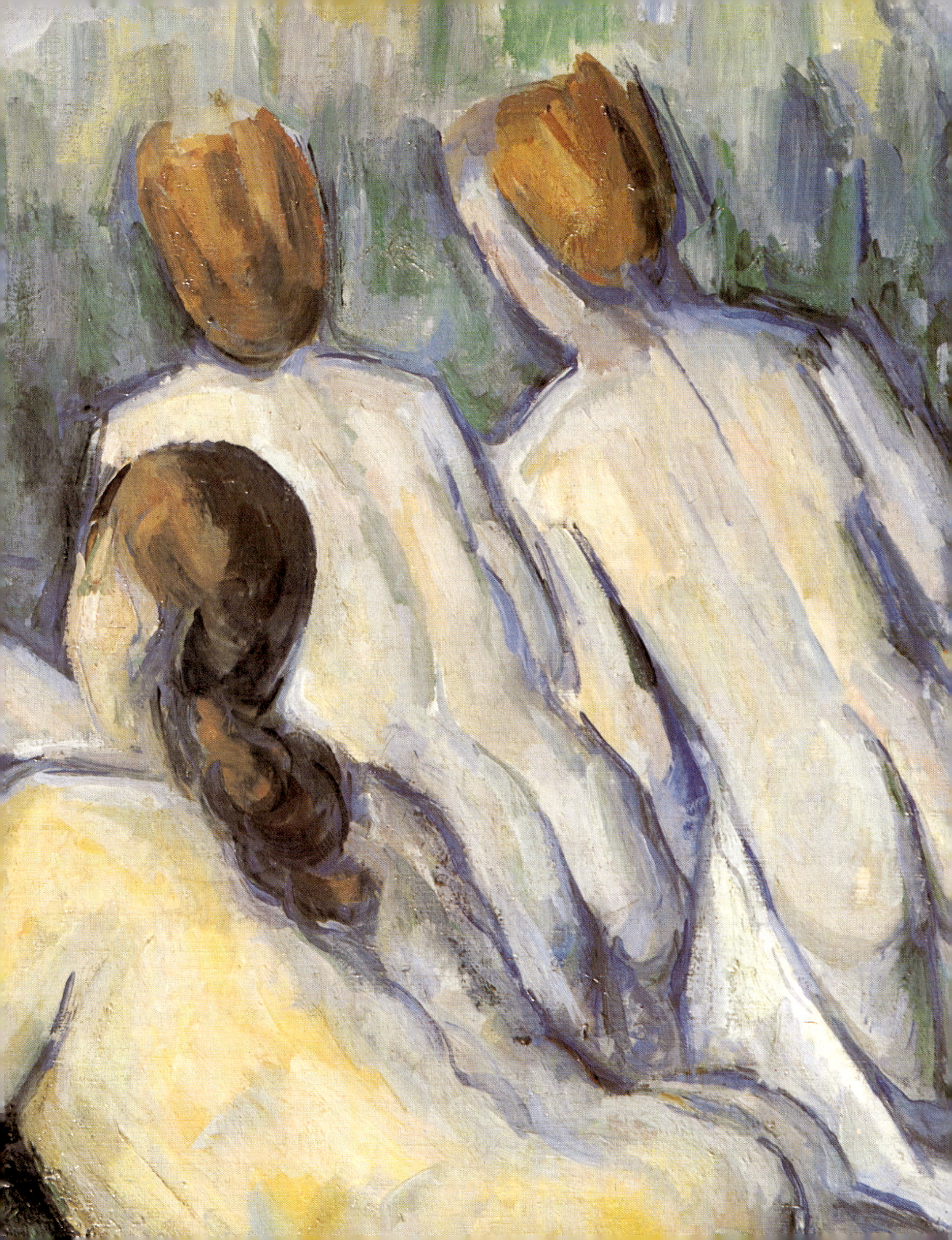

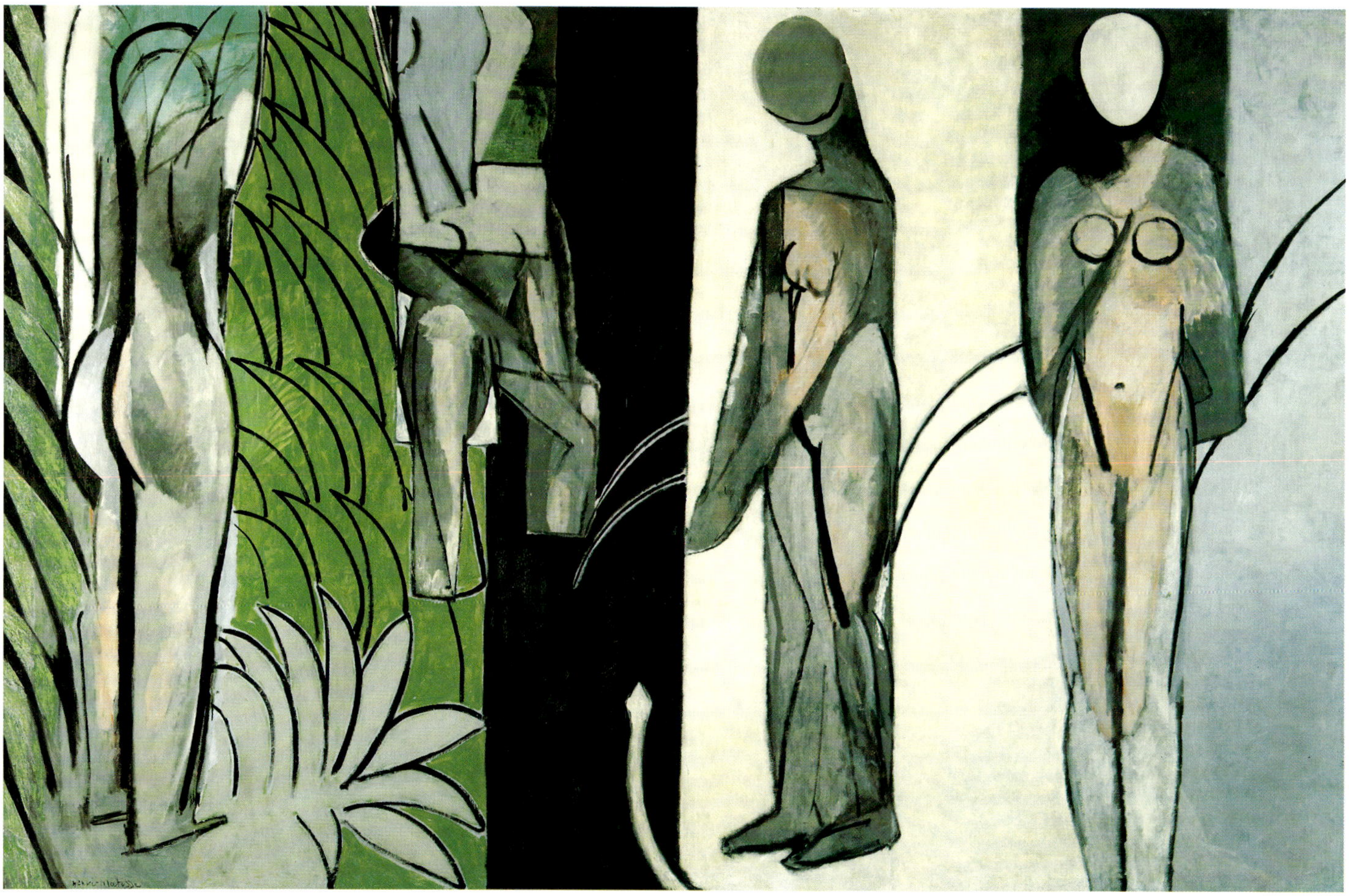

CHICAGO, THE ART INSTITUTE

EDWIN MULLINS

Matisse (1869-1954)

Badende am Fluß (1916-1917)

Gibt es einen Maler in unserem Jahrhundert, auf den sich die Entwicklung der Kunst immer wieder bezieht, so ist es wohl Henri Matisse. Sein Werk, das in einem Zeitraum von über sechzig Jahren entstanden ist, spiegelt viele der Problemstellungen, mit denen sich die modernen Maler auseinandergesetzt haben. Matisse ist wie Freud, Marx oder Einstein eine jener Schlüsselfiguren, auf die wir immer zurückkommen, wenn wir zu definieren versuchen, worin sich unsere Zeit von früheren unterscheidet.

Badende am Fluß von Matisse im Art Institute of Chicago ist ein massiver, roh behauener Klotz von einem Bild. Es ist riesig. Es zeigt Matisse dort, wo er am monumentalsten ist; und manch einer wird wohl sagen, wo er am wenigsten attraktiv ist. Wäre das zeichnerische Werk von Matisse nicht so bekannt, aus diesem Bild könnte man gewiß nicht schließen, daß Matisse einer der hervorragendsten Zeichner der menschlichen Figur war. Aber um eine saubere, klare Zeichnung ging es ihm in diesem Fall auch gar nicht.

Vier badende Gestalten sind wie rohe Statuen vor ein paar Farbflächen gesetzt, von denen nur das grüne Blattwerk auf der linken Seite so etwas wie Natur beschreibt. Und auch hier ist für Matisse das wiederholte Muster der Blätter wichtiger als ihre Rolle, Pflanzen an einem Flußufer darzustellen. Der Maler setzt mit ihnen einen sich wiegenden Rhythmus, den er in den seltsamen geschwungenen Formen wieder aufnimmt, die derart zwischen die Figuren gesetzt sind, daß sich um die Figuren herum eine Art Tanz abspielt, während die selbst absolut stillstehen.

Dieses Stillstehen rührt auch daher, daß sie eigentlich nicht mehr als die Ideen von Figuren sind; genauso wie der schwarze Streifen, der sich in der Mitte von oben nach unten zieht, nicht mehr als die Idee eines Flusses ist. Matisse wollte uns die Idee von nackten Figuren in einer Landschaft geben – einem traditionellen Thema in der Malerei –, indem er sie als Farben und Formen auf einer flachen Leinwand vor uns hinstellte, anstatt uns durch ein künstliches Fenster auf eine reale Welt blicken zu lassen. Darum haben sie keine Gesichter, überhaupt keinen menschlichen Ausdruck.

Mit dieser Problemstellung beschäftigte sich Matisse sein ganzes Leben lang: Wie läßt sich eine flache, unpersönliche Dekoration schaffen, die dennoch lebendig bleibt? Die *Badenden am Fluß* entstanden 1916/17, recht früh in seiner Laufbahn also. Aber schon 1908 hatte Matisse eine Äußerung getan, die für dieses Bild höchst bedeutsam erscheint. Er sagte: „Wenn ein Künstler zurücktritt und nachdenkt, muß er gewärtig sein, daß sein Bild künstlich ist. Wenn er aber malt, muß er glauben, daß er die Natur nachahme."

In diesem Satz haben wir den ganzen Matisse: Die Malerei muß künstlich sein, nicht das Leben nachahmen. Andererseits muß sie in dem verwurzelt sein, was der Maler um sich herum sieht. Und daraus erklärt sich, warum Matisse nie „abstrakt" wurde, wie viele seiner Zeitgenossen und eine große Anzahl seiner Nachfolger. In einem Bild wie diesem scheint Matisse am Rande der Abstraktion zu stehen, sich aber wieder zurückzuziehen, weil er eine verpflichtende Bindung an die Welt seiner Wahrnehmung erkennt.

Und diese Bindung ans Leben wird sehr viel klarer, wenn wir uns vergegenwärtigen, wie das Bild entstand. Einige Jahre zuvor hatte Matisse ein großes dekoratives Schema für ein dreistöckiges Haus entworfen. Im Erdgeschoß sah er etwas vor, das – wie er sich ausdrückte – eine Anstrengung verlangte, zugleich aber das Gefühl der Entspannung vermittelte. Daraus entstand *Der Tanz,* der im Hause seines russischen Auftraggebers Sergej Schtschukin angebracht wurde, und auch *Die Musik* für den ersten Stock, „das Herz des Hauses", wie er schrieb. Die dritte Dekoration führte er nie aus, doch er machte eine kleine Skizze dafür. Sie war für das oberste Stockwerk oder den Arbeitsraum bestimmt, wo – wie Matisse sagte – alles friedlich ist und die Menschen sich in Träume verlieren. Dieses kleine Aquarell war gleichsam das Samenkorn, aus dem über die folgenden sechs Jahre die riesige Komposition der Badenden erwuchs, die sich heute in Chicago befindet.

Die Bildidee hat sich in dieser Zeit ganz wesentlich verändert: Matisse hatte ursprünglich an etwas viel Realistischeres gedacht, ein heidnisches Spiel, das von fern an die nackten Gestalten von Manet oder Renoir anklang und vielleicht auch an jene reichen Feste des Fleisches, die Courbet um die Mitte des neunzehnten Jahrhunderts gemalt hatte. Doch in den sechs Jahren zwischen der ursprünglichen Skizze und dem fertigen Bild geschah viel. Als Matisse bei Schtschukin in Moskau war, entdeckte er die russischen Ikonen. Er war überwältigt von ihrem monumentalen Ernst und vom symbolischen Gebrauch der Farben.

Bald danach machte Matisse eine weitere Entdeckung außerhalb der Grenzen der europäischen Malerei: er begegnete persischen Miniaturen, der Kunst des Islam.

Die große Stärke der islamischen Kunst hat immer in der abstrakten Zeichnung und in formalen Mustern gelegen, die durch das Tabu gefördert wurden, mit dem der Koran die Darstellung lebendiger Formen – zumindest im religiösen Kontext – belegt. Matisse war fasziniert, und er reiste nach Nordafrika, um den Islam selbst zu erfahren. Die Wirkung all dieser Einflüsse auf Matisse war enorm. Er ordnete alles, was er sah, in ganz neuer Weise. Er vereinfachte die Farbgebung und die Formen für Menschen und Pflanzen. Er entdeckte Echos zwischen den Umrißlinien von Figuren, Gebäuden und Dingen. Matisse suchte nach einer Art Synthese, die es ihm ermöglichte, Menschen in ihrer Umgebung als eine flächenfüllende rhythmische Dekoration darzustellen.

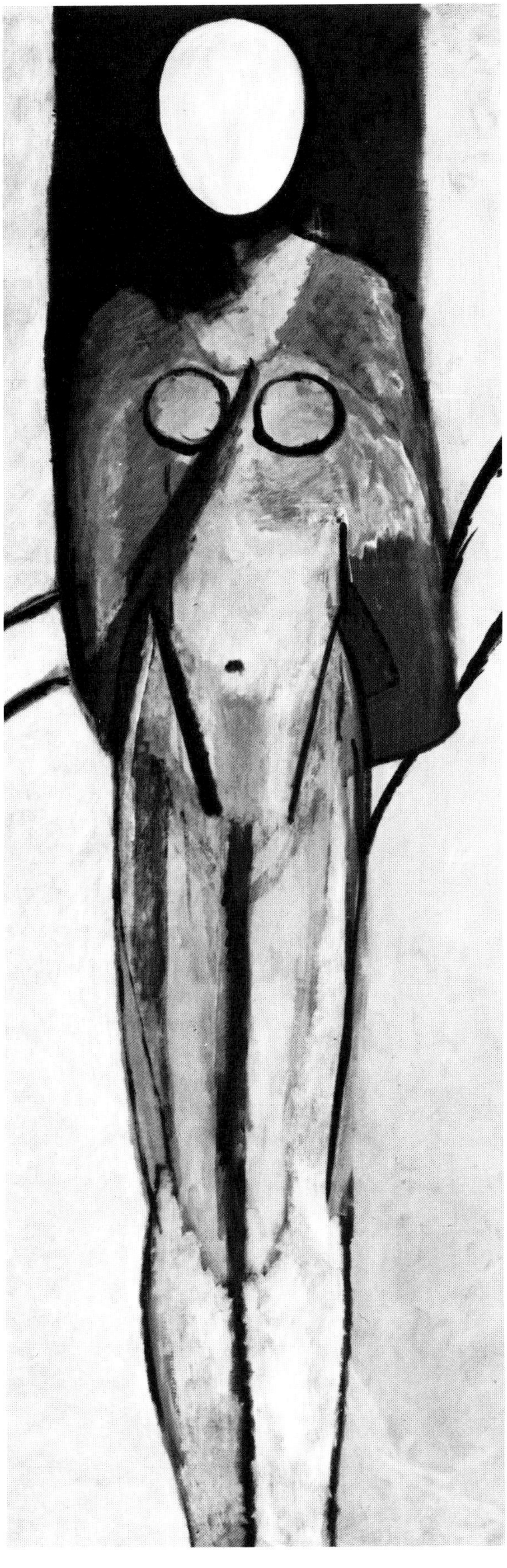

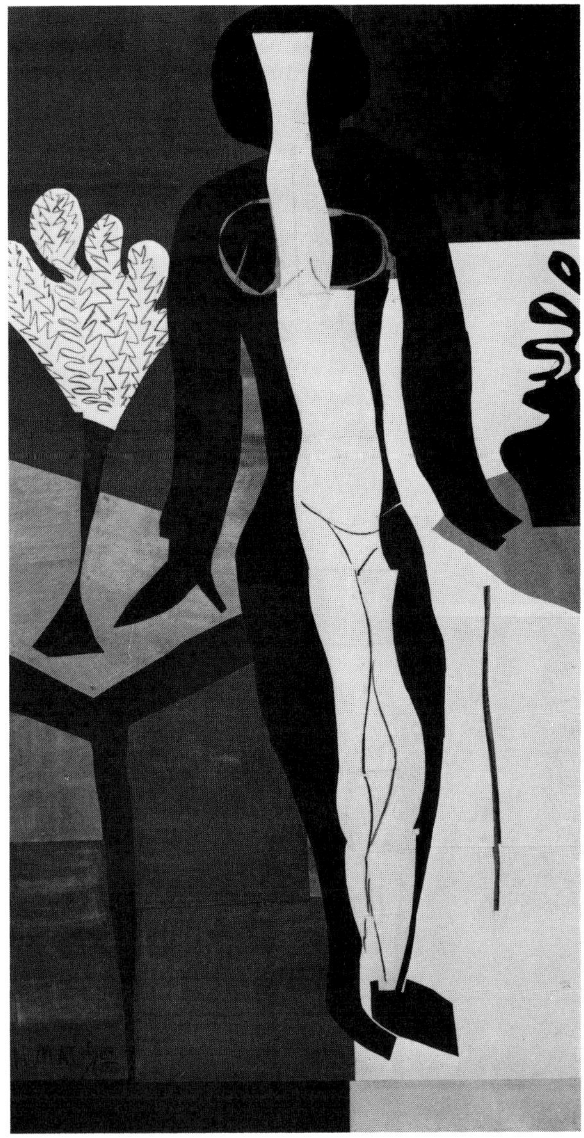

Links Ausschnitt aus *Badende am Fluß;*
oben Matisse, *Zulma*

Badende am Fluß gehört in seinem letzten Stadium dieser Periode großer nordafrikanischer Bilder an. Hinzu kommt ein weiteres Element, das er offensichtlich auch noch einzubeziehen versuchte: der Kubismus. Picassos revolutionäre Verzerrungen der menschlichen Form in Bildern wie den *Demoiselles d'Avignon* waren für Matisse' eigene Sache zwar nicht so ausschlaggebend, doch der Kubismus war eine Explosion, die die gesamte Malerei dieser Jahre betraf. In unserem Bild gibt es Anzeichen dafür, daß Matisse sich damit auseinandersetzte. Im Kubismus geht es unter anderem darum, Formen aus verschiedenen Winkeln und Gesichtspunkten darzustellen, und die beiden Figuren auf der

Drei Badende, Ausschnitte aus *Badende am Fluß*

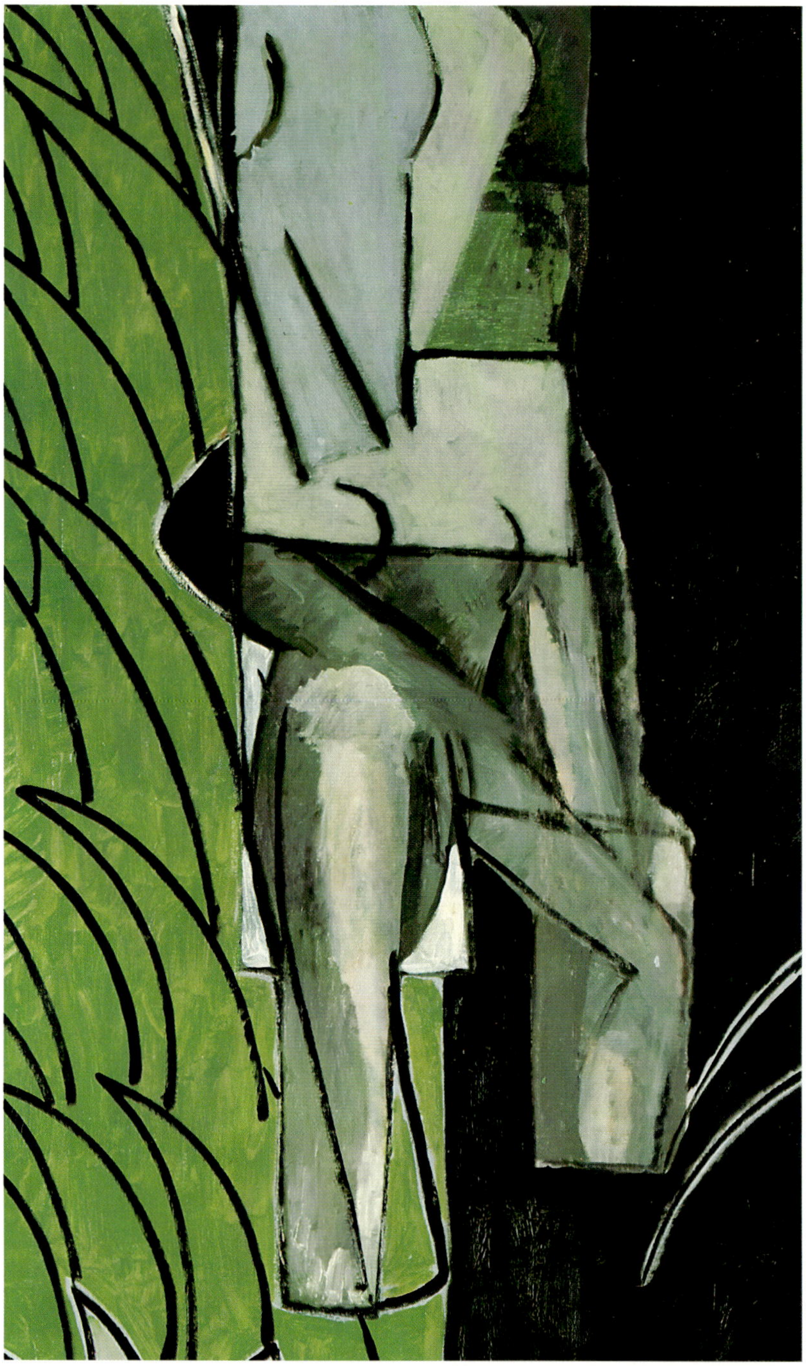

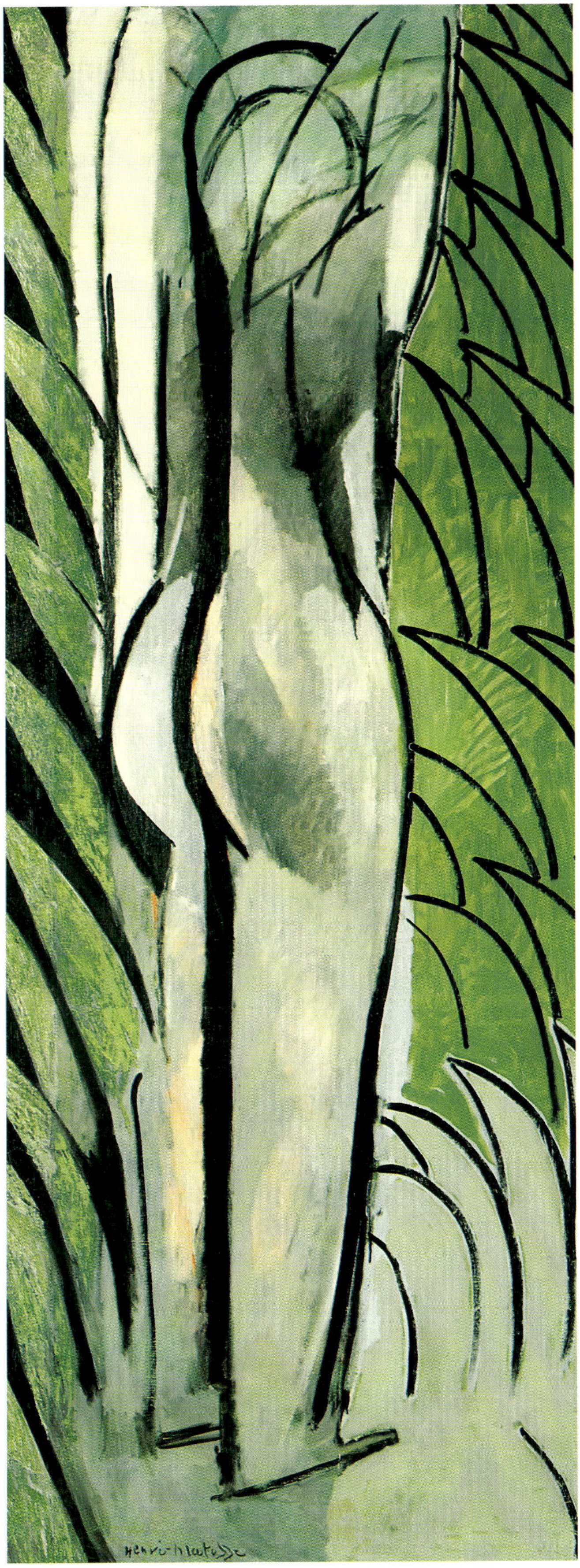
Henri-Matisse

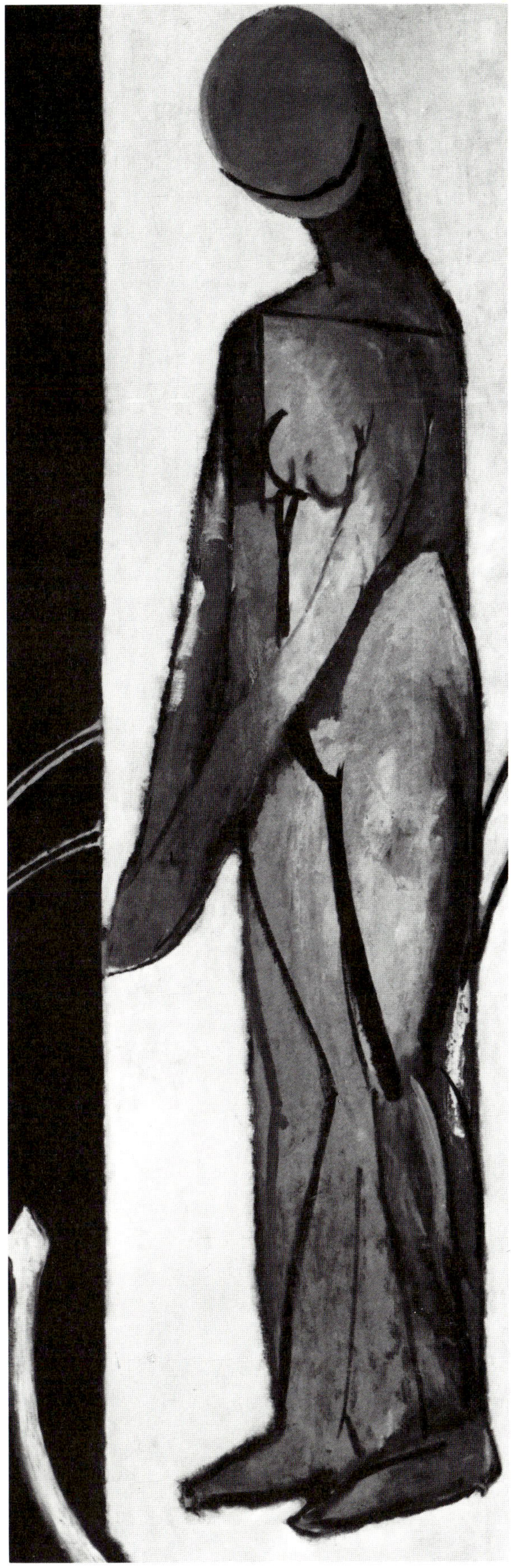

linken Seite scheinen nahezulegen, daß er mit dieser Idee experimentierte.

Das ganze Bild hat einen Hauch des Experimentellen. Es ist nicht „fertig", nicht durchgeführt im traditionellen Sinne. Wir haben vielmehr verschiedene Stadien einer durch viele Jahre fortgesetzten Arbeit vor uns, während derer sich die Vorstellungen des Künstlers ständig weiterentwickelten, bis er zu einem Punkt gelangte, an dem er schließlich sagte: „So weit will ich gehen, halt." Dieses Bild entstand ja in einer Zeit so großen Wandels und so wesentlicher Umwertung der Begriffe in der Kunst, daß jeder Maler gleichsam ein Pionier ohne Landkarte war. So hat Matisse also die falschen Spuren und die richtigen nebeneinander bestehen lassen, vielleicht auch, weil er nicht ganz sicher war, welches welche waren.

Und wann kam Matisse schließlich zu einer klaren Lösung? Auf diese Frage gibt es viele Antworten. Möglicherweise fand er die

Matisse, *Die Seejungfrau*

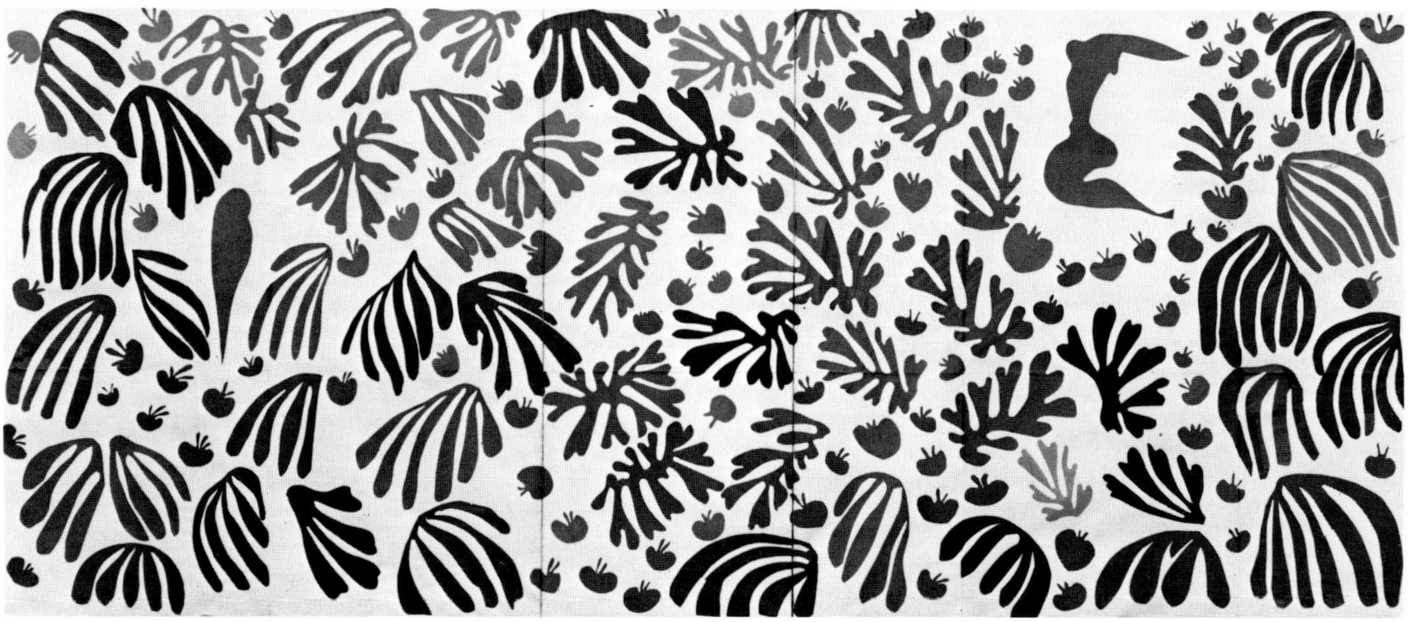

Lösung erst kurz vor Ende seines Lebens, als er schon an Bett und Rollstuhl gefesselt und nicht mehr in konventioneller Weise zu malen imstande war. Er konnte gerade noch mit der Schere Formen aus farbigem Papier ausschneiden. Er „zeichnete mit der Schere", wie er es nannte. Wenn man mit der Schere zeichnet, macht man einen Schnitt – und das ist es. Man kann hunderte verwerfen, und Matisse hat es sicher auch getan. Darüber wissen wir nichts. Die falschen Spuren sind ausgelöscht, so daß das Resultat täuschend einfach aussieht.

Diese Scherenschnitte sind die fröhlichsten Gebilde in der Kunst des zwanzigsten Jahrhunderts. Einfachheit, Farbe, Form, Vitalität – am Ende seines Lebens brachte Matisse alles zusammen. Sie sind die Erfüllung jener verpflichtenden Bindung ans Leben, die dem Werk von Matisse seinen Saft, seinen wunderbaren Optimismus gibt. Kommen wir nach diesem großen Finale zurück zu den *Badenden am Fluß,* so mag es düster scheinen und vielleicht unbeholfen, aber es hat unzweifelhaft den Pulsschlag einer Lebenskraft, und hierin ist Matisse ein wirklich großer Künstler.

Leben im Freien

Die Vorstellung der Menschen vom Leben im Freien war meist abhängig von ihrem Stand: für den reichen Mann bedeutete die frische Luft Vergnügen, für den armen Arbeit. Da Kunst meist entstand, um die Wohlhabenden zu erfreuen, verweilt ein hoher Prozentsatz gemalter Szenen aus dem Leben im Freien beim Zeitvertreib. Aus dem Studium der abendländischen Kunst ließe sich leicht der falsche Schluß ziehen, daß das Landleben hauptsächlich Freuden mit sich brachte – zumindest bis zum neunzehnten Jahrhundert.

Das früheste Bild in unserem Zusammenhang ist kein europäisches, sondern ein chinesisches, *Klares Wetter im Tal*, das lange einem berühmten Künstler des zehnten Jahrhunderts, Tung Yuan, zugeschrieben wurde, jetzt aber an einen Unbekannten zwei Jahrhunderte später verwiesen wird. Der Unterschied tut kaum etwas zur Sache: Wir haben eins der köstlichen chinesischen Rollenbilder vor uns, auf dem der Künstler ein Panorama von Bergen, Wald und See beschreibt, durch das der Betrachter reisen kann.

Die niederländische Malerei bildet oft eine Ausnahme von den Stereotypen der Malerei, weil sie relativ klassenlos ist. In Avercamps *Winterlandschaft* ist die Arbeit in das geschäftige Treiben eines niederländischen Dorfes im Winter einbezogen – wenn auch nur am Rande. Das Bild ist das Porträt einer Dorfgemeinschaft beim Spiel.

Mehr als zweihundert Jahre nach Avercamp nahm der amerikanische Künstler Thomas Eakins das Thema auf. Er griff jedoch einzelne Menschen heraus und zeigte sie bei seiner eigenen Lieblingsbeschäftigung im Freien, dem Rudern. *Max Schmitt im Einer* gehört zu einer Serie von Ruderbildern und entstand gleichzeitig (1871) mit einigen der frühesten Studien von Sommernachmittagen am Fluß, die französische Künstler in der neuen Technik des Impressionismus malten. Renoirs *Frühstück der Ruderer* ist eins der üppigsten Bilder zu diesem Thema und zugleich eins der glücklichsten, die überhaupt je gemalt wurden.

Seurat malte *Ein Sonntagnachmittag auf der Ile de la Grande Jatte* nur wenige Jahre nach Renoirs *Ruderern*; und auch auf seinem Bild treffen sich Menschen an einem Sommerwochenende am Ufer der Seine. Aber welch ein Unterschied. Wo bei Renoir alles frisch und intuitiv ist, stellt Seurat eine systematische Disziplinierung der impressionistischen Malweise durch die wissenschaftliche Anordnung kleiner Farbflecke her. Der schwebende Augenblick, den die Impressionisten so liebten, ist starr und zeitlos geworden.

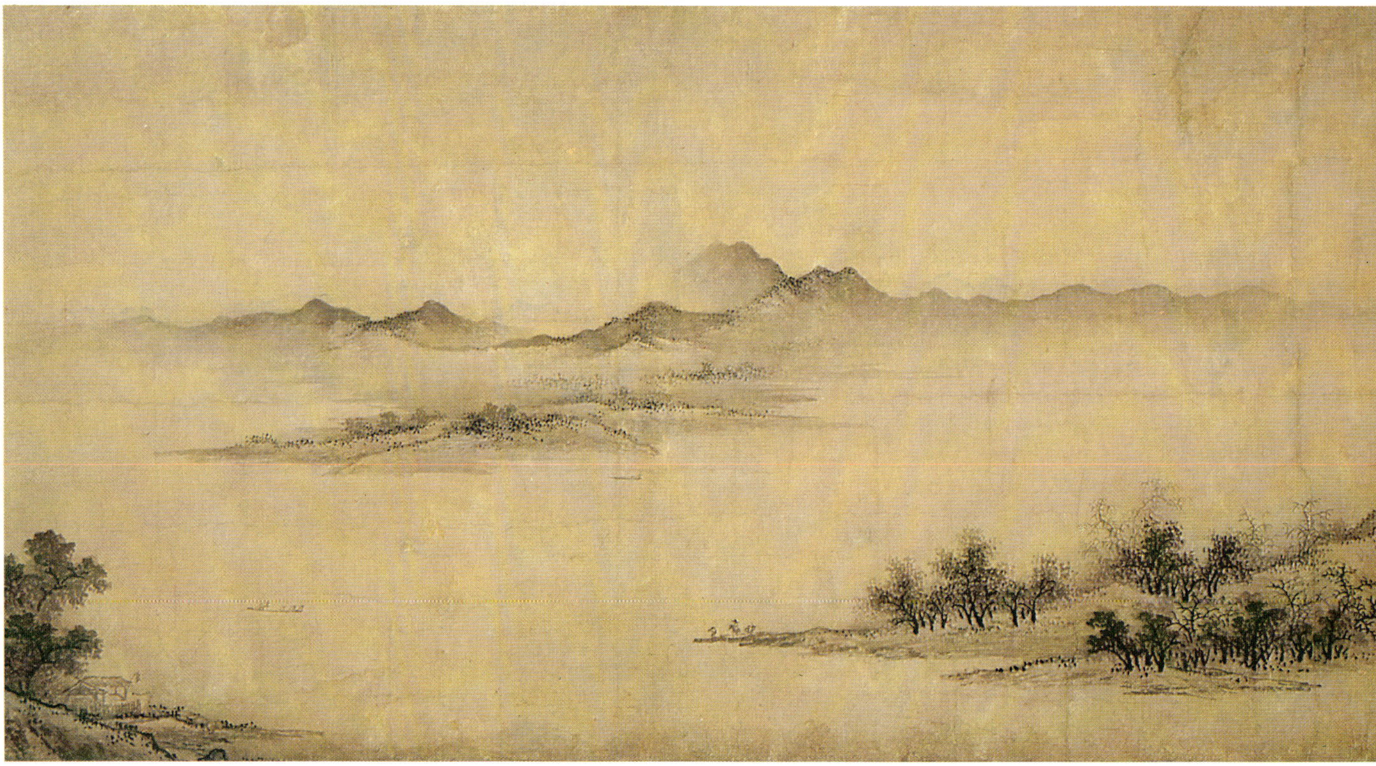

PENELOPE MASON

China, 12. Jahrhundert

Klares Wetter im Tal

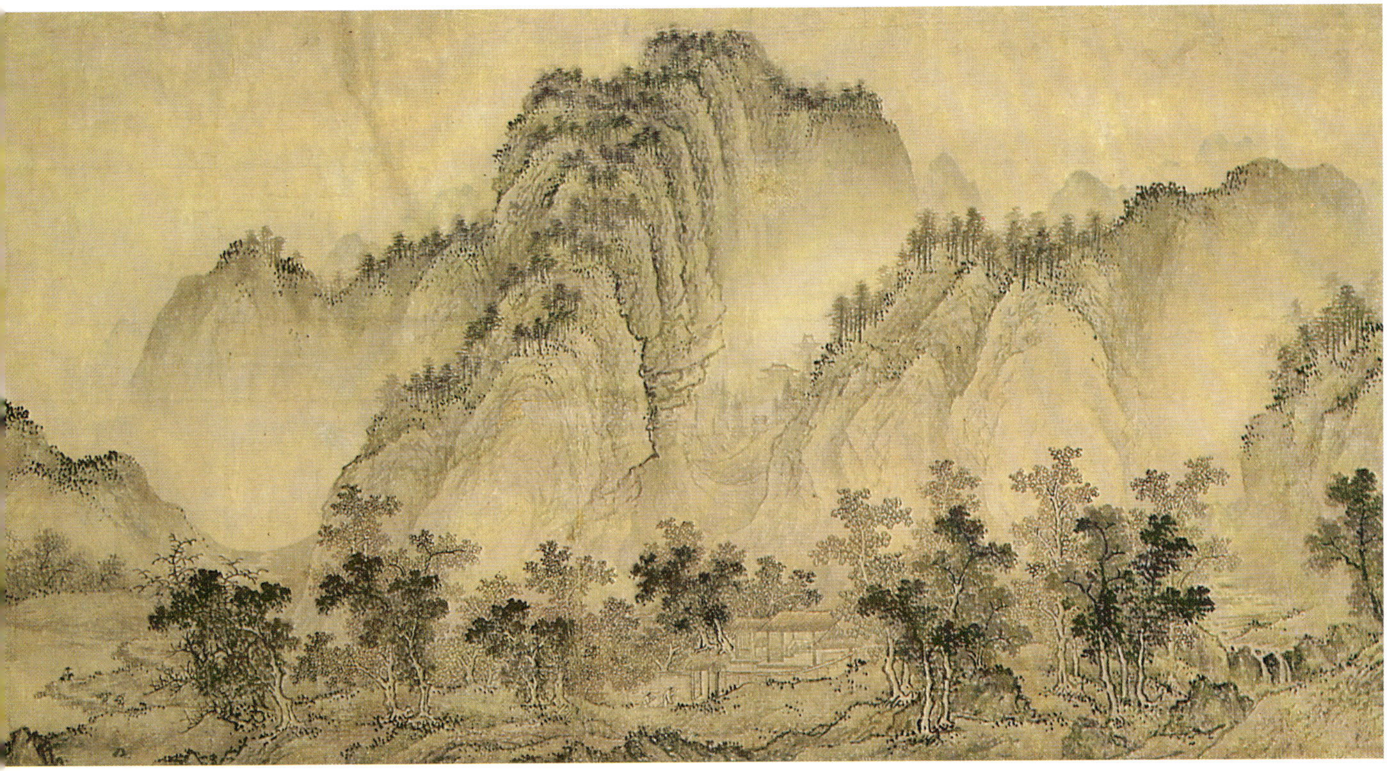

BOSTON, MUSEUM OF FINE ARTS

Eine chinesische Bildrolle anzusehen, ist einer langen Zugreise vergleichbar. Man steigt an einer Station ein und setzt sich ans Fenster, man schaut hinaus und sieht Szenen an sich vorbeigleiten. Aus der Stadt gelangt man aufs Land, sieht Flüsse, vielleicht auch ein Stückchen Meer, erspäht Menschen, kleine Flecke in der Ferne, die ihren täglichen Beschäftigungen nachgehen. Glücklicherweise kann man sich beim Betrachten einer Bildrolle den Lärm der Fahrt, den Schmutz und die Ermüdung sparen, im Gegenteil, man geht erfrischt und bereichert daraus hervor.

Wie bei jeder Reise müssen auch hier Vorbereitungen getroffen werden. Der Tisch, auf den die Rolle gelegt wird, muß mit einem Tuch bedeckt sein, mit Filz oder fusselfreiem Papier, um jede Beschädigung des Bildes zu vermeiden. Schon von außen ist die Rolle wunderschön, reich in Brokat gekleidet. Die Seidenschnur, die die Rolle zusammenhält, wird aufgebunden und so verankert, daß sie beim Ansehen nicht stört. Schließlich rollt man sie mit der linken Hand auf und mit der rechten den Teil wieder zu, den man gesehen hat.

Als erstes entdecken wir eine Schrift in kühnen schwarzen Lettern auf weißem Brokat: „Der echte Pinsel des Pei Yuan". Dies ist die gebräuchlichste Schreibung des chinesischen Malers aus dem zehnten Jahrhundert, Tung Yuan. Unsere Reise durch das Bild *Klares Wetter im Tal* hat begonnen.

Wir steigen einen steilen baumbedeckten Hang hinab und kommen an einen frisch dahinströmenden Fluß. Sein Wasser stolpert über dickes Gestein; man meint, fast den Plätscherton sich reibender Jadestücke zu hören. Die enge Schlucht, durch die der Fluß herabgekommen ist, steht voller Nebel. Durch eine Baumgruppe gelangen wir an ein einfaches, strohgedecktes Haus, das von einer Lehmmauer umschlossen ist. Seine Türen stehen offen, und innen können wir Teile der Einrichtung sehen. Ein älterer Herr mit einem Spazierstock geht auf die Pforte zu. Der junge Diener hinter ihm trägt unter dem Arm eine lange Schachtel; vielleicht enthält sie ein Saiteninstrument. Eingeschmiegt in das Tal zwischen zwei Bergzügen, entdecken wir in der Ferne einen

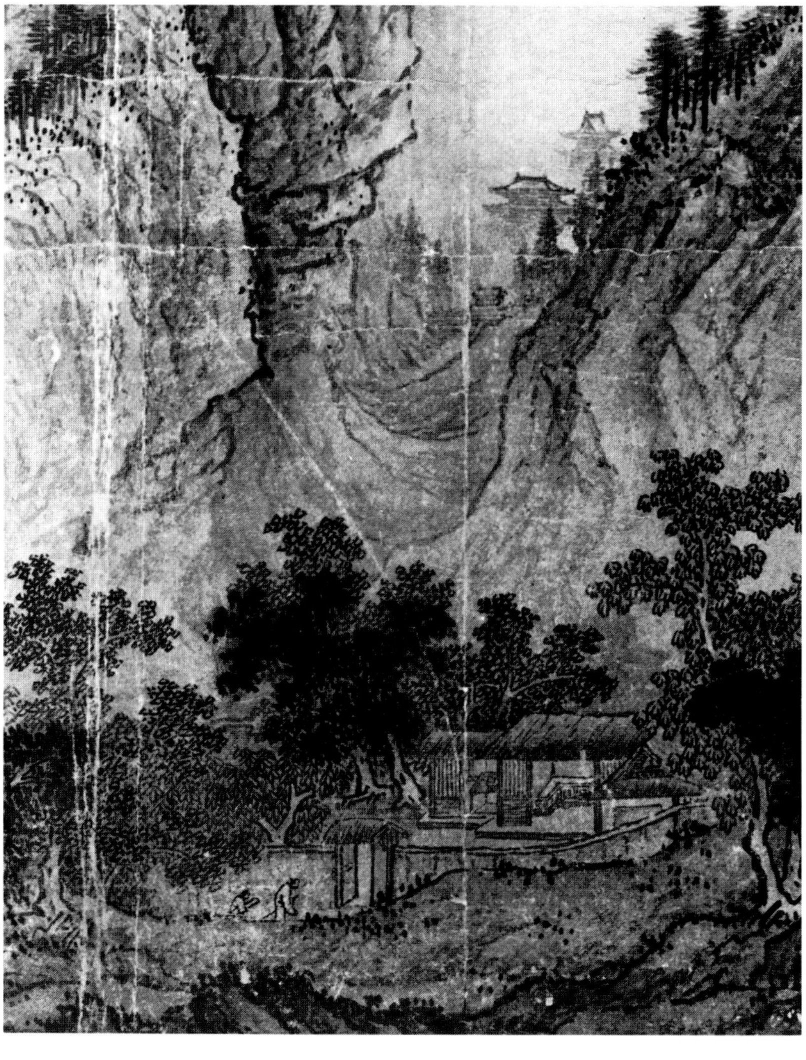

Hütte mit zwei Gestalten, Ausschnitt aus *Klares Wetter im Tal*

buddhistischen Tempel. Während wir versuchen, die anmutig geschwungenen Dächer der Gebäude genauer zu sehen, scheinen sie im Nebel zu verschwinden, der das Tal hinaufkriecht.

Unsere Reise geht weiter über den felsigen Grund. Vor uns entdecken wir Wasser, und auf dem Pfad, der an seinem Ufer entlangführt, Reisende, einen Mann mit einem breitkrempigen Hut, der auf einem Esel reitet, und hinter ihm zwei Männer, die an Stangen über der Schulter Bündel tragen. Ein Stück weiter in der Ferne ist ein Boot ans Ufer gezogen. Vielleicht sind die Reisenden gerade über den Fluß gekommen und nehmen nun ihren Weg zu einem unbekannten Ziel in den Bergen auf. Zur Linken fallen die hohen Gipfel langsam zu niedrigen Hügeln ab, und schließlich endet das Land in einer schmalen Halbinsel, die in den weit hingelagerten Fluß vorspringt. An der äußersten Spitze wartet ein Reisender auf einem Esel und ein Diener, der das Gepäck an einer Stange trägt. Ein dritter Mann gestikuliert aufgeregt zu dem Fährboot hinüber, das das gegenüberliegende Ufer verlassen hat und langsam auf sie zusteuert. In weiter Ferne werden die niederen Hügel im Nebel fast unsichtbar. Wir überqueren den Fluß und landen am anderen Ufer, wo uns unter den Zweigen eines großen Baumes eine Schänke mit flatternder Fahne einlädt zu rasten und

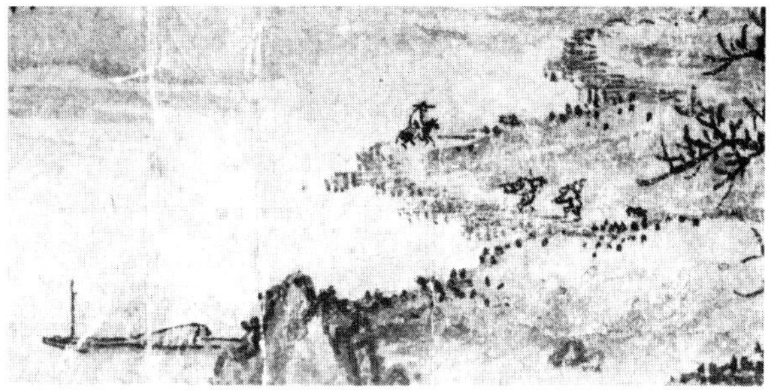

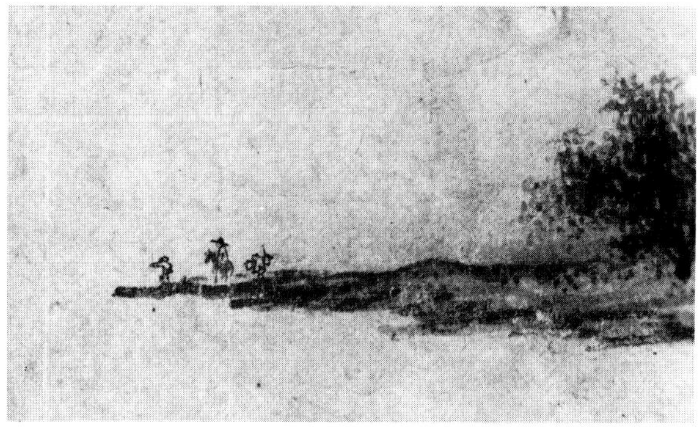

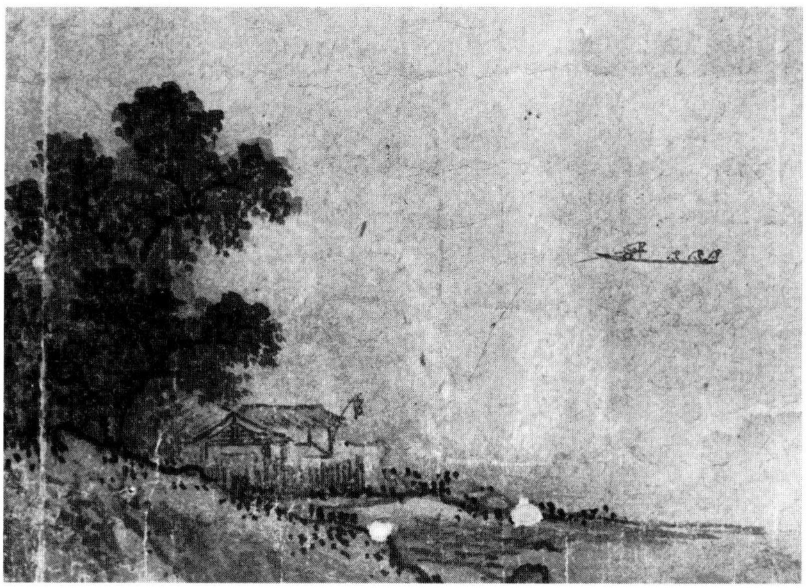

Oben zwei eilende Gestalten und Reiter;
unten Halbinsel am Fluß mit einem Reiter und seinen Dienern;
links Fährboot und Schänke auf dem gegenüberliegenden Ufer, Ausschnitte aus *Klares Wetter im Tal*

eine kleine Erfrischung zu uns zu nehmen.

Hier endet das Bild ganz unvermittelt. Es ist deutlich zu erkennen, daß die Rolle abgeschnitten worden ist, denn eine Schriftzeile in der oberen linken Ecke und zwei Siegel darunter sind kaum zu entziffern.

Dieses Bild ist mindestens siebenhundert Jahre alt. Es hat oft den Besitzer gewechselt, und zahlreiche Kunstliebhaber haben es geschätzt; einige von ihnen haben ihre Siegel darauf gesetzt zum Zeichen für das Vergnügen, das sie daraus bezogen, ein so schönes Werk zu besitzen. Darüber hinaus ist die Rolle über die Jahrhunderte hin von Kunstkennern studiert worden, und sie haben ihre Meinung auf ihr verzeichnet. Der bedeutendste Kommentator ist der gelehrte Maler Tung Ch'i-Ch'ang, der das Bild im Jahre 1633 studierte.

Ein europäisches Bild trägt selten seine Geschichte auf der Rückseite, wie das bei chinesischen Bildern ganz üblich ist. Bei europäischer Kunst können wir zwar auch erfahren, wer ein bestimmtes Werk in Auftrag gegeben hat, wir können sogar die Namen einiger seiner Besitzer herausbekommen und was bestimmte Leute darüber gedacht haben; aber all dies ist nicht auf dem Bild selbst, sondern zumeist in Büchern verzeichnet, die es begleiten. Ein chinesisches Bild hingegen verrät immer etwas von seiner Geschichte.

Leider ist die Geschichte, die spätere Betrachter einem Bild zuschreiben, nicht immer korrekt. So ist es auch mit diesem Bild. Jahrhundertelang hat man es aufgrund der Inschrift von Tung Ch'i-Ch'ang dem Maler Tung Yuan zugeschrieben. Man weiß sehr wenig über Tung Yuan, außer, daß er im zehnten Jahrhundert am südlichen Hof der T'ang als Mitverantwortlicher für den nördlichen Park diente. Mehrere Jahrhunderte später, als gelehrte Maler nach einer neuen Inspiration für ihre Arbeit suchten, fanden sie in Tungs Bildern eine Erhabenheit des Geistes, eine Treue zur Natur und eine Art Naivität, die dem Althergebrachten anhaftete – all das wußten sie zu loben. Kein Wunder also, daß Tung Ch'i-Ch'ang, einer der berühmtesten gelehrten Maler des siebzehnten Jahrhunderts, diese Bildrolle mit der vollendeten Landschaft seinem verehrten Vorgänger zuschrieb. Heute jedoch glauben die Gelehrten, daß sie die Arbeit eines unbekannten Malers ist, der während der Chin-Dynastie in Nordchina rund zweihundert Jahre später arbeitete.

Der wichtigste Grund, daß *Klares Wetter im Tal* nicht mehr Tung Yuan zugeschrieben wird, ist ironischerweise seine technische Virtuosität. Eine der Hauptaufgaben, die sich die Landschaftsmaler stellten, war die Darstellung von Raum und Tiefe. Fan K'uan, ein Künstler aus dem Norden, der in dem Jahrhundert nach Tung Yuan arbeitete, benutzt in seinem Bild *Reisende zwischen Flüssen und Bergen* horizontale Zonen, die er klar voneinander

Berge, Ausschnitt aus *Klares Wetter im Tal*

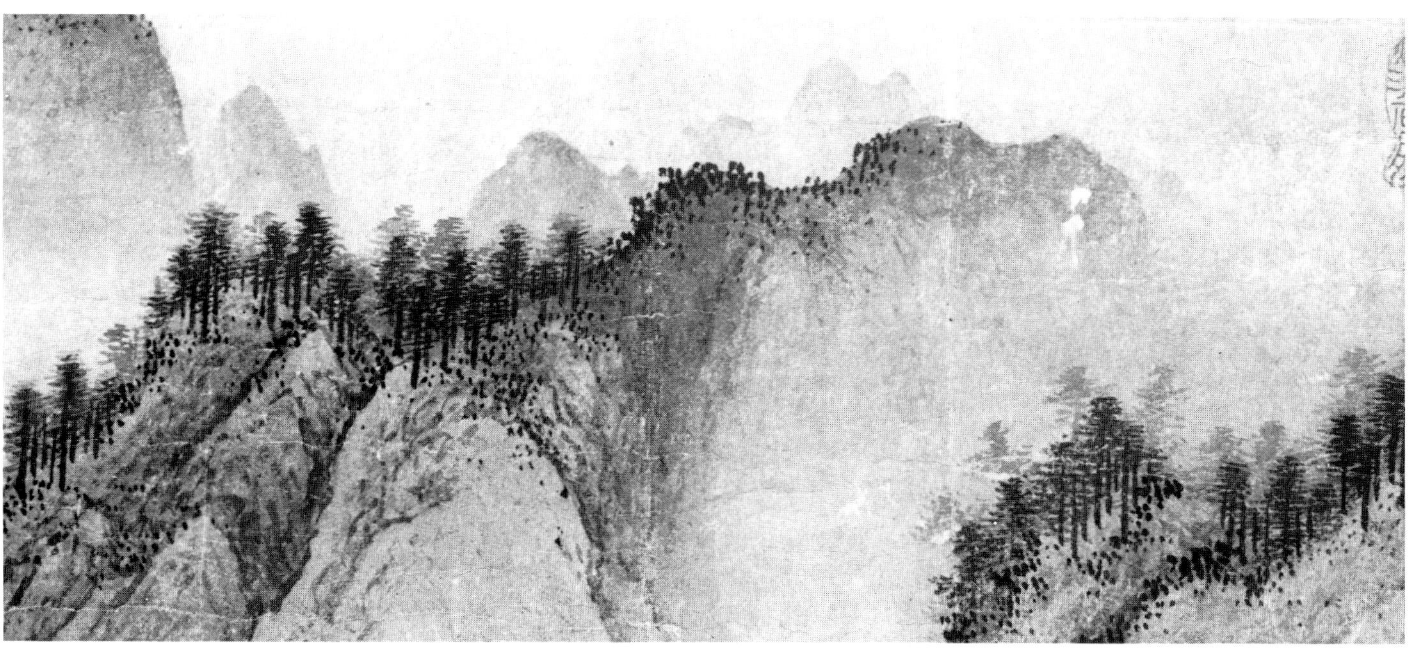

absetzt, um das Auge vom Vordergrund mit gezackten Felsen zu einem Mittelgrund mit Bäumen, einem Wasserfall, einem Tempelgebäude und schließlich zu einem Gebirge hinzuführen, das die Begrenzung der Darstellung im Hintergrund bildet. In der Bildrolle *Zwölf Ansichten aus einer Strohhütte,* die Hsia Kuei zugeschrieben ist, beherrschen Nebelzonen und Leerstellen das Bild. Die Landschaftsmotive, die dazwischenstehen, sind oft auf eine Diagonale gesetzt, so daß das Auge des Betrachters mühelos in die Tiefe geleitet wird.

Die Techniken, die der Künstler von *Klares Wetter im Tal* benutzt hat, stehen irgendwo in der Mitte zwischen diesen beiden Polen. Die Vordergrundfläche überschneidet sich mit dem Gebirge im Hintergrund, aber beide Zonen sind in ihrem Zusammenhang klar definiert dadurch, daß das Gebirge in einem helleren Ton gehalten ist, so daß die Bäume im Vordergrund sich dagegen als Silhouetten abheben. Außerdem bemüht sich unser Künstler, den Charakter der Landschaft, die er darstellt, möglichst getreu wiederzugeben. Die Berge am Anfang der Rolle sind hoch und abweisend aus verschiedenen Schichten schiefriger, scharf geschnittener Formen zusammengesetzt. Der Boden ist steinig und schwer zu beschreiten. Die Atmosphäre des Bildes ist trotz des Nebels, der in die tiefen Schluchten kriecht, scharf und klar. All diese Elemente sind charakteristisch für Nordchina.

Aber am deutlichsten erkennt man diesen Künstler an der Art, wie er sein Thema angreift. Er gibt uns eine Abfolge von getreuen Bildern einer Landschaft, die er offenbar sehr gut kennt, andere nimmt er aus seinem Gedächtnis: den altersgebeugten Mann, der mit seinem Instrument nach Hause kommt, die dahineilenden Reisenden, kaum mehr als Fleckchen in der Landschaft, und schließlich, von dem Gelehrten durch das weite Wasser – durch eine klärende Distanz – getrennt, die Schänke. Unser Künstler führt uns die Freuden der Zurückgezogenheit vor, der Hingebung an ein einfaches Leben und an das Streben nach Weisheit. Indem er uns zu dieser Reise durch Wälder, vorbei an reißenden Flüssen, am Fuße steiler Berge entlang auffordert, erschafft er für uns die Umgebung neu, in der der Gelehrte zu leben gewählt hat, und er ermöglicht uns so, die Erfahrung einer geistigen Erneuerung nachzuvollziehen, die dieser Mann der Welt um ihn herum immer wieder hat abgewinnen können.

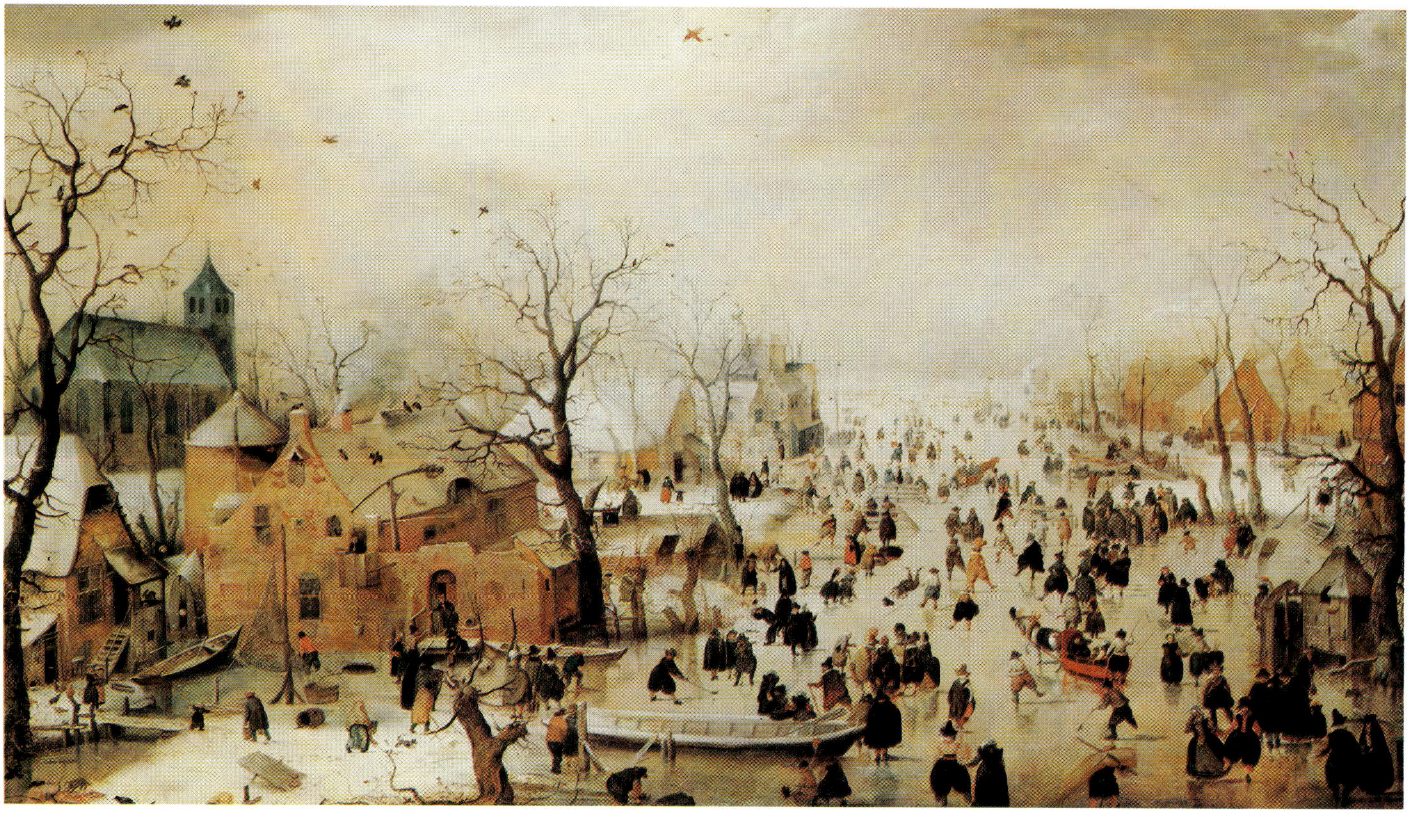

AMSTERDAM, RIJKSMUSEUM

EDWIN MULLINS

Avercamp (1585-1634)

Winterlandschaft (um 1630)

Schaut man sich im Rijksmuseum in Amsterdam um, so gewinnt man den Eindruck, daß die niederländische Malerei sich sehr schnell unter den Bildern herausfinden läßt. Es scheint gewisse Archetypen zu geben, die sich definieren lassen. Zum Beispiel *Die Winterlandschaft.* Die von Hendrik Avercamp gehört zu den bekanntesten, und das zu Recht.

Das Vorherrschen solcher Archetypen in der holländischen Malerei muß wohl direkt damit zusammenhängen, daß Holland ein so weitgehend von Menschen geprägtes, der See abgewonnenes Land ist. Die Beziehung der Menschen zu ihrer Umgebung ist immer besonders eng gewesen und von den holländischen Künstlern – besonders des siebzehnten Jahrhunderts – immer wieder dargestellt worden.

Manche finden Bilder wie dieses von Avercamp trivial und auswechselbar. Gewiß gibt es eine Menge, die diesem ähneln. Avercamp selbst hat tatsächlich kaum etwas anderes als Winterlandschaften gemalt. Man kann sich fragen, was er wohl im Sommer tat. Doch dies ist ein besonders schönes Beispiel. Avercamp hat seinen Namen, oder wenigstens eine Hälfte, auf die Wand eines kleinen Kornspeichers geschrieben. Wir wissen eigentlich nichts über ihn, nur daß er als „der Stumme“ bekannt war. Wahrscheinlich war er taubstumm; und man kann vermuten, daß seine Taubheit seinen Blick für das Verhalten der Menschen geschärft hat. Er arbeitete in dem Landstädtchen Kampen an der Zuider Zee, die auf diesem Bild vermutlich in der nebligen Ferne hinter dem Speicher und dem Schloß liegt. Alle Leute sind mit Kind und Kegel aufs Eis gezogen. Es muß Sonntag sein. Avercamp porträtiert hier die Freizeit-Gesellschaft des siebzehnten Jahrhunderts.

Eine Gruppe spielt Eisgolf. Paare laufen Hand in Hand Schlittschuh. Ein älteres mit mehr Vorsicht, ein jüngeres fröhlich drauflos laufend. Andere haben Pech gehabt. Auf dem zugefrorenen Kanal treffen sich die Leute zum Schwätzchen nach dem Kirchgang. Die Kirche ist nur einen Steinwurf entfernt. Aber es muß auch gearbeitet werden. Es wird Ried geschnitten. Und ein Loch ins Eis gehauen, um Wasser für die Schänke zu schöpfen. Nicht weit davon verrottet ein Kadaver, und knapp zehn Meter weiter ist ein Plumpsklo. Das Holland des siebzehnten Jahrhunderts dürfte

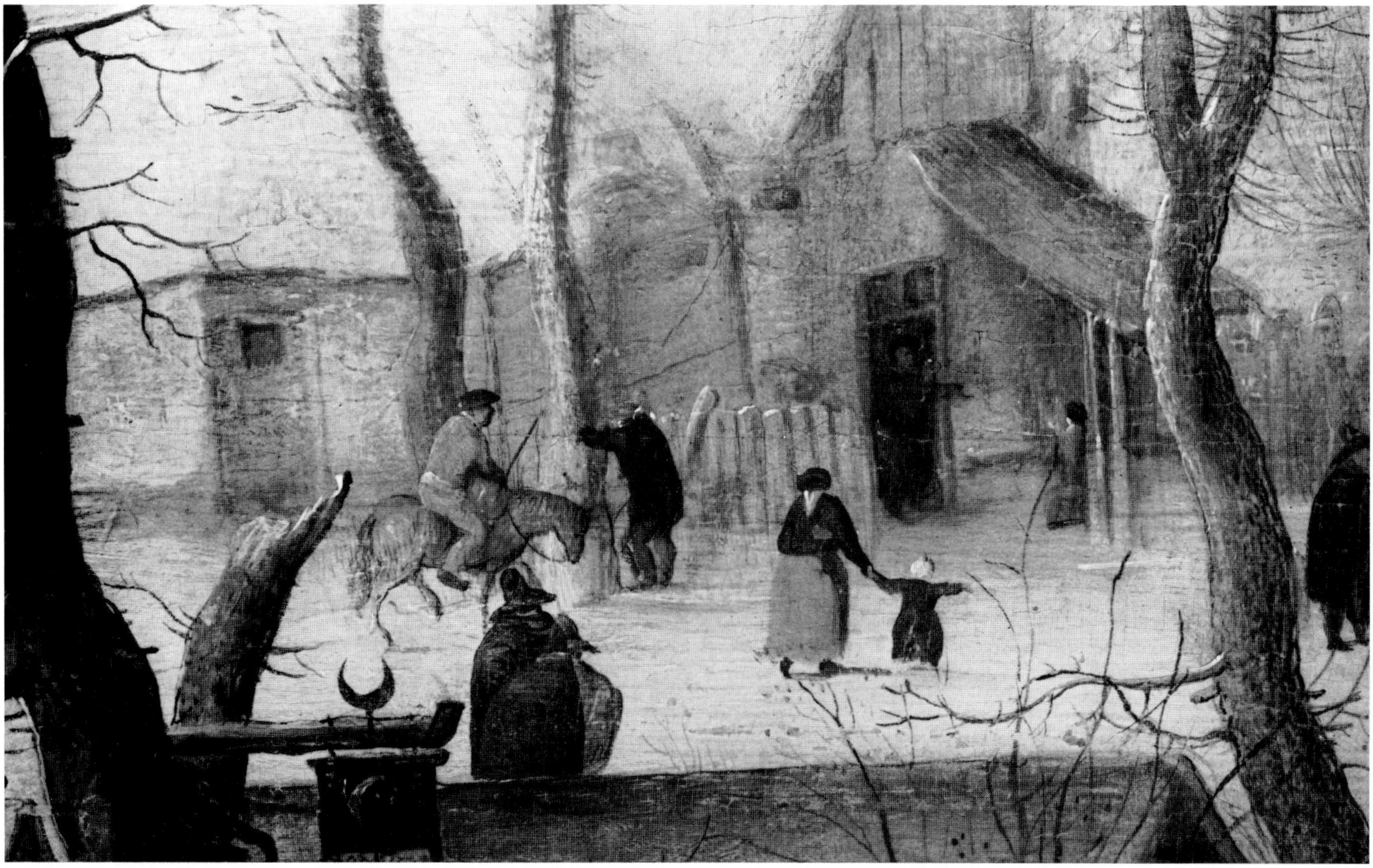

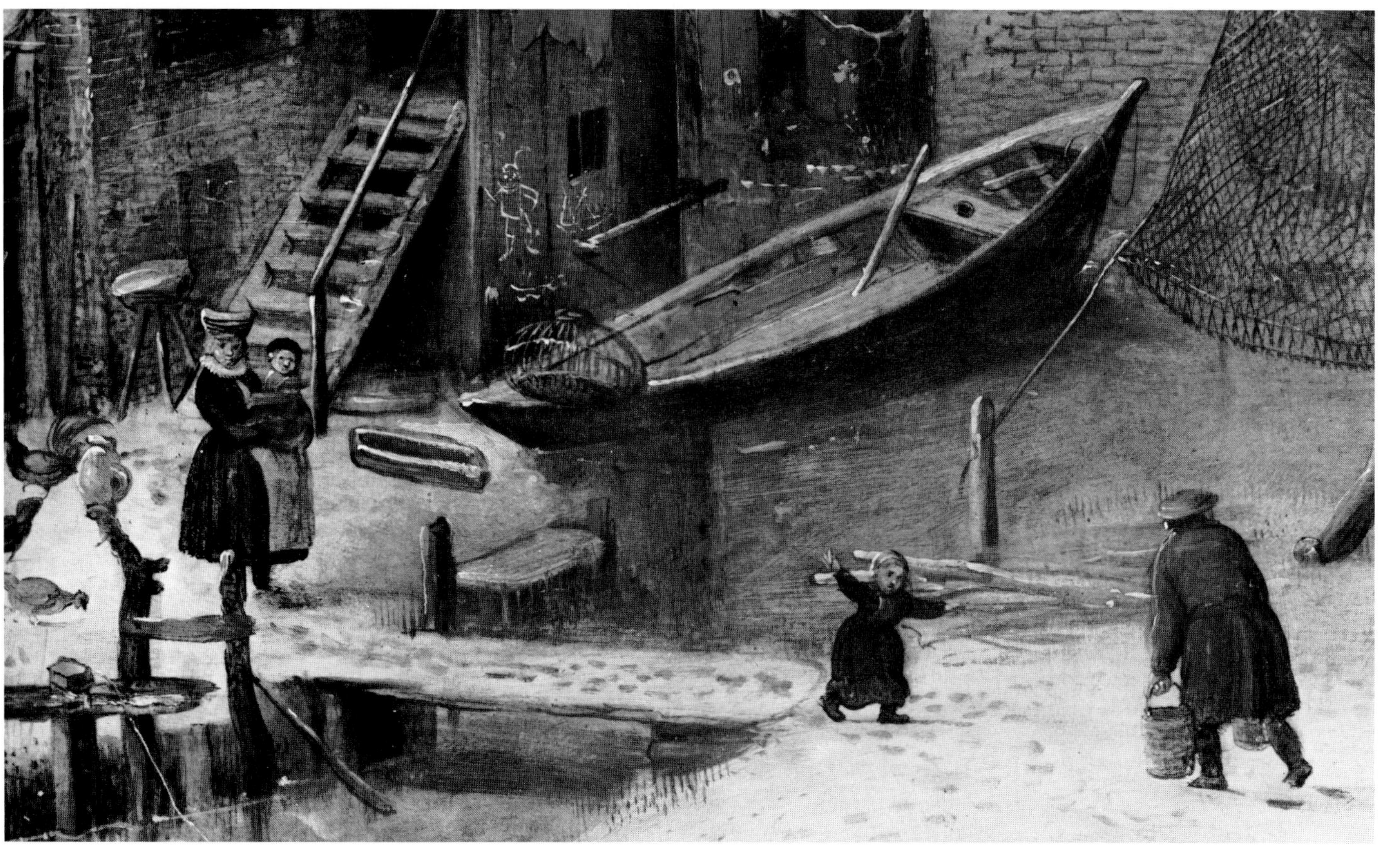

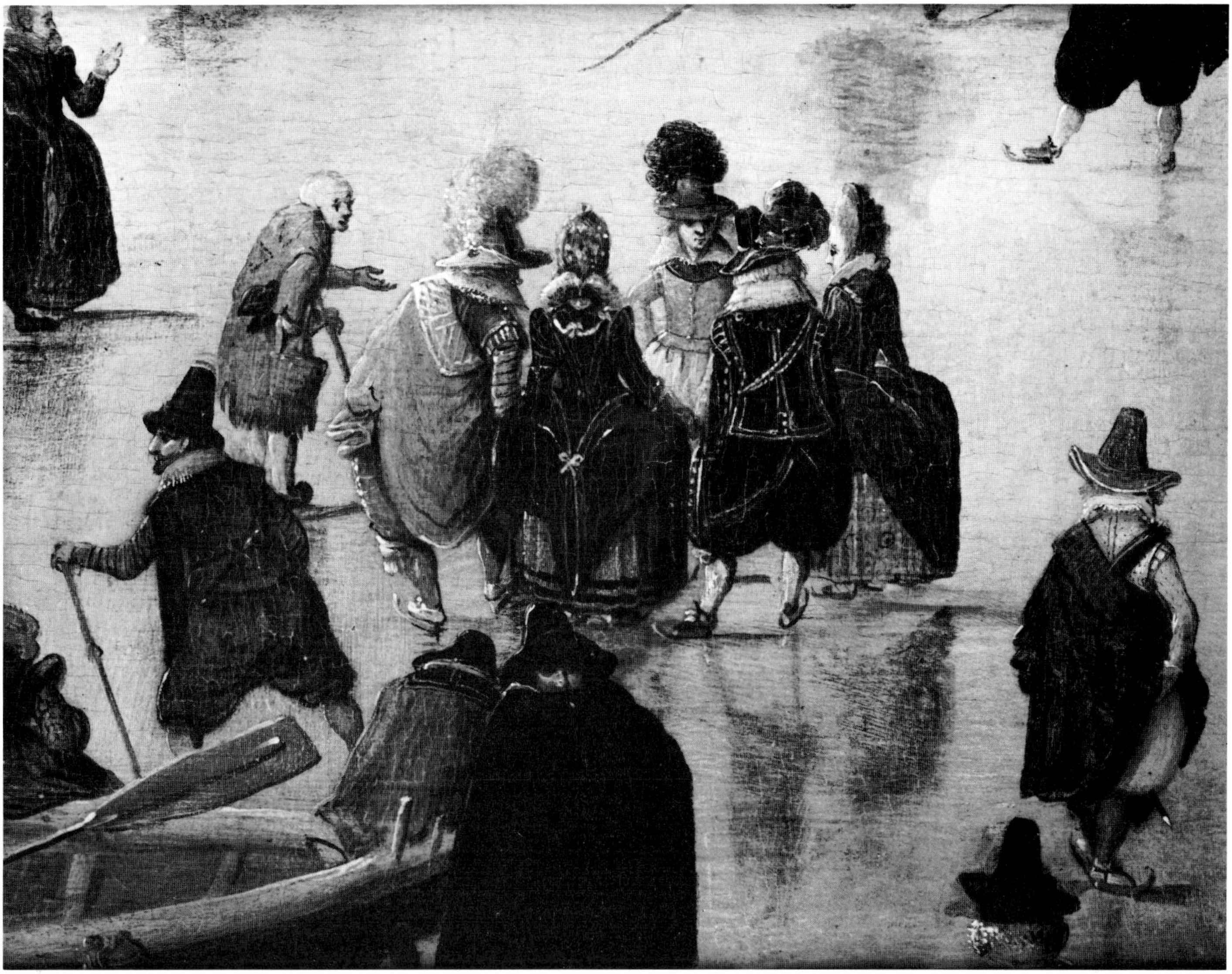

nicht gerade der bequemste aller Lebensräume im tiefen Winter gewesen sein, oder auch der gesündeste.

Das Bild macht den Eindruck, als sei die Gesellschaft wohlhabend, harmonisch und entspannt, als würde in der Stille irgendetwas gefeiert, als sei etwas geschehen. Und tatsächlich war es auch so. Die Niederlande hatten kurz vor der Entstehung des Bildes ein doppeltes Joch abgeworfen: die spanische Regierung und die römisch-katholische Kirche. Man mag meinen, daß der puritanische Calvinismus ein noch schwereres Joch als diese abgeworfenen sein müßte; aber so weit war es zu dieser Zeit noch nicht. Diese Leute sind frei und wohlhabend.

Man kennt sie ganz gut, diese selbstzufriedenen Holländer, die zu etwas gekommen sind. Sie schauen uns aus den Porträts eines Frans Hals freimütig an, erfolgreiche Männer dieser Welt, die nicht vorgeben, etwas anderes zu sein, als sie sind. Männer, die nichts zu verbergen haben, die sich glücklich schätzen, der Nachwelt mit einem Glas in der Hand überliefert zu werden. Avercamp stellt diese Männer in ihren gesellschaftlichen Zusammenhang. Seine Porträts sind die der Gemeinschaft, nicht der einzelnen.

Dorfleben: *gegenüber oben* mittlerer Hintergrund; *unten* linker Vordergrund; *oben* Bettler und wohlhabende Bürger, Ausschnitte aus *Winterlandschaft*

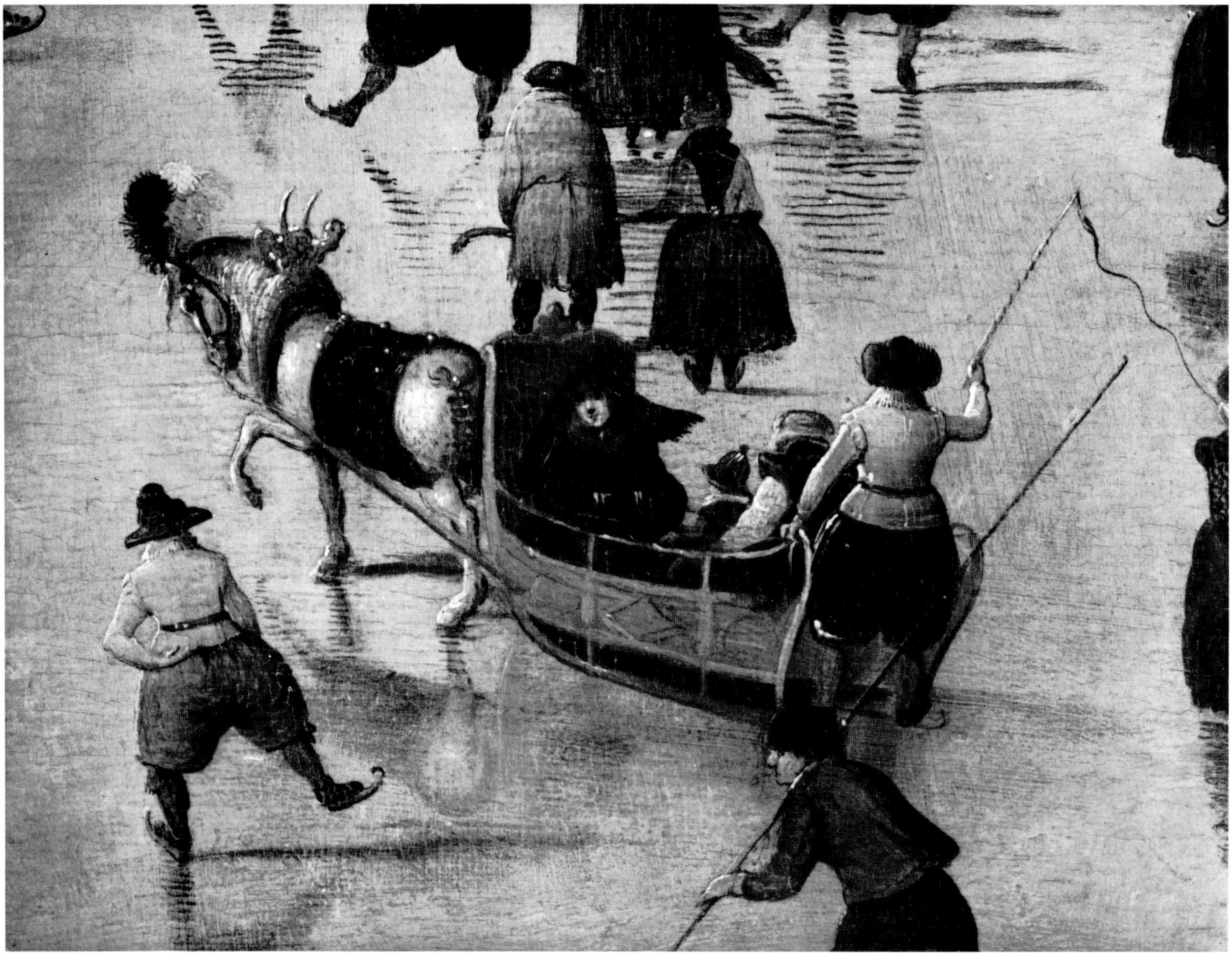

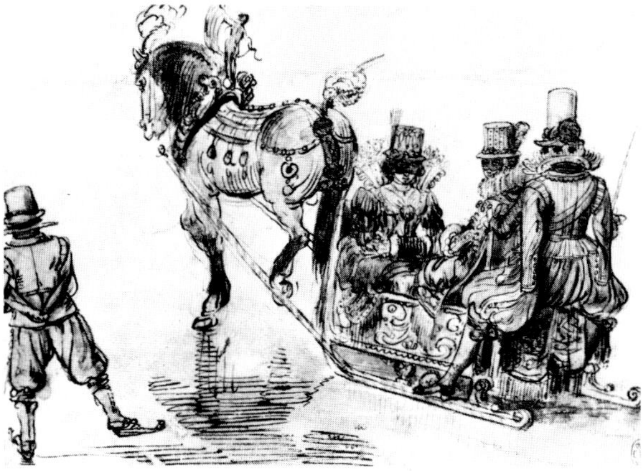

Oben Schlitten, Ausschnitt aus *Winterlandschaft; unten* Avercamp, *Edelleute auf dem Schlitten,* Zeichnung

Wenn allerdings Berühmtheiten nach Kampen kamen, hielt er sie im Bild fest – wie 1626, als der im Exil lebende König von Böhmen mit seiner Familie zu Besuch kam. Er zeichnete ihn und auch seine Frau, die gegen die Kälte eine Maske trug.

Es sind wahrscheinlich dieselben adligen Gäste, die er in einem Schlitten zeichnete. Avercamp benutzte diese Zeichnung, als er seine große *Winterlandschaft* malte. Er veränderte die Figuren und den Schlitten, behielt jedoch die Haltung des Schlittschuhläufers bei.

So ist sein Bild nicht so sehr ein getreuer Bericht aus dem Leben, wie es zuerst scheint, sondern vielmehr eine Art Zusammensetzspiel aus vielen Fragmenten und Skizzen, die zu verschiedenen Zeiten und wohl auch an verschiedenen Orten entstanden sind. Es ist gewissermaßen ein idealisiertes Porträt einer Gesellschaft beim Spiel, wobei er alle Figuren sorgsam über die Landschaft verteilt hat.

Nicht nur die Anordnung der Figuren ist künstlich geplant, auch die Farben sind es – und Avercamp ist ein wunderbarer Kolorist. Der sparsame Gebrauch von Rot zum Beispiel. Einzelne, fast

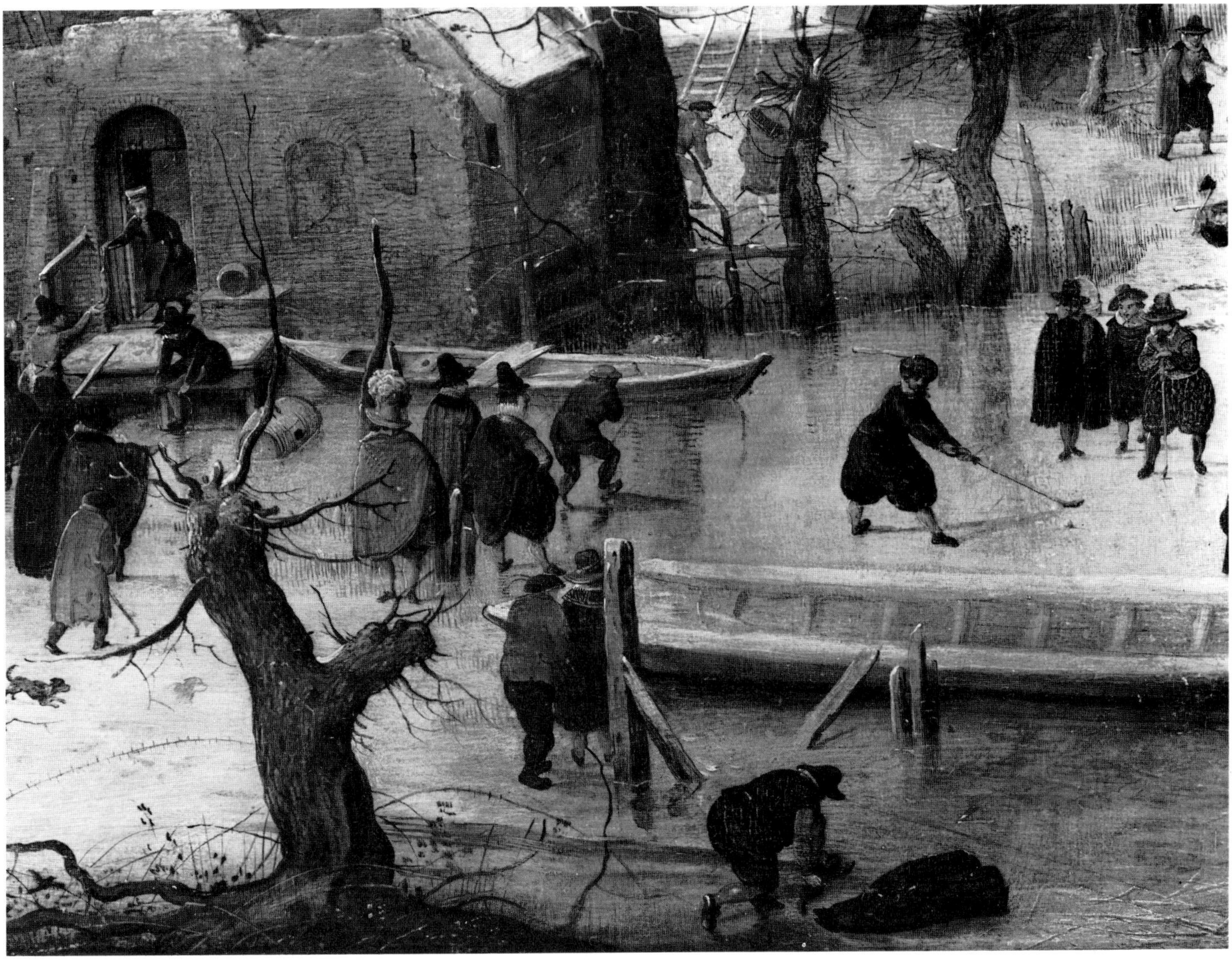

zufällig erscheinende Figuren in Rot brechen die Monotonie von Schwarz und Braun. Und das milde Ziegelrot der Brauerei glüht so warm, daß man fast das im Inneren brennende Feuer spürt. Noch sparsamer gebraucht er eine andere Grundfarbe, das Blau. Ein langer Rock hier, Hosen dort, zwei gleiche Kappen und die hübschen blauen Fensterläden des großen Hauses neben dem Schloß mit seinem Zwiebelturm, der von den schneeschwangeren Wolken schon fast eingehüllt wird. Ein Hauch von Märchenland.

Nierderländische Bilder wie dieses waren für Privathäuser bestimmt – für enorm viele Privathäuser. Das niederländische siebzehnte Jahrhundert war fast die einzige Zeit in der Geschichte, da zeitgenössische Malerei wirklich beliebt war. Und der Grund liegt gewiß darin, daß die niederländische Malerei die allgemeine Stimmung der Zeit so genau wiedergibt. Es ist keine elitäre Kunst, sie ist nicht für einen Hof oder die Aristokratie bestimmt; und natürlich auch nicht für die Kirche.

Und doch kommt diese Art volkstümlicher Malerei aus einer Tradition, die tief religiös war. Man vergleiche das Bild mit einer Winterlandschaft, die Pieter Bruegel gut fünfzig Jahre früher in

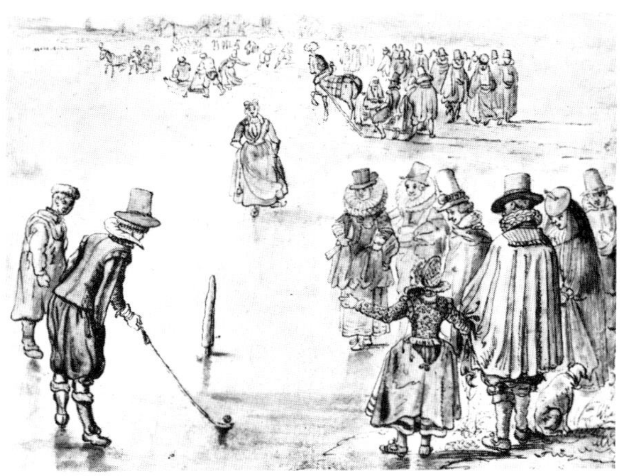

Oben Eisgolf, Ausschnitt aus *Winterlandschaft; unten* Avercamp, *Eisgolf,* Zeichnung

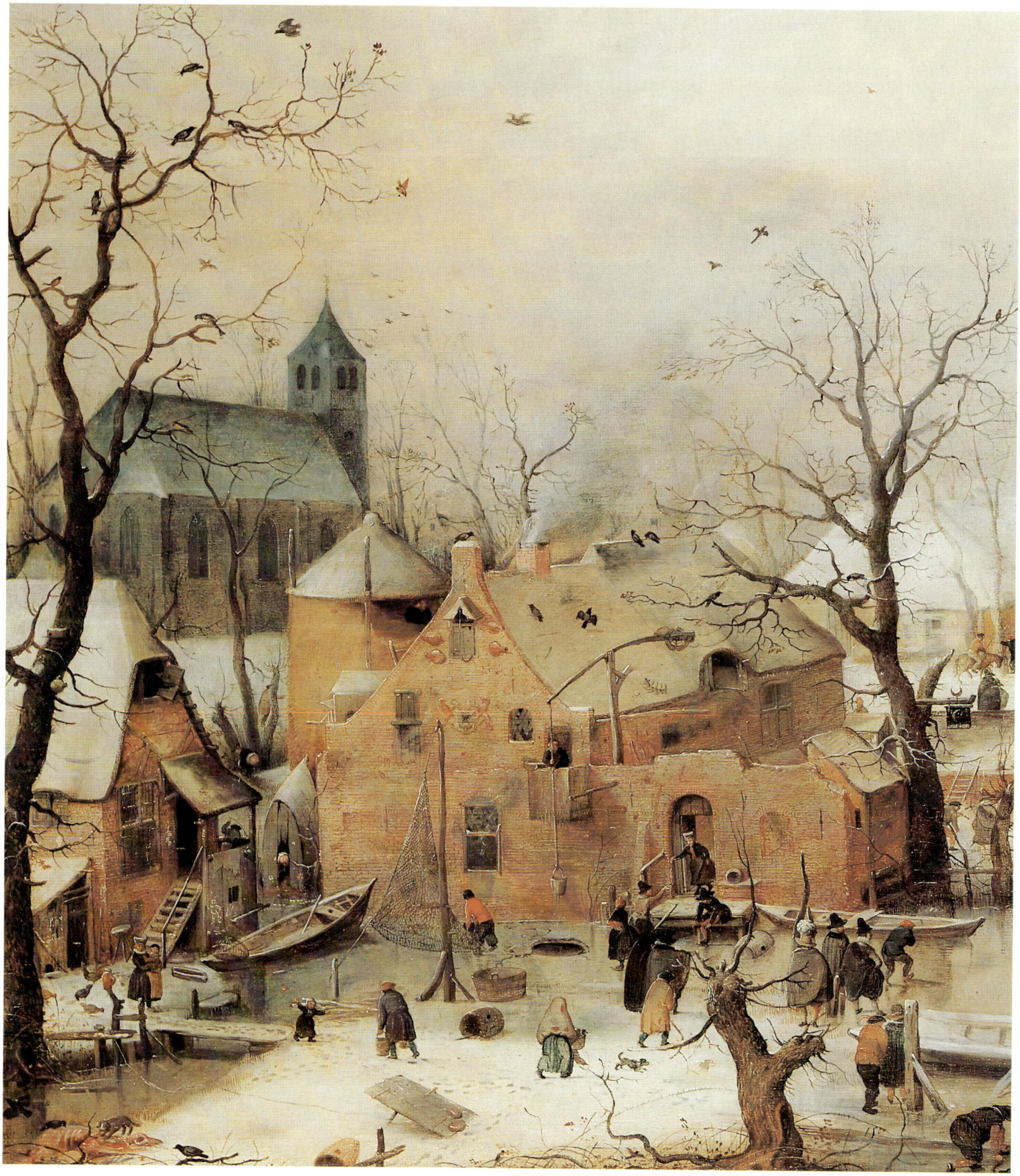

Kirche und Schänke,
Ausschnitt aus *Winterlandschaft*

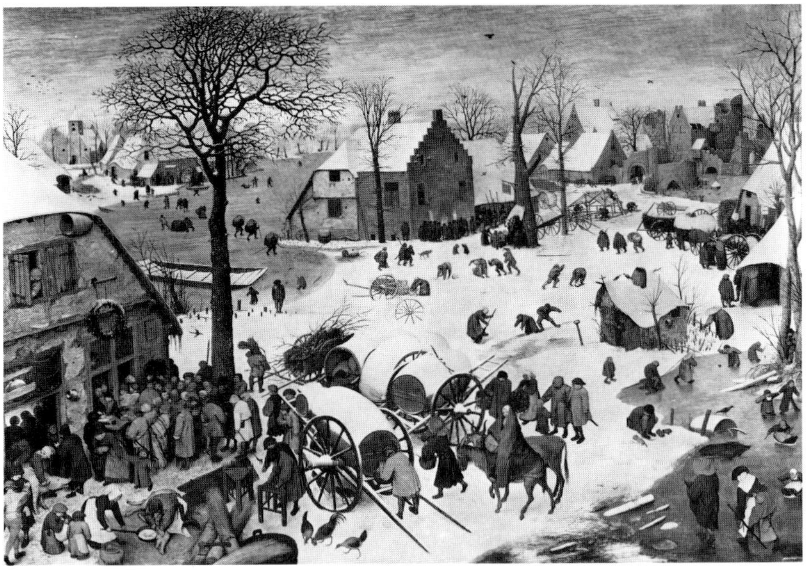

Bruegel, *Die Volkszählung zu Bethlehem*

Brabant malte. Die Menschen sind ärmer als Avercamps Mittelklasse-Kaufleute; sonst aber ist es die gleiche Art von Bild. So scheint es wenigstens. Aber dort im Vordergrund steht nicht einfach ein alter Mann, der einen Esel mit einer Frau darauf führt. Er heißt Joseph, und sie ist die Jungfrau Maria, und der Ort soll Bethlehem darstellen. Der Ursprung dieser Dorfszene liegt also in Bildern, die die Bibel illustrieren. Sie waren volkstümlich, weil sie den Glauben des Volkes illustrierten, und weil sie den Glauben in den Zusammenhang des alltäglichen Lebens hineinnahmen.

Ganz einfache Bibelgeschichten waren es allerdings auch wieder nicht. Das Bild von Bruegel *Die Sprichwörter* zeigt ebenfalls ein Bauerndorf, aber was für ein Dorf? Die Hölle ist losgebrochen. Das Bild stellt die in der Gegend üblichen Sprichwörter dar und will uns die Torheiten der Menschheit vor Augen führen – Hilflosigkeit, Dummheit und Gier. Nur die göttliche Vergebung kann da Rettung bedeuten.

Und der Künstler, der hinter Bruegel steht, noch einmal fünfzig Jahre früher, bietet eine noch erschreckendere Vision der Übel der Menschheit: Hieronymus Bosch. Für Bosch ist alles, was mit dem menschlichen Körper zu tun hat, lustvoll übel. Alle Vergnügungen schmecken nach Sünde. Alles ist entweder Versuchung oder Strafe. In seiner Zeit herrscht noch die Dunkelheit des Mittelalters. Vor seinen Bildern wird verständlich, warum der Optimismus der Renaissance so notwendig kommen mußte, die Befreiung des menschlichen Geistes von der Tyrannei des Aberglaubens.

Avercamps Zeit war die der Renaissance und auch die der Reformation. Die spanische Herrschaft und der spanische Katholizismus waren hinweggefegt und mit ihnen all die haarsträubenden Vorstellungen von Sünde, die dem Menschen das Recht bestritten hatten, auf der Erde zu wandeln und sich mit hocherhobenem Haupt ihrer zu erfreuen. Und nichts anderes als das tun die Menschen hier auf diesem Bild: Sie stehen auf dieser Erde – die nun hier gerade Eis ist –, und sie tun das mit erhobenem Kopf. Dies ist das Porträt einer Gesellschaft, die aus der Dunkelheit herausgekommen ist und sich vorgenommen hat, daraus das beste zu machen.

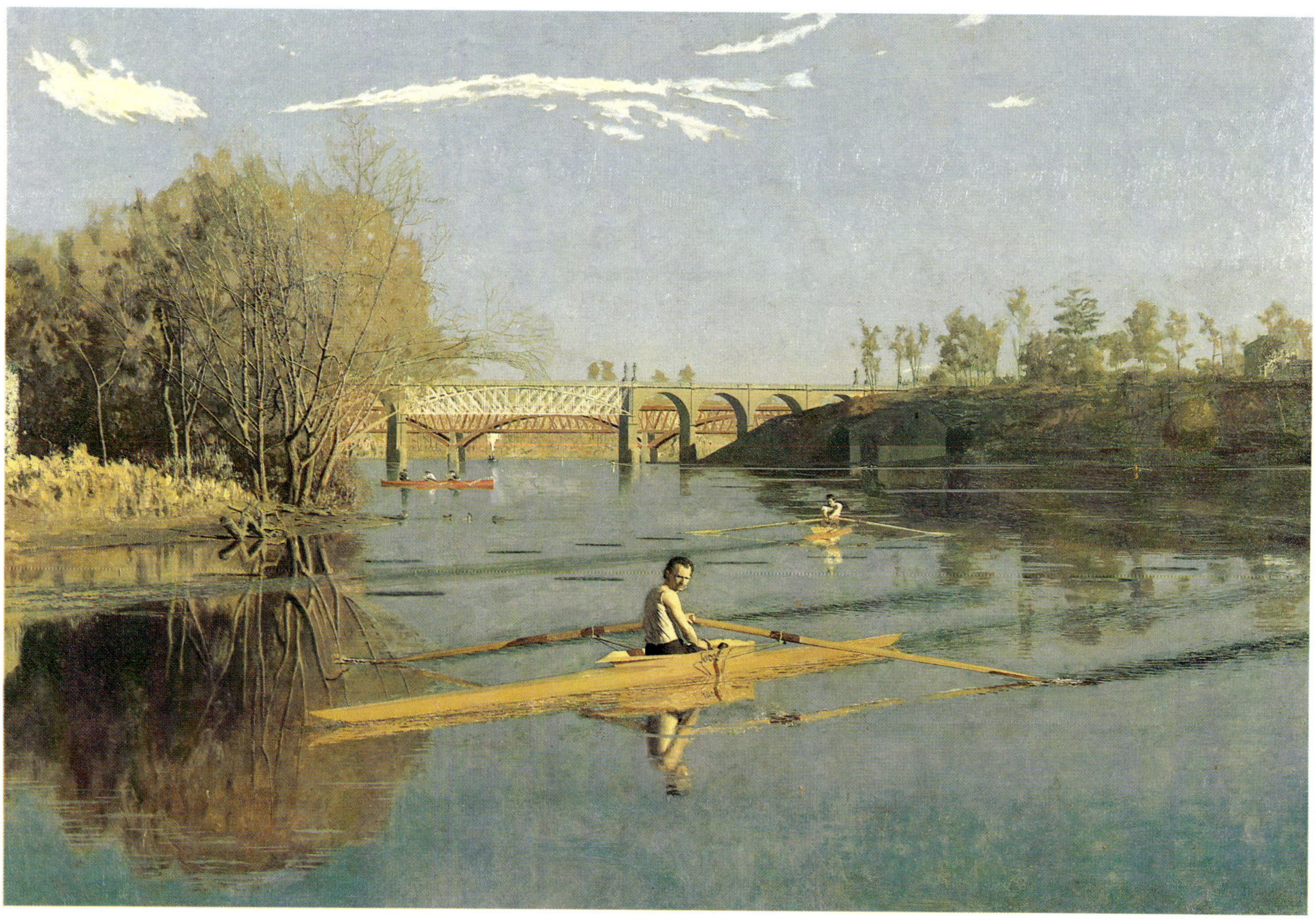

NEW YORK, METROPOLITAN MUSEUM OF ART

MILTON BROWN

Thomas Eakins (1844-1916)

Max Schmitt im Einer (1871)

Ein oft wiederholter Gemeinplatz in der Kunstgeschichte besagt, Kunst imitiere Kunst. Das braucht nicht unbedingt eine Herabsetzung zu sein; es verweist vielmehr darauf, daß jeder noch so gegenwärtigen Kunst die Vergangenheit innewohnt, und daß alle Künstler in einer Tradition groß werden oder sich sogar ganz bewußt an sie anlehnen. Und dennoch kann es vorkommen, daß ein Kunstwerk uns überraschend frisch erscheint, völlig anders als irgendetwas, was wir zuvor gesehen haben. Es ist, als ob der Künstler uns etwas zum allerersten mal zeige.

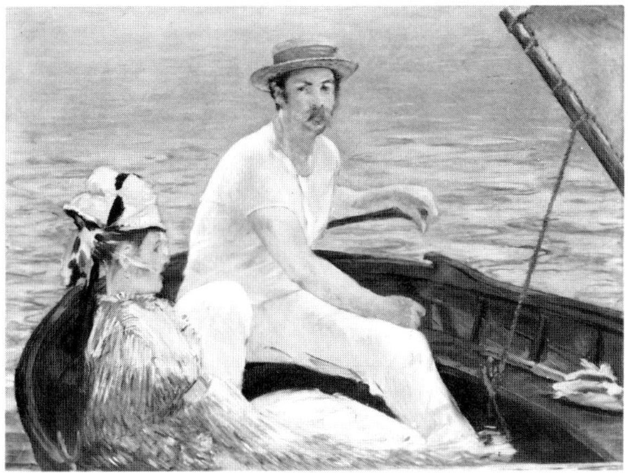

Manet, *Im Boot*

Diese Frische hat das Bild *Max Schmitt im Einer* von dem amerikanischen Maler Thomas Eakins. Es ist keineswegs eine revolutionäre Vision. Streng betrachtet, ist es in seiner Ästhetik sogar eher rückständig, mit dieser sorgfältigen Behandlung der kleinsten Details in einem Freilichtgemälde, wenn man bedenkt, daß Eakins in Paris lebte, als die impressionistische Malweise aufkam. Das überraschend Neue liegt vielmehr in der Darstellung selbst, in der Wahl des Themas.

Thomas Eakins kehrte 1870 nach Philadelphia zurück, nachdem er fast vier Jahre im Ausland gewesen war, zum größten Teil an der Ecole des Beaux Arts in Paris, wo er zum akademischen Maler ausgebildet worden war. Ab Ende des Jahres 1870 und innerhalb der nächsten vier Jahre malte Eakins eine Reihe ungewöhnlicher Bilder von Ruderern. Der *Max Schmitt* ist das bekannteste und beste dieser Serie. Das Bild entstand 1871. Es ist vor allem ein Sportbild; und im neunzehnten Jahrhundert gehörte das Sportbild eher zu der niederen, volksnahen als zu der hohen Form der Kunst. Aber ein Großteil der amerikanischen Kunst hatte damals noch starke Wurzeln in der Volkskunst. Außerdem hatte Eakins eine viel aktivere Beziehung zum Sport als zum Beispiel die Impressionisten, seine Zeitgenossen. Monet, Degas, Manet und Renoir malten Szenen von Pferderennen und Bootsfahrten. Doch sie taten es gewöhnlich vom Standpunkt des Zuschauers oder bestenfalls als Freizeitbeschäftigung, während Eakins solche Szenen aus größter Nähe sah, da er selbst Sport trieb. Er war ein aktiver Ruderer und kannte viele der Ruderer, die in den Clubs am Fluß – dem Schuylkill River – ein und ausgingen. Max Schmitt, ein alter Freund und Schulkamerad von Eakins, war ein ausgezeichneter

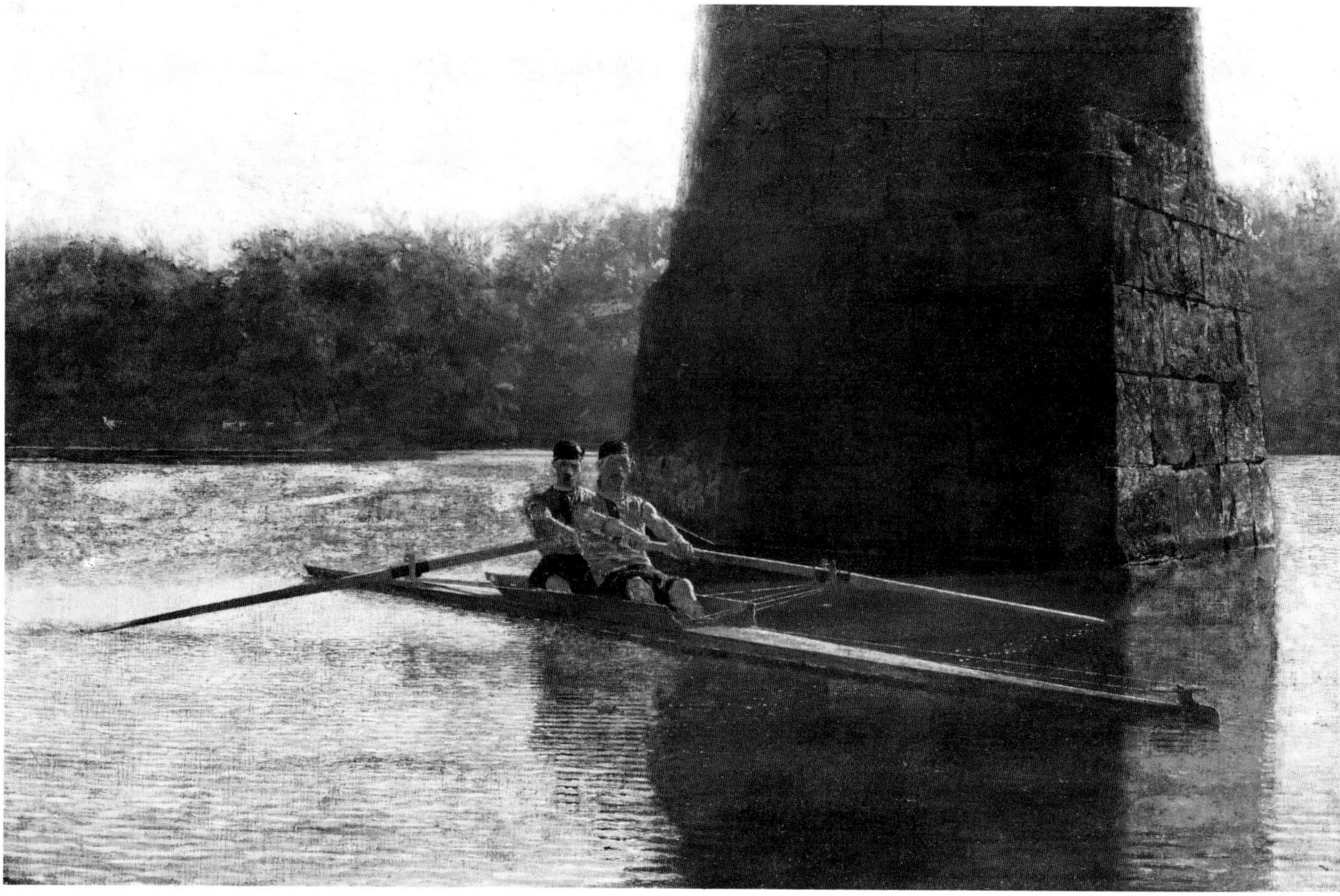

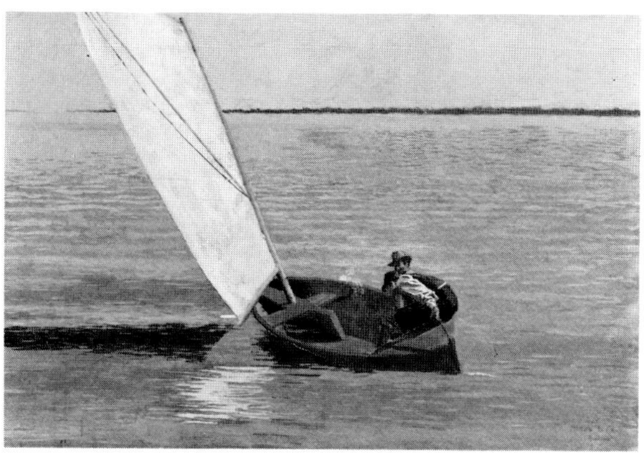

Oben Eakins, *Der Zweier;*
unten Eakins, *Segeln*

Ruderer, und er taucht in mehreren anderen Ruderbildern von Eakins auf. In diesem Bild sitzt Max in einem Einer im Vordergrund, und Eakins ist der Ruderer in dem nach rechts hinten verschwindenden Boot mit der Signatur Eakins auf dem Heck.

Trotz der Wichtigkeit des dargestellten Themas kann das Bild auch einfach als Landschaft gesehen werden; doch auch hier unterscheidet es sich ganz grundlegend von anderen Bildern. Es erinnert an keine Landschaften in der Kunstgeschichte. Es ist eine prosaische Szene, im Detail sehr genau dargestellt; man könnte fast meinen, sie sei fotografiert. Wahrscheinlich hat Eakins auch selbst fotografiert.

Diese Auffassung von Landschaft ist meilenweit entfernt von der sublimen Höhe einer Landschaft des Romantikers William Turner oder, innerhalb der amerikanischen Tradition, der Hudson River School. Eakins steht mit seiner Freilichtmalerei der antiromantischen Haltung der Impressionisten näher, denen alle Förmlichkeit zuwider war. Doch Eakins unterscheidet sich von ihnen nicht nur in der Technik, sondern auch in seiner Auffassung vom Licht. In der Tat sahen die Impressionisten die Welt nur unter dem Gesichtspunkt des Lichts, als ob das Licht das Grundelement wäre, das die ganze Materie in sich verwandelt, um dann in Farbe übersetzt zu werden. Für Eakins war Licht eine Stimmung, nicht ein auflösendes Medium. Materie, die dieser Stimmung ausgesetzt ist, läßt sich mit feinster Genauigkeit definieren.

Eine Landschaft ist bei Eakins daher nicht eine einheitliche und verallgemeinerte Ganzheit, sondern eine Anhäufung disparater Elemente, deren jedes seinen eigenen Charakter hat. Der leuchtend klare, blaue Himmel. Die seltsam exzentrische Wolkenformation, von der man kaum annimmt, daß sie sich jemals wiederholen könnte. Die sorgfältig beobachteten Weiden am Ufer des Wassers mit dem Kontrapunkt linearer Genauigkeit in den Stämmen und Zweigen und dem köstlich hingewischten undefinierbaren Blattwerk. Das mechanische Filigran der Eisenkonstruktion steht im Kontrast zu der maßvollen Kadenz der gemauerten Bögen der Eisenbahnbrücken in der Ferne – ein heller Klang von Moderne in einer pastoralen Umgebung. Die dunkle Masse des beschatteten Hügels, der wie ein Speer in das Bild einschneidet, geht sicher auf eine Fotografie zurück. Und dann die bewegten Elemente auf dem Fluß, die wie Markierungen den Raum zum Horizont hin für uns auszumessen scheinen: Max, der sich auf seinen Rudern ausruht, Eakins, der zum rechten Ufer davonrudert, das zweisitzige rote Boot vor der Brücke und der Dampfer mit seiner weißen Rauchwolke in der Ferne. Und alles spiegelt sich in der glasklaren Wasseroberfläche.

All diese voneinander getrennten Einzelheiten sind wie zufällig miteinander verschmolzen und schaffen so einen unvergeßlichen Augenblick, der die Erinnerung an einen heißen, klaren herbstlichen Tag auf dem Schuylkill River festhält. Bewegte Augenblicke, deren man sich in Ruhe erinnere, das sei Poesie, hat Wordsworth gesagt. Die Gestalt des Max ist genau in die Mitte der Leinwand gesetzt. Er pausiert, und sein Boot gleitet lautlos durch das Wasser,

Brücken, Ausschnitt aus *Max Schmitt im Einer*

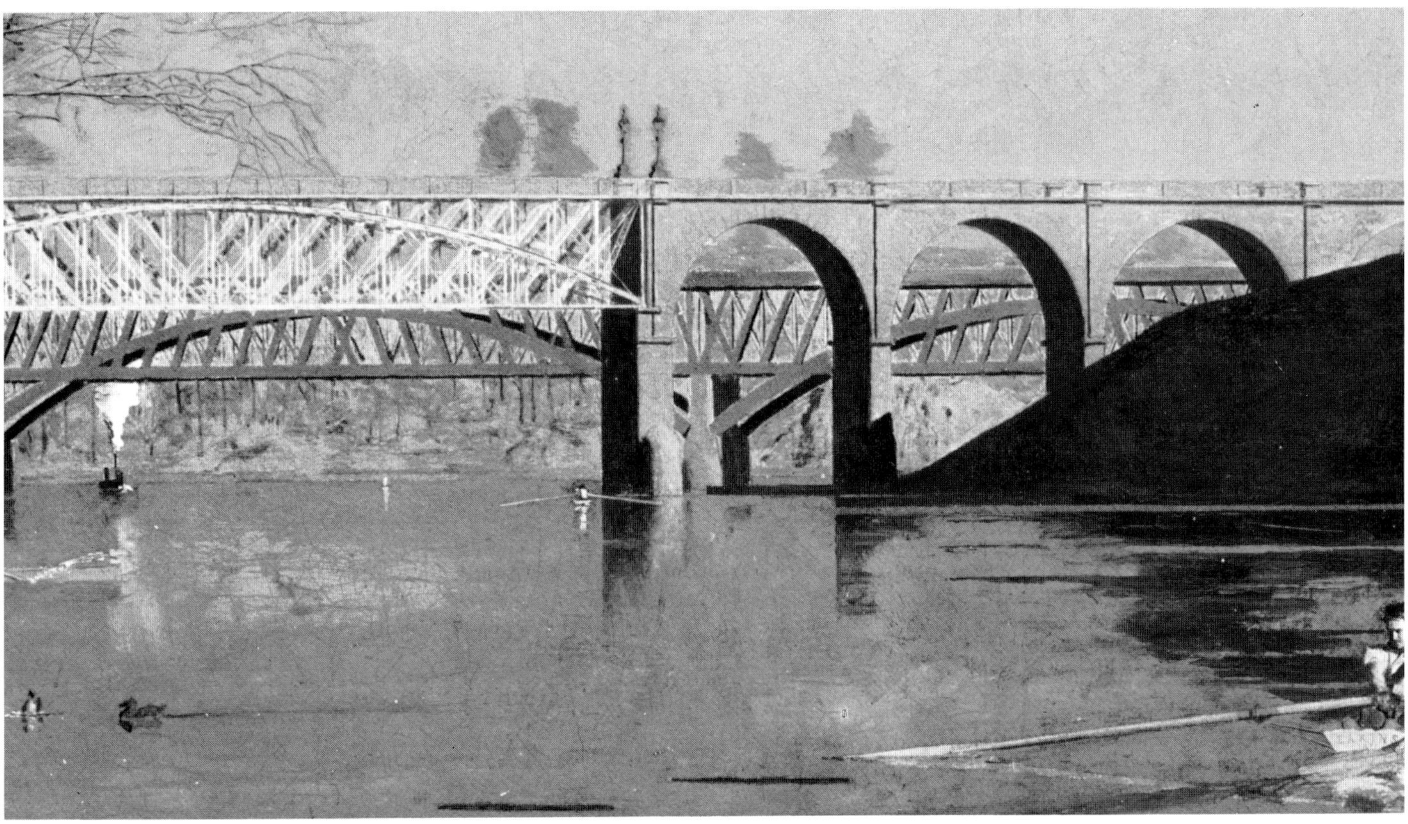

Gegenüber Schmitt und Eakins, Ausschnitt aus *Max Schmitt im Einer*

auf dem es drei parallele Kielwellen hinterläßt. Eakins durchschneidet die Oberfläche mit der Spur seines Bootes und den regelmäßigen Wasserringen beim Eintauchen der Ruder, während er sich in die Ferne bewegt. In der Ruhe scheint man fast das Plätschern von Maxens Boot „Josie“ hören zu können und das Klicken von Eakins' Riemendolle, vielleicht auch einen fernen Ruf, der über das Wasser kommt.

Die lyrische Stimmung dieses Bildes erinnert an eine frühere Schule amerikanischer Landschaftsmalerei um die Jahrhundertmitte, die als „Luminismus“ bezeichnet wird. Der *Max Schmitt* könnte als ein etwas verspätetes Beispiel jenes Stils angesehen werden. Den Luministen ging es vor allem um das Licht, die Luft und die Atmosphäre. Das Licht hatte für sie eine greifbare Existenz; die Bilder waren klar und hell und in nah beieinanderliegenden Tönen gemalt. Man hat darin ein typisch amerikanisches Licht sehen wollen, das sich vom mittelmeerischen der Impressionisten grundsätzlich unterscheidet. Die vorherrschende Stimmung in den Bildern der Luministen ist die Ruhe – wenige, meist unbewegte Figuren, die Landschaft von einem friedlichen Wasser beherrscht, die Malweise glatt und weich. Der Maler bleibt bescheiden im Hintergrund.

Hinzu kommt, daß viele Betrachter in diesen Bildern ein undefinierbares Geheimnis haben bemerken wollen. Das ist möglicherweise die Wirkung all der lyrisch-poetischen Elemente, die hier zusammenkommen. Dem *Max-Schmitt*-Bild fehlen die mystischen, quasi religiösen Untertöne, die manchen luministischen Bildern zugeschrieben werden, in denen Licht als eine Emanation des Göttlichen spürbar wird. Eakins war kühl und wissenschaftlich; aber sein Licht ist darum nicht weniger greifbar. Seine Poesie ist ohne alle Mystifikation, ein Gesang auf die Wunder und die Schönheit der irdischsten Dinge und der gewöhnlichsten Augenblicke.

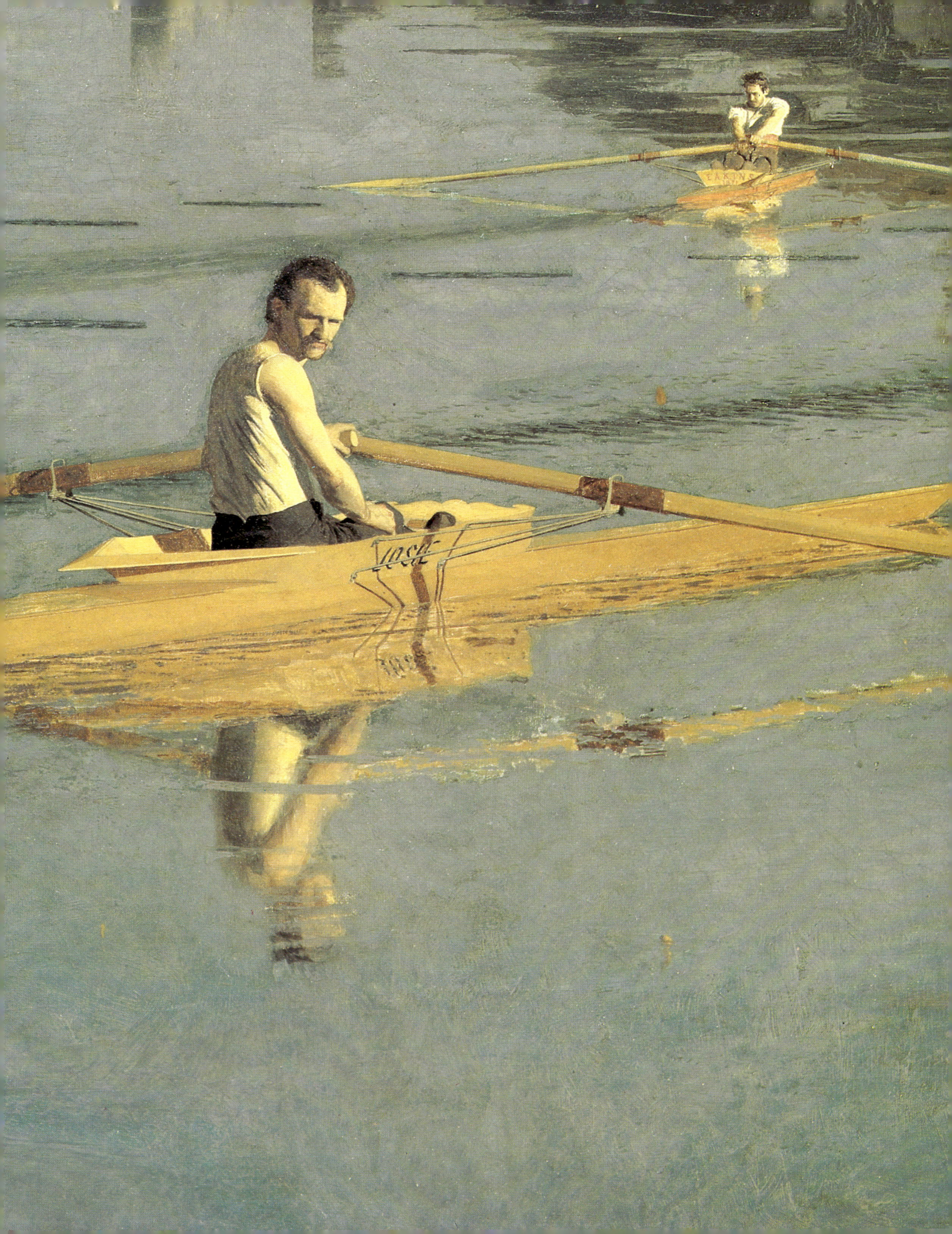

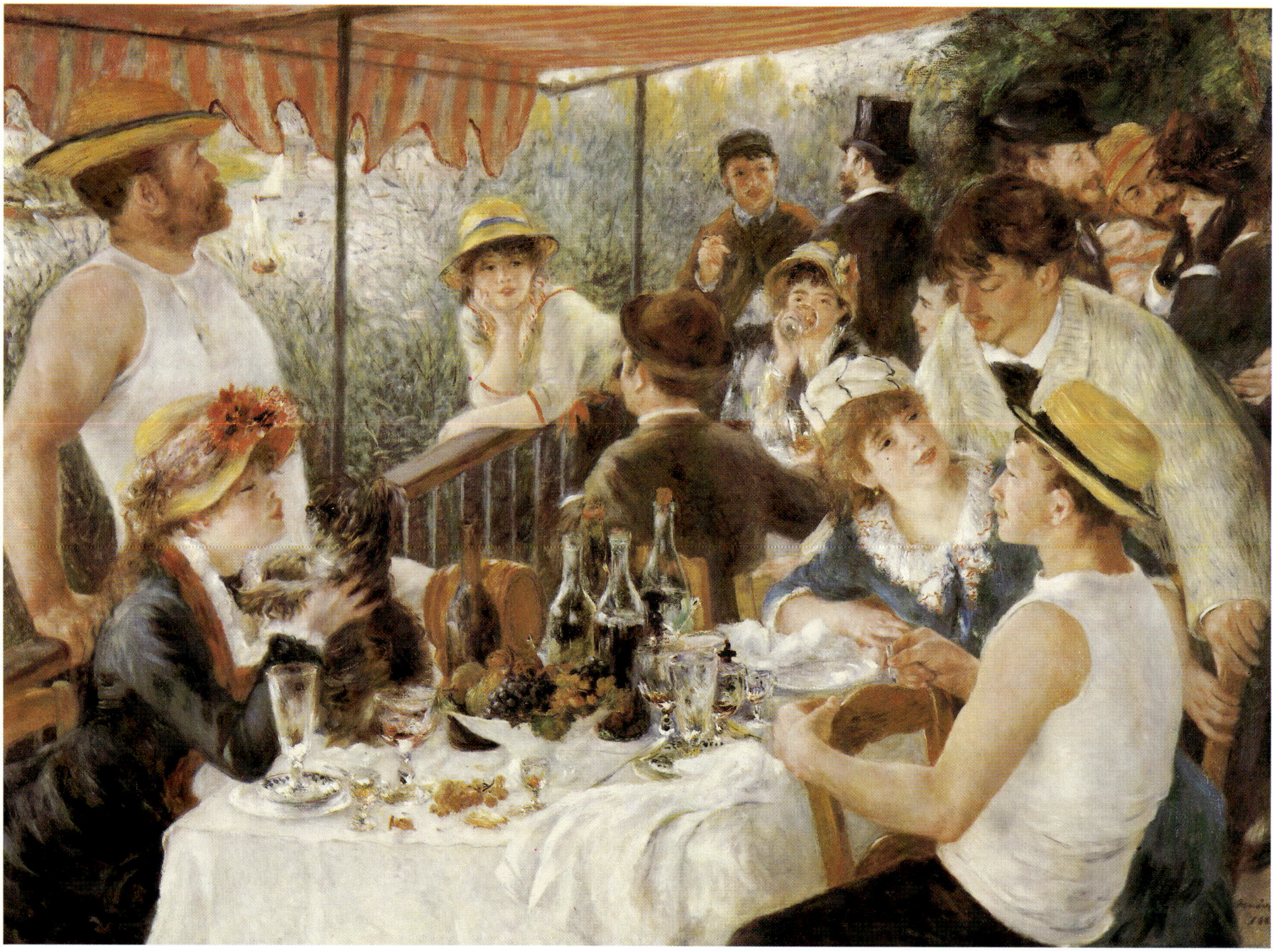

WASHINGTON D. C., PHILLIPS GALLERY

MILTON BROWN

Renoir (1841-1919)
Das Frühstück der Ruderer (1880)

In der Phillips Collection in Washington hängt eines der schönsten Bilder von Auguste Renoir, *Le Déjeuner des Canotiers (Das Frühstück der Ruderer).* Alles an dem Bild ist hinreißende Sinnenfreude. Eigentlich brauchte man über dieses Bild kaum zu sprechen. Man kann sich in der Schönheit des Tages verlieren, sich in die dargestellte Szene hineinversetzen und sich an der üppigen Malerei selbst erfreuen. Renoir hat hier eine wunderbare Übereinstimmung zwischen der Lebensfreude und dem Schaffensakt, zwischen der Erfahrung des Vergnügens und seinem Ausdruck in der Malerei zustande gebracht.

1880, als Renoir dieses *Frühstück der Ruderer* malte, war er auf der Höhe seiner Kraft. Seine impressionistische Technik hatte eine unvergleichlich flüssige Opulenz erreicht – seine Malerei war zugleich der Wiederschein seines eigenen Glücks in dieser Zeit. Die Impressionisten hatten endlich einen gewissen Erfolg. Renoir hatte Gönner, seine Arbeit ließ sich verkaufen, er war von gleichgesinnten Freunden umgeben – viele von ihnen sind auf diesem Bild dargestellt – und seine Arbeiten dieser Jahre zeigen die selbstverständliche Breite und das Vertrauen in die erreichte Reife.

Während dieser Periode malte Renoir einige seiner anziehendsten und ausdruckvollsten Bilder – Bilder gesunder, fröhlicher Ferienaktivitäten in und um Paris: Tanzen im Park, Bootfahren auf der Seine, Essen, Trinken und Festefeiern.

Alle Leute sind jung und schön, und die Sonne besprenkelt sie mit Gold. Hier gibt Renoir so etwas wie die Quintessenz der Lebenssicht der Impressionisten: Entspannt, heiter, ungestört genießt eine Gruppe glücklicher Freunde ihr Mittagessen im warmen Sommerlicht, im Freien, irgendwo an der Seine. Wir wissen, daß dieses Essen bei Père Fournaise stattfand, in einem kleinen Hotel und Restaurant auf der Ile de Chatou in der Nähe von Paris, wo Renoir und seine Freunde aus und ein gingen. Man sieht dem Bild die Armut der Umgebung nicht an. Hier wohnten meist Arbeiter – auch Renoirs Mutter hatte hier gelebt. Renoir wählte die sonnige Seite des Lebens. Von allen impressionistischen Malern hat er sich am meisten der Suche nach dem Erfreulichen im Leben hingegeben.

Die Mahlzeit, das Festmahl als Thema der Kunst hat eine überaus weit zurückreichende Geschichte. Die frühesten Zeugnisse dafür findet man in den ägyptischen Gräbern, wo das zentrale Ritual in der Darbietung eines Mahls für die Verstorbenen bestand. Und als Ritual findet man das Thema auch durch die Jahrhunderte in anderen Kulturen, bis hin zum Letzten Abendmahl der Christen. Es hatte sein säkularisiertes Gegenstück schon im Altertum in der Darstellung der weniger förmlichen Versammlungen, von Symposien etwa, die man zum Beispiel auf klassischen griechischen Trinkschalen dargestellt findet. Die Säkularisierung eines religiösen Festmahls in Veroneses *Hochzeit zu Cana* hat viele Gemeinsamkeiten mit Renoirs Frühstück.

Renoir kannte den Veronese sehr gut, denn er hängt im Louvre. Er rechnete ihn zu den Wundern der Kunst. Für ihn war dieses

Veronese, *Die Hochzeit zu Kana*

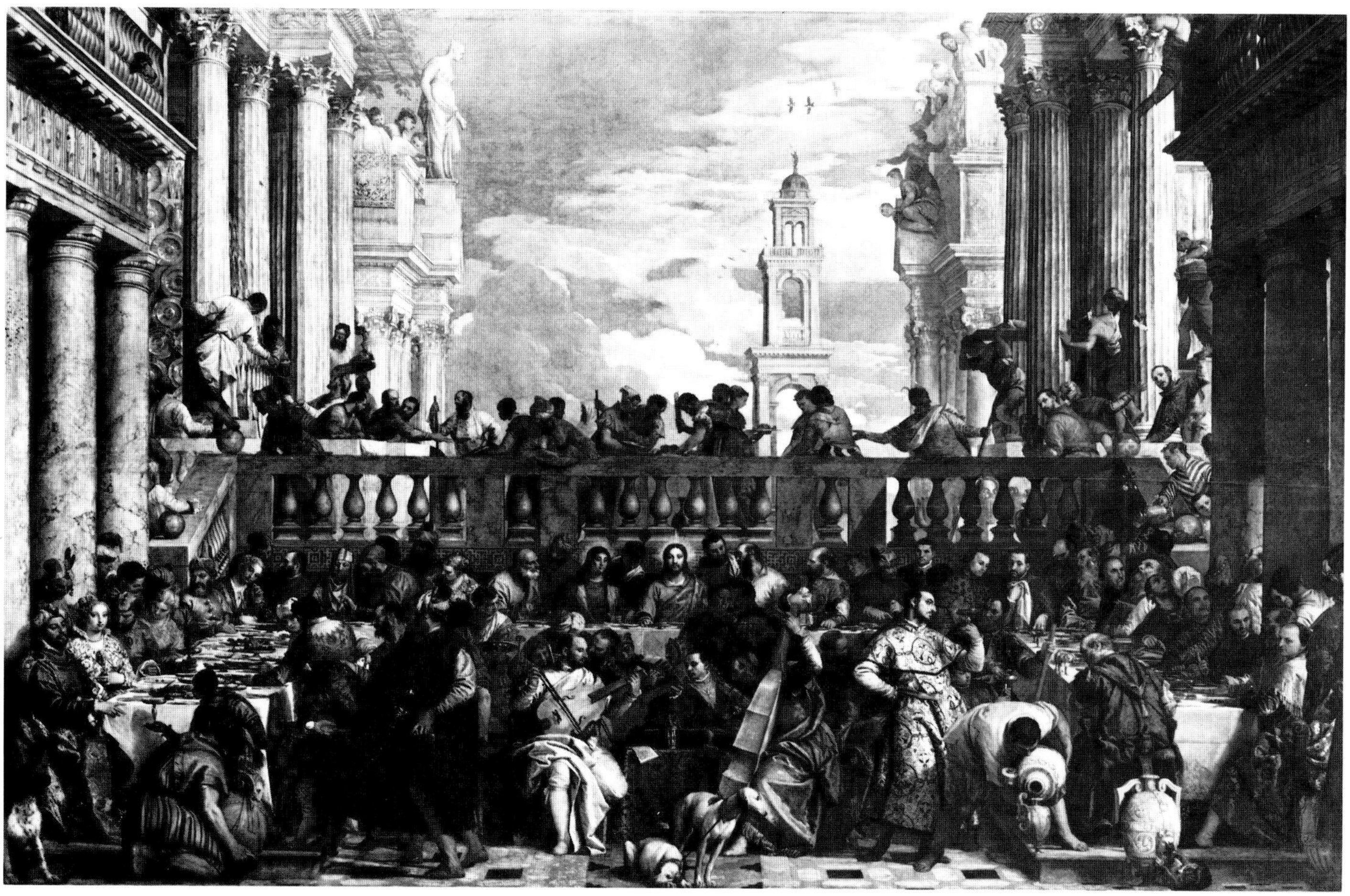

Gemälde das größte aller Meisterwerke. Der Veronese ist ein Bild von überwältigender Sinnlichkeit und Brillanz. Das religiöse Thema geht in einer üppig hingebreiteten Pracht weltlichen Glanzes und malerischer Virtuosität fast unter. Kein Wunder also, daß ein ähnliches, etwas später entstandenes Bild von einem Festmahl Veronese wegen Gotteslästerung vor die Inquisition brachte.

Renoirs Fest ist die ganz lebendige Beschwörung der fünf Sinne. Der Blick des Betrachters nimmt natürlich zuerst die gesamte Szene wahr – ein Feuerwerk glänzender, funkelnder Farben in verschwenderischen Harmonien, ein Zusammenspiel juwelenartig verteilter Lichtflecken, die eine Gruppe von Freunden Renoirs darstellen (wir können sie alle identifizieren), die sich nach dem Mittagessen auf der Veranda des Restaurant Fournaise plaudernd ausruhen. Der große, stämmige Mann zur Linken mit dem Strohhut und dem ärmellosen Hemd ist Père Alphonse Fournaise, der Besitzer, der die Szene mit Zufriedenheit zu überschauen scheint. Die Gesellschaft hat sich in kleinere Gruppen zersplittert und ist in angeregte Gespräche vertieft. Auf dem Tisch stehen unordentlich die Reste einer Mahlzeit. Die Erinnerung an ein langes Essen und der Geschmack von Essen und Trinken scheinen die Szene zu durchströmen. Sie sind verkörpert in dem Gefäß voll saftiger Früchte im Vordergrund, den teilweise geleerten Weinflaschen und Gläsern und in Angèle, die Renoir immer wieder malte und die hier noch ihren Wein austrinkt.

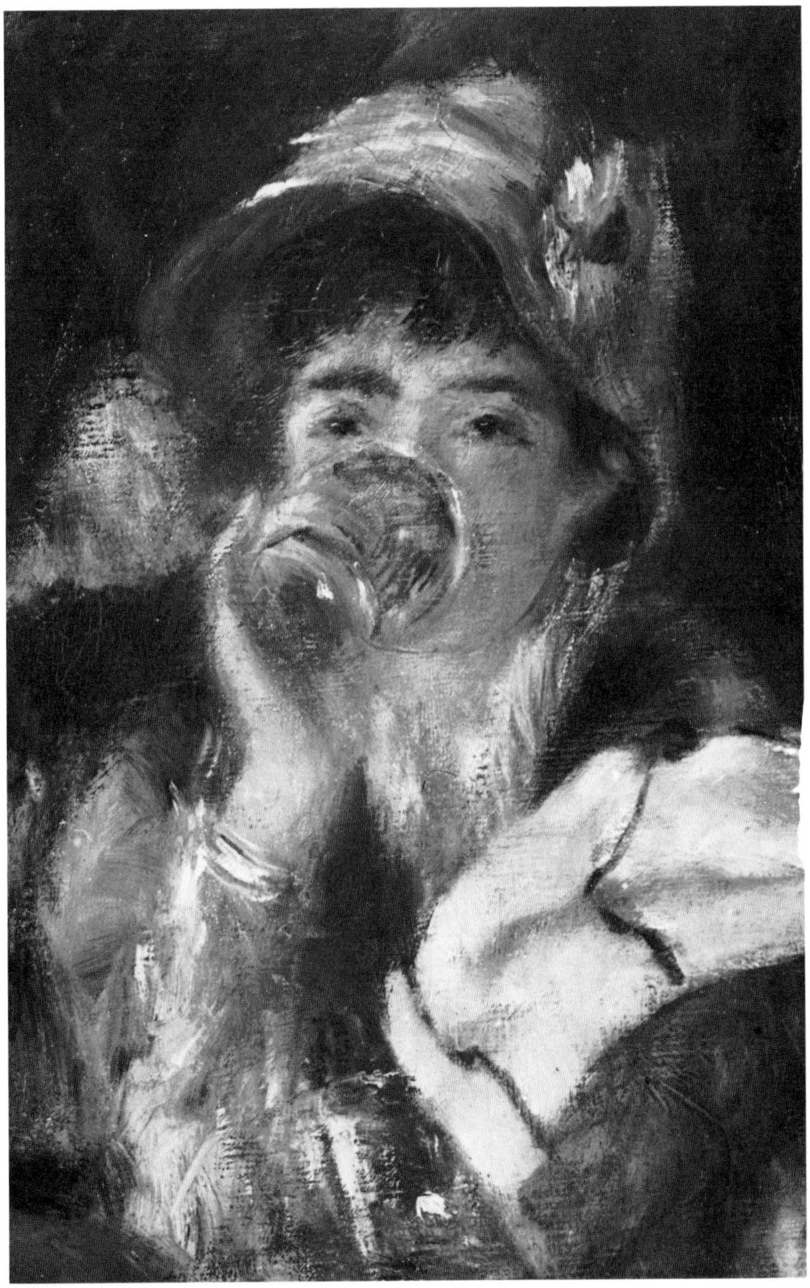

Angèle, Ausschnitt aus *Das Frühstück der Ruderer*

Gegenüber Gläser, Ausschnitt aus *Das Frühstück der Ruderer*

In diesem sehr angeregten Zusammenspiel von Figuren hat man nicht nur das Gefühl von einem gesellschaftlichen Miteinander in einem komplexen Muster, das anzeigt, wer wen ansieht, sondern auch von Geräuschen, dem Gewirr von Stimmen und Gelächter. Das hübsche Mädchen links im Vordergrund gurrt ihren kleinen Hund an. Sehen, Riechen, Hören, auch Fühlen werden angeregt durch die Textur der vielen Gegenstände in diesem Bild. Es beginnt mit dem Pigment selbst, das die Farben zu beherrschen scheint. Man kann die Wärme und Weichheit der Haut fast spüren, das duftige Haar, die leichten Stoffe, die röschen Strohhüte. Die Flaschen und Gläser funkeln im Licht, die üppigen Früchte fordern zur Berührung auf. Etwas unausgesprochen Erotisches liegt über der reichen Sinnlichkeit dieses Bildes; ja, es ist eine Art Lobgesang auf die Sinne, auf all die schönen, jungen Frauen, denen Renoir nie widerstehen konnte, auf seine fröhlichen und charmanten Freunde, auf Leben und Liebe, auf die greifbare Welt in all ihren glückverheißenden Manifestationen.

Paul Lhote, Jeanne Samary und Lestringuez, Ausschnitt aus *Das Frühstück der Ruderer*

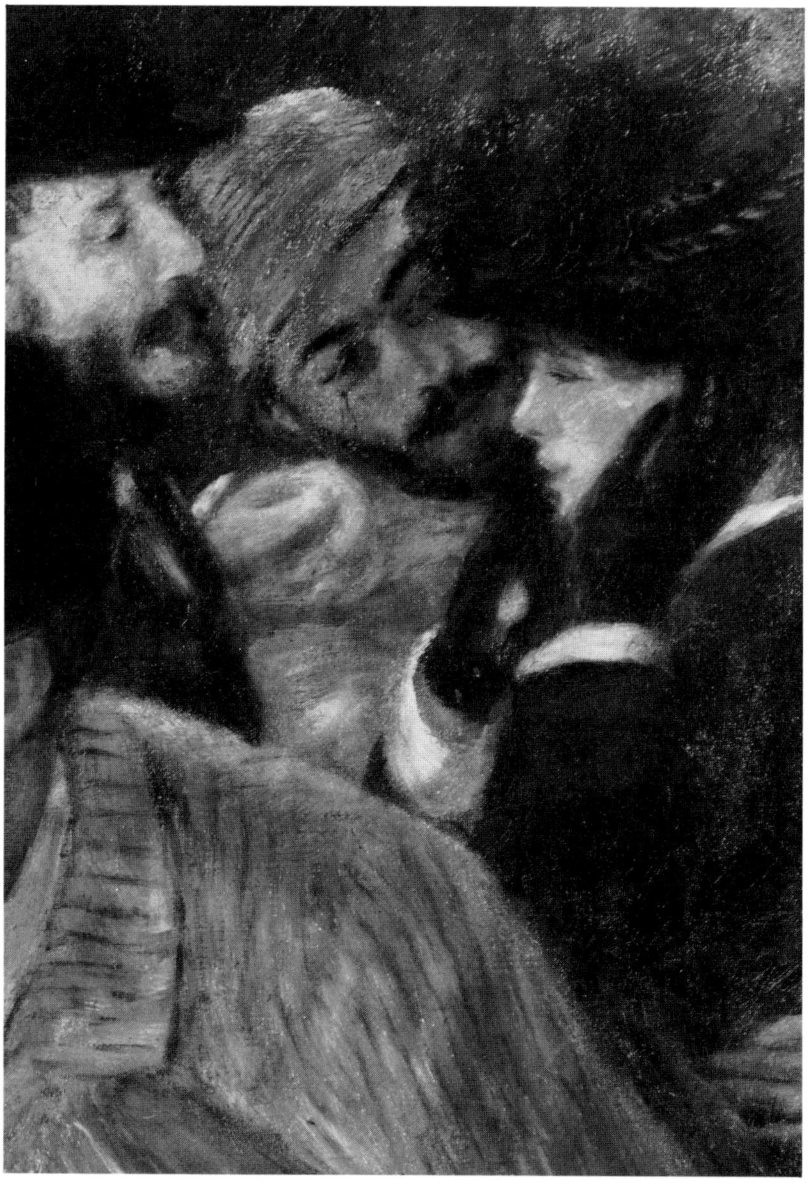

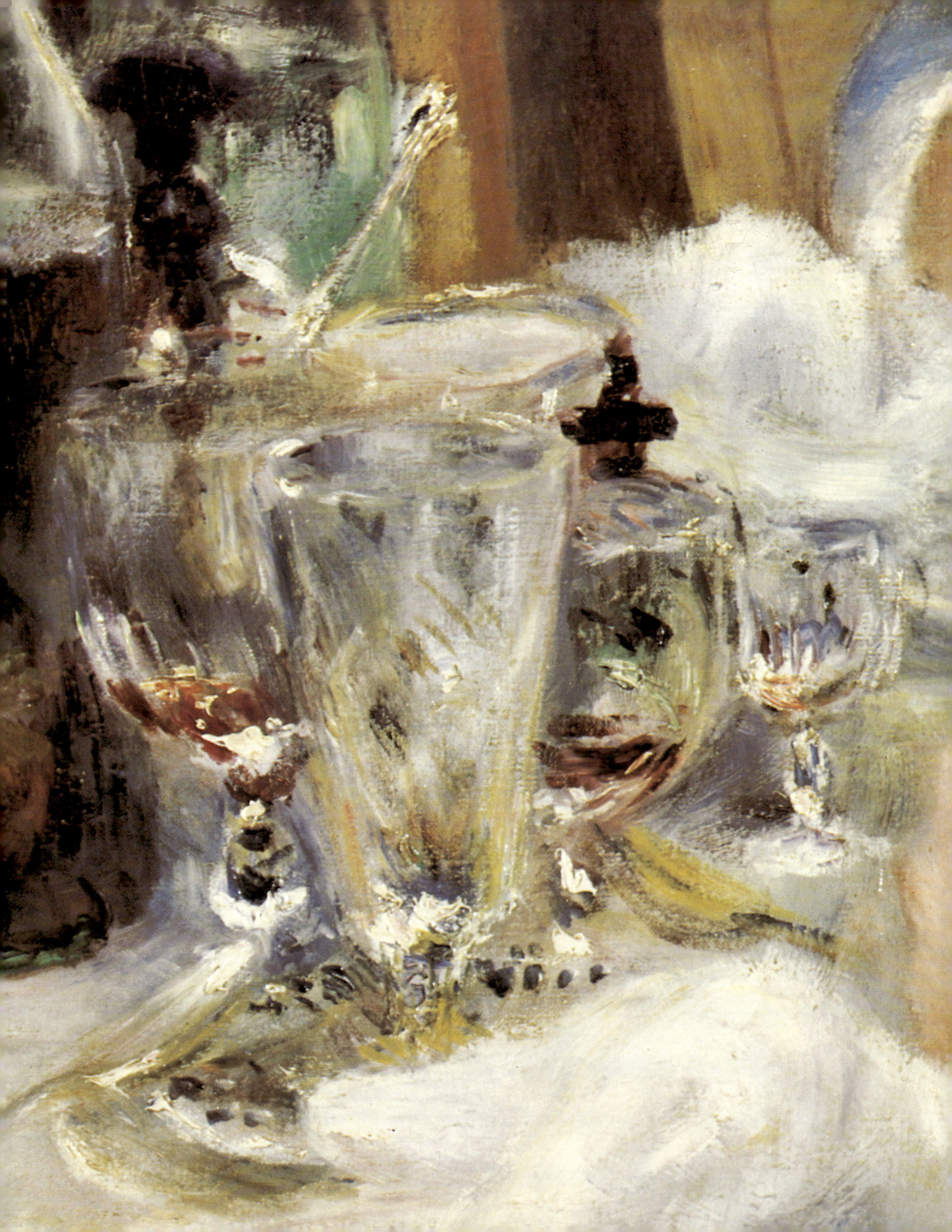

Das ganze Bild ist eine Liebeserklärung an die von ihm gerade entdeckte zauberhafte Aline Charigot mit dem blumengeschmückten Strohhut, die dann später Madame Renoir wurde. Hier hätschelt sie ihr Hündchen und lenkt damit ganz offensichtlich die Aufmerksamkeit des schelmischen jungen Ruderers auf sich, der rittlings auf seinem Stuhl sitzt: Gustave Caillebotte, selbst Maler, ein hingebungsvoller Freund und Förderer Renoirs. Für ihn wiederum scheint sich die bezaubernde junge Schauspielerin Ellen Andrée zu interessieren, die ihrerseits die eifrig bemühte Aufmerksamkeit des gutaussehenden jungen Mannes in dem Jackett auf sich zieht.

Ein Gefühl des Wohlseins durchströmt das ganze Bild, ein Gefühl von Überfluß an Sonne, Luft, Essen und Wein. Man hat das Empfinden, daß alle jung sind, schön und glücklich, und daß das immer so bleiben wird. Renoir hat die Erinnerung an eine schönere Zeit für immer in diesem Bild festgehalten.

unten Aline Charigot; *gegenüber* Ellen Andrée, Gustave Caillebotte und ein junger Mann, Ausschnitt aus *Das Frühstück der Ruderer*

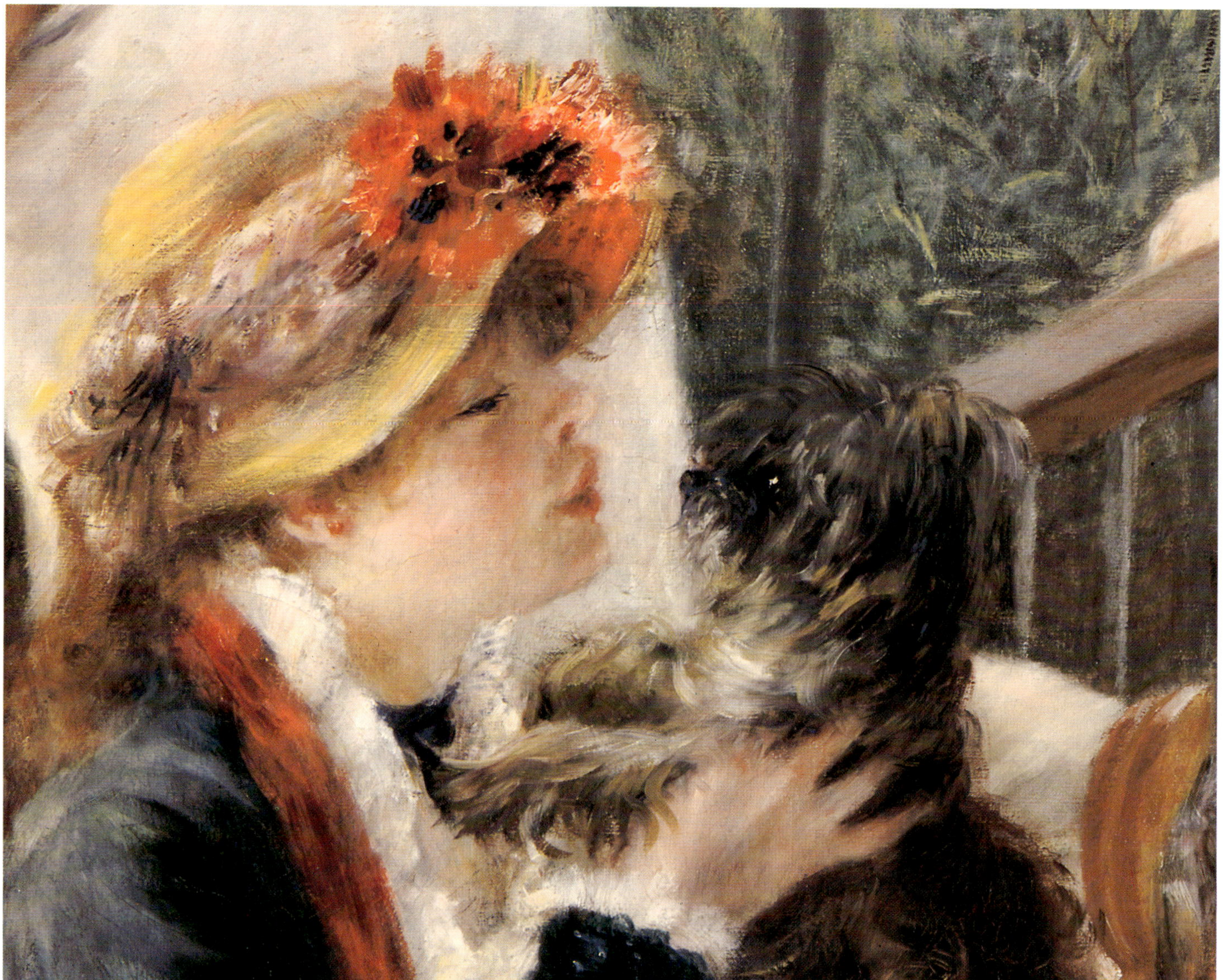

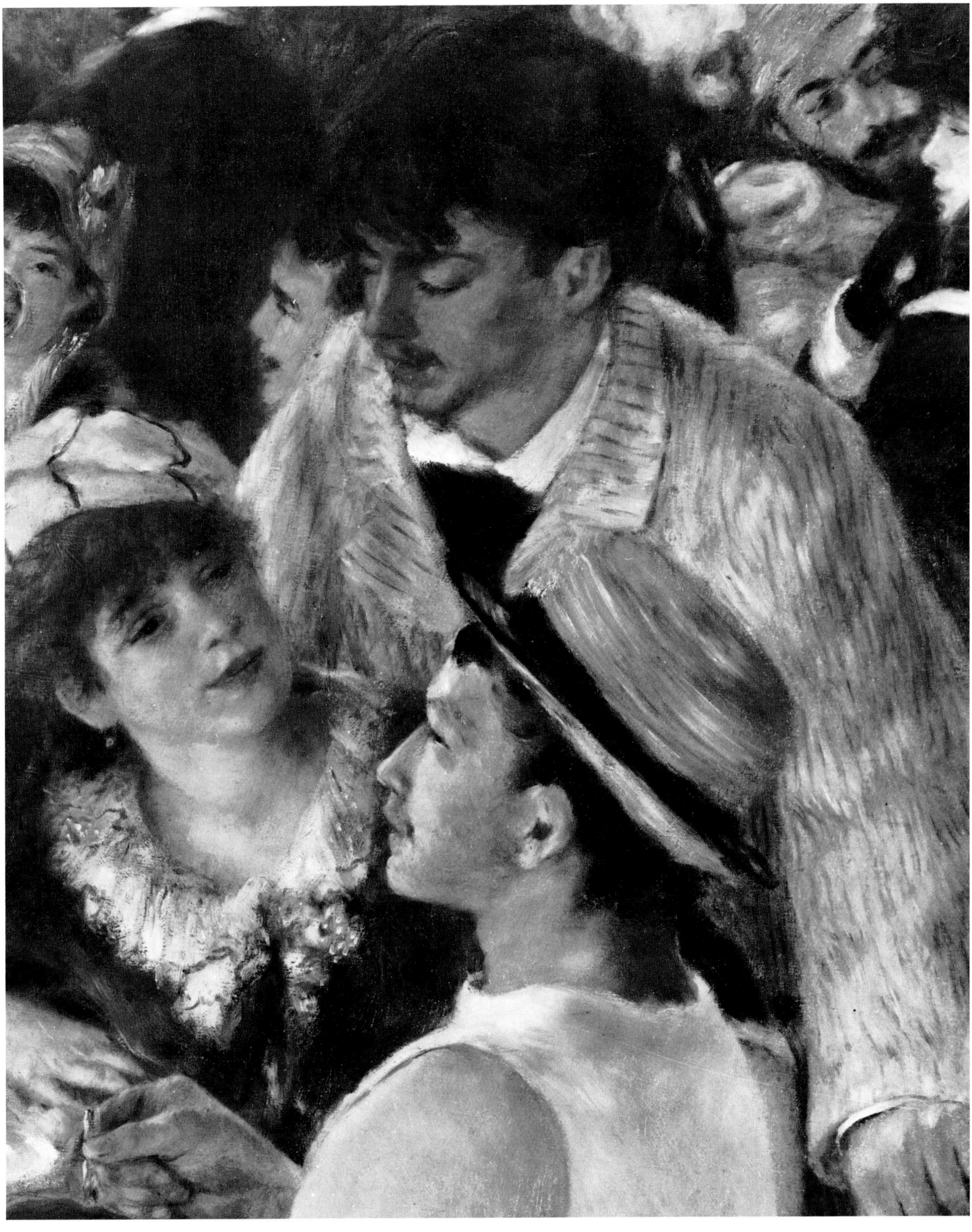

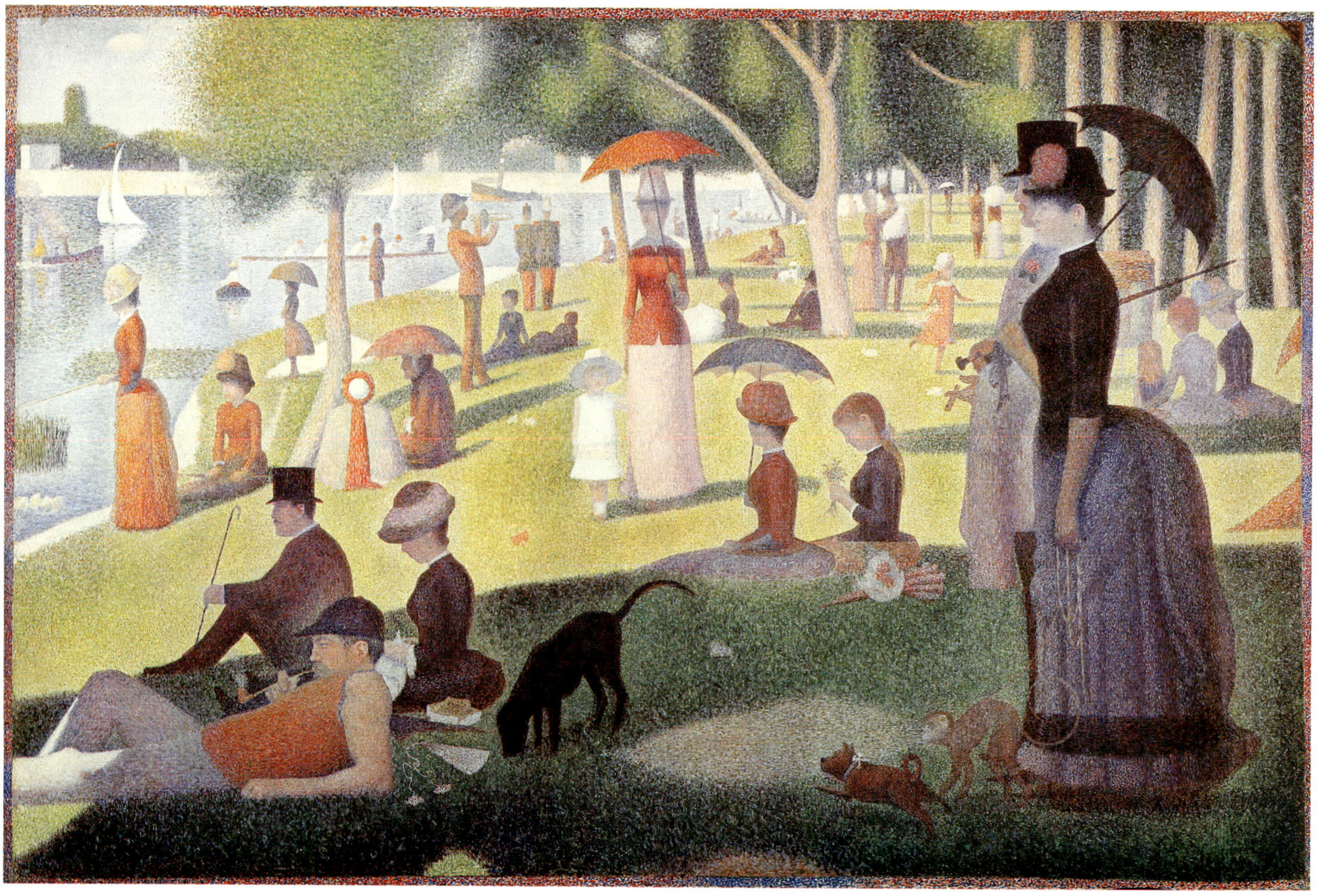

CHICAGO, THE ART INSTITUTE

MILTON BROWN

Seurat (1859-1891)

Sonntagnachmittag auf der Ile de la Grande Jatte (1884-1886)

Georges Seurat war fünfundzwanzig Jahre alt, als er das Bild *Sonntagnachmittag auf der Ile de la Grande Jatte* malte. Er starb zweiunddreißigjährig und hinterließ nur sieben wichtige große Bilder. Doch schon nach der achten und letzten Impressionisten-Ausstellung im Jahre 1886, in der er die *Grande Jatte* zeigte, war er der anerkannte Meister einer neuen Generation französischer Maler, die mit dem Impressionismus nicht mehr einverstanden waren. Sogar einige der Impressionisten selbst – Pissarro, Renoir und Cézanne – waren unzufrieden geworden. Sie waren befallen von dem, was man die „Monet-Krankheit“ nannte, von zunehmender Gewißheit über die Grenzen des „gedankenlosen Auges“ und des unentwegten Naturalismus des Augenblicks.

Seurat versuchte, den Impressionismus zu erneuern. Seine Mittel hielt er für wissenschaftlich, er sprach von Wissenschaft der Optik und der Komposition. Letztlich aber ist es nicht so wichtig zu entscheiden, wie gültig das sogenannte „Gesetz der Simultankontraste“ in der Farbe oder der Goldene Schnitt in der Komposition sind. Es kommt darauf an, welche Wirkung sie in dem Kunstwerk selbst haben. Paolo Uccello glaubte zum Beispiel, daß seine wichtigste Errungenschaft für die Kunstgeschichte die Perspektivtheorie sei, die er in der *Schlacht von San Romano* (S. 180) demonstrierte. Wir akzeptieren seine Beschäftigung mit der Perspektive als die besondere Obsession seiner Zeit; aber wir bewundern das Bild heute wegen seines hohen dekorativen Wertes. Ähnlich beurteilen wir auch den Kubismus heute nicht mehr nach der Legitimität seiner Verbindung zu Einsteins Begriff der Vierten Dimension. *La Grande Jatte* gilt heute ganz einfach als schönes Kunstwerk, nicht als wissenschaftliche Demonstration oder als Wendepunkt in der Kunstgeschichte, obgleich es dies beides wohl auch sein kann.

Als *La Grande Jatte* zum erstenmal ausgestellt war, wurde das Bild beschimpft und lächerlich gemacht von Intellektuellen wie vom breiten Publikum. Warum? Weil man ein Mißverständnis darin sah, daß eine so große Oberfläche – mehr als sechs Quadratmeter – ganz und gar mit kleinen Punkten bedeckt war? Oder weil die Bilder dieser neuen Künstlergruppe – Seurat, Signac, Pissarro und sein ältester Sohn Lucien, denen man die verschiedensten

Namen anhängte, Neo-Impressionisten, Pointillisten, Divisionisten, oder sie lächerlich machte als Konfettimaler oder Linsenmaler – in einem einzigen Raum zusammenhingen und es dem Publikum unmöglich schien, ihre Arbeiten auseinanderzuhalten?

Unser Bild beschreibt ein typisch impressionistisches Thema: einen sonnigen Sonntagnachmittag in einem Park voller Leute. La Grande Jatte war eine anderthalb Kilometer lange Insel in der Seine im Nordwesten von Paris, auf dem Weg nach Neuilly. Es gab dort Restaurants, Cafés, Tanzsäle und dazwischen ein bißchen Grün. Dorthin kam man, um Boot zu fahren, zu angeln, dort trafen sich Soldaten im Urlaub und Kokotten. Am Wochenende war dort ein äußerst lebhaftes Treiben.

Seurat begann *La Grande Jatte,* sein zweites großes Bild, 1884. Zwei Jahre zuvor hatte seine Entdeckung des Impressionismus eine tiefgreifende Veränderung in seiner künstlerischen Ausrich-

Seurat, *Une Baignade*

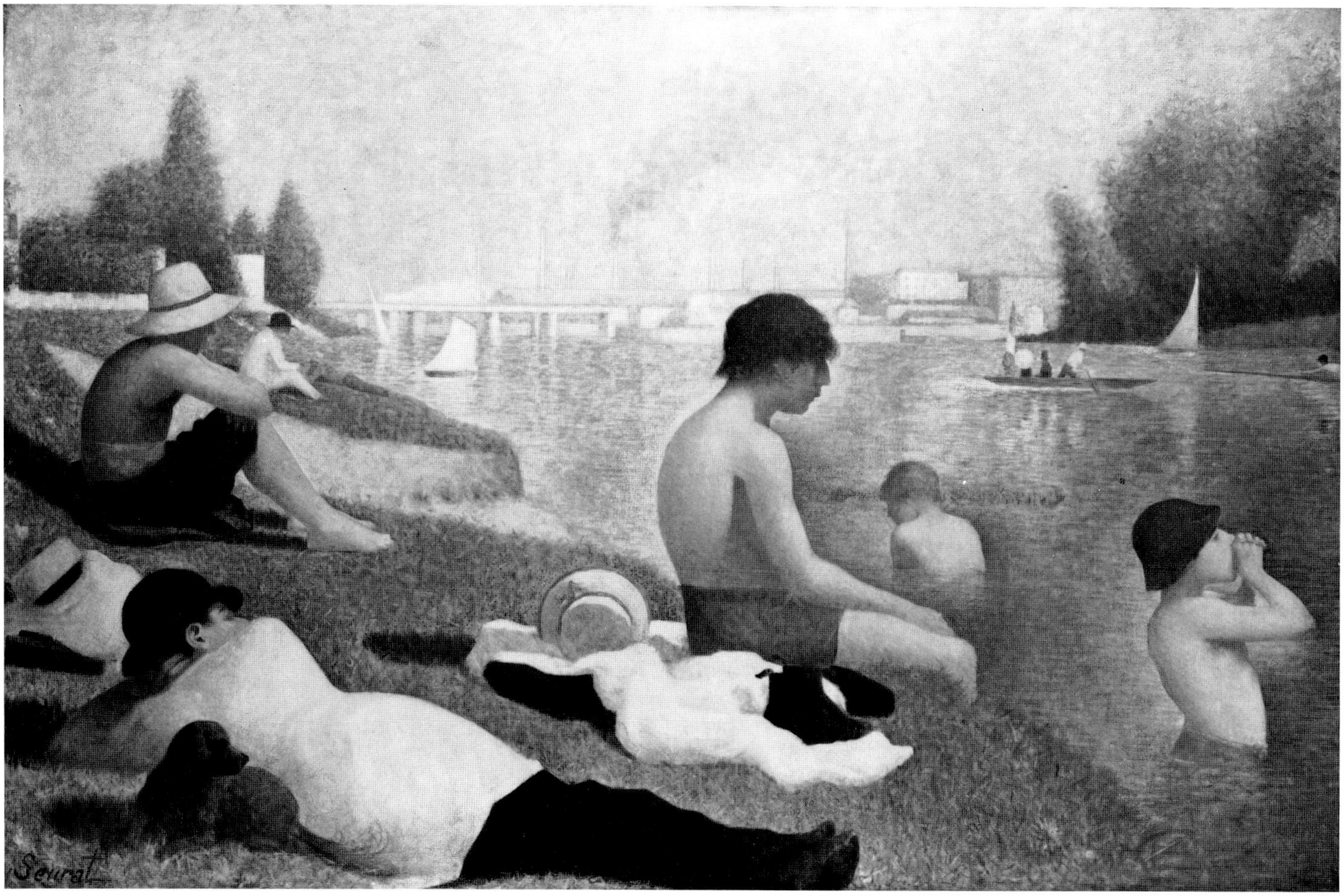

tung bewirkt; er kehrte sich von der akademischen Ausbildung abrupt ab, die er in der Ecole des Beaux Arts erhalten hatte. Der Einfluß des Impressionismus zeigte sich schon in seinem ersten großen Bild, *Une Baignade (Die Badenden),* das er bei der ersten Ausstellung der *Indépendants* (der *Unabhängigen)* 1884 ausstellte, wo er auch Signac traf, einen Bewunderer von Monet. Signac brachte Seurat dazu, Erdfarben von seiner Palette zu verbannen, und Seurat weckte in Signac das Interesse für seine wissenschaftliche Theorie des „Chromoluminarismus", die etwa besagt, daß man die Pigmente zum Malen nicht auf der Palette mischt, sondern Flecke von ungemischten Farben auf der Leinwand nebeneinander setzt, um dem Auge die Möglichkeit zu geben, sie miteinander zu vermischen.

Im Grunde hatten das schon die Impressionisten getan; allerdings mehr intuitiv und weniger systematisch. Seurat entwickelte nun eine wissenschaftliche Methode, visuelle Phänomene wiederzugeben. Er machte zuerst ganz in der Art der Impressionisten Farbskizzen, dann kombinierte er sie und arbeitete die Details nach seiner Formel mühsam im Atelier aus. Das Resultat war eine Komposition von fast klassischer Ordnung und eine Oberfläche von fast mechanischer Regelmäßigkeit. Seurat war ein überaus methodischer Arbeiter. Er arbeitete an der *Grande Jatte* mehr als sechs Monate lang jeden Morgen, indem er Ölskizzen nach der Natur machte. An den Nachmittagen und Abenden arbeitete er

Seurat, vorbereitende Ölskizze für *La Grande Jatte*

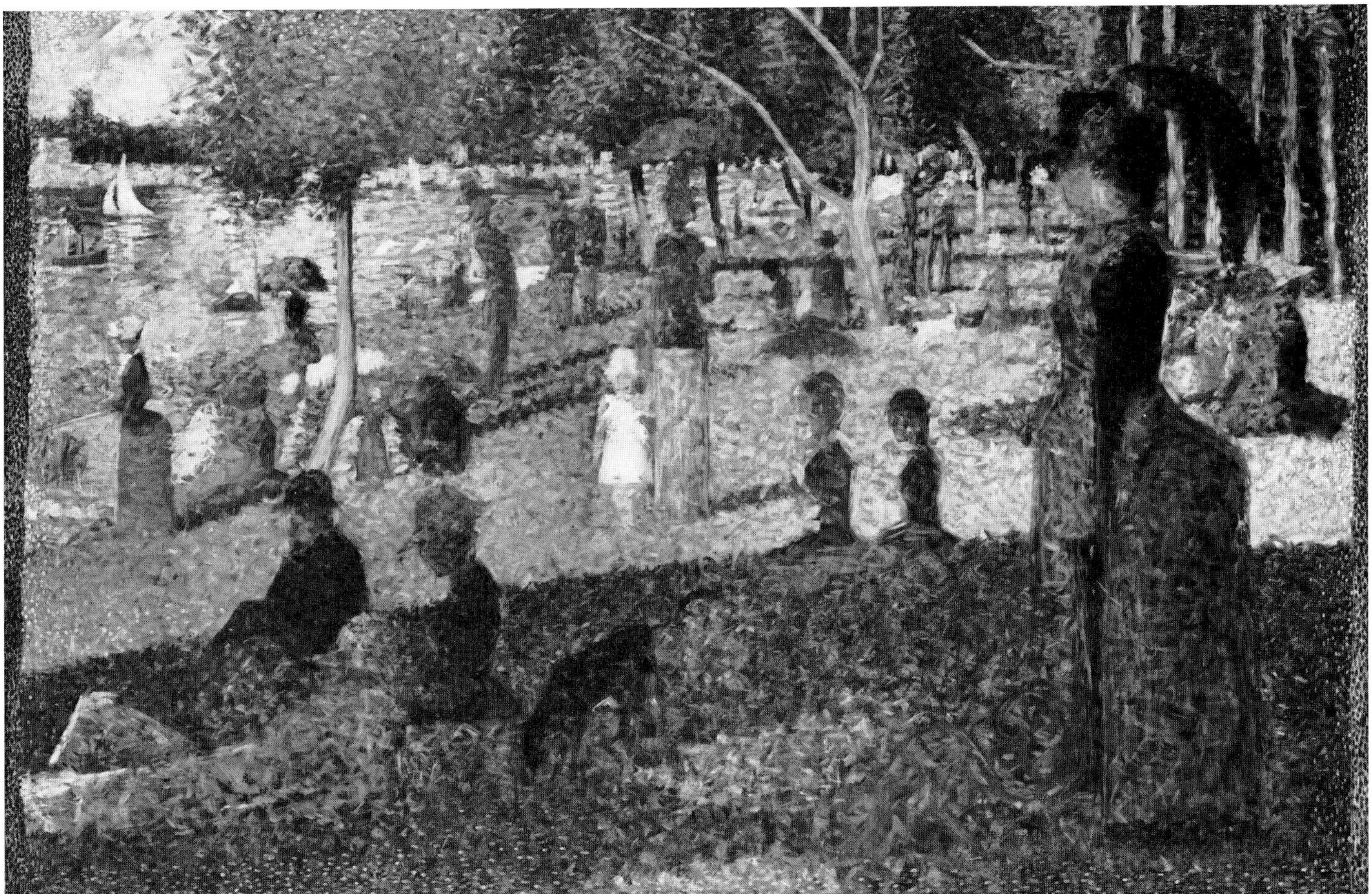

dann mit Ölfarbe in seinem Atelier. Um das Bild fertigzustellen, brauchte er zwei Jahre.

Seurat verkehrte den Impressionismus in sein Gegenteil. All die Vielfalt und die Zufälligkeiten der Natur, die die Impressionisten auf die Ebene der Kunst erhoben hatten, waren hier nun in eine formale, wenn nicht sogar klassische Struktur geronnen, die Welt des Gewöhnlichen war gesehen als universale Geometrie geordneter Vertikalen und Horizontalen. Das Schwebende, das in der impressionistischen Ästhetik im Mittelpunkt stand, ist hier für immer erstarrt. Das kleine Mädchen wird den Schmetterling nie fangen. Und auch der kleine Hund mit dem blauen Band wird sich mit seinem neu gefundenen Freund nie balgen.

Nicht intuitiv und flüssig ist die Komposition, sondern studiert und molekular; vielleicht auch deswegen, weil sie ganz aus Farbpunkten zusammengesetzt ist. Nicht eigentlich Punkte sind es, sondern vorsichtig gesetzte Farbflecke, die im Gras kreuzweise übereinandergelegt sind, horizontal im Wasser und den Konturen folgend in den Figuren. Wahrscheinlich hat Seurat später kleine Pünktchen hinzugefügt, um die Leuchtkraft zu erhöhen und bestimmte Formen genauer zu umreißen. Auf jeden Fall merkt man dem Bild an, daß es eine aus einzelnen Studien zusammengesetzte künstliche Synthese ist. Es scheint, als bildeten Gruppen von Figuren, magnetisch zueinander hingezogen, Vignetten. Doch innerhalb dieser Gruppierungen wirkt jede einzelne Figur durch die genaue Umgrenzung wieder seltsam isoliert und psychologisch entfremdet durch Introspektion.

Das Bild läßt jedoch noch einige Fragen offen, inhaltlich wie formal. Der Ruderer auf der linken Seite im Vordergrund, hingegossen wie ein antiker Flußgott, scheint in seine eigenen Gedanken versunken, obgleich er formal mit seinem Nachbarn verbunden ist. Was beobachten die beiden Gestalten ganz rechts? Die aufs Erlesenste ausstaffierte Kokotte mit Sonnenschirm und ringelschwänzigem Affen und ihr untadelig gekleideter, reicher bürgerlicher Begleiter – ein etwas exzentrisches Paar, möchte man sagen. Nimmt man noch den Mann hinzu, der auf einem Horn bläst, und die zwei Frauen, die fischen, dann kommt man allmählich dazu sich zu fragen, wie sinnvoll das Dargestellte eigentlich ist.

Von Nahem betrachtet, bekommt alles etwas Merkwürdiges. Seltsamerweise ist die Wirklichkeit selbst unwirklich geworden. Wissenschaft ist Poesie geworden, die Grande Jatte wird zu den elysischen Gefilden, und das Bild wird mehr als nur ein Markstein in der Kunstgeschichte; es ist ein kunstvolles Meisterwerk.

Seurat, Kreidestudien für *La Grande Jatte: unten* sitzende Frau; *rechts* drei Frauen

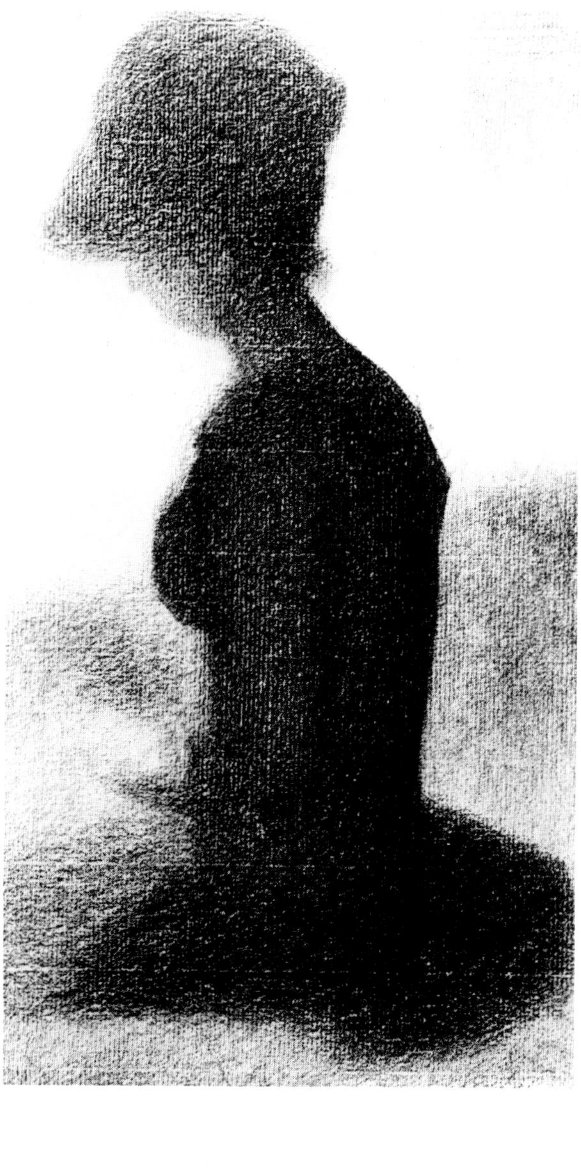

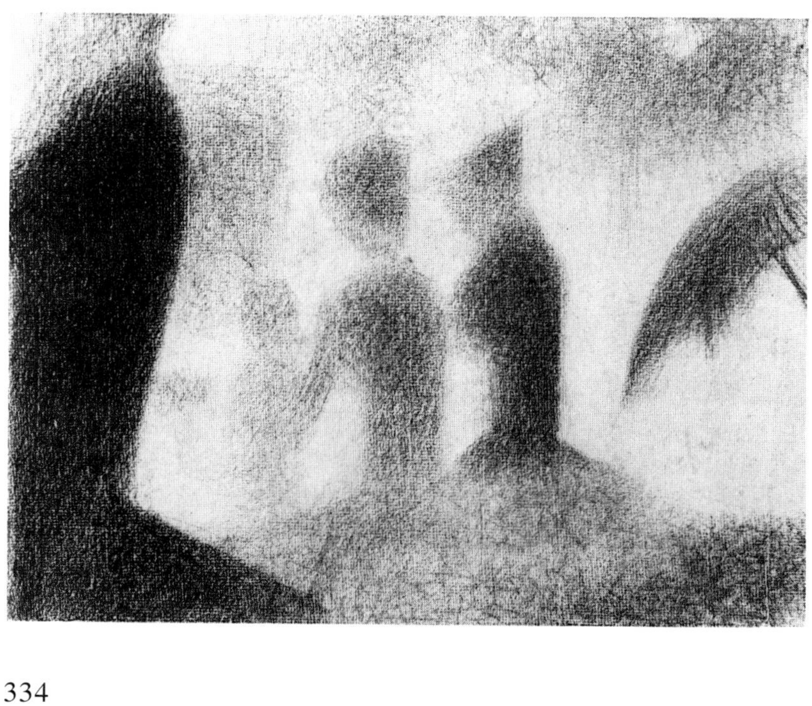

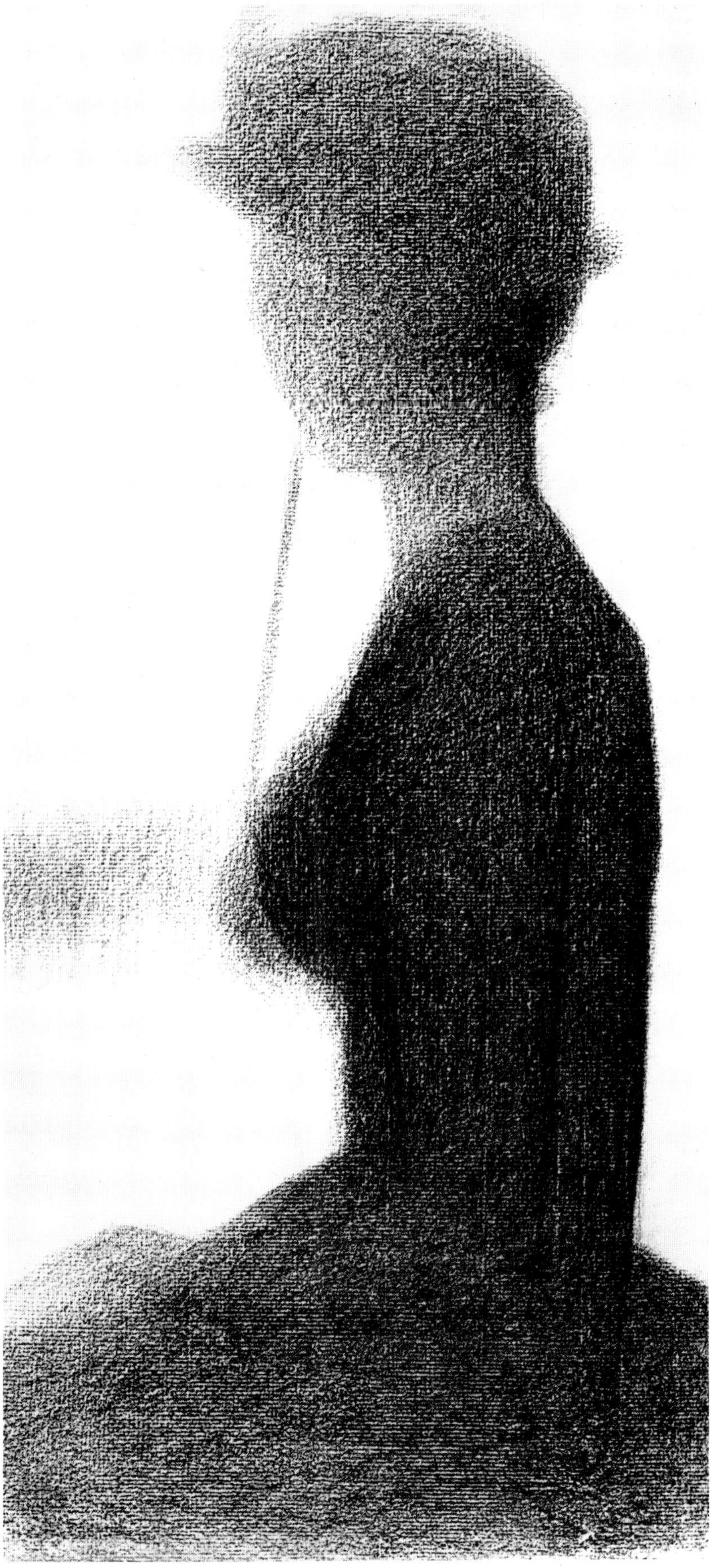

Seurat, Kreidestudien für *La Grande Jatte; links* sitzende Frau; *unten* Affe

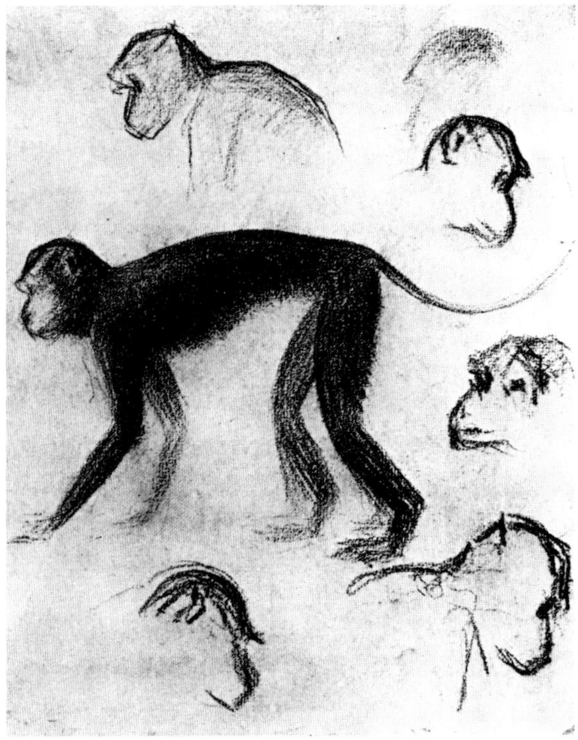

Die Autoren

Anita Brookner ist Außerordentliche Professorin für Kunstgeschichte an der Universität von London und Dozentin am Courtauld Institute. Sie ist Spezialistin für französische Kunst des 18. und 19. Jahrhunderts. Ihr Buch über David erschien 1980.

Milton Brown ist Ordentlicher Professor für Kunstgeschichte an der Universität der Stadt New York. Zuvor war er Leiter der Kunstabteilung am Brooklyn College und Beauftragter für das Doktorandenprogramm in Kunstgeschichte CUNY. Er ist Autor verschiedener Bücher über amerikanische Kunst, sein Fachgebiet.

Sir Hugh Casson ist seit 1976 Rektor der Royal Academy; bis 1975 war er Professor für Environmental Design am Royal College of Art. Von 1948 bis 1951 war er der Verantwortliche für Architektur beim Festival of Britain. Er hat viel veröffentlicht und arbeitet laufend für den Rundfunk.

Richard Cork ist Kunstkritiker beim *Evening Standard* und früherer Redakteur von *Studio International.* Er ist Experte für Malerei des 20. Jahrhunderts und Autor des Standardwerks über den Vortizismus, die englische Variante des Futurismus. Er arbeitet viel für den Rundfunk.

David Hockney, Maler, Zeichner und Bühnenbildner, ist einer der bekanntesten englischen Künstler seiner Generation.

John R. Hale, seit 1969 Professor für Italienisch am University College, London, war zuvor Vorsitzender des Kuratoriums der National Gallery. Er hat eine Reihe von Büchern veröffentlicht, darunter *Macchiavelli and the Italian Renaissance, Renaissance Europe* (Herausgeber) und zuletzt *Florence and the Medici.*

John Jacob ist Kustos der Stiftung Iveagh, Kenwood, Marble Hill House, Twickenham und Ranger's House, Blackheath. Er war zuvor stellvertretender Direktor der Walker Art Gallery, Liverpool. Sein Interesse gilt der modernen Kunst und dem Studium von Gemälden und Mobiliar im Englischen Landhaus.

Die Autoren

Penelope Mason ist Außerordentliche Professorin an der Universität des Staates Florida. Sie hat ein Buch und diverse Artikel über die *Yamato-e*-Tradition in der japanischen Malerei veröffentlicht und schreibt derzeit eine Geschichte der japanischen Kunst.

George Melly ist ein vielseitiger Gelehrter und Jazz-Musiker. Er hat ein starkes Interesse an surrealistischer Kunst, die er auch sammelt.

Edwin Mullins, Romancier, Kunstkritiker, Journalist und Rundfunkmitarbeiter, hat seit 1962 regelmäßig für verschiedene englische Zeitungen über Kunst geschrieben. Er hat in 15 Jahren viele Kunst-Sendungen für Radio und Fernsehen gemacht. Unter seinen wissenschaftlichen Veröffentlichungen sind zu nennen: *The Pilgrimage to Santiago* und eine Monographie über Georges Braque.

David Piper ist seit 1973 Direktor des Ashmolean Museum, Oxford; davor war er Direktor des Fitzwilliam Museum, Cambridge. Er ist Autor mehrerer Bücher und Herausgeber einer bedeutenden Enzyklopädie der Kunst.

Robert Rosenblum ist Professor für Bildende Kunst an der Universität von New York. Zuvor war er Slade-Professor für Bildende Kunst in Oxford, er hat außerdem an den Universitäten Columbia, Yale, Princeton und Michigan gelehrt. Seine wichtigsten Buchpublikationen: *Cubism and 20th Century Art* (1960), *Ingres* (1967), *Frank Stella* (1971) und zuletzt *Die Moderne Malerei und die Tradition der Romantik: Von C. D. Friedrich zu Mark Rothko* (1975).

Alistair Smith ist Kustos der Abteilung Ausstellungen und Erziehung an der National Gallery in London, wo er für die italienische Malerei des 15. Jahrhunderts, die frühen Niederländer und die deutsche Malerei verantwortlich ist. Zuvor war er Direktor der Whitworth Art Gallery in Manchester. Seine Veröffentlichungen umfassen Themen von Mantegna bis Whistler, derzeit arbeitet er an einem Buch über die Kunst in der Literatur.

Verzeichnis der Künstler und der Kunstwerke

(*Kursiv* gedruckte Zahlen beziehen sich auf die Abbildungsseiten)

Bildquellennachweis

Seite 12 National Gallery, London; 14 (Mitte) Galleria degli Uffizi, Firenze (Foto Alinari); 15 (links) Staatliche Museen Preussischer Kulturbesitz, Berlin; 18 Norton Simon Foundation, Pasadena; 21 (rechts) Kirche Maria Magdalena, Sevilla (Foto Mas); 22 Metropolitan Museum of Art, New York (Fletcher Fund); 23 Museum Sevilla (Foto Mas); 24 Musées Royaux des Beaux-Arts, Bruxelles; 25 Museum of Modern Art, New York (Lillie P. Bliss Bequest); 26 Musée d' Art Moderne, Paris (Foto Giraudon); 29 Privatsammlung; 30 Peggy Guggenheim Collection, Venezia; 32 Privatsammlung; 35 (oben) Eglise St. Pierre, Louvain (Foto Giraudon), (unten) Privatsammlung; 36 Museum of Modern Art, New York (Mrs. Simon Guggenheim Fund); 38 Museum of Modern Art, New York; 39 Museum of Modern Art, New York; 42 National Gallery, London; 48 National Gallery, London; 49 National Gallery, London; 50 Kunsthistorisches Museum, Wien; 53 National Gallery of Art, Washington, (Widener Collection); 54 Metropolitan Museum of Art, New York (Michael Friedsam Collection); 56 Art Institute, Chicago; 58 (oben) Minneapolis Institute of Arts (William Hood Dunwoody Fund), (unten) Louvre, Paris (Foto Giraudon); 59 (oben) Courtland Institute London, (unten) Albright Knox Art Gallery, Buffalo (A. Conger Goodyear Collection); 60 Städtische Galerie im Lenbachhaus, München; 63 Städtische Galerie im Lenbachhaus, München; 64 Städtische Galerie im Lenbachhaus, München; 65 Städtische Galerie im Lenbachhaus, München; 66 National Gallery of Art, Washington (Ailsa Mellon Bruce Fund); 67 Städtische Galerie im Lenbachhaus, München; 68 Metropolitan Museum of Art, New York (George A. Heard Fund); 70 Smithsonian Institution, Washington; 72 Museum of Modern Art, New York; 74 Louvre, Paris (Foto Giraudon); Staatliche Museen Preussischer Kulturbesitz, Berlin; 80 Pinacoteca, San Sepolcro (Foto Scala); 81 Pinacoteca, San Sepolcro, (Foto Alinari); 84 San Rocco, Venezia (Foto Alinari); 85 (oben) San Apollonia, Firenze (Foto Alinari), (unten) Musée des Beaux-Arts, Tours; 88 Galleria degli Uffizi, Firenze (Foto Scala); 90 Galleria degli Uffizi, Firenze (Foto Apolinari); 92 (unten) National Gallery, London; 96 Louvre, Paris (Foto Giraudon); 99 (oben) Louvre, Paris (Foto Giraudon), (unten) Versailles (Foto Giraudon); 102 Norton Simon Museum, Pasadena; 106 National Gallery, London; 108 (links) Museo del Prado, Madrid (Foto Mas); 110 Smithsonian Institution, Washington; 112 Museum Yamato Bunkakan, Nara; 113 Kunaicho, Kaiserpalast, Tokyo; Cleveland Museum of Art; 117 Philadelphia Museum of Art (John H. McFadden Collection); 118 National Gallery, London; 119 (oben) Tate Gallery, London, (unten) National Gallery, London; 122 Detroit Museum of Art; 126 Smithsonian Institution, Washington; 127 (links) Smithsonian Institution, Washington, (rechts) Tate Gallery, London; 128 Baltimore Museum of Art; 130 Museum of Modern Art, New York (Lillie P. Bliss Collection); 131 Courtauld Institute, London; 132 (oben) Cleveland Museum of Art, (Leonard C. Hanna, Jr. Collection), 133 Kunstmuseum, Basel; 134 Kunstmuseum, Basel; 136 Courtauld Institute, London; 137 Courtauld Institute, London; 144 Duke of Sutherland Collection (Leihgabe an National Gallery of Scotland, Edinburgh); 148 Galleria Borghese, Roma, (Foto Alinari); 149 (oben) National Gallery, London, (unten) National Gallery of Scotland, Edinburgh; 150 (oben) National Gallery, London; (unten) Isabella Stewart Gardner Museum; 152 Kunsthistorisches Museum, Wien; 155 Kunsthistorisches Museum, Wien; 156 Narodni Galerie, Praha; 157 Metropolitan Museum of Art, New York (Rogers Fund); 160 Trustees of the Grosvenor Estate; 161 Mr and Mrs Mellon Collection; 162 – 6 Photographic Records Ltd; 167 The Grosvenor Estate (Photographic Records Ltd); 168 Wallraf-Richartz Museum, Köln; 172 Louvre, Paris (Foto Giraudon); 173 Courtauld Institute, London; Pennsylvania Academy of

Fine Arts, Philadelphia; 176 (oben) The Art Institute of Chicago (Mr und Mrs Martin Ryeson); 177 Fogg Art Museum, Cambridge (Grenville C. Winthrop Bequest); 180 National Gallery, London; 182 (oben) Galleria degli Uffizi, Firenze, (unten) Louvre, Paris; 184 Mannelli Collection; 185 National Gallery, London; 186 Alte Pinakothek, München; 187 Alte Pinakothek, München; 192 Museo del Prado, Madrid; 193 Museo del Prado, Madrid; 197 Museo del Prado, Madrid; 198 Louvre, Paris; 199 Louvre, Paris (Foto Giraudon); 203 Louvre, Paris (Foto Giraudon); 204 Museum of Modern Art, New York; 206 – 7 Museum of Modern Art, New York; 210 Metropolitan Museum of Art, New York; 214 (oben) Fundaciones Vega-Inclan, Madrid; (links) Museo de S. Vicente, Toledo (Foto Mas), (rechts) National Gallery of Art Washington (Samuel H. Kress Collection); 215 Cincinnati Art Museum; 216 Mauritshuis, Den Haag; 219 (links) Staatliche Museen Preussischer Kulturbesitz Berlin, (rechts) Rijksmuseum, Amsterdam; 221 National Gallery, London; 222 National Gallery of Art, Washington; 223 Dept. of Fine Arts, University of Reading; 226 Tate Gallery, London; 227 (oben) Victoria and Albert Museum, London; Rijksmuseum Kröller Müller, Otterlo; 229 Stedelijk Museum, Amsterdam; 232 Museum Folkwang, Essen; 236 Wallraf-Richartz Museum, Köln; 238 National Gallery, London; 240 (links) National Gallery, London, (rechts) reproduziert nach *Duccio* von John White, (Thames & Hudson 1979) mit Genehmigung des Autors und des Verlags; 244 – 7 Palazzo Ducale, Venezia (Foto Alinari); 250 Musée des Beaux Arts, Nantes; 252 Louvre, Paris (Giraudon); 256 Rijksmuseum, Amsterdam; 259 Vatikan, Roma (Foto Alinari); 260 (oben) Christ Church, Oxford, (unten) Foto Alinari; 262 Cleveland Museum of Art; 267 (unten) Foto Giraudon; 270 Staatliche Museen Preussischer Kulturbesitz, Berlin; 273 (oben) Szépmüvézeti Múzeum, Budapest, (links) Musée des Beaux-Arts, Lyon, (rechts) Louvre, Paris (Foto Giraudon); 276 Louvre Paris; 277 Louvre, Paris (Foto Giraudon); 279 (oben) Louvre, Paris (Foto Giraudon); 282 Louvre, Paris; 285 (oben) Louvre, Paris (Foto Giraudon), (unten) Kunsthalle Hamburg; 288 National Gallery, London; 289 Philadelphia Museum of Art (Mr und Mrs Carroll S. Tyson Collection); 290 (oben) Art Institute of Chicago, (unten) Baltimore Museum of Art; 291 (oben) Galerie Beyeler, Basel, (unten) Philadelphia Museum of Art (W. P. Wilstach Collection); 294 Art Institute, Chicago (Worcester Collection; 297 Statens Museum for Kunst, Kopenhagen; 300 Stedelijk Museum, Amsterdam; 302 – 3 Museum of Fine Arts, Boston; 308 Rijksmuseum, Amsterdam; 312 (unten) Royal Library, Windsor; 313 (unten) Royal Library, Windsor; 315 Musée des Beaux Arts, Bruxelles; 316 Metropolitan Museum of Art, New York; 317 Metropolitan Museum of Art, New York (Bequest of Mrs H. O. Havemeyer); 318 (oben) Philadelphia Museum of Art (Thomas Eakins Collection), (unten) Philadelphia Museum of Art (Alex Simpson Jr. Collection); 322 Phillips Collection, Washington; 324 Louvre, Paris; 325 Louvre, Paris (Foto Giraudon); 330 Art Institute of Chicago; 332 National Gallery, London; 333 Metropolitan Museum of Art, New York (Bequest of Samuel A. Lewisohn); 334 (links) Philadelphia Museum of Art (Louis E. Stein Collection), (rechts) Smith College Museum of Art, Massachusetts; 335 Museum of Modern Art, New York (Abby Aldrich Rockefeller Bequest).